“十三五”國家重點出版物出版規劃項目

國家出版基金項目
NATIONAL PUBLICATION FOUNDATION

本草綱目研究集成

本草綱目影校對照 十 附錄

張志斌 鄭金生 編

總主編 張志斌 鄭金生

科學出版社
龍門書局
北京

内 容 简 介

　　本書是《本草綱目影校對照》校勘過程形成的某些附錄文件及索引專書。主體爲《本草綱目》索引，其中"藥物正名索引"便於快速檢索，"藥物及相關名詞索引"則適合專業研究檢索之用。附錄文件有"形義相關用字取捨表""常見形誤徑改字表"，對《本草綱目影校對照》校勘用字予以歸納。"校後記"介紹全書校勘理念、思路與方法。書末爲"參考文獻"，詳細列舉校勘所用各種相關的古籍。

　　本書可供輔助閱讀《本草綱目影校對照》之用，亦可供中醫藥古籍整理研究工作者參考。

圖書在版編目（CIP）數據

本草綱目影校對照. 十, 附錄/張志斌, 鄭金生編.—北京：龍門書局, 2019.2
（本草綱目研究集成）
"十三五"國家重點出版物出版規劃項目　國家出版基金項目
ISBN 978-7-5088-5547-9

Ⅰ.①本…　Ⅱ.①張…②鄭…　Ⅲ.①《本草綱目》　Ⅳ.①R281.3
中國版本圖書館CIP數據核字（2019）第074540號

責任編輯：鮑　燕　曹麗英 / 責任校對：何艳萍等

責任印制：肖　興 / 封面設計：黄華斌

科 学 出 版 社
龍 門 書 局 出版
北京東黃城根北街16號
郵政編碼：100717
http://www.sciencep.com

北京匯瑞嘉合文化發展有限公司 印刷
科學出版社發行 各地新華書店經銷
*
2019年2月第 一 版　開本：787×1092 1/16
2019年2月第一次印刷　印張：40
字數：740 000
定價：266.00圓
（如有印裝質量問題，我社負責調換）

本草綱目研究集成

學術指導委員會

主　　任　王永炎

委　　員　曹洪欣　黃璐琦　呂愛平
　　　　　謝雁鳴　王燕平

進入 21 世紀，面向高概念時代，科學、人文互補互動，整體論、還原論朝向融通共進。中醫學人更應重視傳承，并在傳承基礎上創新。對享譽全球的重大古醫籍做認真系統的梳理、完善、發掘、升華，而正本清源，以提高學術影響力。晚近，雖有運用多基因網絡開展證候、方劑組學研究，其成果用現代科技語言表述，對醫療保健具有一定意義。然而積學以啓真，述學以爲道，系統化、規範化，多方位、高層次的文獻研究，當是一切中醫藥研究項目的本底，確是基礎的基礎，必須有清醒的認識，至關重要。

中醫千年古籍，貴爲今用。然古籍之所以能爲今用，端賴世代傳承，多方詮釋，始能溝通古今，勵行繼承創新。深思中醫學的發展史，實乃歷代醫家與時俱進，結合實踐，對前輩賢哲大家之醫籍、理論、概念、學說進行詮釋的歷史。而詮釋的任務在於傳達、翻譯、解釋、闡明與創新。詮釋就是要在客體（即被詮釋的文本）框架上，賦予時代的精神，增添時代的價值。無疑，詮釋也是創新。

明代李時珍好學敏思，勤於實踐，治學沉潛敦厚。博求百家而不倦，確係聞名古今之偉大醫藥科學家，備受中外各界人士景仰。明代著名學者王世貞稱其爲“真北斗以南一人”，莫斯科大學將其敬列爲世界史上最偉大的六十名科學家之一（其中僅有兩位中國科學家）。其巨著《本草綱目》博而不繁，詳而知要，求性理之精微，乃格物之通典。英國著名生物學家達爾文稱之爲“中國古代百科全書”。2011 年《本草綱目》被聯合國教科文組織列入“世界記憶名録”（同時被列入僅兩部中醫藥古籍），實爲中國傳統文化之優秀代表。欲使這樣一部不朽的寶典惠澤醫林，流傳後世，廣播世界，更當努力詮釋，整理發揚。此乃《本草綱目研究集成》叢書之所由作也。

中國中醫科學院成立 60 年以來，前輩學者名醫於坎坷中篳路藍縷，負重前行，啓迪後學，篤志薪火傳承。志斌張教授、金生鄭教授，出自前輩經緯李教授、繼興馬教授之門下，致力醫史文獻研究數十年，勤勉精進，研究成果纍累。2008 年歲末，志斌、金生二位學長，聯袂應邀赴德國洪堡大學，參與《本草綱目》研究國際合作課題。歷時三年餘，所獲甚豐。2012 年兩位教授歸國後，向我提出開展《本草綱目》系列研究的建議，令我敬佩。這是具有現實意義的大事，旋即與二位共議籌謀，欲編纂成就一部大型叢書，命其名曰《本草綱目研究集成》。課題開始之初，得到中醫臨床基礎醫學研究所領導的支持，立項開展前期準備工作。2015 年《本草綱目研究集成》項目獲得國家出版基金資助，此爲課題順利開展的良好機遇與條件。

中醫藥學是將科學技術與人文精神融合得最好的學科，而《本草綱目》則是最能體現科學百科精神的古代本草學著作，除了豐富的醫藥學知識之外，也飽含語言文字學、古代哲學、儒釋道學、地理學、歷史學等社會科學内容與生物學、礦物學、博物學等自然科學内容，真可謂是"博大精深"。要做好、做深、做精《本草綱目》的詮釋研究，實非易事。在志斌、金生二教授具體組織下，聯合國内中醫、中藥、植物、歷史地理、語言文字、出版規範等方面專家，組成研究團隊。該團隊成員曾完成《中華大典》下屬之《藥學分典》《衛生學分典》《醫學分典·婦科總部》，以及《海外中醫珍善本古籍叢刊》《温病大成》《中醫養生大成》等多項大型課題與巨著編纂。如此多學科整合之團隊，不惟多領域知識兼備，且組織及編纂經驗豐富，已然積累衆多海内外珍稀古醫籍資料，是爲《本草綱目研究集成》編纂之堅實基礎。

李時珍生於明正德十三年（1518）。他窮畢生之智慧財力，殫精竭慮，嘔心瀝血，經三次大修，終於明萬曆六年（1578）編成《本草綱目》。至公元 2018 年，乃時珍誕辰 500 週年，亦恰逢《本草綱目》成書 440 週年。志斌、金生兩位教授及其團隊各位學者能團結一心，與科學出版社精誠合作，潛心數年，將我國古代名著《本草綱目》研究推向一個高峰！此志當勉，此誠可嘉，此舉堪贊！我國中醫事業有這樣一批不受浮躁世風之影響，矢志不渝於"自由之思想，獨立之精神"的學者，令我備受鼓舞。冀望書成之時培育一輩新知，壯大團隊。感慨之餘，聊撰數語，樂觀厥成。

中央文史研究館館員
中國工程院院士　王永炎

丙申年元月初六

　　《本草綱目研究集成》是本着重視傳承，并在傳承基礎上創新之目的，圍繞明代李時珍《本草綱目》（此下簡稱《綱目》）進行系統化、規範化，多方位、高層次整理研究而撰著的一套學術叢書。

　　《綱目》不僅是中華民族傳統文化的寶典，也是進入"世界記憶名録"、符合世界意義的文獻遺産。欲使這樣一部寶典惠澤當代，流芳後世，廣播世界，更當努力詮注闡釋，整理發揚。本叢書針對《綱目》之形制與内涵，以"存真、便用、完善、提高、發揚"爲宗旨，多方位進行系統深入研究，撰成多種專著，總稱爲《本草綱目研究集成》。

　　我國偉大的醫藥學家李時珍，深明天地品物生滅無窮，古今用藥隱顯有異；亦熟諳本草不可輕言，名不核則誤取，性不核則誤施，動關人命。故其奮編摩之志，窮畢生精力，編成《綱目》巨著。至公元 2018 年，乃李時珍誕辰 500 週年，亦恰逢《綱目》成書 440 週年。當此之際，我們選擇《綱目》系列研究作爲一項重點研究課題，希望能通過這樣一項純學術性的研究，來紀念偉大的醫藥學家李時珍。

　　爲集思廣益，本課題成員曾反復討論應從何處着手進行具有創新意義的研究。《綱目》問世 400 餘年間，以其爲資料淵藪，經節編、類纂、增删、續補、闡釋之後續本草多至數百。中、外基於《綱目》而形成的研究專著、簡體標點、注釋語譯、外文譯註等書，亦不下數百。至於相關研究文章則數以千計。盡管如此，至今《綱目》研究仍存在巨大的空間。諸如《綱目》文本之失真，嚴格意義現代標點本之缺如，系統追溯《綱目》所引原始文獻之空白，《綱目》藥物及藥圖全面研究之未備，書中涉及各種術語源流含義研究之貧乏，乃至《綱目》未收及後出本草資料尚未得到拾遺匯編等，都有待完善與彌補。

　　在明確了《綱目》研究尚存在的差距與空間之後，我們決定以"存真、便用、完善、提高、發揚"爲宗旨，編撰下列 10 種學術研究著作。

　　1.《本草綱目導讀》：此爲整個叢書之"序曲"。該書重點任務是引導讀者進入

《綱目》這座宏偉的“金谷園”。

2.《本草綱目影校對照》:將珍貴的《綱目》金陵本原刻影印,並結合校點文字及校記脚注,采用單雙頁對照形式,以繁體字竪排的版式配以現代標點,並首次標注書名綫、專名綫。這樣的影印與校點相結合方式,在《綱目》研究中尚屬首創。此舉旨在最大程度地保存《本草綱目》原刻及文本之真,且又便於現代讀者閲讀。

3.《本草綱目詳注》:全面注釋書中疑難詞彙術語,尤注重藥、病、書、人、地等名稱。此書名爲“詳注”,力求選詞全面,切忌避難就易。注釋簡明有據,體現中外現代相關研究成果與中醫特色,以求便於現代運用,兼補《綱目》語焉不詳之憾。

4.《本草綱目引文溯源》:《綱目》“引文溯源”方式亦爲該叢書首創。《綱目》引文宏富,且經李時珍删繁汰蕪,萃取精華,故文多精簡,更切實用。然明人好改前人書,李時珍亦未能免俗,其删改之引文利弊兼存。此外,《綱目》雖能標注引文出處,却多有引而不確、注而不明之弊。本書追溯時珍引文之原文,旨在既顯現李時珍錘煉引文之功力,又保存《綱目》所引原文之真、落實文獻出處,提高該書的可信度,以便讀者更爲準確地理解《綱目》文義。

5.《本草綱目圖考》:書名“圖考”,乃“考圖”之意。該書將《本草綱目》“一祖三系”之金陵本、江西本、錢(蔚起)本、張(紹棠)本這四大版本藥圖(各千餘幅)逐一進行比較,考其異同及與其前後諸藥圖之繼承關係,盡可能分析其異同之原委,以利考證藥物品種之本真,彌補《綱目》初始藥圖簡陋之不足。

6.《本草綱目藥物古今圖鑒》:以《綱目》所載藥物爲單元,彙聚古代傳統本草遺存之兩萬餘幅藥圖(含刻本墨綫圖及手繪彩圖),配以現代藥物基原精良攝影,并結合現代研究成果,逐一考察諸圖所示藥物基原。該書藥物雖基於《綱目》,然所鑒之圖涉及古今,其便用、提高之益,又非局促於《綱目》一書。

7.《本草綱目辭典》:此書之名雖非首創,然編纂三原則却係獨有:不避難藏拙、不鈔襲敷衍、立足時珍本意。堅持此三原則,旨在體現專書辭典特色,以别於此前之同名書。所收詞目涉及藥、病、書、人、地、方劑、炮製等術語,以及冷僻字詞典故。每一詞條將遵循史源學原則,追溯詞源,展示詞証,保証釋義之原創性。此書不惟有益於閲讀《綱目》,亦可有裨於閲讀其他中醫古籍。

8.《本草綱目續編》:該書雖非詮釋《綱目》,却屬繼承時珍遺志,發揚《綱目》傳統之新書。該書從時珍未見之本草古籍及時珍身後涌現之古代傳統醫藥書(截止於1911年)中遴選資料,擷粹删重,釋疑辨誤,仿《綱目》體例,編纂成書。該書是繼《綱目》之後,對傳統本草知識又一次彙編總結。

9.《本草綱目研究札記》:這是一部體裁靈活、文風多樣、内容廣泛的著作。目的在於展示上述諸書在校勘、注釋、溯源、考釋圖文等研究中之思路與依據。《綱目》被譽爲“中國古代的百科全書”，凡屬上述諸書尚未能窮盡之《綱目》相關研究，例如《綱目》相關的文化思考與文字研究等，都可以“研究札記”形式進入本書。因此，該書既可爲本叢書上述子書研究之總“後臺”，亦可爲《綱目》其他研究之新“舞臺”，庶幾可免遺珠之憾。

10.《全標原版本草綱目》：屬《本草綱目》校點本，此分册是應讀者需求、經編委會討論增加的，目的是爲適應讀者購閱需求。將《本草綱目影校對照》的影印頁予以删除，再次重訂全部校勘内容，保留“全標”（即全式標點，在現代標點符號之外，標注書名綫、專名綫）、“原版”（以多種金陵本原刻爲校勘底本、繁體竪排）的特色，而成此書。故在《本草綱目》書名前冠以“全標原版”以明此本特點。

最後需要説明的是，由於項目設計的高度、難度及廣度，需要更多的研究時間。而且，在研究過程中，我們爲了適應廣大讀者的強烈要求，在原計劃 8 種書的基礎上又增加了 2 種。爲了保证按時結項，我們對研究計劃進行再次調整，决定還是按完成 8 種書來結項，而將《本草綱目辭典》《本草綱目詳注》兩書移到稍後期再行完成。

本叢書學術指導委員會主任王永炎院士對詮釋學有一個引人入勝的理解，他認爲，詮釋學的任務在於傳達、解釋、闡明和創新，需要獨立之精神，自由之思想。本書的設計，正是基於這樣的一種精神。我們希望通過這樣可以單獨存在的各種子書，相互緊密關聯形成一個有機的整體，以期更好地存《綱目》真，使詮釋更爲合理，闡明更爲清晰，寓創新於其中。通過這樣的研究，使《綱目》這一不朽之作在我們這一代的手中，注入時代的血肉，體現學術的靈魂，插上創新的翅膀。

當然，我們也深知，《綱目》研究的諸多空白與短板，并非本叢書能一次全部解决。在《綱目》整理研究方面，我們不敢説能做到完美，但希望我們的努力，能使《綱目》研究朝着更爲完美的方向邁進一大步。

張志斌　鄭金生

2016 年 2 月 12 日

總
目
錄

第一部　藥圖與序例

本草綱目序　　　　　　　　凡例
本草綱目附圖　　　　　　　第一卷　序例（上）
本草綱目總目　　　　　　　第二卷　序例（下）

第二部　百病主治藥

第三卷　百病主治藥（上）　　第四卷　百病主治藥（下）

第三部　水火土金石部

第五卷　水部　天水類、地水類　　第九卷　石部　石類
第六卷　火部　　　　　　　　　　第十卷　石部　石類
第七卷　土部　　　　　　　　　　第十一卷　石部　鹵石類　附錄諸石
第八卷　金石部　金類、玉類

第四部　草部

第一册　草部上　　　　　　　　第三册　草部下
　第十二卷　山草類　　　　　　　第十七卷　毒草類
　第十三卷　山草類　　　　　　　第十八卷　蔓草類　附錄諸藤
　第十四卷　芳草類　　　　　　　第十九卷　水草類
第二册　草部中　　　　　　　　　第二十卷　石草類
　第十五卷　隰草類　　　　　　　第二十一卷　苔類、雜草類、有名未用
　第十六卷　隰草類

第五部　穀菜部

第二十二卷　穀部　麻麥稻類　　　　第二十六卷　菜部　葷辛類

第二十三卷　穀部　稷粟類　　　　　第二十七卷　菜部　柔滑類

第二十四卷　穀部　菽豆類　　　　　第二十八卷　菜部　蓏菜類、水菜類、

第二十五卷　穀部　造釀類　　　　　　　　　　　　　　芝栭類

第六部　果部

第二十九卷　五果類　　　　　　　　第三十二卷　味類

第三十卷　　山果類　　　　　　　　第三十三卷　蓏類、水果類　附録諸果

第三十一卷　夷果類

第七部　木與服器部

第三十四卷　木部　香木類　　　　　第三十七卷　木部　寓木類、苞木類、

第三十五卷　木部　喬木類　　　　　　　　　　　　　　雜木類　附録諸木

第三十六卷　木部　灌木類　　　　　第三十八卷　服器部　服帛類、器物類

第八部　蟲鱗介部

第三十九卷　蟲部　卵生類　　　　　第四十三卷　鱗部　龍類、蛇類

第四十卷　　蟲部　卵生類　　　　　第四十四卷　鱗部　魚部、無鱗魚類

第四十一卷　蟲部　化生類　　　　　第四十五卷　介部　龜鱉類

第四十二卷　蟲部　濕生類　附録　　第四十六卷　介部　蚌蛤類

第九部　禽獸人部

第四十七卷　禽部　水禽類　　　　　第五十一卷　獸部　獸類、鼠類、寓類

第四十八卷　禽部　原禽類　　　　　　　　　　　　　　怪類

第四十九卷　禽部　林禽類、山禽類　第五十二卷　人部

第五十卷　　獸部　畜類

第十部　附録

索引　　　　　　　　　　　　　　　校後記

形義相關用字取捨表　　　　　　　　參考文獻

常見形誤徑改字表

目録

索引 ·········· 1

　一、藥物正名索引 ·········· 2

　二、藥物及相關名詞索引 ·········· 32

形義相關用字取捨表 ·········· 537

常見形誤徑改字表 ·········· 553

校後記 ·········· 555

參考文獻 ·········· 569

　底本與校本 ·········· 569

　主要參校資料 ·········· 570

索　引

説明：

1. 本“索引”針對本草綱目影校對照一書所含藥物及相關名詞而設。

2. 爲滿足讀者的不同需求，分設“藥物正名索引”“藥物及相關名詞索引”兩種。“藥物正名索引”僅將本草綱目影校對照卷 5 至卷 52 每藥正名編成筆畫索引。“藥物及相關名詞索引”則爲本草綱目影校對照中原屬本草綱目全文的藥名及相關名詞的索引。

3. “藥物及相關名詞索引”收詞原則主要有：

藥名包括正名、別名、簡稱、俗名、誤名；相關的動植物基原及其不同種類與部位；某一大類藥物的總稱（如“蒿屬”“䖵屬”）；炮製輔料、送服湯液（單純“水”“湯”除外）中的藥名；用於比擬的藥名（如“葉細氣烈似蒿艾”）；病名中屬於藥物中毒的藥名（如“中烏頭毒”）；服藥避忌物（籠統的“油膩”“生冷”“葷腥”之名除外），等等。

與藥名關聯的炮製法、産地、形性、入藥部位等前後綴（如“炙甘草”“上黨人參”“大栝樓”“車前葉”“生薑汁”）亦入索引。

以下情況中的藥名一般不予以收錄：書名、方劑名中的藥名（如“蘄艾傳”“當歸生薑羊肉湯”）；形容成藥大小的物品名（如“丸如梧子大”）；作爲估量單位的物品名（如“一栗殼”“如雞子大”）；病名或形容病狀時涉及藥名（如“野雞病”“酒疸”“蒜髮”“如胡瓜貫於腸頭”）；行文中無關藥用意義者（如“所生之處，獸無虎狼”）。

4. 本索引各詞目之後除列出所在頁碼之外，還另加括號出示該頁同名出現的頻次。

5. 本草綱目影校對照所附“形義相關用字取捨表”中，保留了少數與今通行繁體不同的字，如“柿（杮）”“笋（筍）”“鱉（鼈）”等。此類字若居詞頭，則在該字後括注對應之同義字，檢索時可再查此字藥名，以免遺漏。

一、藥物正名索引

二畫

丁香（雞舌香）　5407

人肉　7765

人血　7733

人汗　7741

人尿　7701

人面子　5319

人骨　7749

人胞　7755

人屎　7695

人氣　7743

人傀　7773

人參　2213

人勢　7763

人魄　7745

人精　7737

人蝨　6291

人膽　7765

九牛草　2887

九仙子　3783

九里香草　4087

九香蟲　6215

九熟草　4063

九龍草　4085

刀豆　4317

刀鞘　6065

三畫

三七　2397

三白草　3273

三角風　4093

三家洗盌水　1435

土芋（土卵）　4703

土茯苓　3765

土馬騣　4047

土殷孽　1877

土黃　1981

土菌　4819

土落草　4077

土當歸　2473

土蜂　6133

土蜂窠　1505

土撥鼠　7631

土齒　4067

土墼　1529

大木皮　6011

大豆　4261

大豆黃卷　4277

大豆豉　4323

大青　2963

大空　5927

大風子　5719

大黃　3317

大黃蜂　6135

大麥　4161

大麻（麻蕡）　4129

大戟　3357

大腹子　5121

大薊小薊　2935

弋共　4071

口津唾　7737

山丹（紅花菜）　4721

山羊　7483

山豆根　3783

山枇杷柴　4091

山岩泉水　1421

山茱萸　5805

山茶　5903

山奈　2641

山韭　4455

山蜑蟲　6415

山棗　5321

山蛤　6403

山蒜　4493

山慈姑　2507

山櫨（山查）　4959

山薑　2647

山嬰桃　5039

山鵲　7109

山獺　7593

山礬　5837

千年艾　2859

千步峰　1499

千里及（千里光）　3889

千金藤　3781

千金钁　4077

千歲子　5321

千歲虆　3861

及己　2541

弓弩弦　6069

女青　3219

女貞　5825

女萎　3775

女菀　3103

女鞠　4363

小青　2967

小兒胎屎　7701

小兒群　4085

小麥　4147

小蘗　5517

四畫

王不留行　3187

王瓜（土瓜）　3713

王明　4071

王孫　2381

井口邊草　4059

井中苔及萍藍　4033

井底泥　1519

井泉水　1403

井泉石　1853

夫編子　5319

天子耤田三推犁下土　1495

天牛　6339

天仙蓮　4089

天仙藤　3875

天名精（地菘、鶴虱）　2999

天花蕈　4815

天芥菜　4091

天門冬　3731

天竺桂　5387

天師栗　4911

天蛇　6561

天雄　3467

天靈蓋　7749

木乃伊　7767

木天蓼　5917

木甘草　4061

木瓜　4945

木耳　4801

木竹子　5317

木芙蓉　5899

木狗　7573

木威子　5095

木香　2629

木核　6007

木麻　5925

木蓮　3855

木賊　3049

木綿　5909

木槿　5893

木黎蘆　3425

木蘭　5389

木蠹蟲　6305

木鼈子　3649

木虻　6369

五子實　5101

五加　5843

五母麻　4073

五色石脂　1837

五色符　4073

五羽石　2175

五辛菜　4509

五味子　3623

五倍子（百藥煎）　6159

五斂子（陽桃）　5099

不灰木　1833

不彫木　5915

犬尿泥　1515

太一餘粮　1935

太陽土　1493

太陽石　2175

比目魚　6677

牙齒　7691

牛　7281

牛扁　3597

牛脂芳　4089

牛黃　7383

牛魚　6661

牛鼻拳　6101

牛膝　3091

牛蝱　6291

牛齝草　4059

毛茛　3595

毛蓼　3271

升麻　2475

爪甲　7687

父陛根　4073

月季花　3697

月桂　5387

丹砂　1729

丹參　2373

六畜毛蹄甲　7399

六畜心　7399

文石　4069

文蛤　6827

文鰩魚　6695

方民　7767

方解石　1821

火炭母草　3273

火鍼　1465

火藥　2175

户限下土　1497

弔（紫梢花）　6477

巴旦杏　4861

巴朱　4069

巴豆　5703

巴戟天　2343

孔公孽　1871

孔雀　7119

水中白石　2007

水甘草　3309

水仙　2515

水苦蕒　4667

水英　3243

水松　3975

水萍　3943

水蛇　6543

水蛭　6275

水楊　5661

水楊梅　3301

水黽　6447

水蓼　3265

水銀　1747

水銀草　4087

水銀粉（輕粉）　1759

水精　1701

水靳（芹菜）　4589

水蕨　4685

水龜　6729

水蘇（雞蘇）　2813

水藻　3963

水獺　7595

五畫

玉　1679

玉井水　1415

玉柏　4051

玉蜀黍　4213

玉簪　3555

巧婦鳥（鷦鷯）　7043

甘土　1485

甘松香　2639

甘草　2187

甘遂　3369

甘蔗　5263

甘蕉　3025

甘劍子　5317

甘鍋　1529

甘藍　3259

甘藤　3871

甘藷　4713

甘露　1385

甘露蜜　1387

艾　2845

艾火　1463

艾納香　2745

古文錢　1639

古厠木　6003

古塚中水　1421

古磚　1535

古鏡　1633

古櫬板　6005

术　2305

可聚實　4065

石中黃子　1939

石瓜　5725

石耳　4827

石芝　1901

石灰　1887

石帆　3973

石決明　6817

石芸　4069

石花菜　4789

石見穿　4093

石肝　2173

石長生　3991

石松　4051

石刺木　5977

石肺　2171

石荆　5889

石胡荽　3999

石南　5871

石韋　3987

石炭　1883

石香菜　2781

石首魚　6599

石耆　2175

石莧　3993

石逍遥　4081

石流赤　2135

石流青　2137

石蛇　2015

石斛　3979

石斑魚　6631

石腎　2173

石硫黃　2117

石脾　2171

石蒜　2511

石蜐（龜脚）　6853

石腦　1877

石腦油　1881

石蕈　4787

石膏（寒水石）　1803

石蜜　5271

石蕊　4035

石麪　1897

石劇　4069

石燕　2009

石燕　7049

石鮡魚　6631

石龍子（蜥蜴）　6493

石龍芮（胡椒菜）　3591

石龍芻（龍鬚草）　3053

石鍾乳　1859

石膽　1955

石蟹　2013

石髓　1879

石鹼　1557

石蠶　2017

石蠶　6211

石鱉　2017

布　6025

布里草　4083

占斯　5973

甲煎　6859

田中泥　1519

田父　6403

田母草　4083

田麻　4083

田贏　6861

由跋　3511

四味果　5319

生瓜菜　4675

生熟湯　1429

生薑　4557

代赭石　1923

仙人杖　5997

仙人杖草　4669

仙人草　4015

仙人掌草　4015

仙茅　2357

白及　2393

白女腸　4073

白玉髓　1687

白石英　1715

白石華　2173

白羊石　1993

白苣（生菜）　4661

白芷　2603

白花菜　4613

白花蛇　6527

白花藤　3833

白芥　4529

白豆　4303

白豆蔻　2663

白辛　4067

白附子　3493

白青　1953

白英（鬼目、排風子）　3833

白茅　2517

白茅香　2741

白昌　3929

白兔藿　3831

白背　4067

白前　2553

白馬骨　6009

白瓷器　1531

白扇根　4073

白堊　1481

白魚　6595

白棘　5797

白筵草　4087

白蒿　2875

白楊　5663

白微　2549

白獅子石　2177

白緣子　5319

白頭翁　2389

白龍鬚　4019

白歛　3773

白鮮　2493

白藥子　3793

白蟻泥　1511

白鵬　7015

白鱓泥　1515

印紙　6057

冬瓜　4759

冬灰　1553

冬青　5829

冬霜　1389

市門土　1497

市門溺坑水　1437

玄石　1921

玄明粉　2081

玄參　2363

玄精石　2059

半天河　1395

7

半夏　3515

半邊蓮　3303

必思荅　5317

必栗香　5437

奴柘　5755

奴哥撒兒　4095

皮巾子　6037

皮腰袋　6039

皮鞾　6041

戎鹽　2043

六畫

吉利草　2559

吉祥草　4075

地耳　4825

地衣草（仰天皮）　4037

地防　6459

地茄子　4083

地黃　3067

地椒　5181

地筋（菅茅）　2525

地楊梅　3301

地榆　2369

地蜈蚣草　3303

地膚（落帚）　3177

地漿　1423

地錦（血見愁）　4009

地膽　6249

耳塞　7685

耳環草　4089

芋　4699

芍藥　2613

芒　2525

芝　4793

芎藭　2583

朴消　2067

西瓜　5249

百舌　7091

百舌窠中土　1505

百合　4713

百兩金　4081

百草　4057

百草花　4057

百草霜　1543

百脉根　2353

百部　3741

百稜藤　3883

百藥祖　4081

灰藋　4691

灰藥　6459

列當　2293

死人枕席　6049

邪蒿　4579

光明鹽　2049

曲節草（六月霜）　2911

肉豆蔻　2683

肉蓯蓉　2287

朱砂根　2559

朱砂銀　1585

朱鱉　6773

竹　5979

竹付　4069

竹黃　5995

竹魚　6595

竹筍　4725

竹蓐　4823

竹蜂　6145

竹蝨　6375

竹雞　7019

竹籃　6097

竹蠹蟲　6313

竹鼲　7631

伏牛花　5905

伏龍肝　1523

伏翼（蝙蝠）　7051

伏雞子根　3779

延胡索　2495

仲思棗　4925

自然灰　1521

自然銅　1589

自經死繩　6049

行夜　6365

合新木　6007

合歡　5603

衣帶　6035

衣魚　6351

羊　7233

羊茅　4093

羊屎柴　4091

羊桃　3849

羊實　4065

羊蹄　3907

羊躑躅　3565

并苦　4071

米粃　4433

汗衫　6031

決明　3171

守宮　6499

安石榴　4985

安息香　5463

防己　3813

防風　2459

防葵　3347

那耆悉　6009

朶梯牙　2177

七畫

赤土　1485

赤小豆　4281

赤地利　3839

赤車使者　2783

赤翅蜂　6147

赤涅　4067

赤赫　4067

赤銅　1585

赤箭天麻　2295

赤犀　4067

赤龍浴水　1423

孝子衫　6033

芫花　3569

芫青　6243

芰實（菱）　5301

芙樹　6009

花乳石　1991

芥　4075

芥　4521

芥心草　4083

芡實（雞頭）　5305

杜父魚　6629

杜仲　5527

杜若　2643

杜衡　2537

杜鵑　7111

杏　4843

杉　5361

杉菌　4811

杓　6087

杓上砂　2009

李　4837

車前　3203

車脂　6083

車渠　6843

車輦土　1497

車螯　6837

車轍中水　1423

豆黄　4333

豆蔻（草果）　2657

豆腐　4335

豖　7157

扶芳藤　3859

扶桑　5899

貝子　6843

貝母　2501

吳茱萸　5191

見腫消　3309

吹火筒　6063

別羈　4061

牡丹　2623

牡荆　5875

牡蒿　2885

牡蠣　6793

何首烏　3747

伯勞　7085

皂莢　5605

皂莢蕈　4811

皂莢蠹蟲　6319

佛甲草　3997

佛掌花　4091

卮子　5783

返魂香　5495

坐拏草　3561

含水藤　3873

角落木皮　6009

角蒿　2879

迎春花　3163

辛夷　5393

兌草　4063

沙參　2243

沙棠果　5141

沙蝨　6445

沙糖　5267

没藥　5453

沈香　5397

良達　4071

初生臍帶　7763

君遷子（牛奶柿）　4983

尿坑泥　1517

尿桶　6103

阿井水　1419

阿月渾子　5059

阿只兒　4093

阿芙蓉　4255

阿息兒　4093

阿勒勃　5141

阿膠　7369

阿魏　5485

附子　3425

陀得花　4079

忍冬（金銀花）　3865

八畫

青玉　1689

青鶴（黃褐侯）　7081

青蚨　6223

青紙　6057

青琅玕　1691

青魚　6591

青葙　2919

青蒿　2867

青蒿蠹蟲　6317

青腰蟲　6283

青雌　4067

青精乾石飼飯　4343

青黛　3255

長石　1819

長松　2263

亞麻（壁虱胡麻）　4129

茉莉　2735

苦瓜　4783

苦芙　2945

苦芥子　4083

苦茄　4745

苦草　3943

苦菜（苦蕒）　4655

苦瓠　4751

苦參　2483

苦棗　4927

苦蕎麥　4177

苜蓿　4639

莣草華　4063

莣鷄　7021

茼麻（白麻）　2961

苟印　6561

茆質汗　4083

苧麻　2955

茄　4737

茅香　2739

茅針　2521

枎栘　5667

林檎　4969

枇杷　5027

松　5345

松楊　5669

松蘿　5969

柹　4971

東風菜　4627

東家鷄棲木　6003

東廧　4235

東壁土　1489

刺虎　4081

刺蜜　5273

兩頭蛇　6559

雨水　1379

郁李　5817

虎　7415

虎耳草　3999

虎杖　3277

虎掌天南星　3497

果然　7653

昆布　3969

門臼塵　1551

明水　1387

牀腳下土　1499

罔兩　7663

知母　2281

知杖　4071

牦牛　7457

使君子　3645

帛　6023

金　1567

金牙石　1995

金星石銀星石　1981

金星草　3989

金莖　4067

金剛石　1997

金蛇銀蛇　6541

金魚　6637

金絲草　2565

金盞草　3193

金橘　5025

金櫻子　5811

金鹽　6455

乳汁　7725

乳穴水　1415

乳腐　7369

乳蟲　6305

肥皂莢　5627

兔　7581

兔肝草　4077

兔棗　4065

狐　7561

狗　7213

狗舌草　3211

狗尾草　3227

狗脊　2333

狗蠅　6289

狗寶　7389

狒狒　7659

底野迦　7393

放杖木　5921

卷柏　4049

炊單布　6095

蝛塞　6807

河砂　2007

河豚　6673

河煎　4071

河邊木　6005

波羅蜜　5135

治鳥　7145

宜南草　4079

空青　1941

郎君子　6875

建水草　4079

屈草　4061

降真香　5421

姑活　4073

姑獲鳥　7143

九畫

珂　6851

珊瑚　1695

玻瓈　1701

封　7665

封石　2173

封華　4063

垣衣　4039

城東腐木　6001

荊三稜　2709

茜草　3805

茈胡　2445

草石蠶（甘露子）　4723

草豉　4615

草麻繩索　6099

草犀　2555

草蜘蛛　6261

草鞋　6045

茼蒿　4579

茵芋　3587

茵蔯蒿　2861

茯苓　5933

茶蛀蟲　6319

茗（茶）　5215

茖葱　4475

茺蔚（益母草）　2887

故木砧　6085

故炊帚　6095

故蓑衣　6041

胡瓜（黃瓜）　4771

胡荽　4581

胡桐淚　5493

胡桃　5045

胡堇草　4083

胡黃連　2425

胡麻（油麻）　4105

胡葱　4477

胡椒　5183

胡燕窠土　1503

胡盧巴　2967

胡頹子（盧都子）　5809

胡蘿蔔　4587

荔枝　5077

荔枝草　4087

南瓜　4769

南燭　5839

南藤　3879

柰　4967

柑　5013

柯樹　5699

柘　5751

柘蠹蟲　6313

相思子　5721

柚　5021

枳（枳實、枳殼）　5767

枳椇　5151

柞木　5911

柏　5333

枸杞地骨皮　5851

枸杞蟲　6219

枸骨　5831

枸橘　5781

枸櫞（香櫞）　5023

柵木皮　6007

柳　5647

柳寄生　5973

柳蠹蟲　6309

柱下土　1499

威靈仙　3797

研朱石鎚　6081

砒石　1973

厚朴　5519

砂挼子　6449

砂鍋　1531

砭石　1999

韭　4443

省藤　3885

昨葉何草（瓦松）　4041

毗梨勒　5099

炭火　1459

骨碎補　3983

香蒲蒲黃　3931

香薷　4813

香薷　2775

香爐灰　1553

秋石　7713

鬼臼　3539

鬼車鳥　7147

鬼屎　1507

鬼針草　3307

鬼督郵　2543

鬼齒　5999

禹餘粮　1929

侯騷子　5321

食茱萸（辣子）　5207

食蛇鼠　7639

食鹽　2027

胞衣水　7761

狖　7651

風貍　7557

風驢肚內蟲　6453

疥拍腹　4073

帝休　6009

籼　4197

迷迭香　2743

前胡　2455

柒紫　4069

洗手足水　1437

洗兒湯　1437

津符子　5317

突厥雀　7031

扁青　1951

神丹　2177

神水　1393

神鍼火　1463

神麴　4369

神護草　4061

屋內墻下蟲塵土　1509

屋遊　4039

屋漏水　1397

陟釐　4029

飛廉　2951

蚤休　3535

紅白蓮花　5301

紅藍花　2927

紅麴　4373

茈草　4063

十畫

馬　7321

馬刀　6805

馬先蒿　2881

馬肝石　2175

馬勃　4055

馬逢　4065

馬陸　6413

馬兜鈴（土青木香）　3657

馬絆繩　6101

馬腦　1697

馬蓼　3267

馬瘍木根皮　6009

馬齒莧　4647

馬鞭　6067

馬鞭草（龍牙）　3211

馬檳榔　5149

馬蘄　4597

馬顛　4065

馬蘭　2771

秦艽　2441

秦皮　5597

秦荻藜　4695

秦椒　5161

秦龜　6741

珠鼈　6773

都念子　5145

都咸子　5147

都桷子　5145

都管草　2473

莕菜　3955

莢蒾　5597

莽草　3583

莧　4643

荻皮　6007

莘草　4063

莎草香附子　2715

莨菪（天仙子）　3381

真珠　6811

桂　牡桂　5365

桂蠹蟲　6311

桔梗　2255

桄榔子　5131

桐　5559

桐油繳紙　6057

栝樓（天花粉）　3697

桃　4875

桃花石　1847

桃符　6059

桃寄生　5973

桃橛　6061

桃蠹蟲　6311

枸核　6007

格注草　3601

索干　4071

連枷關　6071

連翹　3233

豇豆　4311

栗　4903

夏冰　1391

夏枯草　2905

原蠶（晚蠶）　6205

畢澄茄　5189

蚌　6801

蚖　6557

蚘蟲　6451

蚊母鳥　6941

特生礜石　1967

秫　4227

秧雞　7021

秘惡　4071

透骨草　4087

倚待草　4077

俳蒲木　6007

射干　3545

皋蘆　5229

師系　4071

徐長卿　2545

殷孽　1873

釜臍墨　1541

豺　7575

豹　7429

烏木 5687

烏古瓦 1533

烏芋（荸臍） 5309

烏臼木 5699

烏韭 4045

烏爹泥 1519

烏蛇 6537

烏賊魚 6683

烏鴉 7101

烏頭 3475

烏藥 5429

烏蘞苺（五葉藤） 3843

狼 7577

狼牙 3351

狼把草 3225

狼尾草 4233

狼毒 3343

高良薑（紅豆蔻） 2649

郭公刺 4091

病人衣 6033

唐夷 4071

拳參 2563

粉錫（胡粉） 1609

粉霜 1769

益決草 4061

益符 6459

益智子 2671

烟藥 2177

瓷甌中白灰 1551

酒 4397

酒杯藤子 5321

消石（焰消） 2085

海月 6873

海芋 3601

海松子 5107

海金沙 3299

海紅 4943

海紅豆 5721

海馬 6705

海桐 5569

海根 3271

海梧子 5317

海帶 3969

海豚魚 6677

海蛤 6821

海燕 6875

海蘊 3967

海藻 3963

海獺 7603

海蠃（甲香） 6855

海鰕 6703

海鷉魚（少陽魚） 6693

海鰻鱺 6649

海韲 6217

海蛇 6699

浮石 1897

流水 1399

浸藍水 1435

屐屜鼻繩 6047

陸英 3237

陵石 2173

陳稟米 4337

陰毛 7747

陰地厥 2883

藊車香 2743

通草 3819

16

通脱木　3825

能鼈　6771

桑　5731

桑上寄生　5965

桑花　4053

桑莖實　4065

桑根下土　1503

桑柴火　1457

桑鳸（蠟觜）　7083

桑蠹蟲　6307

納鼈　6769

紙　6053

紡車絃　6071

十一畫

舂杵頭細糠　4435

理石　1817

琉璃　1703

恭菜（莙薘）　4625

菥蓂（大薺）　4631

萊菔（蘿蔔）　4545

菘（白菜）　4517

菫（旱芹）　4593

勒魚　6603

黃土　1485

黃大豆　4279

黃石華　2173

黃白支　4073

黃瓜菜　4675

黃皮果　5319

黃羊　7279

黃花了　4081

黃花蒿　2873

黃芩　2429

黃明膠　7377

黃耆　2201

黃連　2405

黃秫　4067

黃屑　6009

黃蒸　4365

黃楊木　5915

黃蜀葵　3139

黃鼠　7635

黃精　2265

黃寮郎　4081

黃頷蛇赤棟蛇　6547

黃環狼跋子　3729

黃藤　3831

黃藥子　3787

黃蟲　6459

黃鯝魚　6631

黃顙魚　6671

黃櫨　5519

黃礬　2167

黃護草　4061

黃辮　4067

菴摩勒　5095

菴羅果　4965

菴藺　2837

菝葜　3763

菖蒲　3917

萵苣　4663

菱薢　2273

萆薢　3757

菟葵　3137

菟絲子　3615

菊 2827		常山蜀漆 3405	
菩薩石 1723		常吏之生 4075	
萍蓬草（水粟） 3953		常春藤 3861	
菠薐（赤根） 4621		野芀草 4089	
乾陀木皮 6007		野馬 7459	
乾苔 4031		野菊 2837	
乾薑 4571		野豬 7461	
菰 3937		敗天公（笠） 6039	
菰米 4235		敗石 4069	
梗雞 6459		敗船茹 6085	
梧桐 5565		敗筆 7593	
梅 4861		敗鼓皮 7395	
麥門冬 3105		敗瓢 4757	
麥飯石 2003		敗醬（苦菜） 3159	
梓 5551		眼淚 7743	
梳篦 6071		曼陀羅花 3563	
桭木 5839		啄木鳥 7095	
梭頭 6071		異草 4063	
區余 4071		蛆 6283	
敔蟲 6449		蚺蛇 6519	
厠籌 6101		蚱蟬 6319	
硇砂 2101		蚯蚓 6419	
雪蠶 6217		蚯蚓泥 1511	
排草香 2741		蛇含 3215	
接骨木 5921		蛇角（骨咄犀） 6561	
救月杖 6061		蛇莓 3643	
救赦人者 4075		蛇牀 2593	
鹵鹹 2051		蛇黃 2019	
雀 7033		蛇眼草 4087	
雀梅 4065		蛇魚草 4087	
雀麥（燕麥） 4169		蛇婆 6545	
雀甕（天漿子） 6185		蛇暴草 3275	
雀醫草 4061		蛇蛻 6513	

唼臘蟲　6459

崖椒　5179

崖椶　4017

甜瓜（瓜蒂）　5237

梨　4931

側子　3471

兜納香　2745

假蘇（荊芥）　2783

船底苔　4033

船虹　4073

舵菜　4819

釣樟　5429

釣藤　3829

釵子股　2557

魚子　6721

魚虎　6697

魚狗（翡翠）　6939

魚師　6699

魚脂　6719

魚笱　6097

魚網　6099

魚鮢　6719

魚鮓　6717

魚鱗　6721

魚鱠　6715

象　7437

猪牙石　2175

麻黄　3037

麻鞋　6043

鹿　7485

鹿角菜　4789

鹿良　4065

鹿梨　4939

鹿蹄草　3157

鹿藿（野緑豆）　4689

旋花（鼓子花）　3681

旋覆花　2915

章魚　6693

産死婦人塚上草　4059

商陸　3335

牽牛子　3667

剪春羅　3193

剪草　3811

清風藤　3881

淋石　7721

淮木　6001

淫羊藿　2353

淡竹葉　3117

淡菜　6853

婆娑石　1985

婆羅得　5643

梁上塵　1547

寄居蟲　6871

密陀僧　1627

密蒙花　5907

陽火陰火　1447

陽起石　1909

陽烏　6891

隈支　5321

婦人月水　7729

貫衆　2337

細辛　2531

絡石　2173

十二畫

琥珀　5949

斑鳩　7079

斑蝥　6235

款冬花　3163

越王餘算　3973

越瓜（梢瓜）　4769

越砥（磨刀石）　2001

賁龜　6757

彭侯　7663

壺盧　4745

惡實（牛蒡）　2979

葉下紅　4093

葫（大蒜）　4495

葛　3719

葛上亭長　6245

葛花菜　4815

葎草　3845

葡萄　5253

葡萄酒　4427

葱　4457

葶藶　3195

落葵（藤菜）　4677

落雁木　3887

萱草　3113

萹蓄　3283

菓耳（蒼耳）　2989

茳草　3267

葵　3121

楮　5755

椰子　5123

椑柿　4981

橾子　5143

榔梅　4873

粟　4219

棗　4911

棗貓　6233

棗蠹蟲　6313

酢漿草　4007

酥　7363

雁　6905

雄黃　1781

雲母　1705

雲實　3391

搥胡根　3117

握雪礜石　1971

紫石英　1719

紫石華　2173

紫花地丁　3305

紫貝　6849

紫佳石　2175

紫金牛　2563

紫金藤　3877

紫荊　5889

紫草　2383

紫背金盤　4017

紫堇　4595

紫菜　4787

紫菀　3099

紫參　2379

紫葳（凌霄花）　3685

紫葛　3841

紫給　4067

紫藍　4069

紫藤　3885

紫鉚（紫梗）　6155

棠梨　4941

景天　3993

蛞蝓　6437

蛤蚧　6505

蛤蜊（蛤粉）　6829

蛟龍　6481

黑石華　2173

無名異　1855

無花果　5137

無食子（没食子）　5633

無風獨搖草　4079

無患子　5629

無漏子（波斯棗）　5129

黍　4203

筋子根　4077

鈆　1597

鈆丹（黃丹）　1619

鈆光石　2175

鈆霜　1607

番木鼈　3655

番紅花　2931

貂鼠　7633

飯　4341

飯籮　6093

脾　4075

猩猩　7655

猾　7639

猾　7607

訶黎勒　5637

道中熱土　1495

遂石　2173

遂陽木　6007

曾青　1945

湯瓶內鹼　2169

温湯　1417

滑石　1823

溲疏　5867

寒具　4359

寒號蟲（五靈脂）　7063

補骨脂（破故紙）　2687

犀　7443

犀洛　4065

粥　4345

隔山消　4093

絡石　3851

絲瓜　4775

十三畫

瑇瑁　6747

瑞香　2733

載　4075

遠志　2347

塚上土　1501

蒜　4487

薯　2841

蓮藕　5275

蒔蘿　4605

蓽茇　2675

墓頭回　4093

薜草　4241

蓖麻　3393

蒼耳蠹蟲　6315

蓬草子　4237

蓬砂　2113

蓬莪茂　2705

蓬虆　3629

蒿雀　7043

蒺藜　3289

蒟蒻　3513

蒟醬　2681

蒟藞　3239

蒲公英（地丁）　4671

蒲席　6075

蒲扇　6075

蒸餅　4361

蒸籠　6095

蒫木麪　5135

椿樗　5533

楠　5423

楝　5573

楊梅　5033

楊搖子　5317

楊櫨　5869

榲桲　4957

楸　5555

槐　5581

榆　5671

榆仁醬　4389

椶櫚　5693

楓柳　5971

楓香脂（白膠香）　5439

楤木　5925

楤擔尖　6071

酪　7361

碎米柴　4091

雷丸　5961

雷墨　2023

零餘子　4711

雹　1391

當歸　2571

睡菜　4791

路石　4069

蛺蝶　6225

蜈蚣　6405

蜆　6809

蜂蜜　6113

蜣蜋轉丸　1507

蜣蜋　6329

蜀羊泉　3157

蜀葵　3131

蜀椒　5165

蜀黍　4211

雉　7005

稗　4231

筋　6089

節華　4063

節氣水　1411

鼠　7607

鼠李（牛李子）　5821

鼠尾草　3223

鼠婦　6355

鼠麴草（米麴、佛耳草）　3167

鼠壤土　1507

催風使　4081

魁蛤（瓦壟子）　6839

鉤吻　3603

鉤栗　5061

貉　7569

亂髮　7675

飴餹　4381

鳧（野鴨）　6921

腽肭獸　7603

詹糖香　5469

獅　7413

解毒子（苦藥子）　3791

解諸肉毒　7405

蘆藥　4077

廉薑　2643

麂　7527

麂目　5143

新雉木　6007

粳　4189

慈石　1913

慈母枝葉　6009

慈姑　5313

慈烏　7099

煙膠　1537

溪狗　6403

溪鬼蟲　6441

溺白垽（人中白）　7711

粱　4213

辟虺雷　2561

預知子　3663

絹　6021

十四畫

碧海水　1417

碧霞石　2175

嘉魚　6609

蓴　3959

蔓荊　5885

蔓椒　5179

蔪草　3907

蓤菜　4613

蓼　3261

蓼蠃　6871

榛　5057

榠實　5101

榼藤子　3661

樺木　5689

棚榆　5679

榠樝　4955

酸棗　5791

酸筍　4731

酸模　3913

酸漿（燈籠草）　3149

豨薟　3009

鳶尾　3553

蜚厲　6459

蜚蠊　6361

蜚虻（蝱蟲）　6373

雌黄　1797

弊帛　6095

蜻蛉（蜻蜓）　6227

蝸牛　6431

蝸蠃　6867

蜘蛛　6251

蜘蛛香　2603

箬　3017

菌桂　5383

剞耳草　4087

銅青　1595

銅弩牙　1645

銅壺滴漏水　1433

銅鼓草　4089

銅礦石　1593

銃楔　6065

銀　1575

銀朱　1771

銀杏（白果）　5041

銀膏　1583

貍　7553

鳳仙　3557

鳳凰　7117

豪豬　7465

腐婢　4291

瘧龜　6753

韶子　5149

滿江紅　4093

滿陰實　4065

漆　5543

漆器　6079

漏盧　2947

漏籃子　3475

寡婦牀頭塵土　1551

蜜香　5405

蜜栗子　1859

蜜蜂　6129

蜜蠟　6123

褌襠　6029

鳲鳩（布穀）　7083

熊　7467

綿　6027

緓木　5691

綠毛龜　6751

綠豆　4293

綠青　1949

綠礬　2159

綠鹽　2063

十五畫

犛牛　7455

髮髲　7671

駝　7357

駝鳥　7121

賣子木　5915

熱湯　1425

赭魁　3777

穀精草　3295

蕘花　3579

鞋底下土　1499

蕨　4683

蕤核　5801

蕓薹（油菜）　4509

蕺（魚腥草）　4679

蔄子　5321

蕪荑　5679

蕪荑醬　4389

蕪菁（蔓菁）　4533

蕎麥　　　4171

蕕　3283

蕁麻　3599

樗雞（紅娘子）　　　6229

櫨子　4953

樕子　5319

麨　4355

橡實（櫟子）　　5063

槲實（槲若）　　5069

樟　5425

樟腦　5481

橄欖　5089

豌豆　4305

醋　4391

醋林子　5215

醉魚草　3581

豬苓　5957

豬腰子　5723

豬窠草　4059

豬槽上垢土　1515

豬槽中水　1437

豬藍子　4091

震肉　7395

震燒木　6005

撮石合草　4085

撥火杖　6063

齒垽　7741

蝌斗　6399

蝮蛇　6551

蝦蟆　6391

幞頭　6037

墨　1537

稷　4199

稻（糯米）　4177

黎豆（貍豆）　4319

箭笴及鏃　6067

質汗　5461

衛矛　5833

貓　7543

膝頭垢　7687

鴇　6911

魴魚（鯿）　6623

劉寄奴草　2909

諸水有毒　1437

諸朽骨　7393

諸肉有毒　7401

諸血　7393

諸果有毒　5321

諸蛇　6563

諸鳥有毒　7149

諸銅器　1645

諸鐵器　1667

摩厨子　5147

慶　4075

糐　4359

潦水　1381

鴆　7141

鴆鳥漿　4075

彈丸土　1521

漿水　1431

練鵲　7093

線香　2747

緣桑贏（桑牛）　6441

十六畫

髭鬚　7747

擔羅　6835

燕　7045

燕脂　2933

燕蓐草　4059

燕齒　4067

薤（菹子）　4479

薑石　2001

薑黃　2695

薯蕷（山藥）　4705

薇　4685

薇銜　2901

薏苡　4241

蕹菜　4623

薄荷　2795

樹孔中草　4059

橏木　5697

芮草　4239

<table>
<tr><td>橙　5017</td><td>鴛鴦　6925</td></tr>
<tr><td>橘　4995</td><td>凝水石（寒水石）　2053</td></tr>
<tr><td>頭巾　6035</td><td>磨刀水　1435</td></tr>
<tr><td>頭垢　7681</td><td>龍　6467</td></tr>
<tr><td>醍醐　7365</td><td>龍舌草　3915</td></tr>
<tr><td>醍醐菜　4697</td><td>龍荔　5087</td></tr>
<tr><td>醒醉草　4093</td><td>龍涎石　2175</td></tr>
<tr><td>壆　5955</td><td>龍珠　3149</td></tr>
<tr><td>曆日　6057</td><td>龍常草（稄心草）　3057</td></tr>
<tr><td>盧會　5491</td><td>龍眼　5085</td></tr>
<tr><td>盧精　4071</td><td>龍葵　3143</td></tr>
<tr><td>鴞　7137</td><td>龍腦香　5473</td></tr>
<tr><td>鴨脚青　4089</td><td>龍膽　2527</td></tr>
<tr><td>鴨跖草（竹葉菜）　3119</td><td>龍鬚菜　4791</td></tr>
<tr><td>積雪草　2801</td><td>甀　6089</td></tr>
<tr><td>穆子　4231</td><td>甀氣水　1433</td></tr>
<tr><td>篤耨香　5471</td><td>燒尸塲上土　1501</td></tr>
<tr><td>學木核　6007</td><td>燒酒　4423</td></tr>
<tr><td>錫　1631</td><td>燧火　1455</td></tr>
<tr><td>錫悋脂（銀礦）　1583</td><td>螢火　6347</td></tr>
<tr><td>鋼鐵　1651</td><td>營實墻蘼　3691</td></tr>
<tr><td>鍋蓋　6093</td><td>燈火　1467</td></tr>
<tr><td>錦　6021</td><td>燈心草　3057</td></tr>
<tr><td>錦地羅　2561</td><td>燈花　1471</td></tr>
<tr><td>貒　7569</td><td>燈盞　6081</td></tr>
<tr><td>鷗　7131</td><td>燈盞油　6081</td></tr>
<tr><td>鷗鵃　7135</td><td>澤漆　3365</td></tr>
<tr><td>鮓荅　7387</td><td>澤瀉　3899</td></tr>
<tr><td>鮑魚（薧魚）　6707</td><td>澤蘭　2765</td></tr>
<tr><td>獨用將軍　3307</td><td>壁錢　6263</td></tr>
<tr><td>獨活羌活　2465</td><td>隱鼠　7627</td></tr>
<tr><td>獨脚仙　4085</td><td>縛豬繩　6101</td></tr>
<tr><td>獨脚蜂　6147</td><td></td></tr>
</table>

十七畫

環腸草　4087

黿　6773

藍　3245

藍蛇　6559

藍澱　3253

藋菌　4823

藊豆　4313

薰草零陵香　2751

薰陸香乳香　5445

藁本　2599

薺　4629

薺苨　2249

薺薴　2819

薑草　3287

蕳茹　3353

檉柳　5657

檀　5595

檀香　5417

檀桓　5515

螳蜋桑螵蛸　6177

螺螄泥　1515

螺厴草（鏡面草）　4003

螻蛄　6341

螲蟷（土蜘蛛）　6265

氈　7397

繁縷　4633

鼢鼠壤土　1509

鍼線袋　6073

鍾馗　6059

鍛竈灰　1553

鴿　7027

爵牀　2781

獌　7433

鮧魚（鮎魚）　6663

鮠魚（鮰魚）　6661

鮫魚（沙魚）　6679

氈屜　6041

鵁鶄　6929

麋　7515

糟　4429

糞坑底泥　1517

糞藍　4069

燭燼　1471

縮砂蔤　2665

䗪蟲　6359

十八畫

騏驎竭（血竭）　5457

翹搖（巢菜）　4687

藜　4693

藜蘆　3417

藥王草　4077

檽木（花檽）　5693

檳榔　5111

覆盆子　3635

礞石　1987

瞿麥　3183

曠石　4069

蟲白蠟　6153

蟬花　6327

醬　4385

鵠（天鵝）　6909

鵜鶘　6893

簟　6077

鵝　6899

鵝抱　3779

鵝項草　4087

礜石　1963

鼸鼠　7629

鼬鼠（鼠狼）　7637

雙頭鹿　7525

雙頭蓮　4089

鎮宅大石　2177

鎖陽　2293

翻白草　4667

雞堫　4817

雞涅　4065

雞脚草　4075

雞腸草　4637

雞窠草　4059

饊　4357

鮹魚　6679

鯉魚　6577

鯇魚（草魚）　6589

鯽魚　6611

離鬲草　4015

離樓草　4061

癖石　7723

糧罌中水　1423

鵜鶘（淘鵝）　6895

鯊魚　6629

斷罐草　4077

十九畫

鼀　6395

鵲　7105

藿香　2747

蘋　3949

蘆蒿　2881

蘆　3019

蘆火竹火　1461

蘆蠹蟲　6315

蘇　2805

蘇方木　5685

蘇合香　5465

蘑菰蕈　4817

攀倒甑　3309

麴　4365

櫓罟子　5319

櫧子　5061

蘎菜　2901

繫彌子　5319

麗春草　2913

蟪　6835

蠅　6287

蠍　6267

蟾蜍　6379

蟻　6281

蟻垤土　1509

羅晃子　5319

羅勒（蘭香）　4609

穬麥　4167

簸箕舌　6097

簷溜下泥　1517

簾箔　6079

臘雪　1389

鵬　7129

鯪鯉（穿山甲）　6487

鯧魚　6611

鯢魚　6669

鰡魚　6595
蟹　6777
鶉　7021
繳脚布　6039

二十畫

蘡薁（野葡萄）　5257
蘭草　2757
蘘荷　3033
蘗木（黄蘗）　5503
櫸　5645
礬石　2139
櫰香（兜婁婆香）　5437
醴泉　1413
懸鉤子　3641
罌子桐　5567
罌子粟（御米、麗春花）　4249
鶡雞　7013
蠐螬　6299
鶚（魚鷹）　7131
鶚龜　6755
鶻嘲　7111
穭豆　4305
蠱螽　6367
鰟魚（孩兒魚）　6667
鰻魚　6597
鰣魚　6655
鰕　6701
貛　7573
獼猴　7647
獼猴桃（藤梨）　5261
爐甘石　1849
灌草　4063
寶石　1699
鶩（鴨）　6913

二十一畫

驃　7355
櫻桃　5035
露水　1381
露筋草　4085
露蜂房　6137
霹靂碪　2021
攝龜　6755
鷃　7025
蠟梅　5905
鐵　1647
鐵華粉　1661
鐵落　1657
鐵椎柄　6065
鐵精　1661
鐵漿　1667
鐵線草　2563
鐵爇　1665
鐵鏽　1663
鷄　6945
鷄冠　2923
鶬雞　6891
鮸鯕（鰾膠）　6711
鰣魚　6607
鰷魚　6633
麝　7533
隩華　4063
竈馬　6365
鶴　6885
蠡實（馬藺子）　2971

續隨子　3377

續斷　2941

二十二畫

蘿藦　3837

蘖米（麥芽、穀芽）　4375

藦蕪　2591

蘗水　1431

蘹香（茴香）　4599

蘹香蟲　6219

鷗　6931

鷩雉（錦雞）　7011

鰻鱺魚　6643

鱅魚　6587

鷦鴣　7015

麞　7529

二十三畫

蠮螉（果蠃）　6149

蠱蟲　6455

鼫鼠　7625

鼷鼠　7637

鱖魚　6625

鱓魚　6649

鱗蛇　6527

鱒魚（赤眼魚）　6589

鱘魚　6659

鱭魚　6635

鰵鱃　6895

鷸　7027

纖霞草　4089

欒荊　5887

欒華　5633

二十四畫

鹽麩子　5211

鹽龍　6509

鹽膽水　1419

鹽藥　2065

靈牀下鞋　6049

靈牀上果子　5321

靈砂　1775

靈壽木　5923

靈貓　7541

蠶　6187

蠶豆　4309

蠶繭草　3275

蠶繭草　4089

蠮龜　6743

鷺　6929

鸂鶒　6933

邏箕柴　4091

鱟魚　6785

鱤魚　6599

鱧魚　6641

鱧腸（旱蓮草）　3227

鯿魚（鰱魚）　6587

鱠殘魚（銀魚）　6633

鱔魚（黃魚）　6657

讓實　4063

鷹　7123

鸂鶒　6927

鷗鸊　6923

二十五畫

鸓　7095

鼉龍　6483

鱭魚　6605

鼈　6757

鸐雉（山雞）　7009

驢　7343

驢尿泥　1517

鼯鼠（飛生）　7059

鱧魚　6635

二十七畫以上

麟鯉　6935

鱸魚　6625

鸛　6887

鑿柄木　6065

鸚鵑　7113

麢羊　7475

鬱金　2699

鬱金香　2737

鸕鴣　7089

二、藥物及相關名詞索引

一畫

一元大武　7281

一切雜草　4057

一生銅　1587

一枝箭　2513（3）

一封駝　7359

一捻金　2789、2791

一捻紅　5903

一掃光　7349

一頭　7281

一簇草　2119

一瓣蓮花　3601

乙　6719

乙骨　7427（2）

乙鳥　7045

二畫

二十男子頂心剪下髮　7671

二月上壬日土　1493

二术　2305

二年石灰　1891

二氣砂　1775

二蠶　6205

十二月豬膽　7197（2）

十二時蟲　6463、6499（3）

十月冬桃　4875

十字瓦　7555

十字道上土　1217

十樣錦　2921

丁　6719

丁子香　5407（2）、5409

丁父　3879

丁公寄　3879（4）

丁公藤　3879（4）、3881（2）

丁皮　685、723、735、3531、5417

丁香　493、501、505、543、581、671、
　　685、699、703、709（3）、711、713
　　（7）、715、717、719（3）、721、
　　723、725（2）、727（4）、733（3）、
　　735、737、741、743、749、753、
　　777、849、947、971、973、987、
　　995、1029、1031、1039、1051、
　　1081、1101、1117、1121、1151、
　　1171、1177、1183、1225、1265、
　　1287、1313、1319、1337、1353、
　　1359、1779、1831、1855、2075、
　　2109、2231（2）、2239、2315、2505、
　　2537、2643、2665（2）、2715、2747、
　　2751、3411、3457、3483、3525、
　　3531（2）、4145、4187、4599、4841、
　　4923、4937、4979、4981（2）、5031、
　　5185、5187、5217、5243、5245（2）、
　　5281、5329、5379（2）、5407（6）、
　　5409（13）、5411（3）、5413（7）、
　　5415（6）、5417、5425、5465、5469、
　　5519、5799、5801、5809、6347、
　　6433、6981、7127、7279

丁香末　5415（5）、6971

丁香汁　7311

丁香母　5079、5409

丁香柿　4983（2）

丁香酒　7587

丁香飲　2639

丁香湯　4257

丁香瑞香　2733

丁翁　3821

丁葦　4817

丁頭代赭　1923

丁歷　3195

七孔九光芝　4797

七仙草　4025、3989（3）

七里香　5837（4）、5839

七里蜂　6139

七沸湯　1427

七姑木汁　6139（2）

七姓婦人乳　1131、5155

七家井　6099

七葉一枝花　3535、3537

七葉黃荊根皮　5881

七歲童子小便　2783

七稜青科　4239

卜龜　6731

卜龜小甲　6733

八月珠　4599

八月黃　4221

八角兒　6339、6341（2）

八角茴香　4185、4601、4603（5）、5465

八角盤　3539、3543

八角鏡　3543

八珍　7431、7467

八哥　7091

八稜青科　4239

八穀　4199（2）、4281

八擔杏　4861

人口中津　525

人口津　1075

人小便　6115

人牙　769、845、1169（3）、1193、1293、
　1359、5295、7547、7693（7）、7695

人牙灰　1065、1177、7693

人牙齒　7693

人中　675

人中白　383、677、787、807、833、
　845、865、869、965、1029、1079、
　1099、1193、1223、1225、1229、
　1237、1359、1367、1597、5427、
　6265、7055、7353、7669、7679、
　7711（5）、7713（8）、7715（2）、
　7717、7721

人中黃　657、865、883、7695（4）、
　7697（2）

人手足指甲　7689

人爪　1245

人爪甲　861、959、1057

人爪甲灰　909

人火　6467

人耳垢　7685

人耳塞　639、1185、1259、7687

人芝　4797

人肉　845、7669、7765（2）、7767

人血　1273、3805、3807、7669、7733、
　7735（3）、7745

人汗　7669、7741

人肝藤　521、3611、3781

人言　709（2）、1143、1147、1973、

1977、1979（2）、5717、6241、6317

人言末　2109

人尿　639、649、657、681、733、767、
821、831（2）、833、845、853、855、
861、883、965、969、1041、1061、
1065、1105、1111、1189、1209、
1235、1245、1261、1267、1273、
1275、1321、1325、2123、4387、
7195、7669、7701、7703（2）、7705、
7707（2）、7709（3）、7713、7715、
7717、7719

人乳　677、719、845、1035（3）、1037、
1043、1057、1061、1071、1111、
1137、1169、1183、1213、1301、
1343、1369、1521、1631、1665、
1961、2081、2169、2411、3097、
3753、3755（2）、3953、4059、4333、
4557、4857、5511、5513、5569、
5993、6077、6815、6843、6853、
7041、7283、7291（2）、7405、7443、
7725、7727（6）、7729（7）

人乳汁　1041、1065、1289、2307、2329、
2427、2455、3129、3947、4527、
5057、5479、7405、7725、7727、
7729（2）

人虱　1041、1183、1211

人垢　995

人柳　5657、5659

人面子　5233、5317

人面蛇　6565

人指甲　5447、6039、6427、7689、7691

人指甲末　7689

人骨　1215、1249、1253、7669、7749

人胞　647、845、1075、7669、7755
（2）、7757（2）

人胞末　7727

人胞衣　519

人退　7675、7675

人退末　1533

人屎　657、661、677、711、845（2）、
883、993、1169、1219、1225、1231、
1239、1265、1273（2）、1293、1339、
7669、7695、7697（3）、7699（5）、
7701（3）

人屎小便　7697

人屎汁　1277、1281（4）、1285（2）、
3609

人屎灰　1085、1177、1241、1289、7699
（2）

人屎尖　7697、7699

人都　7145

人莧　4643（3）、4645

人莧子　4655

人氣　1245、7449、7669、7743

人家地板上泥　4451

人陰莖　7763

人黃　3067

人頂骨　1215、7755

人唾津　1057

人傀　7669、7773

人脛骨灰　6653

人魚　525、6665、6667（2）、6669（3）

人魚膏　6667

人魚鰇　6669

人淋石　711

人參　383、387（2）、389、403、405

（2）、409、431（3）、433（2）、471、
481、489、491、493、495、501（3）、
503、505、517（2）、521、529、533、
537、541、543、551、553、557、
559、561、563、577、581（2）、583
（2）、585、593、595、597、631、
647、649、659、669、673、677（2）、
687、695、707、713、715（2）、717、
719（2）、725（2）、727、729、733
（2）、739（2）、751、761（2）、763、
771、773、777（2）、809、817、819
（4）、825（2）、827、829、831、833
（2）、835、837（2）、841、847、
861、863、865、867（2）、871（2）、
873、875（4）、877、887（2）、889、
895、897、903、909、919、923、
927、931、939、955、957、973、
991、999、1027（2）、1031、1041、
1059、1067、1077、1085、1093、
1109、1169、1179、1193、1253（2）、
1261（2）、1273、1303、1307、1309、
1319（2）、1327、1351、1353、1357、
1361、1367、1721、1739、1745、
1789、1811、1855、1927、2075、
2185、2193、2207、2209（5）、2211、
2213（5）、2215（4）、2217（8）、
2219（6）、2221（8）、2223（8）、
2225（8）、2227（10）、2229（3）、
2231（7）、2233（7）、2235（6）、
2237（7）、2239（8）、2241（7）、
2243（5）、2245、2247（4）、2249
（12）、2253（2）、2255（2）、2259、
2263、2265、2299、2311、2315、

2357、2363（3）、2365、2373、2381
（3）、2397、2409、2439、2455、
2457、2463、2477、2541、2553、
2577（2）、2617、2651、2667、2677、
2757、2811、2871、3043、3059、
3079、3109（2）、3113、3147、3281、
3331、3345、3367、3419、3431、
3433、3437、3441、3457、3503、
3507、3529、3531、3627、3665、
3709、3711、3737（3）、3741、3771、
3819（2）、3853、3947、4133（2）、
4317、4413、4435、4573、4711、
4801、4981（2）、5031、5051、5053
（2）、5197、5287、5341、5371（2）、
5433（2）、5461、5539、5541、5607、
5625、5639、5771、5797（3）、5811、
5945、5975、5987、6101、6183、
6363、6471、6475、6505、6509（2）、
6769、6811、6961、7035、7065、
7175、7179、7183（2）、7189、
7239（2）、7257、7263、7285、7319、
7321、7375（2）、7377、7385、7497、
7511、7513、7523（2）、7687、7757、
7759（3）

人參片　7103

人參末　725、2231（2）、2233（4）、
2235（3）、2237、2241（2）、2243、
2491、4251、4413、5609、5687、
7379

人參汁　1281、2231

人參湯　715、727、817、865、893、1275、
1643、1779、1813、2169、2287、
2817、3505、3619、3665、4277、

4379、5053、5403、5415、5489、5945、5955、6183、7719

人参蘆　591、617、693、729、2243（2）

人勢　1239、7669、7763

人微　2213

人銜　2213（2）

人亂髮　6045

人溺　539、677、711、817、937、993、6423、7197、7703、7707（2）、7711（2）、7715

人魄　647、879、883、7669、7745

人精　1075（2）、1145、1235、1237、1241、6909、7127、7669、7737（4）

人熊　7467（2）、7469、7659（3）

人髮　647、5569、7673

人齒　7227、7693

人齒垢　1259、7741

人齒坖　1169

人瘡膿　1147

人蝨　6221、6291

人髭鬚　1169

人薂　2213（4）

人頭垢　7405

人頭骨　7753

人龍　6451

人膽　711、767、769、845、853、7669、7765（2）

人膽汁酒　7765

人糞　5617、7695、7699（2）

人癖石　711

人髑髏　1219

入地三尺桑根　5735

入蟄蝙蝠　7055

九上屑　6087

几屑　1089

九日登高米餻　4357

九牛草　2823、2887

九孔螺　6817（2）

九仙子　1103、2913、3611、3783（2）

九尖拒霜葉　5901

九尖蓖麻葉　3405

九臼　3539

九肋鼈甲　6763（2）

九肋鱉甲　899

九里光草　3889

九里香草　4027、4087

九尾羊　7475（2）

九英　4537（2）

九英菘　4533（2）、4537

九英蔓菁　4533

九面芋　4701

九香蟲　839、929、6111、6215（2）、6217

九華　5221

九真藤　3747（2）、3757

九格　4179

九蒸地黄末　5351

九蒸胡麻　4113

九節菖蒲　3925、3927

九節貍　7553

九穀　4215、4237

九熟草　4025、4063

九層皮果　5317

九頭鳥　7147

九頭獅子草　4647（2）

九龍草　4027、4085（2）

九轉靈砂　1777

刁鴨　6923、6925

刀豆　697、727、4259、4317（3）、4319、
　　5141、6369

刀豆子　4319（2）、5631

刀油　1665

刀蜋　6179（2）

刀煙　1665

刀鞘　651、6065

刀鞘灰　995

刀環蟲　6413（2）

刀鐶　1565

乃東　2905

乃東草　519

乃食粥　3045

了哥　7115

三畫

三七　857、959、1163、1239、1241、
　　1247、1251、1253、1309（2）、1313、
　　1329、2397（2）、2399（3）

三尸酒　4985

三石　4009

三白　2323、3275

三白草　521、617、693、767、787、803、
　　909、973、1201、3065、3273（3）

三百兩銀藥　2195（2）、3657（2）、
　　3661

三百頭牛藥　2195（2）

三年大醋　5611

三年米醋　2005

三年苦酒　2141

三年苦醋　3463

三年陳醬　4389、7727

三年酢　4169、7483

三年酢漿　5391

三年醋　1131

三年醋淬　5675

三年頭𩛙　6037

三年臘糟　4403

三年釅酢　4395

三年釅醋　4395

三足枯蟾　6379

三足龜　6757（2）

三足鼈　6771（4）

三角（蛇）　6565

三角尖　4093

三角風　4027

三角蛇　6565

三角酸　555、1737、1975、4007

三角銀杏仁　5701

三枝九葉草　2353

三枝九葉草杏葉　2355

三英　3239

三果　5099（2）

三果漿　5099

三建　3347、3467

三姓人家寒食麪　4155

三春柳　5659

三奈　2127、2641（2）、2643（2）、
　　2747

三奈子　2641、2643

三星　4913

三眠柳　5657

三眠蠶　4723

三脊茅　3931

三家井中泥　7343

三家水　6991

三家洗盌水　1189、1377、1435

三家砧木刮屑　6093

三家屠肉　1091、7163

三家棓木　1215

三家甑單　1215

三家甑蔽　6093

三家雞卵　6991

三家鹽　6991

三菫　3241

三勒漿　4079

三黃　533（2）、2341、2669、2753、3153、3537、3543、3621、3909、3917、3989、4595、4673（2）、3303

三堅　2971

三葉　3977、4009

三葉酸　4007（2）

三葉酸母草　3913

三葉酸草　517、3153、4009、4651

三葉酸漿草　4009

三棱　709、857、961、1247、1299、1303、1325、1329、5305、5309

三歲苦酒　6995

三歲陳棗核　1329

三歲陳棗核中仁　663、4921

三歲棗中仁　995

三歲童便　7705

三歲醋　6585

三歲臘月豬脂　7613

三稜　505、581、683、699、713、765、771、965、969、971、989、1009、1025、1143、1153、1161、2069、2451、2497、2591、2709（6）、2711（9）、2713（5）、2715、2717（3）、2721、2971、5313

三稜草　2717、5755

三稜根　2713

三廉　3233、5101（2）

三廉子　5101

三蔓草　2343、2345

三層（草）　3535

三層草　3535

三賴　2641

三鍊酥中精液　7367

土墼　2101

土　4395、6487、6493

土人參　2215、2217

土大黃　3319（3）、3309

土人戟　3359

土木香　2631

土木通　3147

土牛兒　6431

土牛膝　3007、3091、3093、3095、3877

土牛膝根　1327

土丹砂　1733

土石　1819

土瓜　521、527、535、2905、3611、3699、3713（8）、3797（2）、4771、5027

土瓜根　693、795、853、885、903、917、947、965、1061、1069、1073、1075、1145、1151、1155、1163、1251、1289、1301、1305、1325、1335、1339、3713、3715、3717（7）、7189、7205

土瓜根汁　935、3281、3717

土奴魚　525、6697

土芋　827、1279、3779、4617、4703、
4705

土芝　4699、4797

土肉　4789、7665

土朱　1039、1121、1135（2）、1137、
1923（2）、1929（3）

土朱末　1927

土伏子　4947

土伏苓　527（3）、551、565、631、
669、801、809、839、889、1021、
1147、1155、1193、1605、1761、
2241、3611、5221

土坑砂　1733

土豆　4705

土卵　3777（2）、3779、4617、4705
（3）

土沈香　5401

土附子　527、3477（3）

土青木香　525、2631、3611、3657（2）

土乳　1877

土狗　791、1029、1063、2669、6275、
6335、6343、6345（6）、6347、6385、
6493

土底年深既古且潤三角瓦　1535

土茴香　4599

土茯苓　541、3759、3761、3765、3767
（2）、3771（2）、3779、6535

土砂　1729（2）、1731、1735

土虺　6553、6557

土虺蛇　635

土恒山　3417

土紅山　3313、3417（2）

土馬腦　1699

土馬駿　675、863、907、1125、1223、
4023、4031、4047（5）

土殷孽　1339、1727、1877

土豹　7431、7543、7543

土烏藥　5435

土盌　5415

土消　1507、2069

土流黃　1619、2119、2123

土黃　1145、1905、1981（2）

土黃耆　387、2203、4641

土菌　523（2）、1183、3939、4735、
4815、4819（2）、4821、7709

土菌灰　1203

土草薢　3767、3769（2）、3771（2）

土鹵　2539（2）、2645

土常山　2195、3407

土梟　7137、7139

土細辛　527、1221、2539

土落草　4027、4077

土椒　5165

土酥　4545（2）

土筋　2525

土番大黃　3319

土番黃米粉　4217

土鼓　3861

土鼓藤　3861、3863（2）

土華荌　2681（2）

土葵葜　3293

土當歸　961、1245、2403、2467、2473
（2）、3877

土蜂　731、6109、6133（6）、6137

（3）、6147、6149（2）、6229、6631

土蜂子　1109、1167、1309、6133、6135

土蜂兒棗醋　1505

土蜂房　6135

土蜂窠　1107、1155、1167、1183、1209、
　　1263、1321、1477、1505（2）、1507、
　　6153

土蛹　4723、6305（2）

土粳米　4189

土蝸　6437（2）

土蜘蛛　6221、6267（2）

土精　2213（3）

土蜜　6115（2）

土撥　7631

土撥鼠　947、1157、7411、7631（2）

土撥鼠頭骨　1345、1361

土齒　4025、4067

土蝮蛇　6535

土質汗　527、2887（3）

土漿　1425（3）、3729、4703

土燕　7049（2）

土薑　2743

土墼　967、1153、1479、1529（2）

土鴨　6397（3）

土器　6407

土錠鐵　1649

土龍　525、6419（2）、6483

土螻　7659

土牆上白螺螄殼　6871

土鍾乳　1877

土蟊　6367（2）

土藤　5131

土薯　4705（2）、4707

土檳榔　1263、1269、6379

土蟲　6413（2）、6415（5）

土蘇　895、7029

土蟺　6419

土鼃黽　6253

土麝　7529、7535

土續斷　2763

土蠱　6415（3）

土鹽　2029

土鼈　1249、2017、6359（2）、6361
　　（3）

土鼈末　6361

下芝　4797

下馬仙　3357（2）

下窟烏　7131（3）

下裳帶　659

大丁草　4673、6535

大刀環　1671

大力　2979

大力子　2979、2983、3719

大山戹子　5789

大川芎藭　2591

大川烏頭　3449（3）、6491

大小豆　4805

大小麥　4147、4163

大小麥麴　4367

大小薊　861、953、961、1091、1243、
　　1309、2935（2）、2937、2939、2941

大小薊根　2939

大天南星　3507

大木瓜　4947、4953

大木皮　5931、6011

大木鼈子　3653

大水蛭　6279

大甘草　4939、5913

大甘草節　3867

大甘草頭　2197

大古錢　1643

大石榴　6271

大田螺　1157、2865、6863（5）、6865（2）

大生石榴　4991

大白南星　3507

大白梅　6101、7321

大瓜　5235

大瓜蔞　3703、3855

大瓜蔞實　3703

大冬瓜　4763（2）

大半夏　3523（2）

大地龍　6425

大芋　1219、4703

大芎　2589、5969

大朱砂　1745

大竹　5133、5997

大竹葉　3767

大羊　7235

大羊尾骨　7271

大守宮　6505

大芥　4521、4533

大李　5817

大豆　459、537、547、623、669、731、847、887、931、995、1005、1045、1069、1087、1111、1135、1147、1201、1219、1221、1229、1323、1325、1337、1369、1855、2195、2215、2253（2）、2471、2625、2775、2987、3343、3447、3483、3779、3783、4139、4179、4259、4261（5）、4263、4265（3）、4267（2）、4269（7）、4271（8）、4271、4273（8）、4275（8）、4277、4279、4281（2）、4287、4303、4309、4323（3）、4333、4385（2）、4397、4399、4691、5527、5655、6027、6983、7405、7539、7755

大豆水　5749

大豆末　725、4841、7497

大豆汁　1105、1277、1285、2345、4275、4703、5123、5707

大豆皮　1231、4277

大豆苗　893、4277（2）

大豆黄　933、1255、3739、4335（2）

大豆黄卷　459、547、605、623、671、789、963、1027、4259、4261、4277、4279（2）、7721

大豆黄卷汁　1347

大豆黄屑　4263

大豆豉　4321、4323（2）

大豆葉　925、4277

大豆醬　4385

大豆瀝　1201

大豆蘗　4279

大辰砂　1745

大豕　7467（2）

大貝　6843

大吳風草　2903

大皂李葉　5221

大皂角　5611、5617

大皂莢　2683、5609（2）

大牢　7281

大尾羊　7153、7235（2）

大附子　2239、2417、3185、3441（2）、
　　3443、3447、3449（5）、3451（2）、
　　3455、3457（3）、3459（2）、3461
　　（2）、3463（2）、4247、4297、6619、
　　7525

大青　381、523、625、653、673、747、
　　795、869、1023、1091、1103、1133、
　　1163、1257、1275、1953（2）、2075、
　　2347（2）、2823、2963（2）、2965
　　（7）、2967、4075、6571、7099

大青草　523

大青梅　4865

大青魚膽汁　6593

大青葉　1095、2965、3961、5047、6121

大青錢　1641

大苦　2187、2189（3）、3591、3787
　　（2）、4593

大茄種　4741

大枇杷　5315

大松　4417、5933（2）、5935、5951

大柿　4975、4985

大柿餅　4977

大虎牙　7427

大金頭鵝　6911（2）

大肥棗　4921

大空　1269、5729、5927（2）、6293

大荊芥　2793

大草烏　3489

大草烏頭　3385

大茴香　2325、4599、4601、4603（3）、
　　5083、7193

大荔枝　5083

大柚　5021

大枳殼　5779

大枳實　5525

大柞木枝　5913

大柏木　5333

大柳葉　4715

大韭　2513

大香附子　2725、2729

大便　7695

大泉　1639（2）

大風　5719

大風子　1189、1195（2）、1203、1205、
　　5501、5567、5705、5719（2）、5721
　　（2）

大風子仁　5721、5897

大風子肉　1767

大風子油　1199（2）、5719、5721

大風油　5719（3）

大室　3195

大紅豆　5721

大紅棗　4919

大馬兜鈴　3659

大馬蓼　3277

大馬蜞　6279

大馬蟻　6249（2）

大珠　6817

大桂　5367、5383

大栝樓　3703、3705

大栝樓根　3709

大栝樓實　3703

大核桃　1641

大栗　4909、5315

大蚓　6423

大烏蛇　6539

大烏魚　6643

大烏頭　3453、3455

大粉甘草　7705

大料人參膏　2229（2）

大黃　379、385、389、431、433（5）、
439、453、485、487（2）、491、501、
505（2）、523、531、533、537（2）、
541（2）、543、551、553、561（2）、
577（2）、581、591、595、603、625、
653、661、665、671、675、679（4）、
695、699、709、717、721、729、
737、745、765（2）、769、771、773、
775、789（2）、793（2）、803、805、
807、817、853、857、873、881、
901、907、935（2）、943、951、961、
965、967（3）、969、975、989、999
（2）、1009、1019、1023、1027、
1033、1035、1039、1063（2）、1067、
1083（3）、1085、1093、1099、1115、
1117、1119、1133、1135（2）、1147、
1149（2）、1153、1161、1167、1175、
1177、1189、1193、1197、1219、
1233、1235、1237、1239、1245、
1247、1249、1253、1255、1265、
1283、1329、1355、1493、1513、
1519、1545、1723、1833、1839、
1843、1855、1887、1987、2035、
2073（2）、2079、2189、2235、2259
（3）、2347、2361、2367、2409、
2427、2437（4）、2451、2483、2497、
2551、2577（3）、2611、2625、2679、

2747、2795（2）、2865、2951、3045
（2）、3053、3197（2）、3237、3317
（3）、3319（3）、3321、3323（5）、
3325（9）、3327（2）、3329（7）、
3331（13）、3333（11）、3335（6）、
3343、3355、3367、3375、3379、
3387、3409、3411、3415、3419、
3457、3485、3559、3563、3575（2）、
3655、3669、3677（2）、3679、3689、
3759、3869、3875、3909、4087、
4139、4175、4179、4279、4297、
4409、4513、4515、5031、5227、
5371、5523、5525（2）、5633、5707
（2）、5709、5771、5787（2）、5819、
5953、5955（2）、6061、6075、6169、
6233、6279、6345、6361、6535、
6707、6763、6797、6981、7071、
7351、7373、7425、7501、7517、
7623、3141、3219

大黃末　861、1241、1891、2077、3081、
3257、4393、4577、5601、5623、
5791

大黃瓜　4773

大黃汁　1285

大黃酒　1989

大黃湯　5623、5711、7405

大黃蜂　6111、6135（2）、6139

大黃蜂子　6135（2）

大黃蜂窠　6139

大黃鼠　7635

大黃醋　789

大菽　4261

大菊　2917、3183（2）

大菊花　3165

大萍　3943、3951

大乾柹　4979

大乾蟾蜍　6383

大麥　547、697、701、907、1057、1123、
　　1127、1235、1253、2739、3431、3979、
　　4103、4161（8）、4163（8）、4165
　　（7）、4167（6）、4241、4385、4423、
　　4551、4831、6335、7519、7525（2）

大麥汁　1831

大麥米　4163、4367、4391、7525

大麥芽　4379（2）、4887、5549

大麥苗　7587

大麥莓　3635（2）、3639

大麥粉　1159

大麥湯　2415

大麥粥　3717

大麥粥汁　2101、2151、4165

大麥粥清　2157

大麥麩　4153

大麥麪　775、789、3263、3373、3677、
　　3703、4165（3）、4175、4385

大麥麨　1075

大麥醋　4391（3）

大麥醋糟　4431

大麥醬　4385、4387

大麥麴　4367

大麥麵　619、2197

大麥蘗　939、1325（2）、1335、4379
　　（4）

大瓠藤　3873（4）

大瓠藤汁　891

大雪梨　4937

大眼桐　5533

大蛇　6405、6529、6569、7629

大蛇角　6563

大麻　1151、3393（2）、3845、4101、
　　4105（2）、4107、4129、4131、4135、
　　4143、5205、5341、5889

大麻子　535、835、1125、1135、1221、
　　1411、2961、3173、3191、3391、
　　3461、3845、4143、4267、4297、
　　4335、4381、4547、4581、5883、
　　7161

大麻子中仁　4419

大麻子仁　4139、4141

大麻子汁　1281、4141、4143

大麻子湯　2085、4267

大麻仁　723、805、1187、1199、1209、
　　1225、2211、4139、4141（6）、4143、
　　4603、5337、7181

大麻仁酒　4139

大麻根　925

大麻葉　1263

大巢　4687

大巢菜　4685、4687

大斑　5235

大斑蝥　6243

大蚤　6413、6417

大葉冬藍　3247、3259

大葉芎藭　2571

大葉香薷　2781

大葉菘菜　3915

大葉蕨　2335

大葉藍　3247

大葉藻　3965

大葉櫟　5069（2）

大葱白　4465、4467

大戟　431、491、495、525、531、537、543、561（2）、567、595、603、629、653、671、695、785、787、789（3）、795、805、813、815（2）、823、857、907、965、983、997（2）、1019、1033、1115、1145、1153、1161、1289、1325、1359、2189、2195、2323、2541、2551、2555、3199、3313、3339、3341、3355（2）、3357（2）、3359（2）、3361（7）、3363（6）、3365（5）、3367（3）、3373（2）、3377（3）、3379、3569、3573、3575（2）、3579、3593、3851、3921、4531（2）、4899、5599、5701、6239、6345、3219

大戟花　3365（2）、3729

大戟苗　3365（3）、3367（2）

大戟根苗　3363

大椒　5161（2）、5163

大棗　391、491、517、529、531、537、551、585、593、599、655、697、739（2）、741（2）、757、765、783、819、823、827、831、863、885、887、895、973、985、1061、1069、1075、1083、1179、1225、1227、1283、1303、1315、1355、1401、1927、2165、2235、2313、2323、2365、2551（2）、2653、2757、3187、3197、3199（2）、3201、3379、3385、3387、3399、3403、3461、3489、3521、3575（2）、4391（2）、4465、

4753、4869、4913（2）、4915（3）、4917（2）、4919（5）、4921（3）、4925、4951、5461、5793（4）、5985、6125、6177、7187、7203、7265、7555

大棗仁　5793

大棗肉　4255、4921、6917、7035

大棗肌　1281

大棗核　3473

大雄鼠　7613、7615

大蛞蝓　6439

大蛤　6801、6837（3）、6843、7005

大黑豆　2581、3449、4273

大黑黍　4205

大黑蜘蛛　6259

大訶子　5643

大就　3729

大蒜　537、561、593、635、667（2）、685、711、713、737、743、749、753、787（3）、843、849、913、915、933、975、995、999、1079（2）、1115、1135、1147、1163、1239、1285、1291、1343、1365、1497、1617、1785、1791、2411、2421、2501、3015、3329、3337、3339、3401、3507、3585、3845、4285、4327、4329（2）、4363、4441、4477（2）、4483、4487（3）、4489（6）、4495（6）、4497、4499、4501、4503（3）、4505（2）、4507（8）、4509、4715、4967、5199、5489、5511、6193、6405、6571、6643、6671、6833、6863、7241、7535

大蒜片　6617

大蒜汁　1029

大蒜泥　1365

大椿　5533

大榆　5673（2）、5679

大楓子　1083、1189、5151

大楓子肉　6535

大楓子油　2997

大觜烏　7101

大蜈蚣　6407、6409、6411（2）

大蜂　6133、6137（2）

大蜂房　6141

大蜣蜋　6335

大鼠　6343、7613、7629、7635

大腹　381、5121（3）、5189、5639

大腹子　701、1199、5075、5113（2）、
　5121（4）、5123（2）、5125

大腹皮　665、681、689、697、705、
　735、771、801、913、1155、1291、
　1315、5113、5123（2）

大腹瓠　4747

大腹檳榔　5113、5121（2）、5363、6841

大蓼　519、3267（3）

大蜥蜴　6497

大蝎　6565

大蜘蛛　6257（2）、6259（3）、6261

大適　3195

大綠　1949（2）

大蕨　2339

大戢　4631

大蕪荑　5681

大橫文粉草　2199

大樟樹　7665

大樣油麻　4947

大醋　3911、4395

大豬　7157

大蝮蛇　6555

大蝦蟆　6383、6385（2）、6387（3）

大熟瓜蔓　3701、3705

大熟附子　3451

大熟栝樓　3707

大薊　519、525、1175、1181、1317、
　2823、2927、2935（3）、2937（2）、
　2939（2）、2941（5）

大薊汁　1201

大薊根　1161、1187、1305、2937

大薊葉　1179

大薄荷　2801

大頭鷹　7137

大錢　1585、1639、1641、4871

大獨活　2467

大獨頭蒜　4501

大澤蘭　2757、2761、2767（2）、2769

大藍汁　3249、3251、6253

大藍葉　3689

大藍實　3247

大薺　523、4617、4629、4631（5）、
　5797

大薺子　4631

大鷩鮓　6607

大螻蛄　6345

大龜　6741、6743（2）、6745（3）

大翹　3233（5）

大翹子　3233

大藕　5285

大藜子　4109（2）

大檳榔　5119、5489

大蟲　7415

大蟲杖　3277

大蟲骨　7421

大蟲眼睛　7425

大鯉　6579

大鯉魚　6579

大鯉魚膽　6351

大鮸　6663

大鯽　6617（2）

大鯽魚　6617（2）、6619（2）

大蘋　3943（3）

大麴　4427

大蠍　1743

大蟾　6381

大蟾蜍芒硝　6383

大蟻　6281

大饅頭　2161

大蟹　5547

大麔　7527

大蘭　3183

大鰕　617

大露蜂房　2147、6145

大鷄卵　1767

大蘿蔔　2211、4553

大蘿蔔皮　4553

大 鹽　555、603、695、2027（5）、
　2033、2043、3155

大蠶子　6223

大蠶沙　6503

大鱧　6643

大鼈　6767

丈夫小便　1541

丈夫爪甲　923

寸白　6451

弋共　4025、4071

上白雲母　1711

上芝　4797

上池之水　1395

上池水　1395（2）

上好白术　2311

上春茶　5225

上品朱砂　1745

上品流黃末　2133

上清童子　1639（2）

上等石蜜　6121

上等瓷器末　4003

上尊酒　4399

上蜜　6113

上龍　6483

上黨人參　2231、2235、2239、4107

上黨胡麻　4113

上黨參　587、2217

上饒鐵　1649

口中玉泉　3629

口中唾　7741

口津　1767、4555、7727

口津唾　7669、7737

口脂　6859（2）

巾　6035（2）

山獒　7145、7411、7659、7661（3）

山狸　7411

山大人　7659

山大黃　527、3319、3913（2）

山丈　7659、7661

山中見小人　4797

山中常龜　6743

山中龜　6741

山牛　7409、7457

山牛蒡　525、2935、2941

山丹　1183、2513、3599、4619、4715、
　4717（3）、4721（4）

山甘草　527、3877

山石榴　515、3567（2）、3569、4987
　（2）、5503、5517（3）、5811、5813、
　5815

山白竹　5995

山白竹灰　1171

山白菜　3069

山奴　3751

山地栗　527、3767（2）

山芋　521、2291、3185、4705（2）、
　4711、4801

山芋子　4707、5389

山芍藥　5431

山芝　4797

山因蔯　1035、5907

山羊　7409、7475（5）、7477、7483
　（2）、7485（4）

山羊肉　665、755、763、1307

山羊角　7475

山羊屎　993

山羊蹄　3913

山羊糞　7277

山芥　2305、4527

山杏　4843（2）

山李子　5821

山李子根　5825

山豆根　515、707、747、795、825、

947、975、991、1029、1103、1115、
1201、1221、1259、1263、1269、
1289、1359、3551、3611、3655、
3783（3）、3785（12）、3787、3791、
7629

山牡丹　2625

山伯　3751

山卮　431

山卮子　925、1891、2153、2323、2427、
2951、3295、3453（2）、3455、3691、
5587、5783、5789（3）、5791

山卮子仁　3187（2）、5789

山苧　2957

山茄子　3563

山苺　3633、3641（2）

山枇杷　3567

山枇杷柴　4027、4091

山枌榆　5679

山岩泉水　731、811、1377、1421

山金　1569（2）

山金柑　5027

山金橘　5027

山姑　7661

山茵　2865

山茵蔯　671、1201、2861（8）、2863
（4）、2865（2）

山茱萸　495、497、511、523、529、531
（3）、601、633、671、811、841、
855、899、919、929（2）、1001、
1027、1031、1045、1059、1071、
1079、2365、2431、2535、2551、
2661、3171、3669、3903、4413、
5059、5405、5407、5409、5549、

5673、5727、5805（3）、5809（5）、
5811

山茶　859、955、5727、5833、5903（2）

山茶子　1127

山茶花　1235、5909

山茶嫩葉　5903

山胡桃　5047

山胡椒　5159、5191

山奈　661、671、733、847、985、993、
1069、1099、1115、1119、2567、
2641（5）、2643、3003

山柑皮　1107、5015、5017

山查　431、505、523、777、957、963、
971、1001、1203、1233、1287、
1331、1557、4929、5309

山查核　1007（2）

山查湯　4157

山查　1357

山查核　1319

山枳鼠　7641

山柳　5659

山刺　3691

山韭　919、4441、4455（4）、4457

山鬼　7659、7661（2）

山前獨活　2467

山扁豆　3173

山馬　6521

山都　7145、7411、7659（6）

山莧　3091

山莧菜　525、3091

山荷葉　3539、3543

山桂　5373、5387（2）

山桂皮　5389

山栲　5533

山桃　3849、5689

山桃仁　4875

山連　2305

山哥　3751

山栗　4905（2）

山蚊　6275

山蚓　6559

山翁　3751

山烏　7101（2）

山陵翹　3223

山桑　5731（3）

山黃楊子　1219

山菌子　7019（3）

山萸　5409

山菜　2445（2）

山梔子　2865

山啄木　7097（2）

山梨　4939（2）、4941、4943

山魚蘇　2807

山猪　7461

山猪糞　3767

山參　2373

山蛩　6417

山蛩蟲　6297、6415

山葎根　2345

山葡萄　5251、5257

山葱　519、3417、4457、4459、4475
（3）

山椒皮　3587

山棗　5233、5319、5791、5793

山棗樹　5793

山棘　3691

山棠梂肉　4963

山蛭　6199（2）

山蛤　6297、6403（2）

山犀　7447（5）、7451、7455

山蒜　967、4441、4489（2）、4493、
　　4495（4）

山蒼耳　7505

山蒴藋　515

山椿　5533

山楝子　3407

山榆　5673、7439

山榆仁　5681

山蜍　6199（2）

山雉　7005、7009

山節　4063

山鼠　7629

山裏果　4959、4963

山裏紅果　4961

山裏紅果根　3557

山慈石　3313、3423

山慈姑　795、1069、1151、1159、1175、
　　1179、　1181、　1187、　1259、　1267、
　　1273、1289、2241、2403、2507（3）、
　　2509、　2513、　3159、　3309、　4495、
　　5313

山慈姑花　925

山慈姑根　2509

山榴花汁　2933

山蝸　6431（2）

山箬葉　925

山銀　1575

山辣　2641（2）

山韶子　5149

山精　2317（2）、2321（2）、3751、
　　6381、6383、7659、7661（2）

山漆　747、963、1259、1271、2397
　　（2）、2399（3）、2401

山漆根　2399

山蜜　6115

山蕎麥　527、3841

山樗　5533

山樗　5533

山樝　683、693、701、705、709、725、
　　745、969、4929、4959（4）、4961
　　（2）、4963（3）

山樝肉　4963

山樝核　4965、5093

山豬　7465

山燕脂花汁　2933

山薤　4481（2）、4487

山薑　515（2）、671、699、733、847、
　　985、993、1099、2305、2567、2643
　　（3）、2645（4）、2647（7）、2649、
　　2657（2）、3683（3）

山薑花　297、703、2649

山薑實　2659

山薯　3759（2）

山薊　2305、2307、2317

山蕭　7145

山蕭鳥　7145

山蕷　3657

山橘　5015、5025

山橘子　5027

山鴉　7137

山魈　7659

山龍　6495

山龍子　6495
山龍眼　5087
山龍膽　2527、2531
山鞠窮　2583（2）
山嬰桃　4929、5039
山龜　6733、6741（3）、6743（3）、6745（3）、6819
山龜殼　6743
山藷　4705（2）、4715
山藥　493、495、521、547、677、691、695、715（2）、737、739、741、753、777、809、835、843、855、867、875（2）、877、899（2）、901、903（2）、919、929、931、933、1001（2）、1031、1069、1145、1151、1163、1179（2）、1671、2037、2263、2291、2315、2631、3463、3531、3649、3665、3669、3715、3925、4423、4617、4705（3）、4709（3）、4711（6）、4713（2）、4769、5183、5265、5277、5287、5513、5531、6619、7241、7285、7523、7757
山藥末　2235、7295、7491
山藥粉　2675
山檳榔　5111、5113（2）
山雞　6943、7009（4）、7011（5）、7013（2）、7015、7017
山雞頭子　5811
山鵲　7075、7109（2）、7111（2）
山鵲肉　1283
山蘄　2571（3）
山蘇　747
山櫐　4319
山獺　837、7151、7409、7593、7595
山獺屎　1245
山獺陰莖　931
山蟹　7661
山蘭　2761、2771
山蘭草　2909
山櫸皮　5647
山礬　891、5221、5727、5837（2）、5839、5841
山礬葉　757、1037、4335
山躑躅　3315、3569
山鷄　525、1857
山鬚草　1735
山鷓　7109
山鹽　2027
山驢　7343、7409、7475（2）、7477（5）
山犳　7641
山櫑　7661
山獐　7659
千人踏　6419
千心妓女　3177
千年木梳　6293
千年艾　2823、2859（2）
千年石灰　1889、1891、3811、6057
千年老杉樹　5475
千年老狐　7561
千年松樹　5345
千年柏　4051
千年陳石灰　1895
千年琥珀　6795
千年棗　5129、5131
千年潤　3981

千步峰　1179、1477、1499

千里及　653、665、747、1043、1259、
1289、3613、3889（2）

千里及汁　1037

千里水　1399（2）

千里光　3613、3889（2）、6817（2）、
6821

千里急　3889

千里馬　6045

千里流水　887

千里駒　6915

千足　6413

千足蟲　6407、6413

千兩金　517、2353（2）、3377

千金鑑　4027、4077

千金子　3377

千金子仁　2509

千金草　2759（2）、2763

千金菜　4663

千金藤　519、665、823、2557、3611、
3781（7）

千針　2935

千針草　2935、2937、2939

千雀　4065

千葉白　5903

千葉白槿花　5897

千葉紅　5903

千葉桃花　4885

千椎草　6065

千載枸杞　5851

千槌花　713、6065

千歲子　5233、5319

千歲芝　4795

千歲枸杞　5859

千歲蝮　6553（2）、6565

千歲蝙蝠　4797

千歲燕　4797

千歲樹　5405

千歲獨狐　7569

千歲龜　4797

千歲虆　3613、4319（3）

千歲蟾蜍　7661、7663

千歲藥　835、3861（3）、3863（3）、
5257（5）

乞力伽　2307

乞里麻魚　6659

乞興留夷　2745

川大黃　933、2713、3325（2）、3335、
3539、3791、4107、4773、5463

川五倍子　2509

川牛膝　3095、3097

川升麻　2475

川石斛　3983

川芎　481、511、575、637、749、1023、
1025（3）、1027、1031、1033、1035、
1037、1047、1053、1077（3）、1079
（2）、1119、1193、1269、1317、
1355、1815、1855、2465、2469、
2583（2）、2587（2）、2589（3）、
2591、2609（2）、2835、3053、3487、
4001、4003、4463、5359、6715、
6737、6769、7125

川芎湯　4257

川芎藭　587、1993、2211、2329、2589
（3）、2591（2）、2731、2817、3449、
3487、3711、3983、5035、5435、

5579、5907、6429、6981、7567

川芎藭尖　5181

川朴消　2075

川百藥煎　3911、5227、6175（2）

川附子　3451

川苦楝子　2499

川烏　575、625、803、1029、1353、1491、
　　4401、1739、7761

川烏末　807

川烏尖　3465

川烏頭　497、685、945、1165、1169、
　　1181、1465、1505、1593、1655、
　　1837、1893、2107、2137、2327、
　　2337、2397、2609、2969、3393、
　　3425、3429、3437（2）、3441（2）、
　　3443、3445（4）、3447（3）、3449
　　（2）、3451、3453（3）、3461（2）、
　　3463（2）、3477（2）、3481（2）、
　　3483（2）、3487、3491（2）、3757、
　　3777、5515、5789、6827、7071、
　　7617、7695

川烏頭尖　3467

川消　2067

川黃連　2415、2421（2）、2429、5201

川黃蘗皮　5511

川萆薢　3761

川乾薑　4575

川椒　751、1005、1009、1117、1411、
　　1739、1751、2047、2327（2）、2329
　　（2）、2331、3191、3587、3675、
　　3771、3911、4009、4451、4577、
　　4783、5165、5169、5171（3）、5173
　　（3）、5175（5）、5199、5415、7009、

7135、7601、7677

川椒末　1751、5451

川椒紅　2325、2327、3079、5175

川椒紅末　5175

川犀　7447

川強瞿　4721

川楝　989、4257

川楝子　579、991、2327、5097、5577
　　（2）、7193

川楝子肉　2327、5577、5579

川楝肉　2327、5863

川楝樹皮　5627

川當歸　2325

川蜜　6117

川槿皮　5629、5897（2）

川彈子　5085

川練子　3959

川薑　4577

川藭　573、575、581

川蘗皮　2329、5511

川續斷　2943（3）

川鬱金　2703

及己　287、527、693、1187、2379、
　　2383（2）、2403、2533、2539（2）、
　　2541（4）、2543（4）、2545（2）、
　　2547

及瀉　3899

久用炊布　6095

久污溺衣　6031

久垢汗衫　6033

久臭人溺　7709

勺藥　2571、2613（3）

夕句　2905

夕棗　4913

尸利灑樹　5603

尸鳩　7131（2）

尸蟲　6451、6457

弓　6069

弓矢　6069

弓皮　6513

弓竹　5981

弓弦　1321、6069

弓弩弦　1321、6069（8）、6017

弓鞘　6017

己精　7737

己髮　7677

女人中衣帶　1239

女人中衣舊者　6031

女人月經　7733

女人月經衣　799、7733

女人月經赤衣　7731

女人精　1237

女人精汁　1153、7737（2）

女人褌襠　1245

女木　2347、4073

女中下裳帶　6035

女中衣　1323

女匠　7043（2）

女青　537、603、649、661、761、847、
　995、3063、3219、3221（14）、3837
　（4）、3839（2）

女青末　3223（2）

女青根　3221

女青屑　3223

女乳　6501

女貞　523、3833、5503、5685、5727、

5825（6）、5827（5）、5831（5）

女貞子　5517

女貞木　5825、5827

女貞皮　4411

女貞葉　5827

女貞實　599、837、929、1125、5825、
　5827（3）

女骨　7751

女華　2827（2）

女莖　2827

女桑　5731（2）

女理　2283

女萎　515、597、647、941、983、1141、
　1351、1361、2273、2275（18）、
　2277、2389、3393、3589、3611、
　3775（4）、3777（2）

女菀　523、531、535、541、555、601、
　727、729、819、833、983、1067、
　1351、1361、2095、2449、3063、
　3099、3103（4）、3105

女葳　747、3687

女復　3103

女雷　2283

女節　2827（2）

女魃　7661

女精液　7737

女鞋　5227

女薐　2275

女麴　701、4207、4321、4363（2）、
　4365（2）、4899

女蘭　2757、2759（2）

女蘿　3615（8）、5935、5967、5969
　（8）、5971（2）

女蘿樹　5971

小天蓼　5917、5921

小牛　7517

小牛犢兒未交感者　7285

小升麻　2475

小石榴　3381、5813

小甲香　6857

小白术頭　4667

小白貝　6845

小老鼠　7613

小地膽草　1707

小芋　3777、4705

小竹　3017、3979

小竹子　4123

小竹枝　2527

小衣　6029

小羊　7235

小米　697、4221（2）、5655

小米粥　1253

小赤藥頭　3893

小芥子　4527

小芥子末　4527

小芥葉　3069

小杏　3277、5041、5699

小李　5817

小豆　439、537（2）、569（2）、685、
　　781（2）、783、785、787（2）、791、
　　793、803（2）、805、807、1063、
　　1137、1411、2189、2485、2521、
　　2529、3367、3587、3781、3893、
　　4109、4209、4261（2）、4281（2）、
　　4283、4285（2）、4287（4）、4289
　　（2）、4291（3）、4293（2）、4299、

4303（2）、4385、4831、5563、5723、
　　5747、6613、6615、6641、6643、
　　6661、6711、6951、6985、7023、
　　7257

小豆汁　1281、1287

小豆花　747、753、1181、2267、3727、
　　4291（3）、4293（2）

小豆葉　919、3481、4291（2）、7253

小豆粥　4285

小豆蔻　2699

小豆醬　4385

小豆藿　4689

小豆麹酒　4399

小豆羹　4753

小豆蘖　4225

小吳風草　2903

小男溺　4327

小牡丹　2615

小辛　2531（2）

小青　747、1163、1257、2823、2967
　　（4）、3889、5235

小青葉　2967

小苦耽　3151

小林檎　4961（2）

小柹　4973、4985

小虎　7785

小兒尿　1509、7709

小兒乳　4403

小兒胎屎　1193、1221、7669、7701

小兒胎髮　3809

小兒胎髮灰　7679

小兒群　4027、4085

小兒髮　4077

小兒糞　7699

小兒臍帶　767

小兒臍帶血　1041

小金頭鵝　6911

小狐　7061

小狗　7573

小荊　5875（4）、5877、5885

小荊實　5887（2）

小草　381、585（2）、847、897、2347
（5）、2349、2351、3157、3979、6797

小茴香　2325、2327（3）、2329、2971
（2）、3857、4175、4599、4601、
4603、4605（3）、5577（3）、5863、
7193、7285、7721

小茴香末　4605

小茴香湯　6799

小荔枝　5089

小柰　4959

小柑　5009

小柄壺盧　4755

小柚　5009

小枸橘　5783

小柿　5391

小　便　635、843、845、1111、1673、
1789、1793、2197、2869、2873、
2929、2937、3433、4057、4137、
4853、4883、4919、5119、5285、
5893、6707、6799、6981、7331、
7701、7705（2）、7709、7723、7741
（2）

小便盆内白屑　7713

小便濕紙　7175

小紅棗肉　2265

小馬　7485

小秦王草　3159

小莧　2299

小荷　3951

小桂　5365、5367、5383（2）

小栝樓　2357

小桃　3557（2）、5393（2）

小桃紅　3557

小連翹　3229

小栗　2559、5107（2）

小栗栗　5057

小蚌　6807、6835

小蚌肉　6813

小蚌紫貝　6819

小蚊　6375

小瓶酒　4401

小浮萍　3943

小桑　2533、2547、3773、3787

小菫菜　4083

小黃米　4517

小黃米粥　7071

小黃豆　3721

小黃狗　7561

小菽　4261

小菜根　2251

小萍　3949、3951（2）、4629

小萍子　3943

小麥　677、697、707、723、765、781、
799、863、871、873、885、893、
907、937、1141、1145、1201、1215、
1221、1235、1253、1303、2163、
2313、2773、3049、3409、3415、
3829、3849、4101、4147（4）、4149

（8）、4161（2）、4163（6）、4167、
4169、4223、4239、4283、4363、
4365（2）、4367、4385（2）、4391、
4831、4919、5577（3）、5865、5985
（2）、7035

小麥大麴　4391

小麥子　5995

小麥奴　4161

小麥粉　753、4365

小麥粒　3069

小麥稈灰汁　1557

小麥湯　2099、3789

小麥粥　4347

小麥麩　4151、4153（2）、4183、4385、
5769

小麥麪　547、723、1199、1291、4155、
4361、4379、4385

小麥麪醬　4385

小麥醋　4391（2）

小麥醬　4387

小麥麴　4367、4369

小麥麵　3525、3529、6503

小野菊花　3003

小梨　4939、4955

小魚　7609

小猪脊胭肉　4317

小麻子　557、5875、6237

小巢　4687

小葉芎藭　2595

小葱頭　4475

小萱花　2513

小葵　2533、3633、5895

小葵葉　3999

小椒　3163、3807、5173

小棗　1223、2671、4913、5145、5317、
5799、5965

小棗肉　1621

小紫草　2379

小蛙　6397

小蛤　6841

小黑豆　4937

小黑蜘蛛　6253

小蒜　567、651、735、767、985、2507、
2509、4475、4481、4487（5）、4489
（11）、4491（3）、4493（8）、4495
（4）、6445

小蒜根　4489

小蓮房　3229

小楝　5885

小楝子　4941

小楊　5649（2）

小槐　3783

小蜈蚣　6417（2）、6419

小蜂　6147

小蜂兒　6197

小蜣蜋　6331

小蜀葵花　2493

小圓瓜蒂　3719

小雉尾草　2405

小鼠　7609、7629

小蔓菁　2493

小蓼汁　6173

小榎　5545

小酸茅　4007

小蜘蛛　6151

小樝　4961

小豬　7157

小蝌斗　6401

小薊　533、925、1079、1181、1257、1263（2）、1333、1337、2617、2823、2881、2927、2935（4）、2937、2939（4）、2941（2）、3015、5873

小薊苗　2939

小薊莖葉　2939

小薊根　2937

小薊根葉　2939

小薊葉　2939、5437

小橙　5009

小錦枝　2783（2）

小餛飩　4317

小鮎　6671

小龍牙　3215、3217

小龍牙根　3219

小龍眼核　1131

小澤蘭　2761、2767（2）、2769

小藍汁　2501

小薺　4629

小螳蜋　6179

小螺　6431、6437

小螺螄　6869

小龜　6751、6755

小檗　1311、5499

小翹　3233（4）

小藜　3285

小藥壺盧　4755

小蟢蛛　6287

小蟬　6223

小雞　7013、7019、7021、7063

小鯉　6611

小蠍　6273

小蟹　6779、7609

小蘗　515、5503（2）、5517（6）、5813

小蘗汁　1097

小蘗皮　5189

小鰕　6703

小鷄　7139

小鱅　6709

小鹽　6313、6315、6317（2）

小驢　7629

子　2993、3641、3647、4533、5207、5319、6169

子仁　1363

子肉　6173

子衣　7757

子芩　2431（3）、2467

子桑　5731

子孫枝　5139

子規　7087（3）、7111（3）、7113

子規肉　1157

子魚　6595（2）

子楸　5553

子路　7467

子薑　4557、4559

子雟　7111（2）

子蘗　5503（3）、5517（2）

孑孒蟲　6375

幺　7157

四畫

王不留　1163、3191、6489

王不留行　437、523、599、863、885、

905、953、1181、1241、1243、1297、
1335、2879、3063、3187、3189、
3191（7）、3193（3）、3381

王不留行草　6237

王不留行蟲　6237（3）

王瓜　521、601、713、1025、1049、
2681、3611、3713（3）、3715（2）、
3719（2）、3763、3835、4735、4771
（2）

王瓜子　747、831、841、889、953、1035

王瓜草　3763（2）

王瓜根　581、889、3717

王母　3151

王母珠　3151（2）

王母簪　3055

王明　4025、4071

王帚　3177、3179

王草　4071

王連　2405

王芻　3285、3287（3）

王孫　515（2）、517、519、601、671、
2185、2201（2）、2379（2）、2381
（4）、2383（11）、3535、3537、7647

王富　3747

王蒸　5895（2）

王雎　7131（3）

王餘魚　6633、6679

王篲　3177、3179、5695（2）

王鮪　6659（3）、6669（2）

井口邊草　1345、4023、4059

井中苔　1039、1233、1237、1855、4023、
4029、4047

井中苔及萍藍　4033

井中倒生草　4059

井水　413、667（2）、675、703、841、
857、905、909、915、1335、1409、
1421、1439、1459、1513、1605、
1789、1893、2135、2161、2199（2）、
2239、2609、2613、2703、3369、
3475、3539、3809、3937、4013、
4049、4155、4385（3）、4553、4893、
4925、5245、5481、5637、5897、
5903、6127、6593、6619、6863、
7059、7259、7371（2）、7673

井水茶　1403

井花　3403

井花水　3085、3133、3143、3187、3403、
3937、4115、4173、4203、4805、
4881、6389（2）、6491、6995、7613

井苔　1223

井底泥　649、1029、1167、1237、1261、
1319、1321、1479、1517、1519（6）

井泥　1207、1259、5291、6269

井泉　1405

井泉水　731、1277、1375、1403

井泉石　1039、1053、1139、1333、1727、
1853（3）、1855（4）、2175

井華　1403

井華水　717、1053、1087、1101、1281、
1403、1405（2）、1411（2）、1413、
1483、1493、1519、1543、1855、
1857、2177、2239（2）、2323、2387、
2541、2873、3103、3339、3489、
3491、3677、3681、3707、3805、
3911、4057、4277、4287、4521、
4527（2）、4541（2）、4543、4755、

4859、4887（2）、4891、5151、5243、5469、5701、5759、6045、6195、6325、6335（2）、6549、6767、7547、7719

井索頭灰　893

井鹽　2029（2）

夫爪甲　7689

夫衣帶　6035

夫尿　7709

夫陰毛　7747

夫移　5669

夫須　2715（2）

夫裩帶　1321

夫編子　5233、5317

天丁　5623

天女　7045（2）

天子耤田三推犁下土　1477、1495

天子藉田三推犁下土　645

天子籍田犁下土　879

天王鐵塔草　4041

天牛　769、6301、6305、6309、6331、6339（7）、6341（2）

天牛飛生蟲　6295

天公　6039

天水牛　6339、6341

天生牙　1577

天生白虎湯　5249

天仙子　2539、3313、3381、3385、3387

天仙果　5075、5139（2）

天仙蓮　4027、4089

天仙蓮葉　1219

天仙藤　651、779、1269、1331、3613、3875（4）、3877（2）

天仙藤灰　1083

天瓜　3697（2）

天台烏藥　2589、5433（2）、5435

天芝　4797

天竹　5995

天竹黃　627、643、691、1047、1111、1349、1363、5929、5997（2）

天臼　3539

天名精　525（2）、535、599、951、961、975、1259、2825、2971、2999、3001（7）、3003（3）、3005、3017

天池水　1707（3）

天花　4813

天花粉　299、493、579、677、825、827、893、1019、1033、1049、1055、1175、1193、1195、1207、2237、3611、3697（2）、3699（2）、3707、3711（5）、3713、4273、5947、6517、6739、7473

天花粉末　6545

天花粉汁　4315（2）

天花菜　4815（2）

天花蕈　4733、4815

天芥菜　4027、4091

天豆　521、3391（2）、3591

天灸　3593、3595（2）

天社　6337

天社蟲　6295、6337

天青　1953

天荁　3027（2）

天茄　3669

天茄子　3143、3145、3151、3159

天茄子苗　3147

天茄葉　3147、4091

天門冬　411、493（2）、515、517、
　539、565、585（2）、597、625、643、
　653、677、809、817、825、833、
　835、855、891、907、925、975、
　1067、1095、1143、1161、1201、
　2265、2297（2）、2435、3075、3117、
　3611、3731（3）、3733（3）、3735
　（2）、3737（11）、3739（5）、3741
　（9）、3743（2）、3745（2）、3753、
　3773、3813、4411、4415、5109、
　5515、5799、6345、6577、7759、
　3079

天門冬苗　5221、5799

天門冬酒　3739

天門精　2999

天竺桂　957、987、1331、5329、5387
　（2）

天竺黃　489、1813、5995

天竺乾薑　4441

天狗　525、6939、7573（2）

天泡草　3143、3151

天泡草鈴兒　3155

天胡荽　3999、4001

天南　3445

天南星　517、527、539、627、635、643、
　687、703、707、809、823、865、
　877、957、963、973、997、1009、
　1019、1025、1033、1079、1087、
　1099、1105、1111、1119、1145、
　1153、1155、1163、1201、1223、
　1243、1259、1325、1343、1345、
　1349、1351、1353、1365、1743、

　1835、2463、2985、3313、3421、
　3449（2）、3467、3495（2）、3497
　（4）、3499（4）、3501、3503（6）、
　3505（8）、3507、3509（6）、3511
　（2）、3513（2）、3523、3525（2）、
　3527、3543、3565、3567、5479、
　6193、6503、6535、6557、7207

天韭　4039

天香　4655

天帝少女　7143

天癸　6031、7649、7729（2）、7731、
　7737

天荷　3601、4703（2）

天師栗　4835、4911（2）

天酒　1385

天流　1751

天黃　3067

天麥門冬　581

天蛇　6263、6465、6561（6）

天麻　487、515、587、593、631、637、
　647、801、841、847、927、1001、
　1005、1021、1027、1031、1033（2）、
　1043、1141、1161、1187、1289、
　1353（2）、1855、2185、2295（3）、
　2297（5）、2299（13）、2301（7）、
　2303（10）、2589（3）、2891、2899、
　3503、3505、3525、3565、4073、
　4079、5519、5651、5919、6273、
　6391、6531（2）、6533、6539、7427、
　7761

天麻子　2299

天麻苗　2297、2919

天麻草　2301、2889（2）、2891、4073

天麻根　295

天葵　521、1599、3137（2）、4677

天棘　3731（2）

天雄　449、497、501、517、535、537、547、551、553、565（2）、603、621、687、807、809、835、929、933、963、973、1025、1047、1105、1197、1243、1325、1721、1925、1951、2323、2349、2465、3313、3427（9）、3429（4）、3431（4）、3433、3435、3439、3467（9）、3469（3）、3471（10）、3475（2）、3477（4）、3493、3589、3591、4107、4263、4279、4383、4801、4917、6683、6887、6963、7037（2）、7041、3101

天雄尖　1115、3465、6193

天雄草　2273

天絲瓜　4775、4777

天蒸棗　4913、5131

天鼠　7051（2）、7053、7057

天鼠屎　605、7051、7057

天鼠糞　547、4559

天碧枝　1799

天碧草子　3617

天壽根　3613、3827

天蔓菁　525、2999、3001（2）、3003

天蓼　749、783、1187、1199、3261、3267（3）、3271、5917（2）、5919（3）

天蓼芽　5919

天蓼根　1121

天蓼酒　5919

天厭　6909

天厭子　6377

天精　5851、5865

天精草　5861

天蕪菁　3003

天蕎麥　2565（2）

天劍草　3681

天漿　4985、6185（2）

天漿子　1107、1347、1349、1365、6111、6185、6187（3）

天漿子房　6187

天薤　4481

天薊　2305

天錐　3429、3431（2）、3467

天龍　6405

天澤香　5445（2）

天藍　3277

天薺　2953

天螺　6441

天螻　6341

天藕　4667（3）

天鵝　6883、6909（2）、6911

天鵝油　1167、1223、6911

天鵝絨　1241、6911

天雞　6227、6231、7013

天羅　4775、4777（2）、4779（2）、4781、4783

天羅布瓜子仁　4779

天羅瓜　4779

天羅勒　4733

天鐵獸　7413

天鹽　555、2121、5211

天靈草　2823、2921（2）

天靈蓋　665、711、767、833、841、

845、853、1049、1229、1359、5427、
7669、7749、7751（4）、7753（6）

天靈蓋末　7487

天蘙　6839

元修菜　4687（2）

元慈勒　1243、5331、5481

木蚕　605

木乃伊　7669、7767

木子　5259

木王　5551（2）

木天蓼　527、633、975、5729、5917
（4）、5919、5921（2）

木中尊　5685

木中蠹蟲　6305

木牛拳　1363

木丹　5783

木甘草　527、4025、4061

木石　5153

木占斯　1281、1303、1345、5975（2）

木禾　2953

木瓜　491、493、667、679、689、697、
701、705、725、731（2）、733、741、
757（2）、775、801、803、805、807、
811（2）、941、949、971、987、
1005、1125、1193（2）、1195、1269、
1345、1607、1643、1655、1841、
2109、2659、2809、2971、3561、
3695、3771、3821、3875、4379、
4929、4943（3）、4945（7）、4947
（9）、4949（10）、4951（9）、4953
（4）、4955（9）、4957（4）、5143、
5145、5383、5461（2）、5849（2）、
5947、6177、7243

木瓜生薑湯　2661

木瓜汁　811、2637

木瓜花　1071、4841

木瓜枝　4947

木瓜核　4953

木瓜烟　6289

木瓜酒　811、5943

木瓜湯　2151、5185、5777、6473

木半夏　529、5233、5809、5811

木奴　5015（2）、5699

木耳　535、569（3）、573、749、963、
1045、1115、1215、1311、3107、
4733、4769、4801（2）、4803（8）、
4805（2）、4811、4823、4825、4827、
5595、5657、5679、5755、5767、
5871、6923、7007

木芍藥　519、2613、2615（3）、2621、
2623（2）

木芝　4793、4795、4799、5503、7145

木竹子　5233、5315

木羊乳　525、2373

木防己　3589、3815（2）、3817（2）、
3819（2）、3871

木芙容葉　5903

木芙蓉　517、523、527、1177、1183、
1217、1219、1235（2）、4017、5727、
5899、5901

木芙蓉花　1165、1313

木芙蓉葉　1039

木杏　4843

木李　4947（2）、4955（2）

木英樹　3239

木莓　3641（2）

木苺根　3643

木苺根皮　1311、1325

木杵　6859

木乳　5625

木狗　7409、7573（2）、7575

木狗皮　671、807

木珊瑚　5151

木柑　5015

木威　5095（2）

木威子　5075、5095（2）

木威喜芝　4795、5947

木炭　413、1237

木骨　5843、5845

木香　439、491、493、501、507、515、
577（2）、579、581（3）、597、627、
629、649（2）、661、671、681、685、
687（2）、695、699、707、709（2）、
711、713（2）、715、717、719、725、
729、739（3）、745、749、751、769、
789（2）、795、799、811、823、845、
847、895、903、911、913、925、
929、943、953、971（2）、973、983
（2）、989、993、997、1001、1005
（3）、1031、1061、1063、1081、
1101、1131（2）、1161、1171、1231、
1257、1289、1301、1315、1513、
1603、1643、1797、1855、1989、
2075、2127、2163、2265、2311、
2387、2389、2411（2）、2419（2）、
2567、2601、2629（4）、2631（3）、
2633（4）、2635（2）、2637（6）、
2687（2）、2691、2695、2699、2707、
2713、2721、2971、3329、3351、

3365、3373、3387、3447、3457、
3459、3475、3507、3563、3655、
3657（2）、3679、3693、3755、3777、
3791、3925、4257、4423、4603、
4973、5059、5087、5203、5405、
5415、5449、5457、5465、5539、
5643、5777、5947、6165、6177、
6273、6283、6503、6505、6703、
6707、6971、6981、7071、7127、
7201、7297、7367、7375、7513

木香末　2637（2）、3085、7567、7727

木香汁　6781

木香花　3305

木香神　2631

木香酒　4257

木香湯　1353、1989、2107、2315、2723、
3155、5005、5489、6505、7679

木律　555、1975、5493

木蚕　6369、6371（5）、6373

木客　7075、7145、7411、7661（2）

木客鳥　7145（3）、7661

木紅豆　521

木耆　2203（2）、2207

木耆草　2203

木桂　5365、5367（3）、5375

木條　3815

木桃　4947（3）、4955（2）

木核　5931、6007

木梡子　5085

木脂　5951

木盌　1263、6079

木拳　6101（2）、7319

木屑　1269

木屐　6047

木通　381、431（3）、437（2）、489、
491、509、521、653、667、671、
673、679（2）、729、737、773、781、
785（2）、789、791、795、803、807、
831、853、877、889、901、905（2）、
925、931、1009、1019、1023、1059、
1079、1091、1095、1103、1109、
1111、1123、1143、1171、1177、
1191、1193、1195、1239、1323、
1349、1531、1899、1901、2075、
2099、2437、2549、2611、3073、
3563、3771、3821（6）、3823、3825
（4）、3827、3851、4419、4901、
5031、5253、5701、5765、6239、
6241、6251、6491、6825

木通草　5803

木通湯　3379、5683、6917、7053

木菌　4801

木梗　2255

木梳　1297、6073

木患　5629

木患子　5629

木梨　4947、4955（2）

木猪苓　3531

木斛　3979、3981（3）

木麻　967、1301、5729、5925

木渠芝　4795

木淚　5493

木細辛　2403、2541

木葉　5221

木葱　4459

木戟　5727、5791

木椀　6269

木粟　4639（2）

木棗　4913

木筆　5393（2）

木筆花　5395

木猴梨子　3667

木犀　2735、5385

木犀花　5385

木蓮　517、899、929、953、1159、
1175、1179、3613、3855（4）、3857
（2）、3859（2）、5389、5391、5899
（2）

木蓮葉　633

木蓮蓬　527

木蓮藤　1201

木蓮藤汁　1141

木蒴藋　5923（2）

木賊　389、437、511、669、755、941、
943、951、1041、1051、1055（2）、
1105、1297、1309、1313、1317、
2333、2825、3049、3051（7）、3053
（8）、4087、4803、5343、5799、
6481、6681、6821、7057、7643、
7691

木賊末　941、2489

木賊湯　957、6691

木賊　3051

木蛾　4801

木蜂　6133（2）、6137

木蓼　3261（4）、3781、5059、5917
（2）、5919（2）

木蜜　449、517、2271（2）、5151、
5153、5405（3）、5407、6115（2）、

6119、6145（2）
木蜜樹　5153
木綿　523、5527（2）、5727、5909（4）、5911（3）、6027
木綿子　1221、5555
木綿子油　1189、1203
木綿布　6025
木綿樹　5909
木槿　523（2）、525、673、905、955、3131、5597、5633、5727、5893、5895（4）、5899（2）
木槿子　1077
木槿子烟　1029
木槿皮　1047、1305
木槿花　691、749、2389、2657、3131（2）、4969、5895、5897
木槿根　947
木槿葉　887、1263
木槵　5637
木槵子　5089
木麪　697
木稷　4211
木黎蘆　2947（2）、3425（2）
木蝱　6295
木履　6047
木履尾　1089、6049
木彈　5085
木樨花　1099
木豎　5955
木篦　6581
木錦花　4043
木龍　5257（2）
木甑　2621、6089
木藍　3245、3247（2）
木藍子　3245
木藍葉　3249
木餳　5151
木藜蘆　527、1201、3313
木藥子　3787
木檽　4793、4801
木瀋　5957
木難珠　1699
木饅頭　517、527、1131、1335、3855、3857（4）、3859、4183、5139
木饅頭子　3857
木蟹　3649
木蘭　517、521（2）、553、595、601、1873、2209、3979、5329、5365、5389（2）、5391（5）、5889（2）
木蘭皮　643、675、783、797、799、933、1071、1089、1171、1295、5369、5391（3）
木蠟　1165、5891、5893（2）
木鱉子仁　5799
木欒子　5633
木蠹　6305
木蠹蟲　6295、6305
木鹽　2029、5211（3）
木鼈　1269（2）、3651、3655（2）
木鼈人　3653
木鼈子　1019、1063、1213、1227、2857、3399、3427、3431、3475（2）、3481、3483、3485、3493、3611、3649（2）、3651（6）、3653（3）、3655、4473、6779
木鼈子仁　1345、3375、3539、3647、

3651（4）、3653（2）、3655、4973、
5187、5721、5903

木鼈子肉 2679

木鼈仁 3653（4）、7311

木鼈核 3649

木鼈子 703、713、743（2）、759、795、
801、803、819、831、947、969、
1003、1037、1043、1083、1115（2）、
1119、1149、1151、1175、1181

木鼈子仁 1981

木鼈子末 807

木鼈子油 1981

木鱉子 819

木鱉仁 1135

木樬 4801

五子實 725、1239、5075、5101（2）

五子樹 5101

五木 2631（2）、5665、5669

五木皮 5669（）

五木耳 4801（3）

五木香 2629（2）、2745

五爪龍 1247、3015、3143、3843（2）、
3845

五爪龍草 3845

五月井 6977

五月五日三家粽尖 6341

五月五日蛇頭 6549

五月早桃 4875

五方芝 4797

五方草 1735、2141、4647（2）、6815

五方側柏葉 5341

五石脂 543、757、899、1843、1875、
5395

五加 1017、1427、1599、2249、3647、
4735、5727、5843（2）、5845、5847
（3）、5849（3）

五加皮 449、551（2）、601、623、
669、785、803、807、835、901、
927、933、1001、1017、1045、1137、
1193（2）、1195、1233、1337、1345、
1655、1785、1799、2563、3695、
3771、4081、4411、4651、5573、
5845、5849（4）、5851（3）、5873、
6533、6539

五加皮樹 5845

五加莖 5851

五加根皮 5849、5881

五加根葉 5851

五母麻 4025、4073

五芝 695、835、2299、4793

五行草 4647（2）

五色石英 1715

五色石脂 551、597、799、837、865、
879、885、1173、1307、1313、1727、
1837（3）、1843

五色芝 4797

五色守宮 6501

五色林檎 4969

五色帛 873、6023（2）

五色神芝 4793

五色莧 4643（2）

五色符 1837、4025、4073

五色雁 6907

五色絲 6467

五色綵 5067

五色餘粮 1937

五色龍芝　4797

五色龍骨　3685

五色鰕　6703

五色鸚鵡　7115

五羽石　2175

五花　5843（2）

五花皮　1915、6815、6819

五花構葉　5761

五伯　7145

五辛　3105、3811、4447、4487、4637、
　5489、7705

五辛菜　4441、4509（2）

五辛盤　3261、4509

五枝　1427、6129

五枝湯　6651

五味　497、575（2）、577（4）、839、
　927、3103、3513（2）、3515、3623
　（2）、3625（2）、3627（5）、3629、
　3737、3835、4293、4457、4607、
　4655、6161、6643、6645、6647、
　6715、6739、6765、6917、6925、
　6927（2）、6951（2）、6953、6955、
　6957、6961、7009（2）、7049、7071、
　7081、7091、7101、7163、7175、
　7179、7183、7191（2）、7193、7201、
　7215、7217、7223、7239、7241（3）、
　7243、7255、7257（2）、7259、7261、
　7271、7343、7349、7459、7461、
　7481、7507（2）、7563、7571（2）、
　7583、7599、7615、7643、7655、
　7755、7757、7759

五味子　433、437、481（3）、483、
　493、495、497、585（2）、599、653、

669、677（2）、685、703、739、755、
　811（2）、819、827、829（2）、833、
　835、839、869、871、883、895、
　899、903、919、927、933、953、
　1037、1043、1135、1789、2223、
　2233、2259、2291、2329、2357、
　2431、2597、3081、3109（3）、3145、
　3611、3623（2）、3625、3627（6）、
　3629（5）、3741、3839、4379、4413、
　4431、4573、4679、4801、5251、
　5253、5411、5531、5803、5821、
　5863、6735、6779、7759

五味子湯　3101、3627

五味汁　6957

五味核　3381

五和糁　5025

五佳　5843（2）

五金　2341、5447、7221、7323、7359

五金八石　2807、7645

五金狴犴　1599

五金膠漆　5765（2）

五毒草　3839、3841（3）、4679

五剉草自然汁　5487

五香　2629（2）、2631、2749（2）、
　5401（3）

五侯鯖鮓　6591

五倍　1161、1225、5211、5213、6159、
　6161、6167、6171

五倍子　437、449、493、523、691、705、
　743、753、759（2）、799、825、827、
　829、867、871、891、923、935、
　941、943、947、949、957、959、
　991、1029、1039、1065、1085、

1091、1093、1097（2）、1109、1113、
1121、 1129、 1167、 1173、 1179、
1199、1205、1217（3）、1225、1229、
1231、 1233、 1241、 1243、 1255、
1285、 1289、 1291、 1317、 1337、
1339、 1345、 1589、 1891、 2163、
2489、3335、3627（2）、4047、5211、
5423、5639、6111、6159（3）、6161
（2）、6163（9）、6165（9）、6167
（12）、6169（15）、6171（10）、6173
（5）、6175（2）、6177、6275、6427、
6615、6971、7185

五倍子內蟲　6177

五倍子末　859、927、1639、6101、6163
（3）、6165（6）、6167（4）、6171
（2）、6411、6615

五倍末　5897、6167

五畜　7151

五菜　3121、4437

五鳥花　2379（2）

五粒松　5107

五參　2213、2243、4263

五葉苺　3843（2）

五葉草　1181、1801、3015、3139

五葉紫葛　2565

五葉藤　437、551、921、1135、1257、
1261、1785、2565、3613、3845（2）

五葉藤或根　3845

五葷　4447、4461、4475、4483、4487
（5）、4495、4511

五朝酒醅　7055

五棓子　1295

五飯　4235

五蒲蛇　6983

五稜子　5099

五種石脂　1839

五鳳草　3365（3）

五�␣　5211、6159

五穀　4199、4201（2）

五蕺　3841、4679

五德芝　4797

五斂子　523、5075、5099、5101

五礬　3209

五靈脂　529、549、559、625、643、665、
693、701、705、709、711（2）、715、
721、 751、 765、 801、 829、 859、
869、897、965、971（2）、987、989
（2）、999、1009、1019、1055、1091、
1117、 1201、 1253、 1257、 1259、
1261、 1263、 1301、 1307、 1309、
1313、 1321、 1331、 1339、 1349、
1353、 1355、 1367、 1633、 1779、
1787、1893、2157、2219（2）、2653、
3385、3443、3445（2）、3447、3485
（2）、 3803、 3935、 5489、 5835、
6477、6689、6943、7009、7063（4）、
7065（5）、7067（3）、7069（13）、
7071（10）、7073（4）、7225、7567

五靈脂末　7069（2）、7073（5）、7225

五靈脂湯　4257

五靈脂蒼术　1593

五鬣　5107

五鬣松　5107

支子　5783

支連　2405

支蘭　3351

不灰木　551、561、737、827、885、1103、1139、1727、1827、1833（6）、1835（4）、1983、2063、7289

不死　3105

不死草　519、3105

不死麨　5933

不時花　5389

不借　6045（2）

不留行　3191

不凋木　5729

不凋草　2343

不流行　3187

不能鳴鵝　6911

不蛀皂角　2491、3087、5613、5615、1517

不蛀皂角子　5621（2）

不蛀皂莢　1601、3675

不蛀皂莢子　3663

不蛀草烏頭　3489

不過　6179（3）

不飥　4709

不彫木　1125、5915

不着鹽水豬血　7173

不粘稻　4179

不落地井水　7593

犬　459（2）、863、1073、1775、2799、4459、7151、7213（7）、7215（8）、7219、7221、7223（2）、7389（2）、7401、7417、7507、7511、7523、7545、7571、7575、7577、7579、7603、7605（3）

犬牙　1359、3351、7547、7693

犬毛　767、6053

犬心　1229、7401

犬肉　537、563、567、569（3）、571（2）、573（2）、649、837、947、6577、6651、7215、7299

犬血　6651、7299

犬肝　6947

犬尿泥　1319、1479、1515

犬乳　1127、1129

犬骨　515

犬骨灰　1083

犬屎　1169、1273、7231、7233

犬屎灰　1289

犬脂　549、1229、1649

犬腎　6947、7223

犬腦　7221

犬膽　445、751、897、1041、1049、1065、1181、1193、1241、7225

犬膽汁　7225

犬糞　6571、7699

太一　1929、1931（2）、1935（3）、1939

太一芝　4797

太一禹餘　1929

太一禹餘粮　1935（2）、1937（2）

太一餘粮　523、553、597、697、967、1905、1931（2）、1935（6）、1937（3）、1939

太乙玄精石　2059

太乙餘粮　819、1313、1925

太山石　1721

太平白芷　2609

太白石　1963

太和湯　1425、1427

太官葱　4459

太真　1567（2）

太陰石　2175

太陰玄精　2059

太陰玄精石　659、1835（2）、2061
　（2）、2063（2）

太陽土　1477、1493

太陽石　2175（2）、2177

太陽粉　6963

太歲　7665

匹鳥　6925（2）

巨句麥　3183

巨骨　4071、5853、5867、5869（2）

巨核桃　4877

巨虛　7611（2）

巨棗　5561

巨勝　623、1123、2831、4105（8）、
　4107（7）、4109（6）、4111、4113、
　4115（3）、5149、5341

巨勝子　1045、2889、4127、4419、6821

巨勝末　5271

巨勝苗　4127

巨觜　7101

巨蜂　6149

比　6777

比目　5085

比目魚　699、6575、6677、6679

比肩獸　7611

比輪錢　1641（2）、1643

互草　3405

切齒石　1825

牙　7157、7691

牙子　603、3351

牙皂　617（2）、825、933、1025、

1027、1071、1077、1117、1141、
　1337、2501、2523、3679、5039、
　5175、5611、6427、6789、7273

牙皂末　1107

牙皂角　2145、3087

牙皂莢　1177、4555、4777、5211、5607

牙消　1039、1107、2067、2073（3）、
　2077、2087、2093（5）、2115

牙埕　7741

牙猪肉　1131

牙猪尿胞　4605

牙棗　4913

牙硝　591、595

牙蕉　3027

牙蕉子　3029

牙猪肚　5281

牙齒　7669、7691

瓦　1535（2）、7711

瓦片　7237

瓦石器　2591

瓦缶　7275

瓦衣　4039

瓦花　4041、4043（2）

瓦苔　4039

瓦松　551（2）、911、915、1069、1075、
　1083、1087、1115、1235、1273、
　1303、1751、1799、2909、3403、
　4023、4029、4031、4041（4）、4043
　（5）、4047（3）、6477

瓦韋　3987

瓦屋　6839、6841

瓦屋子　6839

瓦屋子灰　5111、5115

瓦屋灰　5121

瓦瓶　7207、7423

瓦粉　1609

瓦雀　7033（2）

瓦溝下泥　1517、6269

瓦窰突上黑煤　1537

瓦器　7511

瓦鍋　2311

瓦甑　649、6089（4）

瓦壜　6839、6843

瓦壜子　6791、6839、6843

瓦蘚　4039

瓦罐　7693、7721、7759

止行　3289（2）

少辛　2531（2）、2533（2）

少牢　7233

少陽　6693

少陽魚　6575

少婦髮　1249

日及　523、4969、5895（2）、5899（3）

日支牛　7409

日給　4969（5）

日照西壁土　5005

日精　2827（3）

日鑄　5221

曰　3159

中母筍　4729

中芝　4797

中衣帶　6035

中衣襠　7689

中指甲末刺出血　6341

中庭　4715

中華柳樹　5643

中逢　4713

中頂茶　5217

中國用油　5147

中國茅栗　5635

中國松子　5107（2）、5109

中國松樹　5107

中國茴香　4601

中馗　4819（3）、6059

中麻石　1915（2）

中單　6031（2）

中裩近隱處　6031

中藥　3783

中鯽魚　6619

中蟻　6283

中襯衣　6033

內消　5891（2）

內消花　3555

內虛　2429

牛　443、459（2）、933、1219、1251、
　　1747、1867、3771、4059、5819、
　　6569（2）、7151、7155、7233、7281
　　（23）、7283（7）、7295、7299、
　　7303、7307、7309、7319、7325、
　　7327、7355、7361、7371、7383（5）、
　　7385（4）、7387（4）、7389（3）、
　　7399、7401（2）、7409、7413、7415、
　　7417、7435、7437、7445、7447（2）、
　　7455、7457（2）、7459、7475、7477、
　　7485、7507、7553（2）、7625、7627
　　（2）、7629（4）、7639

牛口　7309

牛口涎　7311（2）

牛口齝草　7319

牛之舌　517

牛牛肉　7285

牛心　4837

牛心柿　4973

牛包衣　1215

牛奶子花　3069

牛奶柿　4929、4973、4983（4）

牛奶藤　3891

牛皮　6041、7371（4）、7377（4）

牛皮油鞾底　6043

牛皮蔓　4697

牛皮膠　803、953、1021、1165、1179、
　　1213、1235、1857、1929、3081、
　　5091、5435、7371、7373、7377（2）、
　　7379、7381（3）

牛皮竈岸　1537

牛耳　7311

牛耳中毛　7309

牛耳中垢　7311

牛耳毛　911、915、7309

牛耳垢　861、1209、1225、1259、1265

牛耳菜　3915

牛肉　535、563（2）、567、569、573
　　（4）、591、699、837、971、1251、
　　1717、3093、4207、4401、4445、
　　5679、5999、7159、7283（3）、7285、
　　7287（4）、7405

牛肉牛　7287

牛舌　517、3203（2）、3897、3907、
　　3909

牛舌大黃　527、3319

牛舌菜　3907、3915

牛舌蜂　6139

牛血　1241、1261、1269、2125、6559、
　　7293

牛羊　7477

牛羊乳　7249、7291、7363、7725

牛羊脂　873、4359、7245

牛羊熱血　6277

牛李　2559、4837、5671、5821（2）、
　　5823（2）

牛李子　3145、5517、5543、5727、5823
　　（2）、5825（3）

牛皂子　5821

牛肝　571、755、763、1049、6665、
　　7665

牛肚　837、1287、7299

牛肚菘　4517、4519（2）

牛角鰓　1307、1315

牛角　657、759、911、947、959、965、
　　1219、1261、1269、3427、7269、
　　7303、7305（2）、7383、7639

牛角鰓　603、619

牛角芝　4795

牛角灰　1127

牛角烟　6289

牛角腮　3051、7305（4）

牛角簪　1533

牛尾蒿　2877（2）、2919

牛尾貍　7553（2）

牛尾蘊　3963

牛兒　6333

牛兒屎　4565

牛乳　531、561、563、569、709、715、
　　719、725、755、793、797、803（2）、
　　839、929、937、967、975、1065、

1073、 1091、 1149、 1159、 1199、
1263、 1719、 1801、 1833、 1869、
2129（2）、2359、2361、2415、2443
（2）、2445（3）、2635、2677、3569、
4077、 4403、 4447、 5125、 5155、
5261、 5269（3）、5453、5489、5641、
5943、6763、7205、7291（7）、7293
（3）、7361、7363（2）、7369（3）、
7493、7519、7523

牛乳汁 7525

牛乳酒 623

牛乳粥 4355

牛乳酪 4771

牛乳蕉 3029

牛虱 3393

牛星草 4169（2）

牛胃 895、1033

牛骨 769、1225、1307、1315、7307（2）

牛骨灰 755、861、959、1083、2975、
4369、7307

牛骨髓 839、1775、6171

牛胞衣 7301

牛洞 7313、7315

牛涎 713、717、733、1049、1087、
1105、1147、1347、7309（2）、7311

牛扁 605、3315、3597（2）、3599

牛屎 641、797、909、935、1123、
1137、 1157、 1177、 1193、 1205、
1207、 1209、 1211、 1217、 1221、
1229、 1235、 1237、 1261、 1273、
1323、 1345、 1361、 1461、 4989、
6915、7313（2）、7315（5）、7317
（4）、7337、7699

牛屎中大豆 1319、7317、7319

牛屎中豆 645、1123

牛屎汁 759

牛屎柴 3017、4091

牛屎咧哥 7093

牛屎菰 1213、4055、4803

牛馬 7387、7401、7405、7575

牛馬尾 6039

牛莖 3091

牛脂 549、797、895、1073、1131、
1169、 1205、 1221、 1473、 1587、
1615、3709、7293（2）、7295（2）

牛脂芳 4089

牛脂芳 4027

牛旁子 7267

牛旁葉 5899

牛拳 6019

牛拳木 645、1351

牛拳木灰 1083

牛拳灰 1083

牛勒 3691

牛黃 383（2）、415、489、557、561、
567、 603、 639、 647、 649、 657、
675、 691、 719、 829、 851、 855、
877、 879、 883、 953、 1003、 1087、
1091、 1197、 1327、 1341、 1343（2）、
1345、 1347、 1349（2）、1359、1361、
1363（3）、1365、1367（2）、1583、
1607、 1743、 2019、 2063、 2589、
2703、2709、5427、5867（2）、5875、
6077、6471（3）、6475、6889、7155、
7327、7361（2）、7383（4）、7385
（3）、7387（8）、7389、7457、7723、

7729

牛菜　2979

牛魚　663、6575、6661（3）

牛荕草　3243

牛棘　3691

牛酥　803、1057、1075、1259、1261、
　6389、7363（3）

牛喉嚨　7303

牛黍　4205

牛筋　5839（3）

牛脾　947

牛溲　4055、7397

牛蒡　527、801、2399、2631、2825、
　2935、2949、2979（2）、3319、3909、
　4399

牛蒡子　829、889、1043、1091、1105、
　1109、1133、1149、1357、1993、
　2473、2975、2979、2981（7）、2983
　（2）、3719、3947

牛蒡子末　617

牛蒡子根　2987

牛蒡汁　1089、1525

牛蒡苗　4735

牛蒡莖葉　2987

牛蒡根　621、651、761、821、885、
　961、1029、1063、1067、1101、
　1115、1143、1187、1255、1301、
　2935、2985（5）、2987（5）、2989
　（3）、4419、4899

牛蒡根葉　1243

牛蒡葉　913、1155、1165、2987、5057

牛蒡葉汁　2987

牛酪　1065、5133、7361、7363

牛腸　569

牛腹　7293

牛腦　895、971、1235

牛腦子　7297

牛溺　775、787、6313

牛蔓　3805、3807

牛蜱　3393（2）

牛鼻　897、1333

牛鼻木　6101、7321

牛鼻津　1351

牛鼻拳　897、1105、6101

牛鼻拳灰　1107

牛鼻繩末　6101

牛鼻繩灰　1233

牛領藤　3891

牛膌　699、705、725、755、793、1277、
　1279

牛蕉　3029

牛蕉子　3029

牛齒　645、7303

牛遺　3203（2）

牛噍草　1345、7319

牛膝　381、485、525、531、535、539、
　559、561、563、565、597、631、
　671、747、761、809（3）、837、839、
　895、911、913、919、923（2）、927、
　961、1001、1021、1025、1095、
　1105、1119、1123、1135、1159、
　1171、1185、1197、1215、1239、
　1245、1251、1267、1301、1321、
　1323、1325、1327、1329、1335、
　1337、1757、2299、2407、2527（2）、
　2545、2549、2553（3）、2977、2985

（2）、3063、3091（3）、3093（2）、
3095（5）、3097（8）、3099、3129、
3621、3707、3753、3755（3）、3881、
3883、4399、4411、4413、4751、
4899、5571、5849、6009、6539、
6785、6795、7385、7495、7759（2）、
3067

牛膝末　3097、5547

牛膝汁　1147、2491、3281、4413

牛膝苗　4735

牛膝莖葉　3099

牛膝根　1655、3095、3097（2）

牛膝葉　1051、2967、3099

牛膠　7377

牛蝨　6221、6289、6291（5）

牛頭　4913、5401

牛蹄　7281

牛蹄中水　1423

牛蹄甲　1205、1231、1253、1345、1361、
7307（4）

牛蹄甲灰　1215

牛蹄涔中水　1141

牛蠅　3395、6291

牛膽　503、539、595、675、687、751、
797、895、949、1045（2）、1049、
1073、1157、1167、1349、1367、
2489、3501、4263、4273、6593、
7263、7301（6）、7443、7483

牛膽石灰　6085

牛膽汁　795、2531、3527、7059、7301

牛膽制過槐子　7689

牛膽南星　659、3507、4093

牛膽南星末　2241

牛糞　897、1835、1895、3051、7315

牛糞上黑菌　4819、4823

牛糞火　4275

牛蕲　4597（2）

牛蘈　2891

牛藻　3963

牛齝　7319

牛齝草　715、733、4023、4059

牛齝草汁　1347

牛齝草　7319（2）

牛髓　743、895、1075、1205、1233、
1251、7295（2）

牛臁　1105、1145

牛蛋　6131、6371、6375

毛　7447

毛牛　7457（2）

毛耳朵　3169

毛芹　4593

毛刺　7639

毛狗　7577（2）

毛建　3595、3597

毛建草　3595（3）

毛茛　1163、3315、3595（3）、3597、
3605、3607（2）

毛莨　4593

毛莨草　767

毛桃　3559、4875、4885

毛桃花　4893

毛堇　3593、3595（2）、3597

毛斑竹　4729

毛犀　7445（2）、7447（2）、7455（5）

毛蓼　805、1151、1171、3065、3271
（2）

毛蟲　6185（3）

毛蟹殼　1311、6785

毛蘞　3599

手爪甲　7689、7691

手足十指甲　7689

手足爪甲　637、7689

手足甲　7689

手膏　7165、7251

升推　3289

升麻　491、493、501、505、507（2）、
　　511（5）、537、561、575（3）、579、
　　593、625、641、651、661、665、
　　673、695、707、739、761、773、
　　807、831、845、921、925、951、
　　993、999、1023、1031、1067（2）、
　　1077、1079、1091、1093、1095（2）、
　　1101（2）、1105、1113、1115、1133、
　　1139、1145、1161、1209、1227（2）、
　　1289、1307、1309、1331、1339、
　　1353、1357（2）、1603、2075（2）、
　　2219、2343、2367、2403、2475（5）、
　　2477（2）、2479（5）、2481（6）、
　　2483（9）、2605、2703（2）、2755、
　　2865、2965、2975（2）、3383、3553、
　　3563、3723、3791、4625、4699、
　　4779、5295、5297、5433、5669、
　　6121、6165、6531、7273、7449、
　　7761、3231

升麻片　2483

升麻末　2481

升麻汁　1281

升麻葉　5959

夭馬　6179

夭鳥　7145

仁頻　5111（2）

片子薑黃　2697、2699（2）、3875

片术　2307

片芩　2431、2435（2）、2437、2439、
　　2467、2609、3155

片黃芩　869、3527、6175

片腦　867、901、941、947、949（3）、
　　1053（3）、1055（2）、1073、1089、
　　1097、1121、1185、1197、1229、
　　1359（3）、1471、1521（3）、1851
　　（4）、1945、2099、2117、2127、
　　2133、2423、2795、3655、3949、
　　4681、4807、5473、5479（2）、5481、
　　5483（2）、5513、6411、6423、6435、
　　6593、6865、6903、7001、7473（2）

片腦末　4755

片醬　6657

化公石　1877（2）、1971

化蝶　6225

爪甲　1057、7669、7679、7687（2）、
　　7689（2）、7691

爪甲上末　7685

爪甲末　7691（2）

爪龍　4203

反毛雞　717、6961（2）

反舌　6393、7093（2）

反鈎棘針　5867

反鈎　6565

反鼻　6553

反鼻蛇　6551

介士　6777

介蟲　6761、6845

父公臺　7003

父母指爪甲　7689

父足心血　1143

父陸根　4025、4073

父鼠　7609

父髮　7679

今白蒿　2877

公公鬚　3713（2）

公英　1125

公薺　3195

公蠣　6545

公蠣蛇　6543、6545、6641

月下灰　1543

月支牛　7457

月內孩子糞　5801

月月紅　3697

月水　7729、7731、7733

月竹　4729

月季花　1149、3611、3697

月季花頭　3697

月信　7729

月桂　5329、5387（6）、5389

月桂子　1223、5387（3）

月候血　7733

月萃哆　2717

月經　1349、7729（2）

月經水　1275

月經血　1367

月經衣　659、1169、1239、6015、6031、
　7729、7731、7733

月爾　4683（2）

月蠶沙　3231

丹　1621、1623（2）、1741、1745、

1753（2）、2835、3615

丹山礬　1971

丹石　1741、4153、4161、4171、4201、
　6919、7435

丹芝　4799

丹沙草　3991

丹若　4985（2）

丹草　2773、3991

丹荔　5077

丹柰　4967

丹砂　379、415、445、497、529、531、
　537（2）、539（3）、541、543、551
　（2）、553、563、565、597、643
　（2）、651、663、665、715、763、
　867、927、993、1047、1053（2）、
　1071、1119、1195、1197、1259、
　1263、1265、1267（2）、1319、1321、
　1325、1335、1345、1347、1349（2）、
　1357、1359（2）、1403、1523、1573
　（2）、1577、1585（3）、1591、1687、
　1709、1727、1729（4）、1733（4）、
　1735（2）、1737（5）、1739（8）、
　1741（5）、1743、1745、1747（2）、
　1749（3）、1751、1753（4）、1761、
　1763、1767、1771、1773、1783、
　1787（2）、1797、1915、1947（2）、
　1991、2017、2023、2047、2057、
　2061、2079、2369、2411、2431、
　2453、2481、2659、2885、3059、
　3153、3159、3185、3281、3395、
　3457、3479、3501、3507、3537、
　3549、3565、3567、3841、3909、
　3917、3987、4011、4109、4393、

4401、4649、4893、5495、5607、
5857、6059、6133、6409、7053、
7099、7247、7687、7689、3213、
3303

丹砂末　2233、6435

丹砂石　1733

丹砂金　1571、1683、1735

丹桂　5365、5369、5385

丹桎木皮　5363

丹桎木附　5329

丹粉　1619

丹鳥　6347

丹魚　6573、6637（3）

丹陽木皮　5373（2）

丹陽銅　1587

丹陽銀　1577

丹參　489、517、525、529（2）、547、
557（2）、563、565、599、629、679、
801、837、847、853、861、869、
875、877、883、961、965、983、
989、993、1009、1021、1023、1133、
1143、1171、1175、1187、1201、
1235、1299、1309（2）、1315、1323、
1329、1739、1827、2185、2243、
2345、2373（3）、2375、2377（10）、
2381、2905、3419、3997、4393、
5195、6139、6239、7035

丹棗　4913

丹棘　3113（2）

丹雄雞　603、851、1307、1311、6983

丹雄雞冠　6349

丹雄雞冠上血　6965

丹雄雞冠血　1343、6963

丹雄鷄　6949（2）

丹雄鷄肉　6947

丹黍　4209

丹黍米　703、729、737、751、827、
4203、4205、4209（3）

丹黍米泔　967

丹黍根　817

丹黍根莖　4209

丹戩　6295、6359

丹龍精　2501

丹鵠　6911

丹雞冠血　1143

丹鷄　6963

六一泥　1511、1513、1591、4675、6421、
6759

六月六日麵　2975（2）

六月六日麴　7307、7395

六月凌　2913

六月霜　2823、2913

六芝　4791（3）、4793、4799

六年東日照處壁土　7279

六安　5221

六足龜　6757

六癸上土　1493

六畜　7151、7399

六畜五臟　7403

六畜毛蹄甲　605、637、645、853、883、
1293、1351、1367、7399

六畜爪甲蹄　7155

六畜心　879、7155、7399（2）、7401

六畜肉　7403（4）、7405

六畜血　1281

六畜乾屎末　7405

六畜脾　7179、7403

六畜齒　7303

六陳　3343、5001

六眼龜　6757

六路訶子皮　2635

六駁　5595

六穀　4215、4237

六獸　7151

文　5135

文木　5101、5689（2）

文火　2421、7197、7285、7291、7521

文石　1697、4025、4069

文光果　5075、5139（2）

文貝　6849（2）

文希　2243

文武火　2199、2311、6271、7179、7297

文武實　5737、5739

文林郎　4969（3）

文林郎果　4969（2）

文星草　3295

文炭火　7421

文魚　6641

文章　5845

文章草　5127、5843、5845

文椅　5553

文蛤　523、541、603、657、691、817、
　　887、999、1157、1191、1311、3701、
　　3899、6159（2）、6165、6791、6823
　　（5）、6827（3）、6829（3）

文無　2571（3）

文銀　1581

文貍　7543

文蝮　6565（2）

文龜　6729

文燭　5839

文鵣　7013、7015

文鰩　881、6697

文鰩魚　1321、1323、6575、6695、6697

方石　1819、1821（2）

方日　6883、6929（2）

方民　7669、7767

方竹　4729、5981

方良　7663（2）

方金牙　1591

方相　7663

方相腦　7663

方莖　4105、4109

方莖　4105

方桃　4875、4877

方蓋　3347

方解　1803（2）、1805（2）、1807、
　　1821（3）

方解石　551、675、797、1291、1727、
　　1803、1805（7）、1807（2）、1813、
　　1821（3）、1823（3）、1825、1969、
　　2055（2）、2057（3）

方新磚　7347

方賓　3055

方諸水　1387

方潰　2867

方鏡　1635、1637

方欖　5091

火　4189、5707、7501

火井　1731、5219

火石榴　4987

火失刻把都　3655

火母　3995

火老鴉　7097（2）

火芝　4797

火灰　5173

火色　4179

火米　4337（2）

火把花　3603（2）、3605

火枕　519、2887、2895、3001、3003
（2）、3009（7）、3011、3015

火枕草　713、739、3009、3015（2）

火炭　1219、1649、2753、4393

火炭母　1161

火炭母草　3065、3273

火珠　1445、1463（2）、1703（2）

火柴頭　6063

火柴頭魚　6641

火酒　717、749、1117、1515、2097、
2927、4423、4427

火消　2067、2085、2093

火浣布　7611

火紙　6171

火麻　923、2889、2895、4129、4131

火麻子花　3565

火麻汁　747

火麻葉　703、751、763、4145（2）

火麻頭　4145

火參　3317

火蔥　4479（2）

火硝　1103

火筒　4727

火焰草　3615、3617

火遠志　6807

火楊梅　2659

火鼠　1451（2）、6729、7411、7611

火煅大海螺　2177

火煅羊脛骨　7273

火齊　1703（3）、1705

火齊珠　1703（3）

火精　1703（2）

火槽頭　6063

火鴉　1451、7101

火稻　4189、4191

火燒鯿　6623

火龜　1451（2）、6729

火鍼　671、807、1165、1445、1465（3）

火藥　2175

火鏡　1637

火鷄　7123

斗子鹽　2041

斗錫　1633

户限下土　1331、1477、1497

户邊蜘蛛　6259

心月狐　7543

心黄　7383

心結香　7533

尺蠖　6219、6307（2）

尺蠖蟲　3195

弔　6477（5）、6479

弔脂　1061、1251、6479（2）

弔膏　6479

弔藤　3829

引魚　6661

丑寶　7383

巴　2971、5577、5703（2）、5705

巴石　2139（3）、2153（2）

巴旦杏　827、885、4835、4861（2）、

5131

巴朱　4025、4069

巴豆　395、409、413、433、505（2）、533、535、541、543、549（2）、551（2）、557、565、567、577、595（2）、605、649、653、659、689、693（2）、695、701（3）、705、715、721、737（3）、743、745（2）、765、767、771、791（2）、813（2）、849、915、935、957、969（3）、971、973、975、991（2）、999、1023、1061（6）、1089（2）1093、1105、1107（3）、1119、1121（2）1133（2）、1147、1149、1167、1169、1171、1181、1183、1189、1203、1217、1245、1259、1265、1267、1291、1301、1325（2）、1345（2）、1355、1547（2）、1587、1633、1791（2）、1793、1807、1823、1835、1887、1987、2033、2057、2095、2129、2195、2209、2259、2285（2）、2407、2409、2425、2427、2451、2595、2653、2715、2721、3021、3327、3345、3395、3397、3399、3401、3423（2）、3465（2）、3489、3491、3721、3793、3927（2）、3941、3981、4033、4157、4263、4273、4339、4405、4781（2）、4807、4859、4887、4903、5107（3）、5177（3）、5225、5293、5345、5351、5371、5407、5451、5491、5501、5577（4）、5613（3）、5629、5703、5705（6）、5707（4）、5709（6）、5711（9）、5713（8）、5715（11）、5717（4）、5723、5777、6145、6181、6185、6233、6237、6239、6241、6333（2）、6359、6707（2）、6805、6991、7071、7099、7337、7461、7609（2）

巴豆仁　1845、1981、2109、3327、5711、5715（2）、5777、6245、6341、6357、6865、7035

巴豆皮　743、745、5717

巴豆油紙　1099

巴豆烟　617

巴豆紙　743

巴豆殼　941、5717

巴豆樹根　1165

巴豆霜　709、771、971、1249、3675、5705、6061

巴砂　1729

巴陵　5221

巴菽　5703

巴蛇　6529（3）、7439

巴蛇鱗　6375

巴戟　539、2345（2）、2347、2563、2717、2969

巴戟天　497、585、599、631、805、811、839、875、899、903、927、1197、2185、2343（2）、2345、2347、3877、4801

巴戟肉　5577

巴椒　5165、5703

巴棘　2347

巴焦汁　1115

巴焦油　1125

巴蕉根　961

巴霜　2163

巴欖子　5315

予　6477

予脂　6477

孔　6879、7121

孔公　1871

孔公石　1871

孔公石鍾乳　1863

孔公孽　553、603、701、949、1113、
　　1155、1191、1231、1339、1727、
　　1861、1871（8）、1873（9）、1875
　　（5）、1877、7247

孔方　1639

孔方兄　1639

孔雀　6895、7013、7075、7119（4）、
　　7121（3）、7141、7143

孔雀血　1293

孔雀松　5107

孔雀屎　909、1191、1315

孔雀脯　1279

水䳡　6923

水三稜　2717

水上浮萍　3943

水井　1731

水中甲蟲　6443

水中白石　701、1167、1905、2007

水中竹葉　6293

水中金　1597（2）

水中萍子草　3949

水中常龜　6729

水中蒜　4495

水中螺　6863

水牛　6301、6339、7281（5）、7283

　　（3）、7287、7289（2）、7295、7297、
　　7299、7303（3）、7305、7309、7361
　　（3）、7371、7435、7445（2）、7447、
　　7457、7625（2）、7627、7629

水牛肉　723、793、895、6677、7283、
　　7287、7319

水牛肉脯　7287

水牛肝　2153

水牛角　787、6339、7305

水牛尾條　7287

水牛乳　6113、7289、7361、7369

水牛酥　7363

水牛腹　7293

水牛鼻　619

水牛腦　865、7297

水牛蹄　7287

水斗葉　3165

水巴戟　527、2715、2717（2）

水玉　517、1701（4）、1709、3515
　　（2）

水甘草　527、1133、3065、3309

水田翁　3953

水仙　2403、2515（5）

水仙子　6401

水仙花　523、2507、4495

水仙根　1161、1295（2）

水白芷　2467

水白豆　4303

水母　2691、5049、5509、6693、6699
　　（3）、6873

水母絲　3513

水母蛇　6699

水老鴉　6935

水芋　4701（2）

水芝　521、4759、4797、5277

水竹　5991

水竹葉　517、3599、3825

水衣　4029、6549

水羊角　7267

水羊角灰　887

水米　4623

水花　521、1897（2）、1899、3655

水芹　703、731、905、1079、1115、
1259、1305、2583、2595、2599、
3239、4589（2）、4591、4593、4597、
5923、7505

水芹汁　923、1275

水芹根　925

水芹菜　885、4591

水李　4837（2）

水沈　5397

水青　3223（2）

水苦買　1149

水苦蕒　1103、4617、4667（2）

水英　553、805、1959、3065、3239、
3243、3245、4589（2）

水茄　3143、3151、4739（3）

水苔　4029（3）、4031（2）

水林檎　4971

水松　1323、3897、3973（2）、3975
（2）

水虎　6297、6443（2）、6445

水果　4907

水昌蒲　3929（3）

水爬　6449

水爬蟲　6449

水狐　6441、6443

水狐蟲　6443

水狗　525、6939、7595

水弩　6441

水珀　5951（2）

水荊　5889

水苻　2803

水苻菜　907

水茛　3159、3595（2）

水柳　3993

水韭　4455

水缸下泥　4005

水缸底蚯蚓　6429

水香　517、2757、2765、2767

水香稜　2715、2717（2）

水香稜根　2723

水香薷　2779

水泉　1219

水扁筑　3285

水飛代赭石末　1927

水飛朵梯牙　2177

水飛鐵粉　2589

水紅花子　7179

水紅豆　4807

水馬　6255、6447（2）、6449、6705
（2）

水馬齒　4649

水華　5289

水華朱　1773

水萍　521（2）、1135、1175、1259

水萍草　1163

水莎　2715、2717

水莨　6779

水莨菪　2201（2）、3381

水桐皮　1251

水桐樹皮　5563

水栗　523、5299

水栗子　3953（2）

水豹　7431

水烏龍　7605

水烏雞　1131

水粉　1083、1197、1211、1255、1471、
　　　1609、1615、1795、5617

水酒　2421、2873、2931、3375、3695、
　　　3745、3803、3869、4409、5697、
　　　6137、6163、7067、7625

水消　2093（2）

水流黄　5303（2）、5305

水浚　2283

水菱棗　4913

水菫　729、847、1151、1163、1275、
　　　3591（8）、3593（5）、3595

水黄芹　3907

水菖蒲　521、3919（2）

水萄菜　4595

水萍　521、601、621、673、703、801、
　　　893、909、1049、1069、1125、1141、
　　　1175、1251、2169、3897、3943（5）、
　　　3947、3949、3951（2）、3955、4007、
　　　5313

水萍末　5605

水桶上泥　4451

水蛆　6371

水蛇　751、6463、6543、6545（4）、
　　　6547、6561、6563

水蛇皮　1209、6545

水蛇灰　1173

水梨　4931

水笠　3953

水豚　6625（2）、6627

水麻　2513（2）

水涯露出柳根　5655

水宿　3929

水参　2283

水葱　3115、4475

水荭　805、965、2379、3265（2）、
　　　3267、3269、3273（2）、3267、3275

水荭子　1149、3269

水荭花　3269、3271

水荭花子　971、3269、3559

水荭花或子　3271

水荭花根　3271

水葵　521、3955、3959

水粟　697、3897、3953（3）

水粟包　3953

水棘　3243

水晶　523、1701

水晶石榴　4987

水晶葡萄　5251

水晶葱　4477、4481

水晶鹽　2049

水蛙　6399

水蛭　485、557、567、605、653、859、
　　　957、963、967、1129、1137、1167、
　　　1247、1301（2）、1325、4879、5371、
　　　6221、6275（3）、6277（2）、6279
　　　（8）、6741、7103、7601

水蛭末　1143、7335

水蜒蚰　6435

水須　2283

水飯　4343

水犀　2555、7447（3）、7451

水犀皮　7447

水犀角　7445

水蓬　4237

水楊　297、3581、5499、5649（4）、
5661（5）、5965

水楊子　5033（2）

水楊枝　757

水楊枝葉　5663

水楊柳　5649

水楊柳根　1177、1369、5663

水楊柳湯　1165

水楊根　5663

水楊梅　519、1181、3065、3301（2）

水槐　2483

水蛭　6215、6269、6297、6447（2）

水稗　4231（2）

水節　3243

水鼠　7411、7609

水廉　3951

水慈姑　551、1751、2507

水溝污泥　2805

水窟雄黃　1783（2）

水藭　891

水藭葉　1163

水葡菜　4595

水蓼　555、621、667、735、805、1975、
3065、3245、3261（3）、3265（4）、
3267、3585

水厭　6641

水蜞蟲　7331

水蜥蜴　6497

水銀　415、435、503、549（2）、551
（2）、553、567、601、643、645、
691、709、715、719、721、733（2）、
735、779、793、851、863、869、
893、897、949、1065、1073、1077、
1097、1131（3）、1141（2）、1151、
1155、1189、1195、1203（2）、1209、
1227、1229、1255、1269、1279、
1297、1325、1327、1335、1343、
1351、1363、1365、1459（2）、1571、
1573（5）、1577（4）、1579、1583
（2）、1603（2）、1607、1615、1675、
1693、1711、1727、1729、1733、
1747（4）、1749（9）、1751（7）、
1753（8）、1755（5）、1757（15）、
1759（13）、1761（6）、1763（2）、
1769（2）、1771（3）、1773、1777
（2）、1779（3）、1781、1783、1883、
1963、1969、1971、2121、2131（2）、
2169、2175、3345、3377、3603、
3769、3909、4647、4649、4921（2）、
4989、5167、5381、5469、5703、
6063、6293、6707（2）、6787、6815、
7247、7391、7641、7739、3175、
3181

水銀灰　1749

水銀金　1571

水銀草　4027、4087

水銀粉　975、1157、1727、1759、1761、
6995

水銀銀　1577

水銀霜　1769（2）

水精　1039、1701（3）、1703（4）、5079

水精石　517

水精石英　1725

水綿　4029（2）

水靳　601、4441、4589（3）

水蕨　969、4617、4685（2）

水蕉　3027

水犼草　1163

水豬　6677（2）

水蝶　6227

水稻　4189（2）

水盤香　5399

水盤頭　5401

水劍　3917

水劍草　3917

水膠　1177、1179、7377（2）、7379（2）、7381（2）

水潤豉心　2111

水漿　1747、2955

水鴉　6931

水錦花　5907

水磨檳榔　5121

水龍骨　1215、1219、1895

水螢　6349

水檀　5595

水龜　625、1019、6727、6729（2）、6743、6755（2）、6761

水濕塌　5447

水薑　6229（3）、6449

水藜蘆　3419

水藤　3873

水蘊　3963

水蟲　523、6223（2）、6331、6447、6449、6687、6777

水邊烏臼樹根　5701

水邊蛇吞青蛙未嚥者　6551

水雞　6393、6397（2）

水瀉　3899

水黿　759

水蘋　781、891、907、1135、1257

水蘆花　3025

水蘇　517、525、601、699、801、861、869、933、953、1023、1031、1125、1257、1285、1309、2569、2749、2807、2813（2）、2815（12）、2819（5）、2915、3233（2）

水蘇葉　2817

水藻　747、891、1135、3897、3963（2）、3965（2）

水鏡　1637

水鏡草　3955、3957

水獺　937、5019、7409、7595、7597（2）

水癥　6275（2）

水蠟樹　6155

水麝　7535

水鼈　3957

五畫

玉　1449、1653、1679（9）、1681（15）、1683（6）、1685（8）、1687（8）、1689（3）、1691（4）、1697（2）、1869、4471、7601

玉山果　5101（2）

玉女　3615

玉井水　1375、1415

玉支　5785

玉火玉　1681

玉火石　1727、1817（2）

玉水　1415、1685、5547

玉札　537、1683、3407

玉石　1523、1689、1701

玉玄真　1679

玉芝　4799

玉竹　2273（2）

玉延　4705（2）

玉伯　4051

玉英　1691、2833

玉枝　3565

玉門精　2999

玉版魚　6657

玉版筍　4727

玉版鮓　6657

玉乳　4931

玉乳梨　4933

玉荆　4071

玉柏　835、4023、4051、4053

玉柳石　447

玉面貍　7553（2）

玉泉　549、597、1307、1377、1683（4）、1685（5）、1689

玉珧　4789、6873（3）

玉華鹽　2049

玉脂　1689

玉脂芝　1903、4797

玉高粱　4213

玉座砂　1731

玉屑　549、817、1047、1385、1679、

1683（3）、1685（2）、1687（3）、3495、4841

玉豉　2369（2）、5847（2）

玉秫　4247

玉液　1685、1689

玉遂　4051

玉蜀黍　911、4103、4213（2）

玉榧　5101（2）

玉膏　1687、1689（7）

玉蕈　4813

玉蕊花　5839

玉漿　1683、1685（4）、1689

玉璞　1683

玉器　5491

玉簪　3313、3555（2）

玉簪花　3555、4817

玉簪花根　1295、1335、3557

玉簪根　1175、1287、1295、3557（2）、3559

玉蘭　5395

玉醴　1687、1689

玉髓　1685、1689、1697

末　943

末利　2735（5）

末利花　2735、5471

末茶　747

末砂　1729（2）、1731、1733、1737

末藥　5453

末麗　2735

末鹽　2027（2）、2029（2）

未毛鼠　1255、7613

未化米　7233

未連鹽蛾　6207

未開桃花　4891

未鑽相思子　5723

巧女　7043

巧舌　7459

巧雀　7043

巧婦　7043（2）、7087

巧婦鳥　6943、7043

巧婦窠　711

正月狐糞乾末　7569

正月狗腦　7221

正生銀　1577

正馬　2363

正透　7449

正端天南星　3509

正精　2267（2）

邛邛巨虛　7611（3）

邛邛青獸　7611

邛鉅　3357（2）

功曹　7145

去水　3569（2）

去白陳皮　3487、6333

去皮厄子　5787

去皮茯苓　4113

去皮蒜　4509

去母　3259

甘土　1477、1485

甘口　7639

甘口鼠　7639

甘木　4861

甘石　1851

甘石榴　4987

甘瓜　4765（2）、5235

甘瓜子　4765

甘皮　449、451

甘竹　5979（2）、5983

甘竹茹　5987

甘竹根　1333、5985（2）

甘竹葉　5983

甘州枸杞子　4413、5863

甘李根白皮　4841

甘李根皮　1009

甘豆湯　5545

甘松　769、805、841、847、993、1075、
　　1077、1099、1119、1223、1863、
　　2127、2367、2639（5）、2641、2643、
　　2747、4957

甘松香　695、985、1069、2567、2639、
　　2643

甘松飲　2639

甘草　379、383、409、411、425、433
　　（2）、473、481（4）、485、489（2）、
　　491、493、497、503（2）、515、529、
　　533、537（3）、541、549、553（2）、
　　555、557、559、561、563（2）、575
　　（5）、577、579（2）、581（5）、583
　　（4）、585、589、597、625、627、
　　641、649、653（2）、655（2）、657
　　（2）、659、669（2）、673、675、677
　　（3）、681、683、695、709、713
　　（2）、717、719、725、729、731、
　　733、737、739（2）、747（3）、749、
　　751、757、761（2）、763（3）、765
　　（4）、769、771、775、777（2）、779
　　（3）、781（2）、795、805、809、817
　　（2）、819、821（2）、823、825、827
　　（3）、829（2）、831（2）、833（2）、

841、843（2）、853、857、863、865（2）、867、869、875、877、883、887、889、895、901、903（2）、909（2）、923、927、933、939（2）、941、951、953、955（2）、983（2）、989、1003、1005、1009、1017、1023、1025、1031、1033、1039、1043（2）、1047、1049、1055、1061、1077（2）、1079（2）、1087、1089（2）、1095（3）、1097（2）、1101（3）、1103（2）、1107、1109（4）、1111、1133（3）、1135、1139、1147、1159、1161（2）、1163、1167（2）、1169、1175、1177、1191、1195、1197、1199、1209、1229、1231、1233、1235、1239、1257、1267、1275、1279（2）、1281、1283（3）、1285（2）、1289、1295、1297、1303、1313、1315（2）、1317、1319（2）、1325、1329、1341（2）、1343、1347（2）、1349（2）、1353、1355、1357（3）、1359、1361（2）、1367、1579、1605（2）、1609（2）、1723、1735、1783、1793、1801、1813（2）、1815、1833、1835、1839、1841、1863、1895、1927、1947、1993、2007、2059、2063、2069、2075（2）、2081、2085、2091、2095、2115、2141、2155、2185、2187（5）、2189（10）、2193（11）、2195（10）、2197（11）、2197、2199（3）、2201（7）、2207、2211、2219、2221、2225、2229（2）、2231、2253、2259（3）、2261（2）、

2263（2）、2285、2313、2325、2331、2343（2）、2351、2367、2381（2）、2391、2411、2433、2437、2443、2445（2）、2451、2453、2455、2463、2487、2505、2535、2551、2553、2555、2597、2609、2611、2617、2621（2）、2623、2631、2643、2659、2671、2675（2）、2689、2691（2）、2703（2）、2723、2725（2）、2729、2731（4）、2733、2751、2757、2793、2817、2855、2871、2885、2887、2897、2907、2911、2913、2965（2）、2981、3043（2）、3045、3047、3111、3113、3179、3187（2）、3191、3237、3253、3279（3）、3301（2）、3303、3309、3331、3357、3359、3367、3371（3）、3375（2）、3377、3383、3385、3407（4）、3409、3411、3413（2）、3415（3）、3417、3431、3433（3）、3439、3441（2）、3461（2）、3481、3507、3525、3527、3571、3575（3）、3579（2）、3591、3595、3627（2）、3659、3695、3705、3741、3787（3）、3791、3795、3801、3809、3817、3819、3829（2）、3837、3857、3869（2）、3875、3889、3893、3909、3965（2）、3993、4013、4015、4219、4229、4247、4265（2）、4275、4299、4375、4515、4519、4575、4593、4629、4851、4871、4919（2）、4981、5003（2）、5007、5011、5043（2）、5085、5245、5253、5263、5371（2）、5377、5383、5417、5433、5463、

5525（2）、5573、5591、5611、5625、
5627、5635、5637、5643、5735（2）、
5775、5777（2）、5785、5787、5797
（2）、5805、5863、5935、5971、
5975、5985、5987、6101、6119、
6121、6143、6163、6173、6175、
6239、6327、6347、6503、6531、
6675、6743、6785、6795、6799、
6821、6825、6837、7035、7179、
7225、7239、7263、7285、7321、
7405（2）、7443、7473、7505、7555、
7591、7611、7705、7753、7761

甘草子　4307

甘草片　5609

甘草水　1039、1803、1951、1975、2149、
3165、3807、5961（2）、7039

甘草末　707、819、841、1073、1149、
1813、2157、2197、2201、2323、
5011、5453、5609、5641、5643、
6167、6285、7217、7265、7695、
7705

甘草汁　1281、1283、1285、1287、3371、
3381、3609、7405

甘草釘　5033

甘草梢　911

甘草葉　3161（2）

甘草稍　3301

甘草湯　391、909、925、1547、1591、
1789、1933、2153（2）、2349、2415、
2421、2529、2637、2795、3147、
3349、3377、3491、3765、4689、
5029、5201、5225、5227、5683、
5711、5717、6247、6411、6453、

6481、6815、7017、7035、7073、
7237、7405

甘草節　1159、1165、1167、1213、1275、
2201、2983、3855、4297、5913、
6839

甘草節湯　2429

甘草膏　3579

甘草頭　919

甘泉　1413

甘根　2393（2）

甘家白藥　3797

甘菊　381、575、2405、2829（4）、
2831、2833（2）

甘菊花　1993、2835、4415、5863

甘菊花末　4953

甘菊苗　2835

甘菊根　7405

甘棠　4941（3）、4943

甘棠梨　4931

甘筍　4729

甘焦根　677

甘遂　395、431、433、491、537、549、
557、559、561、595、603、629、
643、653、671、695、705、709、
779、785、787、789、803、815、
823、857、915、935、971、973、997
（2）、1003、1009、1019、1033、
1061、1131、1145、1153、1213、
1363、1657（2）、2189、2195、2323、
3313、3339、3341、3359、3361（3）、
3369（3）、3371（3）、3373（6）、
3375（10）、3377（3）、3379、3535、
3573、3575（2）、3579、3651、4165、

4263、4531（2）、4709、5449、6345、
6485、6823、6847、7753

甘遂末　6345、7165、7183（2）

甘蒲　3931（2）

甘蔗　559、677、697、703、723、761、
881、885、893、907、937、1219、
3395、3875、5103、5233、5261、
5263、5265、5271、6675、7439、
7695

甘蔗汁　691、717、827、1037、4611、
4711、5265（4）、5269、5415

甘蔗葉　6935

甘蔗節　6715

甘膏　1385

甘蜜　5209

甘蕉　2659、2825、3025、3027（5）、
3029、3033、5473

甘蕉子　519

甘蕉油　1033、1237

甘蕉根　883、1329

甘劍子　5233、5315

甘鍋　1009、1237、1479、1529

甘澤　3369

甘藍　889、3065、3247、3259、4735

甘藁　3369

甘藤　521、747、3613、3871

甘藤汁　889

甘藷　835、4619、4713（4）

甘露　893、1047、1375、1385（7）、
1387、3035（2）、3613、4723、5273、
7739

甘露子　519、523（2）、3069、4619、
4723（2）

甘露芝　4797

甘露蜜　1375、1387

甘露藤　3871

甘爛水　697、1009、1399、1401（2）

艾　393、745、811、913、915、1039
（2）、1079、1151（2）、1153、1173、
1221、1311、1317、1347、1463、
1465（2）、1597、1643、1703、1765、
2037（2）2397、2823、2829、2839
（3）、2845（6）、2847（3）、2849
（5）、2851（3）、2853（5）、2855
（4）、2857（5）、2859（5）、2861、
2863、2875、2877（2）、2887、2889、
2895、2909、3097、3201、3287、
3375、3427（2）、3463、、3497、
3717、4065、4485、4501、4507、
4697、5043（2）、5179、5205、5209、
5593、5657、5713、6241、6619、
6743、6987、7047、7493

艾子　927、2859、2863、5207（2）、
5209

艾火　1445、1463（3）

艾心　3135

艾汁　1197

艾灰　1069、1215、2855（2）

艾灰汁　1181

艾油　5209

艾炷　1703、3341、6235、6571（2）

艾莖松火　1463

艾納　2745、2745（2）、4023、4053
（3）5359

艾納香　661、751、847、1187、2567、
2745、4053

艾豉　4331

艾葉　533、621、643、651、671、683、
　　687、719、735、739、747、751、
　　801、811、841、847、857、867、
　　871、979、957、971、983、993、
　　999、1001、1005、1029、1037、
　　1075、1079、1087、1093、1105、
　　1115、1119、1145、1201、1211、
　　1213、1227、1243、1257、1273、
　　1293、1297、1299、1303、1305、
　　1309、1311、1317（3）、1331、1471、
　　1617、2445、2721、2729、2733、
　　2741、2845（2）、2847（2）、2849
　　（2）、2851（2）、2853（3）、2855
　　（4）、2857（2）、2859、2873、2907、
　　2951、3097、3757、3809、4135、
　　4807、5055、5969（2）、6991、7041

艾葉末　6799

艾葉豹　7431

艾湯　871、957、1491、2061、2129、
　　2591、4963、5489、5954、6165

艾絨　6171

艾蒿　2839、2845、2857（2）、2861、
　　2875、2877、2909、2917

艾實　1043、2743

艾醋湯　2397、2499

芫　2441、2443

古井　6977

古五銖錢　4857

古瓦屋上苔衣　4041

古文銅錢　1645

古文錢　657、733、751、779、811、907、
　　1053、1131、1249、1297、1321、

1565、1639（3）、1641、1643（3）、
　　3231

古玉　1689

古石灰　765、1183、1191、1213（2）、
　　1237、1893、4781

古老錢　2791

古貝　523、5909（3）

古貝花　5909

古青銅錢　1641

古松　5445、5935

古松上自脱薄皮　5359

古松薄皮　1217

古城石灰　1893、7071

古城柱木　6001

古柏葉　5333

古度　6371

古度子　5139（2）

古冢中水　1377

古冢中石灰　1893

古冢灰　1155

古厠木　663、849、5929、6003

古終　5909（2）

古終藤　5911

古賈　6793

古賈灰　5115（2）

古賈粉灰　6799

古散　5133（2）

古塚中水　1199、1421

古塚中棺木　6005

古塚磚　1501

古墓中石灰　1895

古槐　4803

古銅器　1647

古銅錢　4567、7131、7729

古銅鏡鼻　1637

古銖錢　2397

古劍　1635

古磚　723、1039、1309、1479、1535

古　錢　995、999、1037、1039（2）、
　　1065、1087、1131、1639、1643（2）、
　　2053、4755、5647

古錢生薑　1641

古壙灰　387

古牆上螺螄殼　6871

古藤　3781

古　鏡　643、851、1007、1291、1565、
　　1633、1635（3）

古櫬板　849、995、1347、5929、6005

芳蔗　5263

芳　3021

本人薦草　921、6077

本人頭髮　7673

本人頭繒　6037

本生命肉　7403

本身剪下臍帶　7763

本兒初穿毛衫兒　6033

本衄血　7735

本畜骨灰　7407

本家厨下燒殘火柴頭　6063

本婦手足爪甲　7689

本婦爪甲　1321

本婦裩　6031

本婦鞋　1323

本婦鞋底　6045

术　409、519、529（2）、533、553
　　（3）、597、635、729（2）、761、773

（2）、835、855、889、901、975、
1003、1031、1069、1169、1299、
1303、1863、1867（2）、1873、2185、
2189、2225、2229（2）、2271（2）、
2305（7）、2307（4）、2313（4）、
2317（3）、2319（4）、2321（7）、
2323、2325（2）、2327（3）、2329
（2）、2331、2721、2831、2903、
3487、3541、3737、3901（2）、3905、
4115、4395、4415、4839、4877、
5703、5771、5879、5945、5959、
6391、7257

术末　2323

术律車　3543

术律草　3539

可聚實　4025、4065

可鐵刺　2177（2）

丙　6719

丙穴魚　6609

左手爪甲　7691

左脚草鞋　1213、6047

左盤龍　7029（2）、7031、7701

左蹄甲　7207

左蟠龍　1149、7029

左顧牡蠣　1923、3415、5175

左顧牡蠣末　1857

左纏草　4085

左纏根　1055、6815

左纏藤　3865、3869

石三稜　2709、2711、2713、2715

石下長卿　603、2545、2547（5）

石下新婦　6213（2）

石上昌蒲　3929

石上菖蒲　3917（2）

石子　7203

石中黄　1935（2）、1937（4）、1939
　（3）、4797

石中黄子　1879、1905、1935、1939（2）

石中黄水　1377、1937（2）、1939（2）

石毛薑　3983

石末　735、1731

石生　1909

石瓜　993、5501、5725（2）

石皮　3987（2）、3989

石耳　695、835、4735、4825、4827
　（2）

石芒　2525（3）

石芝　523（2）、1727、1877、1901
　（2）、4793、4797（2）

石灰　557、603、705、713、741、759、
　823、859、943、945、949、957、
　963、965、967、971、999、1039
　（2）、1115、1121、1125、1129（2）、
　1131、1133、1137、1139（2）、1143、
　1147、1153、1155、1173、1179、
　1181、1183（2）、1191、1199、1205、
　1215、1217、1241、1251、1253、
　1255、1267、1269、1275、1297、
　1303、1307、1339（3）、1437、1491、
　1557（2）、1615、1727、1775、1835、
　1887（2）、1889（5）、1891（4）、
　1893（10）、1895（8）、2103、2605、
　2611、2857、2869、2873（2）、2959、
　3143、3243、3249、3253（2）、3255、
　3509、3797、4013、4057、4121、
　4175、4395、4405、4653、4995、

5067、5209、5297、5717、5749、
6181、6207、6217、6277、6279、
6561、6677、6699、6719、6801、
7173、7321、7611

石灰水　1895、6421、6607

石灰汁　1199

石灰泥船魚脂鯉臭者　6719

石灰清　3383

石灰湯　5131

石帆　911、1303、3897、3973（6）

石竹　447、2963、3183、3193

石竹花　3193

石竹葉　3183

石臼　2329、2489、2717、2729、6759、
　6859

石血　2175、3851（5）

石合草　3895

石衣　519、4029、4045（2）、4791、
　4787

石州黄藥子　4047

石州蕪荑仁　5683

石决明　485、843、915、1049、1053
　（2）、1055、2063、3171、3959、
　6593、6679、6791、6801、6811、
　6817、6819、6821（5）、6853

石决明末　7443

石防風　2461（2）

石芸　4025、4069

石苣　4661（2）

石花　517、1313、1727、1861、1871、
　1875（6）、4045（3）、5219

石花菜　4733、4789（2）

石芥　4035（3）、4521、4523

石見穿　4027、4093

石牡蠣　6795

石肝　2173、7057

石青　591、645、693、855、1047、1167、
　1241、1251、1587、1943、1953（3）、
　1955（2）

石長生　605、847、975、1187、1201、
　2549、3977、3991（2）、3993

石英　441、523、1701（2）、1715
　（2）、7021（4）

石茆　5833

石苔　1237、4045（3）

石松　1123、4023、4051（2）

石刺木　1331、5929、5977（2）

石虎　7663

石昌　3929

石牀　1727、1861、1871、1875（2）

石垂　3977、3993

石乳汁　7049

石乳竹乳　1861

石肺　2171（2）

石油　1199、1205、1245、1351、1365、
　1447、1539、1881（2）、1883（2）

石珀　5951（2）

石珊瑚　6787

石荆　1127、5727、5887、5889（3）

石荆芥　2785

石草　4069

石茵蔯　2861、2863（2）

石茱萸　5575（2）

石胡荽　617、693、767、819、1081、
　1161、3977、3999（2）、4003（2）、
　4637

石南　521、523、605、633、929、1047、
　3583、3587、3589（2）、5727、5871
　（4）、5873（2）、5887、5889、6531

石南汁　1139

石南芽　5217、5873

石南葉　669、803、1029、1155、2325、
　3583、3589、5871、5873、5875

石南實　1291

石南藤　621、801、1017、3879（3）、
　4417、6527、6571

石柑　5015

石柏　1875、1903

石砂　1729（2）

石韋　535、541、551（2）、555（2）、
　601、675、827、905、907、955、
　1161、1173、1243、1309、1737、
　1827（2）、2069、3041、3821、3855、
　3977、3983（2）、3987（3）、3989
　（5）、4639、5871、6209

石炭　447、967、989、1241、1279、
　1727、1883（2）、1885（2）

石炭末　1885

石炭硫黃　1885

石骨　1727、1875（2）

石香菜　2569、2775、2781（2）、2861

石香薷　667、729、983、2775、2781、
　7485

石律　5493

石亭脂　549（3）、555、559、685、
　715、803、1579、1585、1603（2）、
　1649、1675、1771、2119、2135（3）、
　2137（2）、4401、6803

石首　6601、6663（2）、6709

石首魚　725、837、6573、6597、6599、
　6601、6923

石首魚枕　1285

石首魚鮸　1065、6603

石首魚頭中石　911

石首魚頭石　6603

石首膠　6715

石首鰲骨　6605

石首鰾　6713

石馬駿　4045、4047

石珠　1691

石耆　2175

石華　4789

石莧　693、819、3977、3993

石荷葉　3999（2）

石桂　1903

石桂芝石桂芝　1903

石桂魚　6625（2）

石栗　4905

石逍遥　4027

石笋　1875

石脂　541、1803、1837、1841、1843、
　1845、1847、1885、2023、2577、
　5109、5371

石涅　1841

石流丹　2135（2）

石流芝　2135（2）

石流赤　1081、1157、1307、2025、2135

石流青　1047、2025、2137

石流黄　555、899、929、1027、1199、
　1307、2025、2117、2119（3）、2127、
　2135

石流黄粉　2135

石耸　1999（3）

石能　3591

石琉璃　1705

石琅玕　1331

石堆　1731

石埀　1887（2）

石黄　551、831、1197、1551、1761、
　1781（4）、2177

石黄香　3781

石菴藺　527、3983

石菖蒲　489、541、621、647、865、
　875、897、903、933、985、1059、
　1061、1163、1303（2）、1305、1327、
　1331、1349、1361、1779、2233、
　2321、3503、3505、3665、3763、
　3919（5）、3923（2）、3925、3927
　（4）、3929、4183、4413、5209、
　6715、7069、7549、7559

石菖蒲湯　3507

石梅　1875、1903

石距　6693（2）

石蛇　1905、2015（3）、2017

石魚　2015

石象　4793

石斛　521（2）、533、541、599、633
　（2）、695、809、835、871、925、
　1001、1021、1037、1065、1095、
　1171、1869、1873、2253、2313、
　2557（2）、2559、2617、3851、3977、
　3979（6）、3981（5）、3983（2）

石麻　5981

石涙　3891、5493、5495

石斑　6631（2）

石斑魚　6573、6631

石葦　2121

石葵　553、1911

石腎　2173

石硫黄　601、633、659、753、839、975、
　　1073、1081、1157、1191、1769、
　　2117、2847、3049、4387、5791

石蛭　6275

石脾　2089（3）、2093（2）、2171（9）

石絲　3809

石蒜　1163、1181、1187、2403、2511、
　　2513（3）、4495（4）

石蓮　717、741、753、895、897、899、
　　903（2）、1305、1603、5277（3）、
　　5279

石蓮子　547、727、1037、1311、1333、
　　1339、5277（4）、5279、5281、5627

石蓮心　7687

石蓮肉　897、2233、2419、3619、3925、
　　4435、5281（6）

石蓫　3979

石蝴　915、6791、6853（3）

石蜂　6139

石蜂巢　2141

石蜂窠　6139

石蜋　6179（2）

石鼠　3783、6341、6343

石飴　6113

石飴餅　1877

石腦　523（2）、633、839、1727、1861、
　　1877（3）、1879（4）、1935、1971
　　（3）

石腦芝　1827、4797

石腦油　1377、1447、1469、1653、1727、
　　1757、1833（3）、1881（2）、1981

石解　3813

石殿　3253

石蕈　907、937、4733、4787（2）

石榴　1061（2）、1365、2657、3589、
　　3665、4985、4987（3）、4991、4993、
　　5139、5303（2）、5517（3）、5811、
　　5813、5839、5851、6009、6271

石榴子　1699、3499

石榴皮　507、1071、1603、2155、2397、
　　3811、4745、5085、5473

石榴花　3569、4995、3135

石榴花葉　5127

石榴枝　5605

石榴茶　5903

石榴根皮　4871、4993、6457

石榴葉　5967

石榴黑皮　4993

石榴樹　6185（2）

石榴嘴　4715

石榴瓣　2657

石榜　6391

石磋　3851

石蜥蜴　6497

石蜴　6453、6495

石膏　383、433、455、493、501（5）、
　　505（2）、507、511（2）、523、543、
　　551、557（2）、579、601、627、643、
　　651、657、667、673、675、679（4）、
　　693、719、733、739、761、765、
　　817、827、843、851、855、885、
　　893、917、925、931、935、1023

（3）、1025、1031、1033（2）、1039、
1047、1067、1073、1077、1079（2）、
1083、1087、1091、1093（2）、1095、
1101、1117、1177、1197、1211、
1727、1787、1803（6）、1805（18）、
1807（6）、1809（4）、1811（5）、
1813（4）、1815（11）、1817（6）、
1819（7）、1821（5）、1823（4）、
1831、1833、1851、1929、2055（2）、
2057（3）、2061、2073、2075、2253、
2257、2285、2397、2451、2477、
2551、2731、2789、2835、2981、
3043（2）、3415、3447、3495、3819
（2）、4901、5359、5395、5879、
5885、5889、5985、5989、6331、
6471、6475、6535、6797、7099

石膏末　1815（2）、4335、6817、7715

石漆　1881（3）

石蜜　517、547（2）、595、599、703、
827、1045、1073、1121、4163、
5233、5267（2）、5269（14）、5271
（3）、6113（11）、6115、6119、
6125、6129、7289

石蜜芝　1903、4797

石緑　523、591、617、641、693、751、
1079、1133、1219、1351、1365、
1587、1591、1943（3）、1945、1949
（6）、1951（4）、1953、2063（2）、
3465、5241

石緑金　1571

石緑銀　1577

石髮　519（2）、4029（7）、4031、

4045（3）、4791（2）

石蕊　835、4023、4035（4）、4037

石麴　1727、1897（2）

石劇　4025、4069

石墨　1539、1841、1883（2）、1885
（5）

石僵蠶　2017

石燕　893、897、909、925、929、945、
959、1039、1053、1279、1307、
1323、1905、2009、2011（5）、2013
（4）、5451、6943、7049（5）、7289

石燕子　1047、1119、2013（6）、5675、
6751

石燕肉　665

石薑　6363（3）

石薄荷　2797

石薜　6439

石頭魚　6601

石礜　5955

石鴨　6397

石器　2491、6535、6619、6735

石鮂魚　6573、6631

石龍　517、3267（2）、6495（2）、
6497（2）、6501（3）

石龍子　603、6463（2）、6495

石龍芮　515、521、537、539、601、631、
669、899、1179、1975、3137、3197、
3315、3427、3591（5）、3593（7）、
3595、3597（5）、3599

石龍芻　519、525、599、905、2825、
3053

石龍藤　3851

石藍　2553（2）

石薺薴　2569、2819

石檀　5597（2）

石闌干　1691（2）、1693

石鍾乳　529、535、553、597、633、
　819、839、895、899、929、1727、
　1859（3）、1865（3）、2339、3107、
　4453、4583

石鍾乳粉　1335

石鍛　1887

石膽　517、553、601、641、693、855、
　911、949、967、1033、1039、1065
　（2）、1083、1091、1105、1107、1109
　（2）、1157、1169、1191、1211（2）、
　1241、1291、1307、1313、1339、
　1737、1739、1787、1817、1905、
　1955、1957（4）、1959、1961（2）、
　2159（2）、3487、5957（2）、6435、
　6453、6455

石膽金　1571

石膽膽礬　1957

石糟灰下土　909

石濡　4031、4035（6）、4037

石藥　2025、2117

石雞　6393

石蘇　2781

石鏡　1691、6699（2）

石鯪　523、3851、6487

石鯪魚　6487

石蟹　657、1053、1103、1167、1173、
　1233、1291、1319、1327、1905、
　2013（2）、2015（4）、6779、6783
　（2）、7661

石蟹汁　1275

石蘭　3987

石礬魚　6631

石麵　697

石鹹　1121、1557

石蠣　6695

石鰕　2015

石髓　839、971、983、1727、1879（5）

石髓鉛　1589、1591（3）

石鷄　6945

石鹼　711、817、885、971、1225、1291、
　1479、1557（3）、2051（2）

石蠱　6213

石蠱蟲　6211、6213（3）、6215

石鹽　523、1963、2029、2045、2049
　（5）

石蠶　523（2）、567、605、1241、
　1327、1907、2017（2）、4723（3）、
　6111、6211、6213（9）、6215（3）

石鼄　1907、2017（2）

石韉　3987

布　1331、6015、6025（2）

布瓜　4775

布母　7043

布里草　4027、4083

布針　1321、1565

布穀　7075、7083（6）、7087（2）、
　7133（3）

布鍼　1671、1673

戊己芝　2265（2）

平仲　4983

平仲果　5041

平面砂　1731

平猴　7559（2）

打熟銅　1589

东流水　1399

北土茅香花　2741

北大黄　3411

北五味子　3629

北斗魚　6601

北水精　1703

北艾　2845、2857

北羊　7235（2）

北芩　2431

北苑龍鳳團　5219

北松　5107

北亭砂　1157

北庭　4401

北庭砂　2101（2）、2107、2109（2）

北帝玄珠　2085、2087

北前胡　2457

北栗　4907

北柴胡　2447（2）

北海珠　6813（2）

北黄丹　1621

北麥　4147

北梨　4965

北細辛　3101

北棗　1961

北榆　5679

北粳　4189

北麪　4153

北豬　7159

占城金　1571

占　斯　523、537、545、1189、3343、
　5929、5973、5975（2）

占稻　4197

甲　5955

甲　香　759、907、949、1089、1157、
　1217、4053、6791、6855、6857（5）、
　6859（3）

甲煎　1089、1217、1223、1259、1261、
　6791、6859（4）

甲蟲　6235、6367、6369（2）、6729、
　6757、6773

甲蟲梓　6459

田犬　7213

田中泥　1479、1519

田中活螺　6863

田中流水　1135、4841

田父　1265、6297、6403（4）、6569
　（2）

田母草　4027、4083

田字草　3949（2）、3953

田泥　1065、6277

田麻　4027、4083

田鼠　6879、7025（2）、7543、7625
　（3）、7627

田檺　5533

田螺　743、759、783、793、807、893、
　907、915、937、943、949、1133、
　1153、1185、1205、1207、1209、
　1229、1231、1275、1349、4503、
　6861、6863（4）、6865（5）、6867
　（2）

田螺水　1133、7055

田螺殼　901、995、1365、6811、6867
　（2）

田螺殼灰　715

田螻　6453

田龜　6739（2）

田雞　6395（2）、6397、7027

田贏　705、787、797、957、1041、6791、
　6861、6981

由吾竹　5981

由胡　2875（2）

由跋　287、3313、3497（2）、3499
　（3）、3511（9）、3513、3517、3553

央匱　5485

叩頭蟲　6295、6369（2）

四月子　5811

四月桑　5741

四文大錢　1643

四夷酒　4399

四花青皮　5011

四味果　5233、5317

四季榴　4987

四季蕈　4815

四岳近陽草　3807

四黃　4393

四葉菜　3949（2）、3951（2）、3957
　（2）

四補草　3807

四蹄　7281

四鰓魚　6625（2）

生人血　6319、7725

生人腦　7687

生人髮　7673

生人膽　7765

生大田螺　6865

生大豆　4271

生大黃　933、965、2411、3333（2）、
　4393

生大麥苗汁　2489

生大戟　4173

生大薊根　3309

生山芋　4251

生山巵子末　5789

生山藥　817、4711（2）

生川烏　3447

生川烏尖　3465（2）

生川烏頭　3443（2）、3445、3459、
　3483、3803

生王瓜　2357

生井蛙皮　6399

生天門冬　3739

生天南星　3445、3509、3511、3525

生天麻　3483

生木香　3443（2）、3455、5187

生牛羊乳　7291

生牛乳　7291

生牛蒡根　2985

生牛膝　3097

生巴豆　6243

生甘草　961、997、1707、1815、1899、
　2075、　2115、　2149、　2197、　2199、
　2545、　2609、　2665、　2949、　3175、
　3487、　3531、　3551、　3585、　3991、
　4273、　4301、　4573、　4665、　5643、
　6193

生甘草水　1807、2553

生甘草末　2079、2083、6839、7179

生甘草汁　1511

生甘草稍　579

生甘草湯　3301、3371

生艾　2847、2851、2853

生艾葉　5297

生艾蒿　2857

生术　2321

生石亭脂　1621

生布　7727

生白及　3309

生白米　1223

生白芷　5891

生白果　5043、5045（2）

生白果仁　5045

生白扁豆　4315

生白酒　2513、4091

生白粳米　4345

生白斂　7549、3309

生白斂末　1173

生白藥根　3795

生白礬　2145、6171、6175、6787

生白礬末　2147（2）、6199

生瓜菜　4617、4675、4677

生瓜菜汁　655

生冬葵根　3125

生玄參　2367

生半夏　1099、3505、3525、3533（3）、
　　3535、3775、5413

生半夏莖　449

生皮　7371

生地汁　1111

生地黃　389、433、489、497、501、
　　581（2）、585、677、679（4）、807、
　　861（2）、869、901、915、917、921、
　　923、933、957、1007、1083、1085、
　　1091（2）、1093、1095、1115、1121、
　　1133、1161、1225、1241、1299、

1309、1317（2）、2265、2363、2429、
2483、2489、2577、2757、2805、
2817（2）、2985、2987、3069（2）、
3071、3073（3）、3075（5）、3077
（3）、3079（3）、3081、3083（3）、
3085（5）、3087（9）、3111、3113、
3163、3179、3333、3461、3671、
3725、3737、3741（2）、3809、3811、
3825、4125、4225、4387、4413、
4419、4431、4515、4801、5171、
5255、5297、5549、5573、5863（2）、
5865、5873、6619、6691、6787、
6953、6955、6975、7169、7273、
7375、7377、7455、7759、3081、
3083

生地黃汁　925、1301、1539（2）、1609、
1835、1927、2233、2415、2489、
2591、2595、2793、2939、2987、
3081（4）、3083（3）、3085、3087
（3）、3089、3095、3097、3755、3935
（2）、3937、4407、4563、4719、
4951、5285（3）、5547、5863、5893、
6119、6691、7241、7245、7251、
7375、7379、7509、3081

生地黃根　3085

生地黃酒　581

生地龍　1655、3483、6423、6427

生地膽汁　6251

生芋　967、973

生芋子　4701

生苄　501（2）、575、867、1135、3079

生苄汁　833、2581、3081、3083

生百合　1207、2257、4721、6957

生肉　7403

生朱砂　2673

生竹皮　5987

生羊子肝　3949

生羊血　7327、7425

生羊肝　7261、7539

生羊肺　7255

生羊骨髓　7253

生羊髓　1713

生米　4191

生防己　3819

生赤小豆末　5901

生芽　5221

生芭蕉根　3031

生杏　4843

生杏仁　4857

生杍木　5553

生車前葉　3209

生豆腐　2959

生辰砂　1747

生牡蠣　4087

生附　3433

生附子　719、791、1099、2241、3441、
　3443（3）、3445、3447、3451（6）、
　3453、3457、3459（2）、3463、3467、
　3483、4603、7329、7525

生附子末　2231

生苄根　2959

生茄子　4743

生茅香　6857

生茅根　2521

生枝柑　5015

生柹　4973（2）、4975

生虎睛　7425

生明礬　2157

生金　1065、1567（2）、1567（2）、
　1569（2）、1571（2）、1573、3793、
　6919、7017

生肥地黃　4413

生兔　7585

生油　1547、3333、3423、3655、3745、
　3775、4037、4117、4123、4125、
　4665、4871、5055、5121、5227、
　5603、5605、5701、6043、6241、
　6369、6617、6967、7333、7345、
　7643

生玳瑁　1357、6751

生草　3057（2）

生草烏頭　3483（3）、3485

生草蔻　2659

生胡荽　6593

生胡麻　4115

生胡麻油　4123、4125

生荔枝　5081

生南星　1017、1099、1757、3443（2）、
　3503、3505（2）、3507、3509

生柏葉　4043、5297

生柏葉末　5343

生枸杞子　5863

生砒　1881、1973（2）、1975

生砒黃　1975

生括樓　7293

生韭　4449（2）

生韭汁　4453、7407

生韭根　3803

生香　7533、7535

生香附子　2731

生鬼臼　3545

生姜　2809、5313、6131

生姜粉　7473

生姜湯　7419

生扁豆末　4315

生神黃　7383

生馬血　7335

生馬齒莧菜　4651

生荷葉　5297

生桂末　7539

生桔梗　7453

生栗　4907

生栝樓　3705、3707

生栝樓根　3709、3711

生桃　4877（2）

生桃葉　4895

生根汁　3721

生速　5401

生氣物　6213（2）

生射干　3551（2）

生脂麻　4115、4117、5093

生脂麻油　4121

生烏豆　3483、3965

生烏麻油　2101、4121（2）

生烏頭　3445、3449、3487、3491、3493、
　4089、4515

生烏藥　5435

生芻　3729（2）

生粉草　2951

生酒　1257、2885、3881、6037、6847

生酒醅　6533

生消　2085、2087（2）、2093（4）

生消石　2087

生流黃　2129、2133（3）、2163

生流黃末　2133

生桑灰　7323

生桑炭火　5379

生桑寄生　5969

生萊菔　4553

生堇　3595

生黃　4373、7383（2）

生黃芩　3327

生黃耆　2951

生黃蠟　6129

生菴藺蒿　2841

生菖蒲　3925、3927、7405

生菖蒲汁　3927

生菖蒲根　3927

生菜　531、563、565、569（2）、951、
　2535、 2803、 2817、 3261、 4113、
　4551、 4583、 4585、 4589、 4609、
　4617、4661（3）、4697、7119、7517

生乾地黃　3081

生梅　4867

生豉　4333

生硃砂　1741

生雀　7035

生蚯蚓　6425

生梨　2757、4935、4937

生側　449

生魚　7289

生象　7439

生猪肺　3627

生猪臟　5587

生麻子　4135

生麻油　991、1061、1765、2101、4043
　　（2）、4121、4123（2）、4125、5717、
　　6623

生麻油滓　4125

生鹿　7511

生鹿肉　619

生章陸根　3341

生商陸　3341

生商陸根　3341

生商陸根汁　3341

生淮烏頭　3483

生參　2223

生參末　2153

生葫　4497（2）

生葛　863、937、3721、3723、3725（3）、
　　3727

生葛汁　953、3725、3727

生葛根　889、3721、3725（4）

生葡萄　5255

生葱　541、563、565（2）、569、571、
　　573、805、1131、1551、1713、2137、
　　4459（3）、4463、5033、5371、5535、
　　6117、6947、7197、7391、7551、
　　3181

生葱白　4603

生葱汁　2613、4473

生葱菜　2351

生葵菜　6593

生葵菜葉　3125

生椒　569、5169、5171、5175、7257、
　　7345、7469、7505

生椒末　1527、5173

生椒目　3245

生粟　7233

生粟米　4223、7233

生粟粉　4741

生棗　4915、5793

生硫黃　405、1099、2125、3531

生黑豆　957、3755

生訶子　5089

生訶黎　5641

生滑石　1831

生犀　1357、2589、7449、7453

生犀角　2281、6509、6535、6751、7453

生犀角末　7453

生犀角尖　7453

生犀角屑　2261

生結　5399、5401

生絲瓜　4779

生絲黃絹　6023

生瑇瑁　6751

生蒜　565

生蒲黃　955、5297

生蜆水　1357

生蜣蜋　6337

生蜀椒　5173

生鉛　1575（2）、1599

生梟砒　5311

生蔓菁子　4543

生蔓菁根　4537、4539（2）

生酸棗仁　503

生蝸牛　6435

生銅　1585

生銅屑末　5353

生銅鍋　7297

生銀　549、643、851、879、887、1135、

1317、1319、1575（7）、1577（2）、1579（4）、1581、1589、6919、7247

生銀杏　5045

生銀銅　1587

生餅子酒　3379、3867

生漆　1227、1291、5545（2）、5549（2）、6783

生蜜　815、879、1551、1625、1989、3007、3307、3813、4173、4465、4467、4615、5285、5743、5805、5817、6117、6123、7591、7649

生蜜水　5503

生蜜湯　5117、5121

生綿羊腦　7251

生緑　1595

生緑豆　2103

生緑礬　6787

生髮灰　7675（2）

生髮膏　7433

生蕪仁　503

生蕉黄　5683

生麨　1211、1243、3421、4157（2）、4385、4853、5175、6429

生麨糊　3375

生樟腦　5627

生豬上唇　5177

生豬肉　7161（2）

生豬血　2703、2961

生豬肝　7177

生豬脂　6427

生蝦蟇　6393

生熟湯　701、731、1377、1429、1431、3431、5851

生熟犀　6749

生漿　5263

生薔薇根　3695

生薤　1209、4485、4487

生薑　295、383、391、429、433、471、481、487、489、505、533、539（2）、547、549、555、567（2）、569（3）、573、577、585、593、627、651、663、671、673、683（2）、687（4）、695、699、707（2）、713、715、719、721、723（3）、725、727（2）、733、735（2）、737、751（3）、753、759、763、765、771、777、777、791、793、803、811、815（2）、819（2）、821、823、831、863、871、891、897、907、923、939、953、963、985、997、999、1025、1027、1031、1037、1091、1093、1099、1111（2）、1115、1125、1129、1131、1137、1141、1161、1165、1183、1217、1237、1247、1251、1261、1271（2）、1279、1285、1287、1329、1499、1537、1579、1605、1673、1723、1779、1813、1829、1927、2109、2195、2209（2）、2229、2231（5）、2233、2235、2239、2259、2261、2281、2313、2315、2343、2393、2411、2419、2421、2427、2507（2）、2573、2581、2611、2633、2641、2659、2661（2）、2669、2687、2697、2705、2727、2733、2849、2853（2）、2865、2951、3023（2）、3077、3083、3087、3117、3125、3187（2）、3215、

3229、3367、3387、3417、3431、3433、3441、3443（3）、3445、3447、3449（3）、3457（2）、3459（2）、3461、3485、3487（2）、3489、3497、3501（2）、3503（2）、3507（2）、3517（3）、3521、3527、3529（3）、3531、3551、3555、3675、3721、3745、3819、3845、3911（2）、3945、3983、4043、4047、4091、4257、4285、4323、4401、4431、4433（2）、4441、4463、4485、4519、4525、4547、4549（2）、4557（3）、4559、4561（2）、4563（7）、4565（12）、4567（6）、4569（2）、4571、4601、4611、4729、4851、4871、4981（3）、5005（3）、5053（2）、5185、5187、5197（2）、5199、5223、5281、5525（4）、5557、5645、5677、5739、5765、5789、5797、5863、6121、6193（3）、6273、6427（2）、6429、6481、6775、6875、7009、7017、7023、7059、7071、7081、7159、7179、7239、7283、7319、3301

生薑片　2115

生薑水　2131

生薑末　4919

生薑石　1643

生薑汁　763、869、1107、1113、1283、2651、2661、2733、2801、3033、3081、3115、3443、3447、3507、4253、4565、4567（2）、4577、5261、5265、5789、5795、6025、6423、6533、6803、7251、7381

生薑皮　4089

生薑自然汁　2057、2131、2233、2531、2683、3081、3457、3495、3531、3675、3677、4527、4567（2）、4569、4603、5007

生薑酒　6557

生薑屑　4563

生薑湯　1779、3329、3453、3485、3529、3677、3805、5053、5055、5789、7197

生薑粥　4353

生薑橘皮湯　2713

生薄荷　6361

生薄荷汁　1951、4297

生薄荷葉　3047、3085

生龍骨　7503

生龍腦　1951、3525、5513

生龍腦薄荷葉　2819

生龍膽　2531

生藍汁　3249

生薺苨根　2253

生龜　829、1321、1323、6731、6733、6737、6739（2）、6745

生龜肉　6739

生龜殼　1215

生鍾乳粉　1871

生膾　7179

生藕　5255、5285

生藕汁　915、2213、5285（5）、7593

生檳榔　3677、5683

生礜石　1965（2）

生雞子　6989、6995

生鯉魚　1215

生鯽魚　6619

生藿汁　1283

生蘇　2811

生麴餅　4369

生獖猪血　5479

生犢牸牛　7291

生蟹　6783

生蠃　6857

生蘘荷根葉　3037

生礬　1099、1107、1221、1793、2141、
　2153、2157、3219、6579

生礬末　4217、4867、5611

生礬石末　2147

生麵　4567

生鰍魚　6655

生鰕　6703

生糯米　6173

生爐甘石　1121

生鐵　643、963、1059、1061、1129、
　1135、1207、1249、1261、1647（3）、
　1651（3）、1653（2）、1657、1667、
　1919、3911、4117、4345、4397、
　5607、6897、7167

生鐵汁　943

生鐵衣　4513

生鐵金　1571

生鐵落　1651、1659（3）

生鐵蒜　1651

生鐵銚　1979

生麝香　7493

生續斷　2943

生蘿蔔　941、1235、4553（2）

生蘿蔔汁　4553

生鹽　2029、2049

生蠶蛾　1259、6209

生鼈　6759、6765

生驢皮　7349

生蠬　6807

失剌孫　7431（2）

矢　6067（2）

禾　4199、4231、4281

禾草　3981、5951

禾粟　4233

禾稈　4195

代赭　541、603、753、851、1327、1365、
　1923（3）、1925（4）、1927、1929
　（3）、3773

代赭石　485、553、567、633、645、
　651、697、725、727、729、763、
　865、1009、1107、1157、1291、
　1307、1313、1317、1319、1331、
　1333、1349、1851、1905、1923、
　1927（5）、2003、2175、4719

代赭石末　1927

仙人之杖　5859

仙人衣　7755

仙人杖　515、723、947、973、1295、
　1347、4669（5）、5851（2）、5929、
　5997（2）

仙人杖草　695、4617、4669、5997

仙人杖菜　693

仙人草　515、1135、1207、3977、4015、
　4671

仙人草汁　1051

仙人骨　4545

仙人桃　4877

仙人酒　7725（2）

仙人掌　519、3545（2）、5219

仙人掌草　3977、4015、4671

仙人帽　4819

仙人蓋　7749

仙人粮　3739

仙人餘粮　2265（2）

仙女蒿　519、2913（2）

仙女嬌　2913、3783

仙术　2317（2）、2321

仙茆　2263（2）、4417

仙茅　517、563、631、699、835、875、
917、927、1129、2185、2357（3）、
2359、2361（9）、2363、3333、7235
（2）

仙果　4877

仙沼　3663

仙沼子　3663、3665、4993

仙沼子末　4993

仙姑　6341

仙草　4791

仙家酒　7727（2）

仙菜　3099

仙棗　3663、4925（2）

仙棗子　1061

仙禽　6885

仙猴　7653（2）

仙鼠　7051（3）

仙遺粮　299、3767（2）

仙獸　7507

仙鶴　7097

仙靈毗　2353

仙靈脾　517、829、2353（3）、2355、

2357（6）、3883、4399、4411、5341、
7235

仙靈脾根　2357

白　6719、7469

白羍　7249

白丁香　785、799、1073、1177、1359、
2903、5759、6165、7039、7041、
7043（2）、7391

白丁香末　7041

白土　1137、1483（2）、2059、2107

白土末　1483

白土粉　1481（2）

白大豆　4297

白山桃　533、2775

白及　519、529、531、559、563、603、
631、747、761、847、865、871、
877、947、1035、1069（2）、1071、
1097、1135、1151、1155、1171、
1187、1193、1201、1233、1235、
1241、1249、1253、1339、1341、
1343（2）、1657、2185、2257、2265、
2393（4）、2395（5）、2397（4）、
2465、3479、3773、5473、5625、
5695、5765、6687、6691、7071、
7675

白及末　1111、2397（6）、6023

白及灰　1131

白女腸　4025、4073

白木　2613

白犬　7215（2）、7219、7221、7223

白犬生子目未開時乳　7221

白犬血　649、851、881、883、1185、
1209、3201、6655、7219（5）

110

白犬乳　1049、7221（2）

白犬乳汁　6767

白犬屎　7231

白犬骨　7231

白犬頭　7219

白犬膽　6351、7225

白牙菫菜　4077

白牛屎　1087、1347、7317

白牛屎中豆　7317

白牛蝨　6291

白牛糞　7315

白毛　5221

白片腦　1609

白火石　4845

白丑　3667

白水　2773、5469、6833、7069

白水牛　7301

白水牛喉　711、7303

白水牛蝨　1357、6291

白水石　2053

白水煮　2203（2）、2205

白水黃耆　585

白水粥　4851

白玉　1303、1351、1363、1681、1683
　　（2）、1689

白玉膏　1689

白玉髓　1687

白功草　2381

白甘遂　3363、3535、3539

白艾　2853

白艾蒿　2879

白术　439、471、481、487、491（2）、
　　495、505、507、509、547、565、575

（3）、577（2）、579（2）、581、587、
621、653、663、667、671、677、
687、689、695、715、719、723、
737、739、751、761（2）、769、771
（4）、781（3）、785、791、799（2）、
801、809、823、839（2）、865、871、
885、887、907、909、917、931、
951、961、973、997、1009、1033、
1043、1059（2）、1067、1079（2）、
1093、1111、1121、1247、1315（3）、
1333、1353、1365、2047、2229、
2305（5）、2307（4）、2309（5）、
2311（5）、2313（10）、2315（10）、
2317（2）、2319（7）、2321、2387、
2433、2435（2）、2439、2441、2465、
2489、2581、2589、2617、2675、
2757、2939、3047、3181、3301、
3437、3471、3517、3527、3819、
3875、3905（2）、3997、4257、4271、
4327、4343、4375、4377、4379（2）、
4381、4533、4583、4667、4711、
4879、5005、5087、5277、5293、
5469、5765、5771（2）、5777、5797、
5863、6217、6271、7029、7033、
7069、7135、7255、7263（2）、7271、
3083

白术末　773、2311、2313、2779、5337

白术湯　1317、4257

白石　1837、1909（2）、5153

白石子　2007

白石木　5151、5153

白石英　439、549、597、633（2）、
671、685、785、799、803、817、

833、837、839、877、879、909、915、929、989、1715（4）、1717（5）、1719（8）、1721、1723、1787、1821、1823、1919、2087、4413

白石英末　7291

白石華　2173

白石脂　553、697、733、741、757、945、1073、1307、1347、1837（4）、1841（4）、1843（2）、1847、2667、3461、3717、3775、6473

白石脂末　1843

白石膏　1813、3241

白布　6025

白仙茅　2363

白瓜　4759、4763、4765

白瓜子　549、599、4759（3）、4765（2）、4799

白瓜子仁　5667

白瓜仁　4767、4921

白瓜蒂　5239

白冬瓜　4759（3）、4761

白冬瓜子　1071

白皮　3851、5925

白地草　3177

白地栗　5313（2）

白芋　639、4699（2）、4701

白芍　579、581、903、917、1163、1303、2619、3329

白芍藥　433、481、485、491、511、587、679、737、739、773、837、869、873、1239、1295、1327、1837、2209（2）、2265、2313、2315、2331、2411、2419、2421、2607、2615、2619、2621（4）、2623（5）、2757、3133、5201、5541

白芍藥末　5201

白芝　599、4791、4793、4799

白灰　3431

白肉　7531

白朱砂　7725

白竹葉　6619、6703

白伏苓　381、489、493、945、1071、1743、1891、2229、2291、2313、2321、2327、2363、2417、2675、2731、2733、3079、3619、3665、3885、3905、4711、5043、5053、5281、5287、5307、5341、5527、5863、5943（2）、5945（2）、5947（6）、6163、7271、7719、7721、7759、581、2037、2847、4801、5171、5281、7285、7503、7523、7719、7721、7757

白伏苓末　2323、2325、5349、5351、5945、5949

白伏苓粉　5307

白伏神　2337、2855、5287、5943

白伏神末　7761

白延草　4027、4087

白肌石　1727、1819

白色苦參　2489

白羊　7237、7243、7247、7251、7265、7363（2）、7401

白羊子肝　7259

白羊石　1905、1993

白羊肉　7217、7241（2）

白羊乳　7251

白羊肺　4059

白羊屎　1345、7277、7317

白羊脂　4139

白羊脊骨　7269

白羊頭　845、3111、7243（2）

白羊頭蹄　7243

白羊鮮　2493（2）

白羊酥　7365

白羊髓　1055、7253

白并　3611、3747

白米　965、1075、2987、2993、4193、
　4339、6981

白米泔　3971

白米粉　1181、1341

白米飯　2021、3681、4375

白米飲　591

白米粥　5627

白芙蓉葉　5899

白苣　681、703、889、937、1259、
　1335、4251、4617、4661（5）、4663
　（3）、4665

白苣汁　1183

白芷　415、431、507、511（3）、521、
　533（2）、551、573、575（4）、593、
　597、601、635（2）、641、651、673、
　713、719、729、807、865、873、
　891、913、921、931、935、937、
　943、947、951、953、959、961、
　975、1003、1023、1025（2）、1031、
　1035、1067、1073、1075、1077（2）、
　1079（2）、1083、1097、1099、1103、
　1113、1117、1119、1135、1139、
　1149、1165（2）、1171、1175（2）、

1177、1181、1217、1219、1241、
1257、1277、1293（2）、1295、1301、
1303、1305、1309、1315、1319、
1321、1331、1337、1545、1665、
1785、1793、1813、1951、2127、
2343、2377、2439、2463、2467、
2477、2507、2535、2565、2579、
2585（2）、2587、2591（2）、2601
（2）、2603（3）、2607（5）、2609
（6）、2611（9）、2613（2）、2639、
2747、2755、2769、3133、3449、
3485、3495、3533、3535、3773（2）、
3775、3777、3795、3819、3985、
4087、4183、4531、4567、4867、
5483、5485、5791、5893（2）、6169、
6177、6251、6409、6411、6531、
6723、6779、6985、7273、7297、
7643

白芷末　2609（2）、2611（3）、2613
　（2）、6937

白芷灰　3215

白芷苗　2613

白芷香　1067、2567、2599

白芷稍　3875

白花胡葵子　3137

白花桐　5561

白花菜　569、573、1021、4441、4613
　（2）、7181

白花蛇　485、559、623、635、645、
1019、1027、1031、1141、1149、
1157、1191、1195、1197、1199、
1205、1349、1365、1469、1759、
3879、3881、5651、6133、6463、

6527（2）、6531、6533（4）、6535（5）、6539、6541

白花蛇肉　4421、6531

白花蛇酒　1983

白花蛇睛　1345

白花蛇頭　6537

白花鴿　7029

白花藕　5283

白花藤　1283、1287、3605、3613、3831、3833（3）

白芹　4589

白芥　4441、4521、4527、4529（3）、4531

白芥子　491、683、685、689、713、721、735、771、807、815、823、847、973、995、997、1019、1033、1045、1115、1153、1165、1267、3361、3363、3517、4515、4521、4525、4529、4531（8）、4533（3）、4607

白芥子末　3517

白芩　2645

白杏　4843

白杉　5361

白李　4839

白豆　697、847、995、4259、4279、4281、4303（2）、4335

白豆苗　4303

白豆蔻　5705

白豆蔻仁　2665、2667、5403

白豆腐　4337、493、695、703、707、713、719、723、727（2）、733、765、769、985、1051、1099、2567、2663

（3）、2665（8）、5191、5195、5705

白貝　1055、6845

白貝子　6845

白牡丹皮　1341

白牡丹根皮末　6023

白何首烏　2329

白辛　4025、4067

白沙　1255、2009、6681（2）

白沙蜜　3079、5255、6113、6533

白沙糖　2799、5269（2）、5357

白沙餹　5073

白君　2141

白附子　485、551、621、635、687、809、931、1025、1033、1063、1067、1069、1071（2）、1075、1105、1111、1141、1213、1737、1883、1993、2903、3313、3425、3493（2）、3495（8）、3497（5）、5473、6503、6723、6853、7127、7567、7761

白附子尖　2419

白附子香　3495

白附子烏頭　539

白青　601、693、1047、1059、1587、1905、1949、1953（3）、1955（2）

白苦瓠殼　5071

白苗　4205

白英　515、517、521、599、625、795、835、855、891、3613、3833、3835（4）、5143

白苧　2957

白直殭蠶　6195

白茄　4737（3）

白茄蒂　4743

白茅　519、1863、2403、2455、2517（4）、2519（2）、2525（3）、2741、5347
白茅花　2741
白茅香　661、847、985、2567、2739、2741（5）、2743
白茅根　517、783、835、1245、2455、2519（2）、2521（5）、2525、4285
白茅根汁　703
白茅菅　2517
白松脂　5473
白柹　691、1359、4973、4975（2）、4977（2）
白刺　5843、5845
白刺猬皮　7643
白虎　1887、7415、7417
白虎芝　4797
白果　823、899、1075、1083、1153、1231、1273、1305、3403、4929、5041（2）、5043（6）、6959
白果仁　5043、5047（2）
白果肉　1893
白昌　521、975、3335、3929（5）
白明礬　2153
白金　1575（3）、1599、1649（2）
白金砂　1731
白乳香　5453
白兔藿　601、847、1257、1261、1271、1283、1287、1289、3613、3831
白狗　7215、7217（2）、7219、7229、7231、7233（2）
白狗血　569、645、865、1321、7217（2）
白狗骨灰　1177
白狗屎　733、767、1209、1301、1351、1367、7231
白狗糞　7231（3）
白油麻　4105、4107、4109、4111、4115
白沸湯　5011
白荆　5877
白草　521、3773、3833、3835（3）
白草子　3835
白胡菓　2989
白脏茹　1215
白柰　4967
白枯礬　2607、4827、6235、3133
白柿　697、833、1071
白砒　1197、3557
白砂蜜　2177
白砂糖　5109
白背　4025、4067
白炭　1297、1459、1461、6995
白炭灰　3025
白庭砂　1731
白姜蠶　7761
白前　535、555、681、683、689、813、821、869、883、997、2403、2533（2）、2539、2553（3）、2555（5）、3093、3367、3571、6131
白扁豆　627、667、721、725、731、741、749、865、895、1045、1123、1275、1277、1279、1285、1287（2）、1305、2779、4313、4315（5）、7405
白扁豆花　753、1311、4317（2）
白馬　7323（3）、7325、7327（2）、7329、7331、7335、7337、7401（2）

白馬左蹄　1307、7333

白馬汗　1143、7335

白馬尾　7329、7335

白馬尿　715、971、1267、6195、7337（6）

白馬夜眼　649

白馬骨　521、5931、6009

白馬前脚夜目　7329

白馬屎　1251、7317、7339

白馬屎汁　7341

白馬莖　383、603

白馬脂　1221

白馬陰莖　931、7327

白馬通　641、861、957、1241、7337、7339

白馬通汁　7341

白馬通灰　1333

白馬眼　1357

白馬脛骨　675

白馬腦上肉　6287

白馬溺　7337

白馬齒　7329

白馬頭蛆　1117、7341

白馬蹄　965、1247、1269、7333（3）

白馬糞　7341

白馬鬐膏　5645

白茝　2603

白荳蔻　3675、4187

白莖　2483

白莧　4643（4）、4645

白莧菜稍　2923

白莧菜　4677

白荻灰　3025

白條參　2217

白桐　5559（6）、5561（10）、5565、5567

白桐片　4431

白桃　4875

白根　2393、3773

白氣　4061

白豹　6569、7431、7435

白脂麻　4111

白烏骨雄雞血　6967

白烏骨雞　6279、6959

白烏雞屎　6987

白唐　7023

白旃檀　5419（2）

白粉　793、1609、2597、5469、6991、7199（2）

白瓷　1219

白瓷末　1137、1533

白瓷細末　1531

白瓷器　821、909、1053、1075、1169、1307、1479、1531

白瓷器末　859、1531、1533

白瓷鍾　1531

白酒　707、959、985、1717、2865、3307、3703、3707、4207、4235、4399、4485、5379、5655、6869、7325

白酒麴　4157

白消　2069

白海𧑅　6849（2）

白浮石　1899、1901

白扇根　4025、4073

白桑　5731

白紙　921、6029、6055、6057

白紙灰　859、1313、1329

白堊　507、547、603、753、967、1039、1477、1481（2）、1483、1531、5195

白堊土　741、859、1025、1137、1209、1213、1301、1313、1337、1483

白堊末　1483

白菘　665、701、703、1233、3247、3555、4519（5）、4521

白菘子油　1125

白菘汁　1057

白菘菜　885、4521、4625

白菝葜　527、3759（2）

白菖　1269、3897、3919

白菖蒲　1201

白萵苣子　1247、4665

白菜　4441、4511、4517（3）、4519、4521

白菊　2827（3）、2829（3）、2831、2835

白菊汁　2835

白菊花　1049、1051、2833、2835（2）、4301、5945

白菊花酒　2835

白菀　3099

白菀　3099、3103（6）、3105

白梅　641、757、959、1071、1107（2）、1109（2）、1147、1177、1183、1217、1245、1293、1297、1643、2115、3967、4175、4863、4865、4867（3）、5083、6449、6515

白梅肉　617、1645、3007、3403、3765、3911、4869、4873、5035、5039、

5067、5225、6167、6193、6317、6433、6435、6811、7441

白梅花　4873

白麥麴　4147、4153

白桜　5801（2）、5803

白軟草　4635

白硇　3557

白硇砂　2111、7739

白雪　1769（2）、4889

白雪粉　2177

白雀　7033

白晚米　4191

白蛆　6371

白蚯蚓　915、6429

白符　1837、1841、4073（2）

白符芝　4797

白脯　7531

白脰　7101（2）

白脰烏　7093

白鳥　6375、6931

白魚　525、787、909、915、923、1075（2）、1235、6351、6353（2）、6355（2）、6573、6595、6597（2）、6601、6633

白象　7437

白麻蘸　4129

白麻　2823、2961（2）、4107

白麻油　4117

白商陸　3339（2）、3341

白商陸根　3339

白牽牛　899、1035、1069、1073、1193、1355、1771、3365、3673、3677（2）、3679（3）、3681、3683、3857、4707

（2）、5907、6251、6707

白牽牛子　2663

白牽牛末　1049

白羝羊　7253

白參　2243、2373

白項鴉　7087

白煮豬肚　7191

白葛　3831（2）

白葵　3135

白葵花　4841

白棣　5817（2）

白粟米　4665

白棗　1069、4913（2）

白棘　523、601、837、929、987、4669
　　（4）、5727、5793、5797（3）、5799
　　（5）、5801

白棘刺　999、1121、1169

白棘針　1355

白棘葉　1213

白棘鉤　1039、1087

白棘鍼　1029

白酢漿　3365

白雄　6951

白雄雞　647、793、883、895、915、995、
　　1135、6951、6961、6969、6975、
　　6977、6981

白雄雞毛　1319

白雄雞左右翮大毛　6977

白雄雞血　1367

白雄雞翎　1345

白雄雞翮　963

白雄鷄　6949

白棠　4941

白蛟　6481

白黍　517、4203、4205、4209

白傍葳子　3517

白飲　7227、7751

白善　1481（2）

白善土　717、1041、1481（2）、1483
　　（3）

白湯　391、729、945、955、1335、
　　1929、2153、2161、2199、2211（2）、
　　2233、2237、2263、2279、2291、
　　2311（2）、2313、2315、2325、2329、
　　2333、2367、2373、2415（3）、2421
　　（2）、2439（2）、2441、2443、2463、
　　2499（2）、2505、2517、2597、2609、
　　2621、2669、2675（2）、2701、2723、
　　2725（2）、2727、2733、2751、2791、
　　2811、3345（2）、3367、3379、3405
　　（2）、3415、3483、3489、3527、
　　3531、3577、3627、3651、3675、
　　3695、3739、3785、3845、4055、
　　4117、4135、4157、4165、4255、
　　4297、4319、4341、4369、4375、
　　4377、4379（2）、4381、4505、4533、
　　4555（2）、4575（2）、4587、4605、
　　4749、4781、4919（2）、4939、4963、
　　4981、4993、5001、5005、5011（2）、
　　5043、5083、5105、5117、5119、
　　5177、5189、5267、5281、5289、
　　5311、5383、5405、5457、5541、
　　5613、5643、5683、5739、5761、
　　5775、5777、5819、5863、5947、
　　5955、5969、6197、6273、6327、
　　6345、6499、6533、6535、6783、

6799、6833（2）、6973、7049、7055、7059（2）、7071、7211、7229、7315、7329、7379、7425、7539、7585、7679、7683、7713、7721

白湯餅　4719

白滑石　1825、1827、1829

白犀　7449

白粥　1283、1525、1605、1713、1797、1841、2109、2257、3081、3085、3329、3375、3651、4347、5625、6981、7179、7391、7727、7753

白給　2393（5）、2395

白戠漿　4485

白鼓釘　4671

白蓮　2645

白蓮花　4841、5299

白幕　517、2549、3467、3833

白蒼术　2329

白蓬砂　5805

白蒿　599、669、747、801、969、1023、1031、1123、1197、2823、2861、2865、2875（5）、2877（6）、2879（3）、2947（2）、4579、7505

白蒺藜　847、931、1201、3307、5625、6539、6723

白蔾藜　3289（3）、3291

白蔾藜子　3295

白蔾藜末　3293

白蒟蒻　3513

白蒻　5275

白楊　523、2957、5145、5153、5193、5399、5439、5493、5499、5661、5663（3）、5665（7）、5669（4）、

5817

白楊木東枝　5667

白楊支　1087

白楊皮　627、689、757、803、963、973、1071、1117、1121、1145、1171、1247、1249、4411、4767、5655、5667（2）、6637

白楊梅　5033

白楊葉　4345、5669、6007

白楊嫩枝　5667

白楸樹　5845

白榆　5673（4）

白榆皮　3679

白暗　7447

白蜆殼　723、825、6811（2）、6869

白蛹　6129

白雉　7015（3）

白鼠　7635

白微　531（2）、535、547、553、559、625、649、653、847、853、879、889、917、1069、1079、1241、1959、2403、2503、2533（2）、2549（3）、2551（7）、2553（4）、3039、3221、3839、4135、4137、7057、517、601、925、2389、2815、3583、3837

白鳩　7081

白粳　4189

白粳米　4373、6957

白粱　4215（6）、4217、4221

白粱米　729、1147、4213、4217（2）、4521、4529、7191

白粱米泔　7273

白粱米粉　4217、7741

白粱粟　4221

白薹　7003

白蓼　3261

白蓼醬　3261

白榴皮　4989

白酸漿　2755

白團　5235

白銅　1585（3）

白銀　1117、1579、1639、1849、3833、
　　5293

白鳳仙子　3555、3559

白鳳仙花　3561

白慢銅　1587

白蜜　789、833（2）、839、865、949、
　　987、1047、1111、1625、1741、
　　1743、2211、2231（2）、2323、2325、
　　2419、2531、2581、2635、2801、
　　3077、3111、3229、3373、3413、
　　3455、3495、3529、3739、3801、
　　3883、3909、4111、4113（3）、4139、
　　4219、4473、4575、4679、4851、
　　5287、5337、5339、5381、5449、
　　5515、5643、5659、5739、5899、
　　5945、6113、6119、6121（4）、6123
　　（2）、6817、6993、7167（2）、7169、
　　7199（2）、7245、7253、7295（2）、
　　7297、7707

白蜜漿　7259

白蜜蠟　1925

白綿　5909、5911

白綿及布　5911

白綿子　6029

白堊土　6167、7169

白堊土粉　1483

白麪　705、707、733、763、765、785、
　　799、865、881、895、969、1003、
　　1033（2）、1103、1181、1183、1335、
　　1771、1791（2）、1845、2041、2151、
　　2161、2661、3017、3227、3305、
　　3373、3451（2）、3681、3927、4013、
　　4155（3）、4157（6）、4159、4165、
　　4367、4371、4411、4899、5135、
　　5175、5417、5627、5631、5791、
　　6045、6389（2）、6799、6957、6959、
　　7241、7243

白麪根　2249、2251

白麪湯　7127

白豬　7159

白豬乳　7205

白豬屎　7317

白蜂　6565（2）

白蝙蝠　7051（2）

白僵　6143

白僵蠶　637、765、933、999、1033、
　　1073、1075、1091、1099、1105、
　　1109、1113、1117、1137、1139、
　　1149、1155、1193、1197、1355、
　　1365、1369、1961、2099、3465、
　　3495、3511、3705、4599、5227、
　　6133、7031、3197

白僵蠶末　6167

白餘粮　1929

白膠　599、811、839、861、871、901、
　　923、929、1149、1213、1317、2857、
　　6029、7377（4）、7499（3）、7503
　　（3）、7521

白膠末　1617

白膠香　939、1093、1217（2）、1221、
　1269、1295、3081、3403、5331、
　5353、5439（2）、5441（8）、5443
　（4）、5445、5475、6691、7171

白調　6009

白熟艾　2853

白澒金薄　1749

白線樹　4019

白緣子　5233、5317

白薔薇　5217

白燕　7045

白燕窠中草　2169

白薤　4483

白薑　747、1053、1947、2911、4571
　（2）、6191

白薑末　4577

白薑石末　2003

白薑蠶　6187、6195

白薄紙　6055

白樹雞　4823

白檴木　5599

白橘皮　4341

白頭翁　523、531、603、625、653、
　745、853、879、947、965、1069、
　1101、1113、1143、1149、1153、
　1241、2185、2389（4）、2391（2）、
　2901、3775

白頭翁花　1219、4059

白頭翁草　2391、7003

白頭翁根　2391（2）

白頸　6419、6565（2）

白頸蚯蚓　605、675、6419、6421、6425

（3）、6429

白鴨　887、3559、3609、6901、6915、
　6917（2）、6919（2）

白鴨肉　6915

白鴨血　649、751、851、1281、1293、
　6919

白鴨屎　6921

白鴨通　751、931、1167、1239、1275、
　1279、6921

白鴨通汁　1277

白鴨通鴨屎　6921

白篤耨　5471

白錫　1583、1597、1759

白錫灰　1599

白錫金　1571

白錫銀　1577

白龍　7213

白龍沙　7233

白龍骨　875、943、1841、4453、6183、
　6471（2）、6473（3）、6969、7419

白龍骨粉　6473

白龍粉　2081（2）

白龍腦　3503、6853

白龍鬚　3977、4019（2）

白龍鬚根皮　4021

白糖　823、3575、3675、4301、5127、
　5267、5269

白糕　5173

白澤　3369、7413（2）

白環　3729、3827（3）

白環藤　3221、3837

白蘁　4691

白檀　5417（3）、5419、5421

白檀香　533、735、1005、1071、1433、2637、2667、5469

白殭　3467

白殭蠶　531、537、557、603、629、645、689、815、817、825、955（2）、1027、1087、1227、1241、1331、1347、2407、3967、5295、5907、6187、6189、6191、6193（10）、6195（10）、6199、6203、6207、6317、6991

白殭蠶末　6195

白霜　1599

白螺殼　991、1079

白螺殼灰　1173

白螺螄殼　6869、4759

白氎　7399

白氎兜羅綿　5911

白鯈　6633

白歛　1073、1843、2431、2461、3479、3535、3585、3773（4）、3775（13）、3797

白斂　521、531、541、559（2）、563、603、705、947、953、1069、1135、1141、1147、1151、1155、1171、1187、1233、1237、1241、1243、1251、1281、1293、1305、1307、1337、2005、2337、5453、5937、6283、6315、6687、7057、7493

白斂末　1655、2625、7549

白鴿　895、1141、1357、7027、7029

白鴿肉　1191、7027

白鴿血　1279、1293、4779

白鴿卵　7029

白鴿屎　7031（2）

白錫　821、1235、3627（2）、4383、4575

白鮮　529、531（3）、671、2403、2493

白鮮皮　601、625、641、653、673、793（2）、825、847、853、879、1009、1023、1035、1129、1149、1193、1195、1197、1201、1333、1337、1351、1361、2205、2407、2427、2471、2493、2495（2）、2865、3771

白鮮米　4219

白鱉　699、701、753、6601、6603、6709

白鱉皮　6603

白藥　515、653、891、1293、2255、3697、3699、3787、3795（6）、6543

白藥子　515、823、861、1049、1103、1243、1279、1283、1315、3613、3793（3）、3795（2）

白藥末　3795

白藥根　3795

白檳　5113

白檳榔　5117、5119、5121

白鵓鴿　3559

白蟲　6451

白鵝　3609、6901（4）

白鵝血　1281

白鵝肝　7217

白鵝尾毛　711、6905

白鵝屎　1099

白鵝脂　1085

白鵝膏　1073、1167、1233、1277、6899

白鵝膏臎　1061

白鵝膽　6903

白礜　1969

白礜石　1749、1963（2）、1967（2）、1969（3）

白雞　823、6539、6951、6965

白雞左翅　6977

白雞矢白者　6987

白雞肉　7217、7583

白雞血　1293、6967

白雞冠　947

白雞冠灰　1079

白雞冠花　863、4759

白雞屎　1071、1267、7317

白雞翅下兩邊第一毛　6977

白雞翅下第一毛　1169

白雞烏骨　6979

白雞距　1319

白雞翎　1339

白雞頭　6963

白餹　4385

白鯉　6577

白鯇　6591

白蘋　3951、3953（2）、3957

白蘄　2571（2）

白蘇　2569、2775、2785（2）、2805、2807（2）、2819

白麴　4367

白麴末　4391

白曝荔枝　5079

白蟾蜍　7051

白蟻　6221、6283（2）、7019

白蟻泥　1189、1477、1511

白鷴　6937

白獺　7601

白獺髓　7601

白羶　2493（2）

白疆蠶　4175

白薇　3611、3843（2）

白蘚　4053

白襄荷　3033、3035、7397

白襄荷根　3037（2）

白礬　493、507、577、641、643、689、691、709、715（2）、733、741（2）、753、755、787、815、817、819（2）、843、859、865、889、915、921、933、935、941、943、945（2）、949、951、959（2）、969、993、1039、1053、1063、1081（2）、1091（2）、1095、1097、1099、1103、1107、1109（3）、1117、1129、1133、1137、1143、1147、1149、1191、1199、1211（2）1217、1223（3）、1225（2）1229、1231、1233、1241（2）、1249、1257、1259、1263、1265、1267（2）、1269（2）、1271、1273、1275、1279、1285、1293、1307、1339、1351、1355、1361、1369、1483、1537、1597、1609、1621、1623（2）、1625、1761（2）、1769、1775、1791、1793、1833、1835、1845、1933、1963、2047、2099、2133（2）、2139（6）、2141（2）、2145（3）、2147（5）、2149（6）、2151（3）、2153（6）、2155（10）、2161、2169、2171、2197、2473、2597、2789、3007、3015、3153、

3181、3303、3523、3627、3705（2）、
3917、3927、4041、4043、4085、
4821、4993、5175、5227、5479、
5609、5615、5715、5897、5947、
6039、6159、6165（3）、6169（2）、
6171、6193、6257、6265、6275、
6411、6435、6457、6485、6543、
6571、6615、6691（2）、7103、7199、
7207、7209、7399、7691

白礬末　2145、2147、2149、2151、2155、
2727、4567、4569、4707、5245、
6173、6263、6311、6617、6687、
6865、7269

白礬石　1157、1291、2141、2149

白礬灰　6683

雄黄　1791

白礬湯　805、2155、3499、3517（2）

白礬鹽　617

白麵　3505、3525、6245、6503、6517

白罌粟米　4251

白爐甘石　1851

白瀹雞子　4491

白騾　7357

白騾肝　7357

白鷴　7015（2）

白露　1685、5219、5221

白蠟　1213、1253、5109、5605、5827
（2）、6123（3）、6125、6153、6155
（2）、6157、7547、6125、1631（2）、
1633

白雞　1971

白雞冠花　2925（3）、2927（3）、3025

白鶴　6929

白鶴　6887

白鶴子　6931、6933（2）

白鶴仙　3555

白鶴仙根　3555

白鶴血　6885

白鷗肉　895

白疊　5911

白鰾　6601

白鷹　7131（2）

白鹼　1557

白鷴　1279、1293、7015（3）

白鱔　6645

白鱓泥　1479、1515

白鱔泥　1189

白鹽　557、751、771、907、1073、
1709、1761、2037（2）、2039、2041、
2043、2045、2047、2049、4325、
6025、6405、6407、6615、6619、
7345

白鹽湯　5433

白靈砂　529、1769

白鷺　837、6931

白鼈　7337

白驥　6577

白驢蹄　767、7351

白鷳鷀　6935

白鸛　6887

白鸚鵡　7115

白瓟　5235

白蔄茹散　3355（2）

斥　2027

斥鹵　2069

瓜　4747、4831、5235（4）、5237

（10）、5239（2）、5247、5249、6737

瓜丁　1047、1357、3419、5239、5245
　（2）、5875

瓜子　541、4759、5239、5249、5337、
　6151、6351

瓜子仁　4801、5239、5251

瓜子末　4767

瓜子金　1569（2）

瓜仁　4767

瓜水　2533

瓜汁　1287

瓜皮　5251

瓜花　3567

瓜豉　4325

瓜葉　5247

瓜蒂　431、491、501、537、591（2）、
　595、605、617、641、667、693、
　767、771、797、815、881、939、
　1027、1033、1081、1107、1115、
　1145、1221、2243、2541、3371、
　5163、5233、5235（3）、5239、5241
　（3）、5243（8）、5245（4）、5801、
　5971（3）

瓜蒂末　5007、5245（3）

瓜犀　4761、4765

瓜蔞　2951、3697（2）、3703、3705、
　3793

瓜蔞子　3707

瓜蔞仁　3701（2）、3703（2）

瓜蔞皮　3705

瓜蔞根　3711

瓜蔞實　2387、3703

瓜練　4763

瓜藤　3893

瓜蘆　5217、5229（4）

瓜蘆木　5221

瓜瓣　831、3025、3131、4765

瓜類　5235

瓜瓤　5235、5249

令邦　7635

印成鹽　4653、7541

印紙　6015、6057

印紙灰　1335

印頭　2429

印鹽　2027、2029

氏土貉　7569

氏冬　3163

氏棗　4913

卯菱　5303

冬月牛膽　5585

冬月水牛糞　1983

冬月灰　387

冬月葵薤汁　3125

冬瓜　521、555（2）、783、787、853、
　885、893、901、907、947、1163、
　1199、1357、1719、2103、4521、
　4733、4747（6）、4759（5）、4761、
　4763（8）、4765（2）、4771、5137、
　6131、6541、6643、6855

冬瓜子　1071、2635、4765、4769、5473

冬瓜子湯　4763

冬瓜仁　903、1045、1069、1071、1179、
　1305、1311、1927、2241、4759、
　4765（4）、4767、4893

冬瓜白瓤　4765

冬瓜瓜練　4761

冬瓜汁　551、891、1285（2）、1799、
　　2415、3209、4763（2）、6779

冬瓜皮　1003、1247、4089、4767

冬瓜皮湯　897、7071

冬瓜自然汁　2415

冬瓜苗葉　4767

冬瓜葉　749、761、1187、1263、4771

冬瓜葉嫩心　4769

冬瓜湯　4763、6865

冬瓜蔓汁　4803

冬瓜練　1275

冬瓜藤　1203

冬瓜藤汁　1277

冬瓜藤灰　1147

冬瓜瓤　4765

冬灰　603、783、999、1147、1273、
　　1479、1553（5）、5747

冬李　4839

冬青　523、837、1035、2561、3763、
　　3765、5077、5079、5137、5399（2）、
　　5721、5725、5727、5825（5）、5827
　　（4）、5829（4）、5831、5841、5909、
　　5917、6153、6375

冬青子　633、945、1075、5431、5521、
　　5829、5833

冬青木　5825

冬青葉　1029、1037、1089、1189、1213、
　　2423、5829（3）、5907

冬青葉汁　1097

冬青樹　5825（2）、6157

冬青樹子　5827、6153

冬青樹汁　6153

冬柰　4967

冬風　4627（2）

冬桃　841、4877（2）、5393

冬菊　2829

冬猪脂　6277

冬麻子　4139（2）

冬葉　5693

冬葱　4457、4459（4）、4477

冬葵　1243、2549、3063、3121（2）、
　　4073、3143

冬葵子　435、521、529、535、599、
　　747、781、935、1067、1169、1175、
　　1179、1201、1275、1323、2349、
　　2445、3121（2）、3127、3129（6）、
　　3131（3）、3143、4073（2）、5675

冬葵根　913、1187、3127

冬葵根葉　1257

冬筍　4725、4729（2）

冬結石　2119、2137（2）

冬蜜　3629

冬鳰　7085

冬霜　655、761、1071、1139、1375、
　　1389

冬蘿蔔芽　7755

包橘　4999

主田　3369

主簿　7145

主簿蟲　6267（2）

市上乞兒破鞋　6045

市中羊肉　7243

市門土　1323、1477、1497

市門溺坑水　1377、1437

市南門土　1493

立死竹　515

立制　1817（2）

立制石　517、1817、1955、1963

立春雨水　1379

立春清明水　697

立春節雨水　1379

立起草　1799

玄　6845

玄及　3623

玄中石　1915

玄水　3925

玄水石　1921

玄玉　1689

玄石　523、553（2）、645、1303、
　　1351、1365、1863、1905、1913（3）、
　　1915、1921（7）、1923

玄芝　4799

玄衣督郵　6729

玄英石　2059

玄明粉　675、863、881、885、975、
　　993、1045、1603、2025、2069、
　　2081、2083（2）、2085（6）、5563、
　　5789

玄胡　2499

玄胡索　387、509、581、629、683（2）、
　　751、823、865、921、961、965、
　　989、991、999、1003、1005（2）、
　　1007、1027、1121、1245（2）、1299、
　　1311、1325、1329、2191、2495（2）、
　　2497（3）、2499（6）、3455、3577、
　　5575、5835、6175、6427

玄胡索末　1117、2497、2499、7187

玄香　1537

玄真　1679（2）

玄豹　7431、7575

玄鳥　7101

玄黄石　1929

玄瓠蜂　6135、6139

玄蚼　6281（2）

玄蛇　6569

玄鳥　7045

玄魚　6401（2）

玄鹿　7487

玄參　489、495、497（2）、501、515、
　　517、521、525、529、531（3）、535、
　　543、563、601、625、653、679、
　　761、837、841（2）、877（2）、883、
　　931、961、965、991、1009、1041、
　　1083、1091、1093、1095（2）、1101、
　　1143、1147、1149（2）、1153、1329、
　　2075、2185、2243、2253、2299、
　　2363（3）、2365、2367（10）、2373、
　　2407、2427、2485、2639、2949、
　　2953、3165、3343、3741、5529、
　　5845

玄參末　2367、4957、6799

玄蜂　6135、6281

玄臺　2363

玄精　2057、2059（3）

玄精石　667、675、685、733、803、
　　827（2）、881、969、1029、1039、
　　1053、1091、1103、1199、1313、
　　1983、2025、2055、2059（2）、2061、
　　2063（3）

玄精石末　2063

玄駒　6281、6577

玄龜　6563、6569

玄雞　6947

玄鱧　6641

半天回　3977、4017（2）

半天河　293、881、1291、1375、1395
（2）、6823

半天河水　387、663、849、1141、1189、
1203、1395（2）

半斤　4933

半斤大雄雞　6967

半含春　5809（2）

半青半黄梅　4869

半兩錢　1643

半夏　285、383（2）、387（2）、389、
391、409、429、437（2）、447、455、
487、491、493、503（2）、505、507、
517（2）、531（2）、539（2）、543、
547、563（2）、567、575（4）、577
（3）、579、581、585、593、595、
603、627、635、643、647、653、
667、671、681、687（4）、689（2）、
691、693、705、707、713（2）、715、
719（2）、721（2）、723（2）、725、
727、733（2）、737、739、765（2）、
771（2）、773（2）、809、811、813
（4）、815、817、821、823（2）、
825、865、877、887、901（3）、913、
939、963、971（2）、983、985、991
（2）、997、1005、1019、1021、1023
（2）、1025、1033（2）、1059、1065、
1069、1073、1075、1077、1089、
1091、1093、1095、1105、1125、
1129（2）、1151（2）、1153、1155、
1163、1175、1183、1211、1241、
1249（2）、1253、1255（2）、1263、
1293、1295、1297、1299、1325、
1339、1343、1345、1351、1353、
1361、1401、1403、1547、1557、
1893、1927、1933、2063、2131、
2161、2193、2231（2）、2259（3）、
2265、2303、2311、2449、2457、
2495、2503（3）、2555、2613、2687、
2721、2727、3047、3313、3343、
3367、3375、3457、3479、3495（2）、
3497、3499（3）、3503、3505、3507、
3511（5）、3513（2）、3515（4）、
3517（5）、3517（2）、3519（4）、
3521（11）、3523（5）、3525（6）、
3527（8）、3529（10）、3531（10）、
3533（13）、3535（7）、3539、3607、
3625、3701、3703（2）、3775、3783、
3797、3805、3875、4047、4077、
4229、4485、4527、4559（2）、4561、
4565、4801、4981、5003、5187、
5525（3）、5545、5613（3）、5621、
5897、5961（2）、6411、7019、7073、
7175（2）、7207、7239、7671

半夏末　617、871、5245、6915

半夏苗　7017、7021、7081

半夏粉　1779、3517

半夏烟　1029

半夏餅　3517

半夏麴　2315、3507、3517、3525

半邊山　4667

半邊蓮　819、1257、3065、3303（2）

穴蟻　6453

它　6563

必似勒 2825、2977

必思荅 5233、5315

必栗香 849、987、5331、5437（2）

尼俱律陀木 5649

弗述 7663

弘景 4495

出了子蘿蔔 891、4551、4553

出了蠶蛾繭 6199

奶汁 7539

奴角 7445

奴柘 963、973、5727、5755

奴哥撒兒 4027、4095

奴犀 7449

奴會 5491

奴會子 3611、3793

奴屬魚 6679

皮巾子 1199、6015、6037

皮弁 3151（2）

皮弁草 3151（2）

皮消 1487、2067（2）、2077

皮硝 3269、3559、4123、7179、7297

皮硝末 7297

皮腰袋 1199、6015、6039

皮鞋底 1217、6043（2）

皮鞋底灰 959

皮履 6041

皮鞾 6015、6041

台芎 2583

台烏頭 3489

台烏藥 2675

台蕈 4813

矛竹 5981

母丁香 3653、5407（3）、5409、5411、
5413（4）、5415（2）、5539、5645

母衣帶 6035

母砂金 1571

母砂銀 1577

母猪血 5451

母猪尾血 1257

母猪屎 1231

母猪蹄 1177、1253

母猴 7647、7649

母髮 7679

母猪 7205

母猪生兒時拋下糞 7211

母豬芥 3001、3005

母豬尾血 7175

母豬乳 7203

母豬屎 7211（3）

母豬蹄 1333、7205（3）、7207（2）

母豬糞 7211（2）

母薑 2653、4557（2）、4565、4571、
4577

母雞 7017（2）、7115

母鷄 7139

六畫

戎菽 4305（4）、4307

戎葵 3131（3）

戎鹽 595、603、859、907、993、1047、
1105、1157、1205、1923、2025、
2029、2043（10）、2045（8）、2047
（6）、2051、2055、2171

吉丁 6369

吉丁蟲 6295、6367

吉弔 6477、6479

吉弔脂　6477、6479（2）

吉貝　5909

吉利草　1289、2403、2559（2）

吉祥草　4025、4075（2）

吉雲草　1383

老山巵子仁　5789

老少年　2921

老牛　7309

老火靈砂　1777

老生薑　4567

老生薑皮　4569

老母豬屎　7211

老芋　4699

老羊蹄根　3319

老米　2265、4337

老杉木　5363

老杉節　1213

老茄　799、1175

老茄子　4113、4741

老松　5345（2）

老松樹上緑苔衣　4053

老虎花　3565、4021

老兔　7135（2）

老狗頭腦骨　7229

老茗　5219

老胡荽　4599（2）

老韭　4443

老軍頭　4221

老蚌　6801、6813

老蚓　6559

老翁花　2947

老翁鬚　1575（2）、3865

老酒　791、2133、2327、2669、4403、

5013、5173、6129

老桑　6731

老桑樹皮　4925

老黄瓜　4773（2）

老黄茄　4741

老乾地黄　2397

老魚　6699

老宿前胡　2467

老陽子　5703

老葱　4467

老葱白　4465

老雅　7101

老猴　7647

老絲瓜　791、1233、1357、4777、4779、

4781

老絲瓜近蒂三寸　4777

老蓮肉　5065

老椿　5437

老槐　5583（2）

老楓　5439、7785

老鼠　2111、7609（2）、7613、7621

老鼠肉　7615

老鈿螺　6857

老鴉左翅　1359、7105

老鴉瓜　3713（3）

老鴉根　2509

老鴉眼睛　3145

老鴉眼睛草　1135、1339、3143（2）、

3145（2）、3147、3157（2）、3843

老鴉眼睛草莖葉　3147（3）

老鴉蒜　1339、1351、1361、2509、2513

（4）、4495

老鴉酸漿草　3143、3149

老蝠　6841

老鳶　7085

老薑　955、957、1105、1115、1255、
　　1331、2307、2695、2697（2）、2999、
　　4559、4569、5839

老鴟　7133

老鴟骨　861

老鴟翅關大骨　7135

老鴟頭　2339

老薺　4631（2）

老黿　6741

老糞缸白垢　7713

老鵝　5039、6901

老鶻　6851

老蠶　6213

老蠶眠起所蛻皮　6201

老鸛菜　4655

地丁　551、1737、1769、3993、4617
　　（5）、4675（2）、5651

地丁末　3305

地丁葉　5919

地上土　1261、1263、1265、1269

地不容　3791（2）

地牛兒　711、6333

地毛　2715

地文　3515

地生之羊　7151

地生羊　7153、7237（2）

地仙　5851

地仙苗　3743

地白根　2773

地瓜兒　4723（2）

地主　6001（2）

地耳　4735、4825（2）、4827

地芝　4759、4797

地血　519、2385、3805

地血汁　2835

地衣　297、3203、3205、4023、4031

地衣草　1043、4037、4039

地羊　7213（2）

地羊鮮　2493

地防　6297

地芙蓉　5899、5901

地花椒　5181

地芩　4735

地沒藥　3993

地青魚　6695

地茄子　4027、4083

地苺　3643（2）

地松　617、693、1105、399、767、863、
　　1115、1151、1159、1181、1243、
　　1259、1293、2825、2999、3001（9）、
　　3003（2）、3005（5）、3007（5）、
　　3009（2）、3011（5）、4579、4735

地門冬　3731

地虱　6355（2）

地柏　4023、4051

地要　6249

地骨　679、3605、5851、5853（4）、
　　5859、5861（2）、5865、5869（2）

地骨皮　493、497、501、511（2）、
　　551、555、579（2）、585、593、627、
　　675、761、831、835、843、863、
　　867、893、923、931、1031、1083、
　　1095、1101、1111、1117、1121、
　　1123、1171、1211、1213、1223、

1227、 1229、 1243、 1737、 2121、 2327、 2253、 2329、 2627、 3023、 3665、 4077、 4093、 5355、 5571、 5735（2）、5845、5851、5855、5857、 5861、5863（2）、5865（4）、5867（3）、6311、6535、6823、7217、7263

地骨皮末　5865

地骨湯　1231

地栗　5307、5309（2）、5311、5313

地笋　2765（2）、2767、2771

地朕　4009、4011（5）

地黄　385、387、411、439、481、489、 503、505、507（2）、509、511、517、 531、535（4）、539、547、549（2）、 551（2）、561（2）、563、585、591、 631、637、647、653、671、679（2）、 699、747、761、809、821、829、837 （3）、839、863、867、871、873、875 （2）、883、887、889、895、909、 915、925、931、935、951、953（2）、 961、1021、1027、1031、1035（2）、 1037、1041、1043（3）、1049、1061、 1079、1113、1115、1119（2）、1123 （2）、1127、1171、1181、1235、 1249、1251、1271、1299、1305、 1309、1321、1327、1329、1343、 1351、1579、1633、1739、1785、 1799、1811、1997、2187、2245、 2367、2377、2379、2441、2473、 2479、2525（2）、2529、2577、2579、 2669、2855、2943、2945、3003、 3063、3067（6）、3069（5）、3073 （3）、3075（2）、3077（2）、3079

（3）、3081（2）、3085（2）、3089 （4）、3109（2）、3381、3439、3719、 3735（2）、3737（2）、3751、3753、 3903（2）、4229、4399、4415、4459、 4547、4549、4587、5285、5289（2）、 5463、6735、6797（2）、7247、7263、 7385、7471、7491、7759（2）、3107、 3109

地黄末　1531、3085、5337

地黄汁　827、839、895、903、913、 917、921、1301、1333、1707、3077、 3081（2）、3083、3085（2）、3087、 3811、4937、5617、5797、5947（2）、 7295、7509（2）

地黄自然汁　2795

地黄花　3089

地黄苗　3089、3713、4735

地黄泥　3085

地黄根　3077

地黄酒　4399

地黄葉　1197、1889、3089

地黄湯　3081

地黄飥飥　3077

地黄膏　7759

地菌　521

地菅　2517

地麥　3177（2）

地麥草　3177、3181

地麻　3429

地清　7697

地涿　1707

地参　2281

地葱　3005

地葵　519、2989（2）、3177（2）

地椒　519、1119、1291、3301（2）、
　3765、5159、5181（3）

地棠　3641

地筋　517、677、2403、2517（4）、
　2525（3）

地脾　6445

地猴　7637

地溲　1653、1727、1883

地塘蟲　6505

地蓋　4821

地蓮子　2095

地椹　3591（3）

地楊梅　1161、3065、3301

地槐　2483

地榆　529（2）、537、551（3）、555
　（2）、579、581、587、601、631、
　703、747（2）、861、871、923、925、
　951（2）、957、959、1043、1055、
　1155、1161、1165、1171、1185、
　1201、1209、1223（2）、1241、1257、
　1271、1273、1309、1313、1333、
　1737、1785、1799、1915、2057、
　2121、2185、2307、2331、2369（5）、
　2371（8）、2373（6）、2805、3225、
　3353、3695、4051、4087、4361（2）、
　4411、4667、5537、5585、5847（3）、
　5849、5913、5937、6815、6817、
　6819、7455、3181

地榆末　745

地榆草　1685

地榆根　2007、2373

地榆酒　1687

地榆湯　911、923、2731

地蜈蚣　1161、3065、3303

地蜈蚣汁　937

地蜈蚣草　3303

地節　519、2273（2）、2279（2）、
　5549、5851

地鼠　7609

地新　2599

地厭　7215、7219

地蜱蟲　6359（2）、6361

地精　517、2213（2）、3605（2）、
　3747、3749

地薑　4819（2）

地薑子　4819

地樓　3697

地膚　519、675、863、905、2989、3063、
　3177（4）、3181

地膚子　411、519、585、599、659、737、
　747、835、925、929、997、1003、
　1009、1025、1035、1043（3）、1145、
　1187、1997、2155、3175、3177（2）、
　3179（4）、3181（5）、3693、5695、
　6323、6711、6987

地膚子白汁　3179

地膚子苗　4693

地膚汁　1057

地膚苗　521

地膚草　3181

地膚葉　953、3183

地膚蒔　3179

地踏菰　4825（2）

地漿　293、667、731、1277（2）、
　1279、1281、1283、1285（3）、1287、

1289、1377、1423、1425（8）、2789、
5443、7707

地薇蒿　2827

地喋　3859、4011（2）

地錢　911、2801、2803、4007

地錢花　4053

地錢草　2801（2）

地錦　519、521、527、551、747、797、
925、1243、1251、1313、1337、
1785、3613、3851、3859、3977、
4009、4011（4）

地錦草　1161、1201、3097、3859、4011
（3）

地龍　635、743、791、861、867、881、
911、943、1019、1029（2）、1099、
1121、1197、1217、1323、1345、
1745、2911、2951、3691、3937、
4007、5799、6133、6275、6417、
6425、6427（7）、6429（4）、6503、
6557、6991、7713、3081

地龍子　6419

地龍水　1061

地龍末　6427

地龍骨　1895

地龍屎　717

地龍頭　6653

地龍糞　859、1513（4）

地薰　2445

地霜　2085、2087

地膽　537、541、557、567、605、911、
1149、1157、1173、1191、1301、
1327、1783、3433、3921、5585（2）、
6221、6237（8）、6239（2）、6247、

6249（7）、6251（4）、6497（2）、
7165、7187

地膽汁　1081

地膽草　2945、4673

地薦葉　1213

地雞　523、4819（2）、6355（2）、
6357

地藕根　2715、2717

地蘗花　925、2511

地爐土　1525

地髓　3067

地鱔　6543（2）

地蠶　519、523、2365、4723（3）、
6299

地鼈　6359

地鼈蟲　6361

耳垢　7685（2）

耳鼠　7061（2）

耳塞　883、1041、1261、7669、7685
（2）、7687（2）

耳瘢草　4671

耳璫　2989

耳璫草　2989

耳環草　949、3119、3121、4089

芋　695、885、937、2295、2297、2979
（2）、3027、3319（2）、3427、3439、
3467、3499、3601（2）、4549、4617、
4699（8）、4701（5）、4703（3）、
4705（2）、4707、4713（2）、5305、
5307、5309（3）、6935

芋子　2501、3425、4699、4701、4713、
5309、5313

芋片　5025

芋卵　2495

芋苗　4703

芋苗灰　1207

芋根　1333

芋梗　6257

芋渠　4699

芋葉　1259、1263（2）、6935

芋粥　4349

芋魁　2295、3027、3425、3513、3541、
3601、4699（3）

芋頭　4699

芋類　4713

芋屬　4701

苄　1299、1311、2721、3067（4）、
3069

苄汁　1251

共石　1823

芍　405、1329、5203、5307

芍藥　405、433、447、471、473、483、
487、493、503（2）、533、551、555、
557、563、575、577、579（3）、581
（3）、593、601、629、635、647、
653、677、679、695、715、729、
737、747、749、751、769、809、
853、861、877、881、883、911、
925、961、965、989、997、1003、
1021、1027、1035（3）、1059、1077、
1085、1089、1093（2）、1161、1165、
1175、1201、1299、1301、1305（3）、
1309（2）、1337、1339、1357、1359
（2）、1637、1889、2297（2）、2331、
2363、2377（2）、2389（2）、2411、
2433（2）、2435、2437、2461、2535、

2551、2559、2567、2571、2577、
2581、2613（2）、2615（5）、2619
（7）、2621（5）、2623（4）、2625、
2769、2855、2889、3043、3163、
3323、3359、3375、3419、3441（2）、
3515、3537、3549、3625、3717、
3773、3819、3821、4139、4379、
4561、5343、5377、5431、5537、
5771、5893、5901、5923、5935、
5943、6131、6139、6361、7239（2）、
7481、3163、3191、3219

芍藥末　2491

茇　523、3241（2）、3467、3477、3591

芄蘭　2657、3837（2）、3839（2）

芒　2403、2519（2）、2525（6）

芒芋　3899

芒草　519、3583（2）、6079、6095

芒莖　961、1271

芒消　415、481、489、491、501、505
（2）、533、567、653、695、773、
779、793、859、1047、1063、1087、
1091、1137（2）、1209、1213、1233、
1321、1341、1369、1519、1711、
2067（11）、2069（3）、2071（3）、
2073（8）、2075、2077（4）、2079
（2）、2081、2085（3）、2087（6）、
2089（8）、2091（22）、2093（10）、
2171、3309、3819

芒消末　2077、2079（3）

馬牙消　2067

芒消湯　2079

芒硝　433、577、595、657、679（2）、
907、939、1029、1033、1039、1053、

1091、 1151、 2445、 2577、 2617、
3325、 3575、 3689、 4119、 4431、
4513、 4531、 4773、 5187、 5641、
5701、 5743、 5771、 5803、 6141、
6825

芒硝末 4653

芒硝湯 1139

芒箔 961、995

芝 4479、4685（2）、4733、4791
（6）、4793（3）、4795、4797（4）、
4813（2）、4815

芝英 4199

芝草 517、523、2265（2）、4793
（4）、4795

芝菌 5401

芝麻 4105

芝類 2295、2297、4793

芎 1027、1323（2）、1333、2229、
2587

芎藭 433、445、485（2）、533、543、
551、 585、 601、 629、 635、 647、
669、 683、 761、 769、 809、 837、
853、 861、 865、 869、 873、 961、
965、 971、 983、 999、 1021、 1023
（3）、1025、1031（2）、1043、1079
（2）、 1099、 1115、 1117、 1131、
1149、 1161、 1171、 1185、 1201、
1239、1299（2）、1307、1309、1313、
1315、1317（2）、1329、1343、1359
（2）、1799、2209、2303（2）、2377、
2463、2535、2567、2573、2577（2）、
2581（2）、2583（4）、2585、2587
（4）、2589、2591（4）、2593（5）、

2595、2599（5）、2603、2617、2719、
2721、 2747、 2809、 2855、 2915、
3051、 3221、 3683、 3685、 4183、
4589、 4591、 4597、 5223、 5287、
5363、 5395、 5571、 5797、 5923、
6361、7255、7297、3163（2）

芎藭末 5655

芎藭苗 2593、2599

芭 517、3067、4199、4203（2）、4205
（2）、4231

芭黍 4241

芭實 4241（2）

朽木 6003

朽木末 6821

朽骨 7395

朽骨灰 7395

朴 449、1851、3021、5525、5771

朴消 549、555（2）、597、675、695、
701、 715、 797、 907、 941、 963、 971
（2）、 975、 999、 1029、 1089、 1091、
1103、 1105（2）、 1117、 1137、 1177、
1211、 1213、 1277、 1293、 1301、
1313、 1327、 1851、 2025、 2035、
2067（12）、2069（4）、2071、2073
（5）、2075（2）、2077、2079（5）、
2081（2）、2083、2085（2）、2087
（8）、2089（9）、2091（12）、2093
（7）、2097（2）、2121、2157、2171、
3703、3795、4857、6593、7251

朴消水 4681

朴消末 2077

朴硝 595、855、911、921、943、1039
（2）、 1095、 1097、 1285、 1343、

1513、1649、2361、2407、2483、
2499、2591、2983、3053、
3129、3329、3335、3401、3561、
3565、5189、5623、5717、5829、
6077、6279、6429、6483、7199、
7297、7349、7405

朴硝末　3211

朴樹　5521

朴樹子　5841

杌　4959（3）

杌子　523、4959、5033（2）

亘懈　6659

臣堯　4071

西土藍　3259

西王母杖　5851

西王母桃　4877

西王母席　3055

西王母菜　4609

西王母棗　4925

西王母簪　3055

西天王草　3807

西木香　7203

西　瓜　669、703、885、893、1037、
1097、4769、5233、5235、5247（3）、
5249（5）

西瓜子仁　5239

西瓜汁　1103

西瓜皮　1003、1085

西瓜花　4769

西瓜青皮　5251

西戎金　1571

西芎　2583

西夷回回青　1953

西冰　3467

西芩　2431

西呆　387

西建　3467

西柳　5155

西柳枝　1131

西香　5445

西施乳　6673

西洋珠　6813

西國草　3635、3639

西番生犀　7449

西番馬價珠　6813

西番蜀秫　4243

西蔗　5263、5271

西蜜　6117

西壁土　717、1491

西邊麨　4153

西鹽　2045

百丈青　3405、3893

百日男兒屎　1503

百日兒乳汁　7315

百日粮　4221

百尺杵　2215

百本　2201

百奶　3745

百舌　1267、7075、7087（2）、7091、
7093（2）

百舌鳥　1345

百舌窠中土　1477、1505

百合　301、493、521、601、641、655、
777、783、805、815、821、825、
827、829、833、849、855、865、
871、881、937、991、1027、1059、

1107、1127、1153、1163、1169、1175、1183、1295、1329（2）、1929、2237、2257、2349、3039、3167、3359、4619、4713、4715（11）、4717（7）、4719（10）、4721（6）、4723、5229、5527、5561、6421、6957

百合汁　1929、4719（2）

百合花　6225

百合苗　4075

百合根　1291

百合粉粥　4351

百合蒜　4715

百花　4057

百花上露　1383

百花菜　7159

百足　6413（2）、6417（4）

百足之蟹　6779

百枝　515、2335（3）、2459、3759（2）

百兩　2623

百兩金　517、687、1103、2559（2）、2561、2625、4027

百兩金草　517

百果芋　4701

百味　6087

百沸蔥湯　3399

百沸湯　651、1425、1429、1543、1841、2039、2151、2387、3653、3755、3885、6033、6037、6333、7375、7719

百草　1545、4023、4057

百草上露　551、1709

百草灰　1131、4057

百草花　4023、4057

百草頭上秋露　1383

百草頭上露水　1709

百草霜　701、743、745（2）、767、799（5）、833、859、867（2）、871、881、953、959、969、1079、1083、1093、1107、1151、1195、1197（2）、1215、1217、1219、1241、1271、1307、1313、1317、1319、1331、1409、1479、1513、1529、1543、1545（6）、1547（5）、1623、1655、2163（3）、2611、2731、3533、4807、4965、5711（2）、6029、6127、6141、6165、6169、7317

百草霜末　1545（3）、1547（2）、5201

百脉根　839、927、2185、2353

百穿　6137

百條根　795、3745

百倍　3091（2）

百部　493、527、813、821、825、829、841、975、1065、1079、1141、1201、1265、1269（3）、1297、2507、2551、3101、3611、3731（3）、3733、3741、3743（5）、3745（6）、3747、4735、5109、6293、6411

百部末　2119

百部草　3731

百部草根自然汁　2595

百部根　3733、3745（4）、4417

百部藤根　3745

百家筋　1271、6089

百葉　7281、7299

百葉竹　5981

百歲城中木　6001

百歲鵰　6793

百歲蘽　5515

百稜藤　3613

百節　4397、6413（2）

百節蟲　6415

百滾湯　3629

百蝱　2459

百蕊草　4023、4047（2）

百齒霜　737、4811、7683（3）

百頭　2339

百鍊松脂　5349

百濟參　2217

百藥祖　4027

百藥煎　691、759、827、891、923、925、
941、955（2）、959、1113、1117、
1129、1177、1179、1215、1221、
1225、1231、1295（2）、1657（3）、
3353、3403、4921、5045、5385、
6111、6159（2）、6161、6165、6171、
6173、6175（7）、6177（8）、6477

百藥煎末　4755、6175、6177（2）

百藥頭　3895

百蟲倉　6159（2）

百靈　1197、3883

百靈藤　621、1017、3883（3）、4411

有子圓葉　5333（2）

有毛石龍芮　3607

有灰酒　4399

灰　1555（3）、3467、3515、4401
（3）、6965

灰木　1837

灰火　3803、4343、4409（2）、4937、

5123、5723、6259、6335、6733

灰末　2367

灰汁　3337、3513、3515、4705、4731、
4823（2）、4891、4979、5629、5995、
6857

灰花蛾　6229（2）

灰炭　549

灰莧葉　4645

灰條菜　4691

灰菰　4055（2）

灰湯　1211、3027、3979、4683、4727、
5313

灰滌菜　4691（2）

灰滌菜子　4109

灰藋　1115、1189、1203、1261、1263、
1265、1269、4617、4641、4691（3）、
4693（3）

灰藋灰　1069、1141、1145、1183

灰藋菜子　4239

灰藋葉　1259、1265

灰藥　6297

灰鹼　1557、2051

列當　631、811、839、927、2185、2293
（4）、2295

死人朽棺木　6005

死人枕　849、6051（8）

死人枕席　1147、6015、6049

死人席　6051

死人席灰　873

死人席緣　6049

死人頂骨　7749

死人塚上土　1179

死人髮　6651

死曲蟺　6427

死蛇灰　1273

死猫　5979

死童子骨　7749

死蜣蜋　6335、6337（2）

死鼠　1333、7613（2）

死鼠頭　7619

死貓　7545

死龍　6467、6469

死龍之骨　6469

死龍骨　387

死鼇　6759

成塊朱砂　7055

托胎蟲　6407（2）、6437、6439

夷由　7061

夷冒　6179

至掌　6275

邪蒿　1099、1189、2447（3）、2879、
　4441、4579（2）、4587、5211、5837

扗　4261（3）

尖葉薜荔　3861

尖檳榔　7753

光明　1735

光明石炭　1885

光明朱砂　4653、5939

光明草　3227（2）

光明砂　1729、1731（2）、1735、2481

光明流黄　2133

光明鹽　523、1025、1039、2025、2045、
　2049（3）、2051、2063

光骨刺　4091

光香　5401

光風　4639

光風草　4639

光粉　757、1339、1609、4917、6957

旱水　3429

旱白米粉　4193

旱青瓜蒂　5235

旱秋　7023

旱黄橘　4999

旱粟　4221

旱粳　4191、4193

旱穀　4933

旱稻　4197

旱稻稈灰汁　1277

旱熟米　4191

吐出血　861

吐出血塊　7735

吐蚊鳥　6941（2）

吐錦雞　7013

曲節草　1159、2823、2913

曲頭棘刺　5801

曲蟮屎　1513

曲蟮馬腦　1699

曲蟺　6419（2）

同力鳥　7141（2）、7143

同蒿　695、2829、3003、3011

同蒿子　4657

吊脂　1139

吃力伽　2305（2）

因蔯　511、673、793

因預　3587

因塵　2861

吸鍼石　1913

吸鐵石　1921、3871

回生　5497

回回米　4241、4243

回回豆　4305、7243

回回紅花　7253

回回葱　4477（2）

回回蘇　2807

回芸　2459

回青　1953

回草　2459

回香　4599、4607、4963

回蜂菊　2827

回噍　7319（2）

回鶻豆　4305

肉　7403（3）、7407

肉汁　5489、7403

肉芝　4793、4795、6381、7045、7051
　（2）

肉芝類　4797

肉杏　4845

肉豆寇　1871

肉豆蔻　505、507、665、683、687、
　699（2）、703、713、719、725、727、
　733、737、739（2）、741、743（2）、
　751（2）、753、993、2197、2315、
　2567、2633、2657、2683（3）、2685
　（3）、2687（8）、2691、2695、2713、
　3461、5173、5209、5417、5643、
　6273、6491、7443、7643

肉豆蔻末　717、5281

肉松容　2287

肉果　2683

肉紅　5891（2）

肉荳蔻　1359

肉桂　389、497、581、739、1325、

1359（2）、2253、2621、2679、3483、
3877（2）、5173、5367（3）、5371
（2）、5377、5379、5381、5509

肉從容　7491

肉脯　7403

肉棗　5805（2）

肉湯　2491

肉粥　4007

肉蓯蓉　387、495、507、599、751、
　811、839（2）、873、899、903、919、
　923、927、931、939、1001（2）、
　1059、1079、1123、1307、1309、
　1337、2185、2287（2）、2289、2291
　（4）、2293（2）、2295、5405、6957、
　7037、7217、7255、7257、7271、
　7327、7493、7523（2）

肉蕈　4813、4817

肉蟲　6451

肉醬　4387、6281

肉麋　7535

年久石灰　1895

年久竹片　6095

年久敗椶　5697

年少婦人乳汁　5413

朱　6499（2）

朱柹　4971

朱果　4973

朱姑　2507

朱姑葉　2511

朱草　1685

朱草汁　1685

朱草芝　4797

朱柰　4967、4969

朱柑　5015（2）

朱砂　415、417、435（2）、489、533、
587、623、635、645、649、667、
703、711、715、733、745、763、765
（3）、767（2）、813、849、851、
863、867、869（2）、873、877（3）、
879（2）、881（2）、885、887、889、
893、897、969、991、1033（4）、
1053（2）、1057、1073、1091（2）、
1097（3）、1113、1117、1121、1155、
1189、1195、1197、1205、1219、
1269、1317、1341、1353、1357（2）、
1363（3）、1365（3）、1367（3）、
1405、1417（2）、1511、1525、1575、
1585、1599、1617、1621、1653、
1675、1719、1729（3）、1731（2）、
1733、1735（2）、1739、1741（4）、
1743（5）、1745（4）、1747（2）、
1749（6）、1751（2）、1753、1757
（2）、1759、1769、1771、1789、
1817、1831、1851、1917、1919、
1927、1961（2）、2021、2059、2063、
2075、2085、2109、2125、2127、
2129、2131、2149、2153（2）、2271、
2427、2589、2609（2）、2703、2753、
2789、3059、3453、3465、3495、
3505、3507、3509、3523、3577、
3589、3665、3995、4093、4269、
4407、4531、4595、4665、4673、
4775、4887（2）、5451、5469、5485、
5613、5651、5701、5765、5939、
5955（2）、6063、6195、6241、6251、
6271（3）、6275、6291、6317、6319、
6323、6387、6389、6395、6425、
6473（2）、6503、6505、6535、6577、
6683（2）、6707、7059、7097、7099、
7331、7351、7387（2）、7401、7427、
7453、7513、7761、7763、7765、
3249

朱砂末　1743（4）、1745、1747（3）、
1781、2075、4741、5093、5479、
5701、5723、6327、6425、6503、
7103、7173、7691

朱砂根　1103、2403、2559、2561

朱砂酒　1597

朱砂銀　549、879、1291、1563、1585

朱砂蜜　2197

朱紅　2159

朱桃　5039

朱粉　1575、1619

朱鳥　7117

朱槿　5899（3）

朱槿花　2649

朱橘　4999、5015

朱嬰　5039

朱櫻　5037、5039

朱雞　6949

朱欒　5019、5021（3）、5025

朱鷺　6931

朱鼈　1245、6727、6773（2）

先天紅鉛　7731

牝牛　7321

牝羊　7233

牝馬　6965、7321

牝鹿　7511

牝鼠　7611

牝豬 7159

牝貓 7545

牝蠣 6793

牝驢尿 7353

牝驢骨 7351

竹 1743、2267（2）、2277、2279、
　2335、2365、2495、3019、3021、
　3027、3119、3285、3287（2）、3979、
　4707、4725（5）、4729、4731、5113、
　5263、5335、5929、5961（2）、5979
　（10）、5987（2）、5989、5991、5995
　（8）、5997（2）、6039（2）、6079、
　6093、6097、6313、7119（2）、7545

竹刀 2277、2325、2329（2）、2331、
　2333、2359、2361、2615、4667、
　4707、4739、4763、5943、6407、
　6409、6415、6425、6493、6583、
　6689、6983、7259、7501、7601

竹子 4725

竹木 3759、3761（2）

竹牛 7455（3）

竹片 3483

竹火 1445、1461、1463

竹布 5981

竹付 4025

竹汁 5991（3）

竹皮 2551、5987

竹肉 4823（4）、5995

竹米 3117、5995（2）

竹芽 4725

竹杖 7717

竹佛子 6377

竹青茹 5987

竹苓 519、5961（2）

竹枝 6095

竹帚 6095

竹茹 655、675、691、729（2）、855、
　863、923、925、1023、1349、1961、
　3025、3163、5987、6085（2）、6353

竹茹湯 1033

竹柏 5335

竹胎 4725

竹根 2335、3989、4215、4725、6349、
　7631

竹根黄 4215

竹根蛇 6547、6565

竹根鞭 3919

竹蚰 6139

竹笋 805、3021、3277、5983、7017

竹紙 6053

竹黄 5995（2）、5997、6313

竹萌 4725

竹菰 4823（2）

竹蛀蟲末 6315

竹笠 6039

竹魚 6573、6595

竹葉 489、555、601、627、643、655、
　659、675、679、691、761、765、
　813、849、863、885、893、1025
　（2）、1111、1117、1815（2）、2063、
　2095、2447（2）、3111、3409、3413、
　3515、3599、3605、3681、3743、
　4717、5399、5401、5983（4）、5985、
　5995、6447

竹葉馬腦 1699

竹葉菜 3063、3119（2）

竹葉椒　5161

竹葉湯　887、3413、3507、5797、6997、
　7059、7331

竹葉湯粥　4355

竹筒　2523、6623、7029

竹筍　691、891、1023、1357、4619、
　4725（2）、4729、5993

竹絲草　2289

竹蓐　4735

竹園荽　525、3299（2）、5257

竹園荽草　3301

竹蜂　1121、6111、6145（2）

竹蜂蜜　1097

竹節草　2773

竹節烏頭　3477

竹蔗　5261、5263（2）、5271

竹箬　5217

竹膜　6119

竹膏　5995

竹蜜蜂　6145

竹實　5981、5993、5995（7）、7119

竹蕈　4823

竹箭　2671

竹蝨　623、6295、6375、6377（2）

竹器　7521

竹篦　6389

竹甀　6089

竹蟲　6313（2）

竹雞　947、4567、7019（6）、7021

竹雞草　3119、3121

竹類　4725

竹瀝　449、545、627（2）、635、637、
　639、643、645、675、681、691、

717、719、731、833、873、881、
885、893、1021、1025、1033、1087
（2）、1089、1091（2）、1111（3）、
1117、1135、1209、1281、1315、
1319、1333、1345（2）、1347、1349、
1361、1363、1367（2）、1607、2099、
2229（2）、2231、2243、2635、2701、
3211、3505、3517、3725、4251、
4729、4853、5385、5659、5883（3）、
5989、（4）、5991（11）、5993（5）、
5997、6257、6537、6983、7387、
7425、7473、7697、7727

竹籃　6017、6097

竹籃耳　1273

竹鷄　6283、6943

竹蠹　6313

竹蠹蛀末　6315

竹蠹蟲　6295、6313（2）

竹䰡　7237、7411、7631（2）

竹䰡貍　7635

竹㹴　7631

休　4837

伏尸厄子　5785

伏牛花　621、669、945、1027、1031、
　4081、5727、5905、5907（3）

伏火丹砂　1741（2）

伏出雞卵殼中白皮　4939

伏老　6839

伏苓　431、437、491、495、497、505、
　509、519、529（3）、533、539、541、
　545、547（2）、551、557、565、577
　（2）、579（2）、595、599、655、
　667、673、677、683、687、691、

697、709、713、727、737（2）、739（2）、741、749、755、761、765、771、775、781（2）、785（3）、791、807、817、831、833、835、837、839、855、867、875（2）、877、885、887、889、893、895、897（3）、899（2）、901、903（9）、905（2）、907、917（2）、919（2）、921、927（2）、933、945、963、993、999、1003、1021、1025、1031、1041、1059、1067、1091、1093、1095（2）、1123、1135、1193、1307、1349、1721、1811、2047、2205、2211、2219（2）、2253、2259、2281、2315（2）、2349、2409、2429、2437、2493、2651、2667、2729、3129、3185、3323、3529（2）、3531、3615（5）、3695、3731、3797、3819（2）、3823、3853、3903（2）、4109、4393、4795、5197、5277、5341、5345、5347、5349、5381、5507、5537、5759、5797、5873、5929、5933（2）、5935（6）、5939（5）、5941、5943（6）、5945（7）、5947、5949、5951（6）、5953、5955（2）、5957（3）、5959（2）、5961（3）、5987、5993、6189、7285、7375、7759（2）、3131

伏苓末 5197、5945、5949、6959

伏苓皮 5949

伏苓辰砂 1739

伏苓粉 4413

伏苓粉粥 4353

伏苓酥 5943

伏苓湯 3531、3905

伏念魚 6629

伏兔 519、2953、5933

伏砒 533

伏神 433、489、545、557、565、581、643（2）、769、845、871（3）、875（3）、877、881、885、887、899、903（2）、917、931、1031、1349、1363、2253、2351、2675、2721、2725（2）、2757、3665、5087、5403、5933（4）、5935（2）、5941（2）、5943（5）、5945、5951、6189

伏神木 805

伏神心中木 5943、4953

伏神末 1745

伏菟 2295（2）、3615（2）、5933

伏蛇 5731（2）

伏豬 2953

伏龍肝 549、619、645、727、849、859、881、995、1063、1087、1089、1131、1135、1137（2）、1165、1213、1291、1307、1313（2）、1317、1319、1325、1331、1345、1347、1479、1523（5）、1525（2）、1527（3）、1545、1633、1769、1845、1913、1933、7287

伏龍肝末 1525（7）、1527（6）、7405

伏龍肝散 6769

伏龍屎 1457

伏翼 295、559、605、909、911、1047、1153、1307、1331、1349、1367、2105、6839、6943、7051（8）、7053（2）、7597

伏翼目及膽 7055

伏翼屎　7057

伏蟲　6451

伏雞子　3611、3781（2）

伏雞子根　521、665、3779

伏雞屎　6985

伏靈　5933（5）

延年沙　1915

延年草　5011

延胡　451、2497

延胡索　451、2403、2495（2）、2499
　　（4）、2911、4361、5955、7029、7103

延胡索末　2501

仲　7609

仲思棗　697、829、4835、4925（3）

仰天皮　291、667、995、4023、4037
　　（2）

仰盆　3611、3781

行夜　6295

自己口唾　1133

自己小便　1133、7707、7709（2）

自己尿　639

自己唾　5749、7741

自己亂髮　7677、7681

自己髮灰　1125、1297

自生稻　4305

自死　2773

自死犬　7215

自死赤蛇　6549

自死蛇　1157、1177、1191、1199、1205、
　　1291、6547（2）、6549（4）

自死蝸殼　6437

自死殭蠶　6195

自灸　3595（2）

自秋便生　2905

自然牙　1575

自然白鹽　2049

自然灰　1143、1479、1521

自然葱汁　3487

自然鉛　1575

自然蓼汁　4367

自然銅　879、963、967（2）、989、
　　1145、1177、1249（3）、1331、1563、
　　1587、1589（4）、1591（8）、1593
　　（6）、1887、1951、1983、2397、
　　3509、5923、6361（2）、6491

自然穀　1931、4241（2）

自然薑汁　1757、1779、1961、2419、
　　2421、2507、3505、3507（2）、3523、
　　3531、3533、5521、6193

自經死繩　6015、6049

血衣　7733

血見愁　519、959、1211、3805、3977、
　　4011（3）、4013（2）

血見愁草　4013（3）

血風草　4011、4013

血師　955、1923、1927

血參　2213（2）

血結　5461

血竭　417、485、709、803、859、879、
　　949、1079、1171、1195、1203、
　　1211、1213、1243、1255、1331、
　　2127、2931、4011、4759、5331、
　　5423、5457（2）、5459、5461（5）、
　　6157（2）、6235、6617

血竭末　5457、5461（4）、7637

血滴　6685

血髮　6387

血餘　6237、7675（2）、7677、7679

血藤　3613、3811（2）

血蟲　6375

血橢　5061

血羹　5283

血䐄　5283

向天草　4041（2）

向東蘘荷根　3037

向南樗皮　6345

向南牆上年久螺螄　6871

向陽壁土　1491

行夜　525、6363、6365（4）

行唐　3381

行鳶　7085

行滕　6039

全足蜈蚣　3465

全蛇蛻　6517

全蛻　6517、6519

全蝎　621、639、645、775、777、1005、
　1117、1349（2）、1353、1363、1365
　（3）、3495、3565、5955、6489、6531

全蠍　1025（2）、1027、1029、1031、
　1059、1065、1079、1117（2）、1139、
　1149、1173、1183、1193、1195、
　1197（2）、1309、1347、1349、1353、
　1517、2499、2655、3047、3445、
　3447、3449、3451（2）、3465、3691、
　4991、5651、6133、6167、6269、
　6271（2）、6273（3）、6275（4）、
　6327、7761

合口椒　4585、7709

合子　3661

合子草　1289、3663

合子馬腦　1699

合木蛇　6553、6565

合玉石　1691

合州乾薑　4575

合明草　3175

合昏　5095、5603（3）

合核　4837

合新木　5931、6007

合蕈　4813

合離　2295（2）

合離草　2295（2）

合歡　519（2）、601、2381、3113
　（2）、5277、5499、5601、5603（3）、
　5605

合歡木皮灰　1127

合歡木灰　5605

合歡皮　1171、1263、5605、6155

合歡花　5603

肌石　1817（2）、1819

旨酒　5263

犴　7417

犳　7575

犳皮　1355、1361

犳皮灰　759、1121

犳羽　3289

犳狗　7575（2）

犳節　5843、5845

犳漆　5843、5845

犳屬　7577

犰　2867、5681、7553

犰蒿　2867（2）

思益　2595

多年木梳　913、6073

多年石灰　1893、4777

多年老杉木節　5363

多年茅厠中土　1151

多年屋上吻獸　1535

多年乾白螺螄　6871

多年煮酒瓶頭箬葉　3019

多年牆屋上爛茅　2523

多年燻肉　7163

多伽羅香　5445（2）

多垢故衣帶　6035

多骨　2663（2）

多香木　515、5405（2）

多葉紅梅　4863

多摩羅跋香　2749

多羅　5695

色絲　6467

交　5153

交目　6929

交加　5153

交加枝　5151、5153

交時　4049

交麻　4105

交睛　6929

交藤　3747、3749

交藤本傳　3747

交矑　6929（2）

衣　7757、7761

衣中白魚　6191、6195、6353（2）、
　6355

衣中故綿絮　6027

衣帶　6015、6035

衣魚　525、557、567、605、619、645、

1325、6151、6299、6351（5）、6353
（3）、6355、6357、7127

羊脬　1307

羊　459（2）、521、569、823、831、
953、 1031、 1073、 1747、 1867、
3069、 3771、 4021、 4155、 4175、
4799、 5539、 6533、 7151、 7153、
7233（4）、7235（6）、7237（5）、
7261、7265、7273、7279（2）、7281、
7299、7357、7361（2）、7399、7401
（2）、7413、7475（2）、7477（4）、
7479、7483、7485（2）、7507、7531、
7575、7579、7593、7631、7663

羊卜　7235

羊子　7233、7237

羊子肝　2063、2357、2423、2669、3713

羊不食草　551、1799、3565

羊不喫草　3315、3569

羊内腎　3289

羊毛　811

羊心　573、2395、7253（2）

羊石子　3391、7257

羊外腎　7257

羊石子草　3391

羊矢　4913

羊矢棗　4913、4983

羊汁粥　4355

羊皮　1255、1529

羊杌　4963

羊杌子　4961

羊杌樹　4963

羊肉　431（3）、433、541、557、563、
569、573（2）、699、717、763、765、

773、787、793、831、833、839（2）、
843（2）、895、927、931、951、
1027、1033、1229、1253、1307、
1311、1329、1333、1353、2205、
2221（2）、2291、2555、3341、3529、
3533、3535、3921、4171、4203、
4307、4423、4537、4547、4551、
5181、5485、5491、5615、5749、
5761、5855、6331、6337（2）、6399、
6509（2）、7225、7237、7239（6）、
7241（9）、7243（6）、7255、7257、
7271、7405

羊肉湯 4219

羊肉湯餅 4937

羊肉羹 1797、2287

羊肉臛 4825

羊肉臛汁 2661

羊肉餺飥 3167

羊舌 7265

羊血 539、549、551、553（4）、555、
563、595、865、1269、1277（3）、
1281（2）、1325、1331、1579、1709、
1873、1911、1965、2103、2371、
2691、3147、3517、3609、3749、
4019、4361、5585、7247（3）、7249
（3）

羊羊 6179

羊肝 567（2）、755、759、839、843、
935、1035、1041、1043、1045、1049
（3）、1053、1055、1337、2153、
2331、2395、3679、4527、4727、
6255、6327、6517、6851、7159、
7257、7259（5）、7261、7589

羊肝石 2001（2）

羊肝肺 1293

羊肝湯 1053

羊肝粥 4355

羊肚 895、921、1215、6211、7263（5）

羊肚菜 4817

羊肚蘑菇 3555

羊卵 901

羊角 557、807、1247、4609、6331、
7237、7269、7305

羊角子 3305

羊角天麻 2299

羊角瓜 4771

羊角灰 7269

羊角烟 7415

羊角菜 4613

羊角參 2217

羊角蔥 4459、4467

羊角棗 4913

羊尾 7235

羊尿 657

羊尿柴 3017

羊茅 4027、4093

羊刺 5273（4）

羊乳 515、717、725、751、803、839、
891、1065、1091、1099、1233、
1263、1353、2243（3）、2245（3）、
2247、5851、6253、7249、7251（2）、
7265、7291、7363、7635

羊乳酪 7361（2）

羊肺 787、815、819、831、833、865、
893、895、921、1079、2395、7253、
7255（2）

羊草　4067

羊韭　3105

羊胃　717、839、873、7263

羊䯒骨　555、2103、7271

羊骨　903、7269、7271（2）

羊骨汁　7563

羊骨灰　755、7271

羊骨髓　5443

羊䯒骨髓　7253

羊泉　3157（4）

羊負來　2979、2989（2）、6355

羊前左脚脛骨　7273

羊首　7235

羊屎　657、707、715、719、1027、1065、
　　1153、1157、1193、1215、1219、
　　1245、1353、3533、7169、7277（7）、
　　7279（2）

羊屎汁　759

羊屎灰　1127

羊屎柴　4027、4091

羊起石　1909、1983、2127

羊桃　521、603、675、905、1187、2625、
　　3613、3849（6）、5465

羊桃根　789、3849

羊桃葉　3851

羊脂　549、625、755、803、839、851、
　　943、1021、1073、1137、1205、
　　1211、1221、1223、1235、1251、
　　1329、1339（3）、1517、1553、1579、
　　1661、1797、2355、2377、2919、
　　3387、3389、3397、3987、5189、
　　5453、6437、7245（8）、7247、7295、
　　7487

羊脂髓　833

羊胲子　715、7279

羊羔　7239

羊羔兒骨　7271

羊羔骨　1227

羊脊骨　755、7269、7271（2）

羊脊膂肉　7259

羊脊髓　839

羊腔　7251、7265（3）

羊棟　4959

羊眼　7267

羊眼半夏　3515、3517

羊脯　1221

羊脛灰　7273

羊脛炭　955、5777

羊脛骨　561、625、903、1021、1073、
　　1315、7273（4）

羊脛骨中髓　7253

羊脛骨灰　1117、1119、1295、7273
　　（4）

羊脛髓　1099

羊脬　921、1221

羊麻　3283（2）

羊婆奶　519、2243（2）、3837（2）

羊蓻臍　5309

羊腎　755、839、895、931、1001（2）、
　　1059、1063、3173、3289、3497、
　　5531、7255（3）、7257（5）、7263、
　　7265、7491

羊腎子　7257

羊腎脂　1041、4485、6493

羊腎粥　1253、2243、4355、7257

羊粟　3283（2）

羊棗　2717、4913

羊酥　7363（4）

羊酥油　391

羊筋　1057

羊睛　1055

羊飴　3157、4067

羊腸　521、3849、6385

羊腦　1211、7251

羊腦髓　5173

羊朏腔　1153、7263（2）

羊膏　5737

羊實　4025、4065

羊齒　645

羊髭灰　6419

羊頭　1001、7235

羊頭骨　645、7269、7273（2）

羊頭蹄　7245

羊頭蹄肉　7243

羊蹄　515、517、527（2）、541、555、
603、943、1089、2103、2379（2）、
2383、2563、2631（2）、3317、3319
（3）、3897、3907（3）、3909、3911、
3913（3）、3915（4）、4171、4533、
4735、5337、6837

羊蹄大黄　3319（2）、3907

羊蹄汁　3911

羊蹄草　1187、3835、3913、5335

羊蹄草根　3911（2）

羊蹄根　935、955、1069、1141、1163、
1201、1219、1289、1337、1355、
3069、3787、3909（2）、3911（5）、
3913、4077、4587

羊蹄根苗　595

羊蹄菜　5143

羊蹄葉　1285

羊蹄實　1329

羊膽　937、1029、1041、1049、1055、
1073、1207、1209、1227、1293、
2063、7261、7263（4）

羊膽汁　3911、7261、7713

羊糞　951、7277（3）

羊臍　7237

羊羶草　4013

羊歡草　2827

羊躑躅　555、565、603、623、693、
847、1017、1119、1325、2103、
3315、3507、3565、3567（2）、3569
（3）、5785

羊髓　1069、1075、1219、1237、1617、
2755、3403、3689、5235、7281

羊鬚　1265

羊鬚草　3101、3103

羊靨　1145、7201、7265（4）

并苦　4025、4071

米　741、967、2287、2291、2813、
2897、2989、2995、3045、3079、
3099、3119、3145、3279、3531、
3877、4187、4219、4243、4321、
4347（2）、4355、4365（3）、4367、
4375（2）、4377、4379、4411（3）、
4413（6）、4415（4）、4417（4）、
4421、4423（6）、4463（2）、4467、
4475、4485、4537、4541、4549（2）、
4593、4639（2）、4781（2）、4807、
4853、4855、4869、4883、4891、
4995、5279、5301（2）、5339、5357、

5485、5597、5605、5677、5699、5735、5753、5761、5839、5849、5873、5883、5943、5943、6127（2）、6197、6581、6855、6917、6953、6955、6969、6985、6999、7035、7183、7217、7223、7229、7233、7241（2）、7255、7257、7259、7579、7589

米布袋 3305

米汁 1841、2351、2913、4217、4383

米皮糠 4433

米泔 391、535、563、747、797、857、905、1047、1127、1503、1521（2）、1639、2195、2197、2257、2265、2307、2317（2）、2323、2325（2）、2327（2）、2329（4）、2331、2351、2357、2361、2363（2）、2367、2421、2425、2991、2993、3049、3141、3333、3353、3417、3463、3751（2）、3753、3757、3923、4185、4817、4899、5067、5071、5213、5353、5525、5541、5563、5735、6093、6163、6169、6277、6285、6691、6851、6857、6909、6973、7059、7211、7277、7501、7759

米泔水 1377、1513、2161、2323、2329、2331、2399、2521、3549、3713、3753、3755（2）、5007、5515、5643、5651、6517、6689、6973

米菱 4235

米食 6975

米粃 969、4321、4433（3）

米粉 819、959、1163、1255、2151、

2305、2847、3049、3169（2）、3171、3583、3873、4357、4467、4979、5269、5457、5559、6291、6305、6655、7255、7359

米粉漿 3059

米酒 4399、4401

米屑 5135

米麥麨 4357

米脯 2271

米清 6239

米酢 6995

米飯 1719、2315、3265

米飲 449、637、717、721、741（3）、747、753、757、759、775（2）、777（2）、781、819、821、831、833、859、863、885、891、903、951（2）、955、959（3）、961、1043、1091、1093、1253、1271、1305（2）、1313、1345、1461、1483、1525、1539、1547（2）、1601、1623（4）、1765（2）、1771、1815、1841、1845（2）、1847、1871（2）、1891、1913、1919、1921、1933、1979、2011、2021、2107、2127、2129、2131（2）、2151、2153（2）、2163（2）、2165、2211、2231、2233、2235、2247、2261、2273、2315（3）、2327、2331（2）、2333、2341（3）、2343、2395、2401、2415、2419（2）、2421、2427、2429（2）、2437、2485、2489（2）、2497、2499、2505、2531、2551、2579（3）、2607、2611（4）、2623、2651（2）、2663、2669（3）、2671、2675、2679、

2687（5）、2695、2715、2723、2727
（2）、2729（2）、2731（4）、2773、
2779、2793、2817、2853、2871、
2895、2897、2907（2）、2925（2）、
2943、2975、2983、2997、3013、
3019（3）、3059、3097、3117、3133、
3141、3175（2）、3205、3215（2）、
3231、3293、3297、3329、3339、
3375、3387（3）、3457、3459、3461
（4）、3463、3465、3475、3497、3647
（2）、3651（3）、3663、3679、3681、
3703、3705（2）、3719、3725、3757、
3765、3813、3853、3857、3859、
3937、3967、3987、4011（3）、4051
（2）、4175、4183、4253、4255、4257
（2）、4271（2）、4315（3）、4339、
4341、4363（2）、4369（2）、4371
（2）、4373、4387、4505、4541、
4551、4553、4557（2）、4565、4575
（4）、4623、4627、4685、4711（4）、
4743、4745、4753、4767、4777、
4807、4811、4827、4855、4869（4）、
4891、4901、4921、4953、4981、
4991（3）、5007（3）、5033、5045
（2）、5053、5067、5071（2）、5073、
5083、5173（2）、5175、5187、5201
（2）、5203、5227、5281（2）、5287
（3）、5291（3）、5295、5341（3）、
5343、5363、5381、5415、5433、
5435、5441、5451、5493、5511（2）、
5525（3）、5531、5539（4）、5541
（2）、5543、5547、5579（3）、5585、
5617、5621、5623、5627、5635、

5643、5651、5683（3）、5697、5701、
5711、5735、5743、5761、5771（3）、
5777（2）、5789（2）、5797、5811、
5849、5865、5901、5947、6029（2）、
6035、6039、6055、6143、6163、
6165（2）、6167、6177（4）、6183
（2）、6199、6203、6261、6275、6285
（4）、6287、6289、6383、6425、
6441、6473、6485、6491、6543、
6547、6551、6579、6617（3）、6691
（2）、6711、6715、6735、6769、
6785、6787、6797、6799、6803、
6811、6825、6969、6985、6999、
7001、7031、7039、7041、7055、
7059（3）、7071、7073、7179、7189、
7191（2）、7193、7197、7229（2）、
7255、7273（3）、7301、7379、7463、
7473、7493（3）、7497、7555、7557、
7587、7643、7679、7683、7753、
7761、3083

米湯　739、745、925、959、1193、
1231、1425、1513、1547、1613、
1757、1831、1869、1919、2131、
2153、2161、2233、2239、2241、
2261、2315（2）、2331（2）、2357、
2399（2）、2421（2）、2429、2489、
2579、2679、2703、2895、3293、
3649、3653、3679、3711、4255、
4257、4475、4505、4887、5187、
5201、5205、5281、5297、5413、
5511（2）、5621、5625、5711、5945、
6163（3）、6905、6981、7525、7581、
7675

米粥　697、905、1325、3431、4021、
　　5519

米腦　5473

米餅　3169

米麨　4377

米麨糝　3963

米麨　4915

米醋　689、705、789、799、861、873、
　　885、953（2）、963、965、989、
　　1097、1147、1163、1175、1181、
　　1233、1237、1239、1257、1265、
　　1277（2）、1283、1285、1287（2）、
　　1329、1483、1513、1533、1603、
　　1621、1655、1665、1723、1783、
　　1857、1891、1927（2）、1959、2005、
　　2013、2059、2107、2109、2161（2）、
　　2163、2165（2）、2337、2371、2399、
　　2439、2687、2703、2727（4）、2729、
　　2731、2773、2851、2951、3005、
　　3329（2）、3493、3533、3577、3665、
　　3795、3805（2）、4089、4253、4301、
　　4391（5）、4393（2）、4395、4745、
　　4993、5587、5611（2）、5621、5623、
　　5829、5937、5947、6171（3）、6505、
　　6795、6799（2）、6803、6805、6841、
　　7067、7073（3）、7523、7679

米豬　7159

米豬肉　7159

米舖　2265（2）

米糊　713、753、2291、2315、2499、
　　3653、3711、5191、5281、5621、
　　6285、7759

米漿水　517

米篩　6753

米糕　2021

米餳　5267

米糜　4165

米糠　5621

米糝　4655、4687

米餻角　4357

米潘　4195

米潘汁　7499

米麴　3169（2）、4367、4369、3063

米蘗　4383

米囊子　4249

次畫　6251、6253

汗衣　6031

汗衫　651、6015、6031（2）

汗襪　383

江中采出蘆　3023

江水　1399、1401

江西常茄　4739

江西淡豆豉　4329

江米　1305、5043、6959

江州菝葜　299

江豆　3171

江茶　6317

江南雪梨　4935

江珠　5949

江珧　6813、6873

江梅　4863

江豚　6677（4）

江豚油　6719

江魚　6601、6713

江湖蚌蛤　6831

江瑤　6873

江豬　6677、7157、7159

江豬肉　7157

江鵝　6931

江雞　6227

江鮪　6655

江蘺　2591（3）、2593（6）、4031

江蘺子　3175

江鷗　6931

江鰾　637、6713、6715、7031

池得勒　4441

池鹽　2029（2）

決光　3171、3567（2）

決明　487、539、543、551、863、1029、
1055、1087、1161、1737、1853、
2535、3063、3171（2）、3173（3）、
3175（10）、3247、3567、3571、
4079、4641、4735、5299、5633、
5889、6817、6819（2）

決明子　535、599、839、1029、1043
（2）、1045（2）、1049、2455、2919、
2923、3171、3175（4）、4177、4541、
7259、7589

決明末　6821

決明葉　1257

守田　517、3515（2）、4233（2）、
4239（2）

守宮　623、637、967、1019、1173、
1263、1347、1349、1365、6463、
6483、6495（10）、6497、6499
（11）、6501（9）、6503、6507（2）、
6705

守宮槐　4061、5581

守宮糞　1041

守氣　4239（2）

宅中柱下土　1499

宅蒜　4489

安石榴　523、4929、1985（3）、5127

安胡　4235

安咱蘆　2177（2）

安息油　5465

安息香　629、649、661、665、683、735、
841、849、899、987、1001、1269、
1327、1353、1363、2127、4455、
5331、5453、5463（4）、5465（3）
5469、5489、7453、7753

安息香酒　5465

冰　1393（13）

冰片　949、1195、1229、1831、2343、
5473、6335（2）、6345、6865、7473、
7713

冰片腦　5473、5479

冰水　675、1403、3333

冰鼠　7411、7609

冰臺　2845（2）、2859

冰糖　5267、5269、5271（2）

冰鹽雪鹽　6219

防　575

防己　285、379、383、431（3）、495、
511、529、533、539、541、543、
553、561、577、593、601、621、
635、641、653、669、671、673、
687、729、761、781、785（2）、793、
803、807、831、905、1019、1035、
1087、1111、1133、1141、1163、
1201、1277、1283、2245、2529、
2769（2）、3589、3613、3729（2）、

3731、3797、3813（2）、3815（2）、
3817（7）、3819（5）、3823（2）、
3831、3881、3949、5795、5807、
6825、7471

防己實　941

防風　379、437、485、491、509、515、
519、521、529、531、537、539、
545、563、573（2）、575（8）、577
（3）、579、581（4）、583、593、
597、599、621、635（2）、637、641
（2）、653、669、675、739、749、
773、779、843、865、867、873（2）、
883、931、941、997、1009、1017、
1025、1033、1035、1049、1053、
1059、1067（2）、1077、1079、1083、
1085、1087、1091、1095、1101、
1111、1117、1133、1141、1149、
1193、1195、1197、1211、1279、
1283、1285、1309、1337、1343、
1351、1361、1363、1429、1789、
1813、1947、1993、1997、2007、
2207（3）、2217、2259（2）、2307、
2331、2403、2421、2459（4）、2461
（2）、2463（11）、2465（4）、2473、
2531、2563、2617、2629、2677、
2817、2885、2919、2925、3005、
3345、3347（2）、3433、3449、3485
（2）、3501、3503、3505、3525、
3589、3771、3795、3819、3909、
4087、4409（2）、4779、4867、5167、
5305、5585、5605（2）、5687、5805、
5807、5863、5879、5935、5955、
5969、5975、6531、6533、6537、

6539、6715、7067、7183、7761

防風子　2677、4597（2）

防風末　2491

防風汁　1281、1283

防風苗　4735

防風湯　3421、3505、4257、4991、6271

防葵　287、531、543、545、597、641、
789、847、881、973、2529、3313、
3343（5）、3347（4）、3349（5）、
3351（7）、3385、3555（2）、5599

那伽　6467

那耆悉　5931、6009

那疏　3793

那疏樹子　3793

朶梯牙　2177（2）

好人參　2237

好女兒花　3557

好丹砂　5489

好末茶　3399、5227

好光粉　1617

好羊子肝　2333

好豆豉　3085

好苦酒　4395

好乳香　4695

好茶　3525、4563、5225、6427

好茶末　5225、6193

好酒　1587、1929、2161、2293、2325、
2415、2471、2491、2509、2541（2）、
2665、2951、2985、3005、3073、
3269、3281、3483、3501、3503、
3741、3755、3771、3801、3803（2）、
3845、3875、4021、4399、4453、
4759、4767、4803、4851、4861、

4881、 5311、 5349、 5351、 5415、
5435、 5625、 5687、 5737、 5799、
5863（3）、5865、5919、5945、6029、
6121、 6135、 6163、 6253、 6259、
6531、 6533、 6715、 6863、 6987、
6999、 7035、 7053、 7209、 7225、
7297（2）、7391、7681、7749、7761

好桑葉 5743

好黃土 2425

好黃耆 2211

好黃蠟 2145

好豉 4325

好梨 4933、4935、4937（2）

好梨汁 7727

好清油 4125

好酥 2065、2197、7359、7367

好硫黃 2135

好焰消 2099

好銀 3709

好漆 6995

好蜜 2691、2985、4123、5947、6121、
6123、7311

好綿 913、6029（3）

好麪 5539

好醋 2153、2341、2637、2805、2843、
3511、 3571、 3681、 3911、 3971、
6045、6335

好墨 1539（3）、1541（2）、5613、
7103

好墨細末 1539

好燒酒 5311

牟 4147

牟麥 4161（2）

牟婆洛揭拉婆 6843

羽人 7785

羽客 3557

羽涅 2139（2）

羽澤 2139

烾 5731

弄丸 6329

弄水香 5401

七畫

形虞 5485

形鹽 2029（2）

戒火 3995

走珠 6813

赤 2329、4941

赤蟬 6513、6547（3）

赤纚 7399

赤土 1139、1237、1477、1485（4）、
1929、3101、3679

赤女腸 4073

赤小豆 439、491、515、529、531、
597、 617、 655、 663、 671、 681、
697、 703、 717、 723、 743、 747、
775、 783（3）、 787（2）、 805、 843、
855、 885、 893、 907（2）、 943、
953、 963、 1009、 1045、 1087、 1089、
1093、 1097、 1109、 1115、 1135、
1145、 1163、 1175、 1207、 1219、
1227、 1239、 1323、 1329、 1333、
1357、 1369、 2013、 2339、 2433、
3119、 3359、 3459、 3487、 3585、
3655、 3705、 3775、 4141、 4143、
4259、4281（2）、4283（3）、4285

（7）、4287（7）、4289（16）、4293、
4297（2）、4303、4371、4409、4479、
4763、5241、5243（2）、5245、5615、
5733、5749、5867、6311、6579、
6615、6957、7035、7405

赤小豆末　2421、4431、5243、6617、
6995

赤小豆芽　1317

赤小豆花　4293（2）

赤小豆飯漿　591

赤小豆粥　4349

赤爪　4961（2）

赤爪子　4959

赤爪木　299、4959、4961、4965

赤爪草　4961

赤心　4913

赤水耆　2203、2205

赤玉　1681、1683

赤术　2305、2317（2）、2319、2321、
4409

赤石　1837、1929

赤石英　1715

赤石脂　437、507、553、657、689、
715、721、739、741、743、747、
757、829、899、921、943、945、
969、1047、1133、1155、1213、
1227、1231、1237、1255（2）、1313
（2）、1319、1527、1615、1801、
1833、1837（3）、1843、1845（7）、
1847（8）、1931、1933（2）、1991、
2127（2）、2965、3459、4219、4809、
4991、7055

赤石脂末　1845（2）、1989、6259、

7259

赤目　6565（2）

赤目魚　6589

赤白玉　975

赤白石脂　533

赤白伏苓　2769、5947、5949、3059、
3753

赤白何首烏　3753（2）、3755（2）

赤白馬　7331

赤白樫　5659

赤皮甘遂　3373、3375

赤皮葱　1229、4467

赤弁丈人　6227

赤戎鹽　2045

赤地利　521、527（2）、747、1135、
1171、1235、1305、3613、3839、
3841（3）

赤芍　6075

赤芍末　1343

赤芍藥　481、519、861、955、1035、
1091、1095、1133、1187、1247、
2075、2281、2343、2517、2619、
2621（2）、2623、2729、3563、3719、
4515、4595（2）、5119、5511、5851、
5891、5893、6323、6531、7029、
3303

赤芍藥末　5489、6965、7179

赤芝　599、4791（2）、4799

赤朴　5519

赤朱　7429

赤伏苓　489、491、509、593、667、
679（2）、805、897、925（2）、
1901、2235、2237、2731、5943、

5947、5949、7035

赤伏苓末 2729

赤伏苓湯 5955

赤衣使者 6227

赤芫 3569

赤芹 4589、4591、4595（3）

赤杉 5361

赤李 4837

赤車使者 847、965、1291、2569、2783（2）

赤車使者酒 2783

赤豆 4281（2）、4285、4295、4299

赤豆花 4401

赤足蜈蚣 6133、6181、6187、6409（2）、6411（2）、7427

赤何首烏 3757

赤尾鯉魚 6579

赤苗 4205

赤英 2175

赤松皮 757

赤果 5101（2）

赤昌 3337

赤金 1585（2）、1587、1599、1941

赤卒 6227（2）

赤茯苓 5937、6427、6691、6825

赤柰 4969

赤柳草根 3807

赤馬 7331、7335

赤馬皮 1219、1323、7333（2）

赤馬肝 7327

赤馬糞 7339（2）

赤珠 519、3145、3149（2）

赤莖小楊 5659

赤莖威靈仙 3805

赤莧 1085、4643（6）、4645（5）、6765

赤根 4617

赤根菜 4621

赤根菜子 3289

赤根樓葱 4465

赤翅蜂 1167、1185、1265、6111、6147

赤豹 7431、7543

赤脂 1839

赤脂麻 4113

赤脂麻湯 3363

赤脂蔓 2953（2）

赤涅 4025、4067

赤孫施 1303、4007（3）

赤梗蜜桶藤 3871

赤麥 4163

赤眼老母草 2781（2）

赤眼魚 6573、6589

赤梨 4931

赤符 1837、1843、4073

赤腳馬蘭 2773

赤腳烏 2165

赤麻 4109

赤商陸莨菪酒 3385

赤參 2373（2）

赤斑蜘蛛 6255、6705

赤葛 521、3747、3757、3843（2）

赤葵 3135

赤葵莖 1095、3133

赤棣 5817

赤棗 4959（2）

赤棗子　4959

赤棘　5799

赤棠　4943

赤棠樺　4981

赤黍　4203、4205、4209（3）、4239

赤黍米　4205、5519

赤楝　6547（3）

赤楝蛇　6465、6547（2）

赤楊　5657、5661

赤雹　3713

赤雹子　3713、3715

赤雹兒　963、3719（3）

赤節　2335（2）、3759（2）

赤粳　4189

赤赫　4025、4067

赤蓼　3265、3261

赤蓼莖葉　3265

赤銅　549、627、1563、1585（4）、1587、1849

赤銅屑　989、1047、1129（2）、1587、1589、2063

赤蜜　7387

赤熊　7469

赤網　3615、3617

赤槿　5899（2）

赤櫨　4961

赤蝦米　4209

赤稻細稍　4187

赤箭　295、515、517、567、599、847、951、2185、2295（5）、2297（6）、2299（10）、2301（10）、2389、2545（2）、2547、2919、3883、3221

赤箭芝　2295、2297、2299、2301

赤膠　6155、6157

赤潑　3843

赤潑藤　3843

赤薜荔　527、1135、1187、1259、1265、1273、3841

赤頭　6237（3）、6245、6247

赤嘴烏　7109

赤舉　4025、4067

赤龍爪　5797、5799

赤龍水　6293

赤龍皮　1255、5071、5359

赤龍血　2007

赤龍浴水　1263、1377、1423

赤壁土　753

赤檉　5657

赤檉木　5659

赤檀　5417

赤歛　3773、3775

赤錫　4383

赤藤　905、3885（3）

赤藥　3787（2）、3797

赤蟲　6451

赤雞　4807

赤鯉　6577

赤蘇　2805、2809

赤麴　4375

赤蟻　6281（3）

赤羅　4939

赤鬚　447（2）、3057（2）

赤鬚子　3195

赤鷩　7011

赤鱗魚　6637

赤鹽　2043、2045、2059

赤鸝芋　4701

均亭李　4839

均薑　4571

孝子衫　6015、6033

孝文韭　4441

孝烏　7099

孝鳥　7013

志取　2243

却老　5851、5865

却死　5497

却睡草　4791

汞　531、535、551、1195、1599、
　1607、1709、1737、1747、1749（2）、
　1751（3）、1757、1761、1773、1777、
　1799、1835、1915、1937、1947、
　1969、1971（2）、1975、1985、2047、
　2103、2113、2121、2341、2485、
　2515、2539、3537、3543（2）、3621、
　3715、3865、3909、3915、3953、
　3989、4007、4017、4041、4595、
　4621、4649、4673、4695、4753、
　4903、5213、5347、5747、6279

汞砂　2905

汞粉　551、1195、1749、1761、1767、
　1769、3769、4003、5203、6317、
　6453

汞銅　1971

汞靈砂　1777

芈　2973

芙　5273

芙蓉　1165、1253、1731、2739、4255、
　5275（3）、5289、5899

芙蓉末　3651、5903

芙蓉花　2657、2739、5901、5903

芙蓉花葉　5903

芙蓉砂　1731

芙蓉根皮　5903

芙蓉葉　3417、4289、5901、5903（3）

芙蓉葉末　5901

芙蕖　5275（2）、5289

芫　1053、2189、3569、6229

芫花　389、395、431、491、517、525、
　531（2）、539、543、545、553（2）、
　555、557、559、561（2）、567、591
　（2）、595、603、623、653、665、
　671、683、695、765、785、789、
　795、815、817、823、847、857、
　935、997、1017、1023、1119、1145、
　1149、1163、1205、1221、1289、
　1331、1843、1959、2189（2）、2195、
　2407、2461、2465、2545、2553、
　2817、2963、3315、3373、3569、
　3571（2）、3573（2）、3575（9）、
　3577（10）、3579（5）、3581（3）、
　3587、3697、4897、5243、5707、
　5963、6123、6235、6237（2）、6243
　（4）、6245、6345、6485、6823、7169

芫花莖葉　6243

芫花根　1149、1155、1179、1187、1327、
　3577（3）

芫花根皮　3577

芫花湯　3385

芫青　557、567、1061、1149、1157、
　1267、1271、1291、1327、3249、
　4263、5383、6221、6229、6233、
　6237（9）、6239、6243（2）、6245

（3）、6249（5）、6251、7103、7165

芫荽　7191、7407、7567

芫荽子　4627

芫根　3571、3577、3579（2）

芫菁　851

芸　2447（2）、5837

芸草　557、5837、6353

芸香　1269、5837（5）

芸香膠　5837

芸蒿　2445（2）、2447（2）、2455、
　2459

芸蒿根　2447

芸薹　521、533、563、685、955、2689、
　2691、4487（2）

芸薹子　945、963、967、7229

芸薹子油　5057

芸薹汁　749

芰　703、5299（5）

芰汁　1281

芰花　1127、5303

芰草　517、2201

芰荷　5277、5293、5299

芰薐　5301

芰實　523、655、893、5233、5299（2）、
　5301

苯苡　3203（4）

苯苢　3915

苣　4657（2）、4661

苣瓜　3861、3863

芽茶　1279、5219、5227

芷　1027、2603

茵　4239

茵草　4239（2）
芙　2945

芙　2945

芙樹　5931、6009

芙樹　5931、6009

花王　2623（2）

花木瓜　4945

花木香　5437

花中白矗　5559

花奴　5895

花芥　4521（2）、4529、4547

花乳石　859、963、1053、1211、1905、
　1991（3）

花乳石末　1993

花珀　5951

花草　3039

花相　2623

花柏葉　5333（2）

花筧　4643

花腮肢　4129、4143

花桑　3599

花桑枝　627、5745

花桑柴炭　4083

花桑葉　833、7379

花蛇　1199、3335、6529（2）、6531
　（2）

花蛇肉　6535（2）

花蛇膏　1061

花蛇蘄蛇　6527

花梨　5133、5693

花椒　637、933、1119、1219、1229、
　1303、1537、2565、2643、4183、
　4427、4603、4681、5161（2）、5175、
　5353、5485、6165、6167、6169、

6387、7103

花椒末　5175

花椒粥　4353

花椑　4981

花紫蘇　2807

花蛤　6827

花穀葉　5761

花蓯蓉　2289、2293

花構葉　889、941、5139

花蜘蛛　1131、6263

花蕎　4171

花蕊石　1239、1991（4）、1993（3）

花豬　7159

花貓　7553

花欄　5501

花欄木　5693

花蟲殼　6847

花鵝　6911

花鹹　1121

花鱜　1557（2）

花蘿蔔菜　4657

花鹼　1557、4289

芹　2571（5）、2585、2593（2）、3239
（2）、4589（5）、4591（6）、4597
（3）、6607

芹子　2405

芹芷　2591

芹花　447、1799（2）、4597、3161

芹根　3273

芹菜　797、3245、4383、4441、4581、
4589（2）、4591（3）、6483

芹菜粥　4351

芹葉　2253

芹類　2571（2）

芹蒚　4595

芥　685、689、699、725、985、1233、
2245、2305、2785（3）、2815、3011、
3195、3597、4025、4063、4065、
4075、4091、4331、4401、4441、
4509、4511、4517（2）、4521（9）、
4523（4）、4529（2）、4533（2）、
4535（2）、5951（3）、6623、6947、
7583

芥子　659、671、721、735、759、815、
821、847、867、985、995、999、
1005、1021、1045、1061、1087、
1107、1129、1151、1267、1301、
2281、2611、2743、4511、4525、
4527（5）、4529、4535、4549、5951
（2）、6765

芥子末　4525、4527（7）、7675

芥心草　4027、4083

芥心嫩薹　4523

芥末　569（2）、571（2）、573、4527

芥苴　2813（2）

芥菜　1719、4523、6613

芥菜子　4525、4527、4529、5605

芥菜子末　4525

芥菜稈　4523

芥菜粥　4351

芥葉　3009、4523

芥葉湯　4343

芥葅　2813（2）

芥醋　4393、4395

芥藍　4523

芥醬　4523

芥蘇　2813

芥類　4529

芥屬　4535

芩　405、575、581（2）、675、857、
　　1093、2225、2411、2413、2431（2）、
　　2433、3771

芩葉　6743

芪　481、577、581（2）、669、867、
　　1359、2227、2281、3471、5523、
　　6767

芴　3713

芡　4831、4907、5301、5303（4）、
　　5305（3）、5565、7609

芡子　5303、5305

芡花　5301

芡房　7641

芡莖　885、4735、5307

芡根　1007

芡實　497、521、527、697、899（2）、
　　903、919、1001、1305、2303、4191、
　　5233、5303、5305、5307（3）、6675、
　　7721

芡實肉　5287

芡實粉　5307

芡實粉粥　4349

芳香　2603（2）

芭芒　2525

芭苴　3027（2）

芭茅　519、2517、2519、2525（2）、
　　4243

芭蕉　909、1161、2663、3027（5）、
　　3029（4）、3033、3035（2）、5981

芭蕉水　5395

芭蕉汁　941、3031

芭蕉自然汁　3031、5717

芭蕉油　617、641、693、1171

芭蕉根　921、1135、2281、3031（5）

芭蕉根汁　889

芭蕉莛　6609

芭蕉乾　3029

芭蕉葉　1179、3033、4681、5111、5719

苡仁　3771

芋　5063

芫　4457（2）

杜　2539、4931（2）、4941（5）、
　　4945、7111

杜牛膝　525、3001、3005、3007、3095、
　　3097、3277、3985

杜父　6629

杜父魚　1007、6573、6629（2）

杜白　6267（4）

杜仲　433、485、523、541、543、553、
　　561、579、585、599、633、809、
　　811、837、839、871、873、899、
　　933、999、1001（5）、1315、1327、
　　1937、2943、3619、3673、3761、
　　3853、4603、5013、5051、5393、
　　5499、5527（2）、5529（2）、5531
　　（9）、5831、5865、6217、6797、
　　7257、7493、7759（2）

杜仲子　5527

杜仲末　1001、7183

杜仲皮　839

杜宇　7111、7113

杜芫　3569

杜若　515、517、533、599、671、733、

997、1025、1031、1099、2393、2539（2）、2567、2643（2）、2645（7）、2647（3）、2649（2）、2657（2）、2663、3683

杜姥草　3183、4169（2）

杜莖山　3313、3417（3）

杜逢　4071

杜細辛　2539

杜葵　2539

杜棠子　3693

杜蓮　2643

杜蒺藜　3289、3293

杜蔗　5263

杜榮　2525（2）

杜蕈　4815（2）、4819、4821

杜衡　287、527、591、693、857、905、961、975、1025、1143、1187、1201、2403、2533（9）、2537、2539（8）、2541（6）、2543（5）、2547（2）、2643、2645（4）、2939、3777、7321

杜衡末　5071

杜衡根　2533

杜龍　6249

杜鵑　523、7075、7111（2）、7113（3）、7131

杜鵑花　515、3567、3569、5517、5813

杜噜香　5445

杜蘅　517、5971

杜蘭　521、3979（2）、5389

杏　459（2）、1071、1457、2249、2353、3277、3279、3623、3757、3787、3791、3793、3955、4627、4799、4831（2）、4833、4843（5）、

4845（4）、4849（2）、4859、4861（4）、4863（4）、4875、4941、4983、5313、5699、5805

杏人　595、4221、6825

杏子　547、4279、4837

杏子中仁　5059

杏五味子　4677

杏仁　405、413、493、507、531、535、541、545（2）、547（2）、555、577（2）、629、637、651、655、681、693、701、707、709、715、745、751、755、763、765、785、791、801、805、813（2）、815（2）、817（2）、819、821（2）、825、827、829（2）、833（2）、849、865、869、885、913、933（2）、937、939、983、985（3）、1005、1009、1017、1027、1035、1037、1051、1053、1061、1063、1065、1069（2）、1071（2）、1073（3）、1077、1083（3）、1097、1107、1113（2）、1119、1121、1127、1141、1143、1147、1151、1153、1181、1189、1195（2）、1197、1203、1213、1217、1219、1229、1231、1239、1267、1273（2）、1279、1281、1283（2）、1289、1307、1337、1343、1347、1351、1361、1403、1483、1597、1625、1713、1767、1795、1835、2081、2095、2111、2133、2151、2287（2）、2395、2423、2501、2793、2809、2871、3043（2）、3045（2）、3101、3147、3165、3201、3251、3257、3333（2）、3341、3491、

3701、 3705、 3707、 3739、 3745、
3775（2）、3987、4139、4247、4263、
4297、 4307、 4323、 4335、 4347、
4371（2）、4379、4423、4505、4555、
4559、4605、4753、4843、4845（3）、
4847（10）、4849（4）、4851（5）、
4853（12）、4855（15）、4857（10）、
4859（8）、4861、4879、4881、4905、
4919、4921、5003（2）、5007、5031、
5043、5053（2）、5059、5061、5105、
5109、5167、5175、5557、5613（2）、
5621、5691、5711（3）、5805、6125、
6523、 6533、 6555、 6767、 6875、
7171、7177（2）、7185、7189、7215、
7237、 7253、 7277、 7283、 7297、
7323、7405（3）、7509（2）、7681、
7707（2）

杏仁末　7681

杏仁汁　649、945

杏仁油　1065、1225

杏仁泥　4367、4371、7295

杏仁湯　1801

杏仁粥　817

杏仁膏　6549

杏花　853、1071、3359、4859（2）、
5907

杏李　4837

杏枝　963、1247

杏泥　3341

杏核　4837

杏核仁　601、783、841

杏根　1283

杏梅　4863

杏參　2249（5）

杏葉　779、2251、2255、2389、3879
（2）、3987、4677、5885

杏葉沙參　517、525、2249（3）、2251

杏葉草　3193、3195

杏酪　4851、5819、7239

杉　5103（6）、5133、5329、5361（3）

杉子　1007

杉木　543、4811、5361、5363（2）、
5473（4）、5483、6005

杉木片　5483

杉木灰　1111

杉木炭　2175、5475

杉木屑　5363

杉木湯　5545

杉木節　3985、5363

杉片　4431、6045

杉皮　1235、1243

杉皮　1243

杉材　689、805、987、1233、3157、
5361（2）、6005

杉脂　5473

杉屑　5361

杉菌　4733、4811（2）、5363

杉葉　1117

杉雞　6943、7019（2）

杓　6017、6087（2）

杓上砂　1073、1085、1177、1905、2009

杞　5851（2）、5853

杞柳　5649（2）、6097

杍　5551

李　459、459、529、561、565、569、
677、841、1431、2307、2313、2323

（2）、2325、3151、3181、3657、3915、4219、4831（3）、4833、4837（13）、4839（2）、4841、4843、4863、4877、5095、5113、5141、5143、5147、5317、5783、5817、5821（2）、5895、6947、7033、7517（2）、7531

李子　569（3）、571、5097、6525、6921

李子樹膠　2177

李仁　963、1071、1147

李父　7415

李耳　7415（5）

李花　1071、4841、4937、4953、5039

李桃　4877、5039（2）

李核　2395

李核仁　531、783、1251、4839

李根　1135、4841、4873

李根白皮　655、757、885、891、1115、1305

李根皮　1103、4841

李葉　675、1341、1351、1361、4843

李膠　1051

李樹　4837

李樹近根皮　4841

車下李　5817

車下李仁　5819

車下李根皮　2549

車缸　1675（3）

車香　733、847、2743

車風　7125

車前　437、515、517、535、551、555、667、671、675、773、783、787、921、925、961、1035、1043、1103、2121、2507、2845、2885、3063、3067、3107、3203（6）、3205（3）、3209（2）、3211（2）、3223、3417、3685、3737、3797、4219、4807、6241、3101、3109

車前子　495、537、597、621、737（2）、803、839、883、911、923、925（3）、931、933、1035、1043、1323、1351、1855、2315、2363、2513、2549、2867、3133、3205（5）、3207（9）、3621、3823、3989、4503、5939、6177、6217、6863

車前子末　1361、3207（3）、7311

車前水　6397

車前汁　747、861、905、913、915、923、1831

車前苗　4735

車前草　901、921、953、1151、1243、1737、3121、3209、3211、3231、3251、3845、4009、6345

車前草汁　1037、3209、3211

車前草根　3815

車前葉　3207、3209（2）、5867、3211

車前葉汁　3081

車前湯　6691

車前穗　3213

車馬芝　4797

車脂　779、881、995、1063、1065、1177、1209、1235、1245、1291、1321、1339、1347、1351、1363、2927、4857、6017、6083、6085

車釭　823

車釭脂　6083、6085（3）
車釭膏　6083
車渠　1279、1705、6791、6843（8）
車軸垢　6085
車軸脂　1079、6083、6085
車軸鐵鎋頭　1675
車載板　7137
車輦土　667、1341、1477、1497（2）
車輪土　1497
車輪菜　3203
車螯　523、705、4959、6483、6791、6837（8）、6839（3）
車螯末　6839
車螯殼　967、1167
車轂中脂　813、6083（2）
車轂芋　4701
車轂脂　6083
車轄　955、1107、1649、1675
車轄脂　6083（2）、6085（2）
車鎋　1565
車轍水　1377
車轍中水　1423
更生　521、2827（2）、3259
豆　443、3337、3391、3395、3399、3783、3839、3915、4099、4131、4261（4）、4265（2）、4269（4）、4275、4293、4371、4375、4387、5521、5605、5703（2）、5705、6987、7383
豆子　4261、4311、4319
豆末　1731、4357
豆汁　543
豆皮　4301
豆芽　4303、4735
豆花　557、4261、4293（2）、4303、6237（2）、6239
豆油　1215、1469、4281、4385（2）、4387
豆砂　1729
豆班石　1985（2）
豆莢　3687、4303、4735
豆粉　705、833、1277、1611、1613、4847
豆粉緑豆　4299
豆酒　4295、4299、5879
豆屑　5485
豆黄　671、697、701、1251、4321、4333、6907、7159
豆黄末　4273
豆豉　491、505、591、623、651、655、697、747（2）、761（2）、843、913、955、1017、1039、1059、1093、1103、1163、1187、1217、1219（2）、1247、1255、1265、1291、1341、1363、2129、2811、2873、3961、4157、4329、4415、4499、4505、4871、4923、4977、5359、5791、6357、6359、6923、7049、7405
豆豉汁　931、4639、7405
豆淋酒　625、635、637、1093、1113、1245、1793、2501、2791（2）、2997、3777、3945、3947、4257、6273、6391、7481
豆葉　1135、2353、3337（2）、4277（3）、4303、6237
豆蒐　4319

豆飯　4295、5749

豆粥　4295、4297

豆蔻　297、437、533、739、743、2567、
　2645（2）、2657（6）、2659（2）、
　2661、2663、2667（2）、2671、2683、
　2685（2）、2687、3683、4379、5023、
　5143、5185、5233、5319、5419、
　5473（2）、5681、6959

豆蔻花　2647

豆稭灰　1145

豆腐　697、703、749、819、1017、1037、
　1251、1253、1283、2077、3485（2）、
　3655、4175、4321、4335（3）、4337、
　4547、4551、4735、5837、6815

豆腐片　4337

豆腐皮　4335

豆麪　5631

豆醬　569、1869、4387（5）、4699、
　7033、7239

豆藿　571（2）、2355、4735、6581、
　6593、6717

豆蘗　4277

辰朱砂　7491

辰州砂　1733

辰沙　1207

辰砂　647、887、897、1055、1197、
　1731（3）、1733（3）、1739、1979、
　2237、2241、2609、3375、3377、
　3523、3525、3555、5289、5797、
　6689、6871、7029、7375、7753

辰砂末　7377

辰粉　1609、1611、4505、4777、4781

辰錦砂　1731

夾竹桃　3557

夾胎馬腦　1699

夾蛇　6755

夾膩黄　1783

龙　7213

豕　443、459、1573、1747、3069、
　4687、7151、7153、7157（7）、7159
　（2）、7437、7445（2）、7465、7469
　（2）、7605、7655、7657、7769

豕首　515、595、2971（2）、2999、
　3001（2）、3915

豕椒　5179

豕鑫　3001

豕橐　5957（2）

豕鬣　7465

扶老　525、5925、6893

扶老杖　5925

扶芳藤　633、1123、3613、3859

扶留　2681、2683（3）、5115

扶留藤　2681、2683、5111、5115、5121

扶桑　523、4985、5727、5899（2）

扶桑花葉　1165

扶桑樹　5899

扶盖　2335

扶惡士　2681

扶筋　2335（3）

扶欇　2681

拒冬　3377（2）

拒斧　6179（2）

拒霜　527、3137、5899（3）

拒霜花　5901

批頰　7089

批鵊鳥　7087

折弓弦　865、6069（2）

折草　2525

折根　3233

折傷木　3613、3887

折腰菱　5301

把髮　5981

求股　4049

旱母　7661

旱芋　521、4701（2）

旱芹　673、849、4441、4589、4591、
　4593（2）

旱芹菜　4595

旱珍珠　3557

旱荷　3539、3543

旱荷葉　3543

旱菫　1165

旱菫汁　1259

旱蓮　519、747、767、837、869、921
　（2）、943、947、953、1115、1123、
　1125、1181、3229、3231、3233（2）、
　5829

旱蓮子　3229、3233

旱蓮子草　3231

旱蓮汁　1029、3755

旱蓮草　1119、2773、3031、3063、3227、
　3231（5）、4639、5827、5829、6025

旱蓬　4237

旱蒲　2971、2973

旱稗　4231（2）

旱魃　7659、7661

旱稻　4189（2）

旱藕　1123、2381、2383（5）、3863
　（2）

旱鼈　6765

貝　6845（7）、6851

貝子　605、657、751、787、851、855、
　881、915、1053、1079、1225、1229、
　1239、1283、1289、1945、4801、
　6791、6843、6845（3）、6847（3）、
　6849（4）

貝子灰　1057

貝母　493、515、519、531（2）、533
　（2）、535（2）、539、541、553、
　559、563、577、601、639、641、
　653、681、689、707、765、769、
　795、815、823、825、827（2）、831、
　843、865、869、883、891、997、
　1031、1051、1053、1079、1093、
　1097、1105、1109、1127、1141、
　1143、1151、1175（2）、1177、1185
　（2）、1225、1257、1261、1263、1319
　（2）、1323、1335、1521、1747、
　1835、1937、2259（2）、2285、2403、
　2485、2489、2501（5）、2503（8）、
　2505（14）、2507（5）、2551、2565、
　2595、2611、2625、2907、3071、
　3201、3293、3411、3479、3521、
　3521（3）、3735、3737、3853、5053、
　6143、6493、6571、6683、6767、
　6789、6795、3167

貝母末　2507（2）

貝梁　4215

貝齒　1281、1283、6845（2）、6847、
　6849、7691

貝齒子　1293

貝樹　5127

貝類　6845（2）、6849、6851

吴术　2305

吴羊　7235、7477（2）、7483

吴牡丹　2625

吴茱　5207

吴 茱 萸　389、411、491、511、539、
543、547、559、563、569、575（2）、
579、585、601、623、655、659、
671、685、689、699、707、721、
725、727、735、739、741、743、
745、751、753、763、771、793、
803、811、849、855、871、929、
933、973、991、999、1007、1023、
1099、1103、1117、1139、1337、
1343、1869、2077、2421、2579、
2587、2609、2651、2653、2969、
3343、3345、3489、3629、3877、
3921、4371、4449、4473、4493、
4553、4885（3）、5159、5191、5193
（3）、5195、5197（3）、5199（7）、
5201（8）、5203（6）、5207（3）、
5209、5301、5503、5575、5599、
5805、5945、6429、6769、6795、
7059、7159、7175、7181

吴茱萸末　7193

吴茱萸苗汁　6389

吴茱萸枝　939

吴茱萸根　1119、5205

吴茱萸湯　2419、2661

吴風草　2901（2）

吴栗　4907

吴唐草　4795

吴黄礬　2167

吴菝　2795

吴菝葀　2795

吴葵　3131（4）、3145（2）

吴葵花　935

吴葵華　767、3131、3135、3145

吴興石　1721

吴 藍　795、853、1023、2389、3247
（3）、3249、6771

見腫消　3065、3309

見腫消草　3309

吠犬　7213

足大拇血　6341

足爪甲　7689

足垢　6713

虬龍　6481

男子小便　7717

男子爪甲灰　949

男子乳　6979

男子指甲　7689

男子胎髮　869

男子屎　1219

男子陰毛　1261、7747

男子裹足布　6039

男子頭垢　1213、7683

男青　3221

男兒乳　7719

男兒乳汁　2423

男乳　6501

男骨　7751

男魃　7661

男鞋　5227

男續　5839、5841

串珠茶　5903

吻頭　5925

吹火筒　1267、6017、6063

吹肚魚　6673

吹沙　6629（2）

吹沙魚　525

別井　1731

別仙蹤　2545、2547

別枝　4061

別羈　603、4025、4061

岑莖　2483

兕　7445（8）、7447

兕犀　7445、7447（2）

牡牛　7321、7355（2）

牡丹　387、489、501、517（2）、519、
　531、533（2）、537、541、553（3）、
　561、565、601、647、653、679、
　943、965、989、1003、1095、1113、
　1197、1227、1313、1361、1863、
　1915、1931、2343、2431、2535、
　2567、2595、2615（5）、2623（6）、
　2625、2627（2）、2629、2889、2947、
　3185、3549、3605、3683、3833、
　3849、3853、4583、5699、5901、
　5943、6185、6793、7385

牡丹末　2629

牡丹皮　485、497、509、511（2）、
　567、575、579、581（2）、587、625、
　679（2）、837、861、869、875、877
　（2）、887、917、925、961、999、
　1091、1133、1163、1187、1239、
　1247、1303、1325、1349、1827（2）、
　2451、2627（3）、2629（4）、3813、
　3903、4801、5461、5669、5851、

6375、3075

牡丹花　2625

牡丹花根　2625

牡丹姚黃　3137

牡丹根　2629

牡羊　7233

牡狗屎　1185、7233

牡狗莖　1157

牡狗陰莖　603、931、7225

牡荊　817、855、5487、5727、5869、
　5875（9）、5877（15）、5881、5885
　（3）、5887、5889（4）

牡荊子　729、903、991、1007、1059、
　1227、1305、5875（2）、5879、3191

牡荊汁　5877、5883

牡荊莖　1045

牡荊根　1029

牡荊酒　1573（2）

牡荊葉　933

牡荊實　5875

牡馬　6069、7321、7355

牡桂　549、553、599、1959、4799、
　5365（8）、5367（5）、5369（6）、
　5375（2）、5377、5379、5383、5385、
　5387、5391

牡蒇　2883（2）、2885

牡菊　2829、6391（2）

牡豬屎　1185

牡麻　4129、4131（2）

牡蛤　6793

牡蒿　1005、2459、2823、2883（4）、
　2885（2）

牡蒙　515、517、533、553、801、927、

1863、2201、2243、2373、2379（6）、
2381（5）、2383（14）、2573、3537、
3863、5937

牡鼠　647、1237、1241、1351、1355、
1367、7609、7611、7615

牡鼠肉　1241

牡鼠屎　1157、7405、7621、7623

牡豬　7203

牡豬外腎　7203

牡豬屎　7211

牡雞　6951、7003（2）

牡雞汁　6951

牡雞肉　6951

牡蠣　437（2）、497、541（2）、547
（3）、555（3）、557、559、585、
595、599、637、649、657、683、
691、693、759、763、839、851、871
（2）、891、893、901（3）、915、921
（3）、933、935、967、1055（2）、
1073、1093、1109、1143、1145、
1155、1167、1211、1241、1305、
1311、1313（2）、1353、1365、1723、
1815、1837、1847、1933、2103、
2143、2257、2313、2431、2585、
3049、3085、3323、3709、4059、
4133、4135、4137、4151、4263、
4279、5337、5531、5589、5669、
6131、6139、6385、6691（2）、6793
（4）、6795（2）、6797（6）、6799
（5）、6801、6815、6957、7503

牡蠣肉　1135、1275

牡蠣粉　873（2）、901、991、999、
1149、1157、1309、1335、1349、

1853、1961、2151、2489、2493、
2505、3049（2）、3257、3415、3717、
4183、5453、5513、6473、6723、
6797（3）、6799（5）、7759

牡蠣粉末　6799

牡蠣頭厚處　6799

牡雞　1671

牡驢　7355（2）

利如　2255

利茹　3347

禿鵆　6893

禿帚　1147、6097

禿菜　3907（3）、6675

禿登鹽　2043（2）

禿瘡花　3993

禿鶖　525、6893（3）

禿鶖毛　1287

禿鶖喙　1295

每始王木　1239、3613、3887

兵死人血　6153

何首烏　517、519（2）、521（2）、541、
555、563、631、809、839、871、
927、943、953、1075、1123、1141、
1147、1155、1171、1175、1185、
1197、1201、1217、1247、1251、
1307、1313、1327、2113、2975、
3611、3747（2）、3749（3）、3751
（2）、3753（3）、3755（4）、3757
（7）、3777、3843、3883、4549、
5891、7247

何首烏末　2491、7681

何首烏蜜　6115

伯奇　7087

伯都　7415

伯萍　2339

伯勞　523、1357、6569、7075、7085
　（3）、7087（3）、7089、7113（2）、
　7139、7627

伯勞所踏樹枝　7089

伯勞踏枝　1345

伯趙　7085（2）

伯鷯　7085

低密　7449

身蝨　6293

皂　1107、5063

皂子　1165、5539、5821

皂子葉　2773

皂斗　5063（4）

皂水　6637

皂末　1103

皂李　5821（2）

皂角　595、647、687、691、933、951、
　971、983、1115、1117、1165、1197、
　1247、1253、2333、2491、2611、
　2635、2793、3143、3231、3533、
　3587、4123、4363、5053、5363、
　5581、5603、5605、5611（2）、5615
　（4）、5617（9）、5619（3）、5631、
　6103、6121、6383、6535、6857

皂角子　1051、1193、1195、1471、1775、
　2747、3771（3）、4057、5619、5621
　（4）

皂角子仁　5621

皂角子末　5621

皂角子蟲　1065

皂角仁湯　859

皂角水　1893、3805、6171、6193

皂角末　1339、4841、5611、5615（2）、
　5617、5619、5903、7539

皂角汁　683、1139、1141、3499

皂角肉　5611

皂角刺　1169、1179、1195、1197、3335、
　5623（2）、5625（7）

皂角刺灰　951、5623（3）、5625

皂角核　5619、5627

皂角針　581

皂角棘　5625

皂角湯　3533、4273

皂角膏　5613

皂角蕈　951、969、4733

皂角樹上蕈　4813

皂角樹皮　5627

皂君　6887（2）

皂刺　5979

皂物　5065

皂莢　485、493、507、523、531（2）、
　535、539、543、549、551、557、
　567、577、591、605、623、641、
　643、651、663、669、683、689、
　693、701、735、749、771、775、
　785、791（2）、799、807、813（3）、
　821、823、843（2）、849、935、937
　（2）、939、941、987、1023、1027、
　1029（2）、1071、1079、1081（2）、
　1087、1093、1105、1107、1111、
　1117（2）、1127、1165、1179（2）、
　1183、1199、1203、1205、1209、
　1213、1215、1219、1227、1231、
　1255、1263、1267、1279、1295、

1301、1325、1491、1605（2）、1649、
1737、1757、2039、2111、2219（2）、
2449、2457、2801、2817、2865、
3289、3327、3423、3487、3517（2）、
3527、3729、3755、3769、3905、
3959、4317、4555、4575、5067、
5141、5499、5603、5605（2）、5607
（3）、5609（3）、5611（3）、5613
（8）、5615（3）、5617、5619（3）、
5627（3）、5711、5723、5771、6233、
6359、6427、6779、7191、7241、
7695、3165

皂莢子　627、803、1003、1071、1119、
1149、1193、1195、1319、2703、
3039、3665（2）、3771、4319、5621
（3）、5781、7159

皂莢子仁　1345、1531、5621

皂莢子心　705

皂莢木瘤節　5427

皂莢仁　659、2801

皂莢水　1557、1603、2727、2987、5617、
5621、6171、6513、7673、7715

皂莢末　617（2）、619、813、1121、
1255、4557、5611（3）、5615

皂莢汁　951、1149、3489、7717

皂莢灰　1211、1221

皂莢芽　5217

皂莢苗　4735

皂莢刺　753、913、1177、1189、1193、
3855、5615、5623（2）

皂莢刺灰　1089、1193、1325、7675

皂莢炭　815

皂莢核　3393

皂莢根皮　5625

皂莢根皮子　1339

皂莢湯　1551、2119

皂莢蕈　4811

皂莢漿　4553

皂莢樹　4811

皂莢樹皮　5615

皂莢濃漿　2079

皂莢礬　2159、2161（2）

皂莢蠹蟲　6295、6319

皂樹　5607

皂羅漆　6039

皂鵰　7129（2）

皂礬　797、1065、1091、1205、1211、
1221、1237、1241、1603、1761（2）、
2139、2159（3）、2161（4）、2163
（2）、2165（2）、2167、4013、6617

皂礬末　6043

佛牙　7435、7477、7481

佛手柑　5025（2）

佛手蕉　3029

佛甲草　1237、3977、3997（2）

佛耳　3169、3171

佛耳草　535、687、821、831、1869、
3063、3155、3169（4）、3171（2）

佛見笑　3693

佛指甲　3997

佛骨　7435

佛退　6201

佛座鬚　5289

佛桑　5899（2）

佛袈裟　7755

佛掌花　4027、4091

佛頭青　1953

伽耶　7437

巵　2413、3645、3807、5783

巵子　427、439、489、491、493、501、
509（2）、511、539、575、577、591、
601、627、655（2）、659、661（2）、
675、679、681、693、707、717、
731、739、749、771、785、793、
797、811、849、863（2）、871、881、
885、907、915、923、951、955、
963、983、993、997、1009（2）、
1025、1029、1033、1037、1039、
1071、1079、1081、1083、1093（2）、
1111、1133、1137、1173、1195、
1199、1221、1235（2）、1251、1273、
1287、1299、1855、2075、2259（2）、
2359、2483、2661、2721、2865、
2965、3437、3453、3487、3567、
3605、3645、3801、4291、5217（2）、
5227、5459、5637、5727、5783（4）、
5785（2）、5787（10）、5789（7）、
5791（6）、5837、5841、5917、6275、
7623、3299

巵子仁　577、933、2531、2805、3725、
4157（2）、5031、5391、5789（2）、
5791（2）、7425

巵子末　5791（2）

巵子汁　1281

巵子皮　5791

巵子葉　5385

巵子湯　4257

巵子蜜　1029

役鳩　7079

返魂　5497（2）

返魂草　3099（2）

返魂草根　3103

返魂香　661、5331、5495、5497

返魂樹　5497

余義　7527（2）

希仙　3009

希灰　1887

坐拏草　621、3313、3561、3563

坐魚　6395（2）

含水藤　655、665、905、1125、1235、
3613、3873（2）

含生草　4023、4051

含光　6657

含沙　6441

含胎花　2647

含桃　5035、5037（2）、5317

含消梨　4933

坐膠　7371

肝黄　7383

兔　5673

狂犬　7213

狆耳　6821

狆耳草　4647

狆尾芩　2431（2）

狆腸草　3681、3683

狄鹽　2101

卵石黄　1935（2）

卵白　6993、7029

角中黄　7383

角沈　5399、5401

角茴　1001、1115

角茴香　2747、4515

角胎　7281、7303

角落木　5931

角落木皮　6009

角黍　3057、3951、3953、4205、4359
（2）

角蒿　1185、1223、1225、1227、2823、
2879（3）、2881、2947

角蒿灰　1095、2881

角蒿葉　1269

角楸　5553

角鷗　7135

角蟲　6439

角雞　6945

角鷹　7123（2）

彤絲　5935（2）

灸草　2845

迎春　5393（2）

迎春花　1159、3063、3163

辛夷　529、533、535（2）、543、553、
559、599、855、1027、1031、1045、
1067、1071、1077、1079（2）、1083、
1117、1125、1131、1959、2379、
2607、2645、3041、5031、5071、
5329、5393（3）、5395（3）、5397、
5529、6795、3167

辛夷花　5393

辛矧　5393

辛菜　4613（2）

辛雉　5393（2）

忘憂　3113（3）

快扛鳥　7137

快果　4931（2）

羌　575

羌青　2465

羌活　381、403、485、501（2）、509、
511（2）、515、517、523、573、575
（5）、579、581、593、621、635、
637、641（2）、651、673、763、779、
801、813、835、867、931、937、
941、951、1003、1009、1017、1023、
1031、1035、1045、1063、1067、
1077、1079、1087、1105、1111、
1113、1161、1197、1239、1269、
1333、1337、1339、1349、1361、
2465（4）、2467（14）、2469（5）、
2471（8）、2473（7）、2587、2743、
2983、3443、3497、3875、4079、
4409、4421、4779、5563、5571、
5605（2）、6525、6531、6715、6723、
7761

羌活母　2465

羌活酒　617

羌活湯　4257（2）

羌桃　5045

羌獨活　531、669、2469

羌鷲　7129

羌鹽　2043（2）

兑草　4025、4063

冷小便　7717

冷水　531、537、539、543、545、555、
563、565、753、763、855、867、
893、901、905、911、935、1081、
1169、1245、1253、1257、1263、
1273（2）、1275、1279、1281（2）、
1283（3）、1343、1407（2）、1409
（6）、1411（2）、1431、1439（4）、

1441、　1465、　1491、　1547、　1609、

1613、　1665、　1779、　1885、　1933、

1961、　1975、　1977（3）、　1979（3）、

2009、　2021、　2035、　2039、　2041、

2085、　2099、　2127、　2131、　2133、

2135、　2137、　2155、　2171、　2173、

2239、　2351、　2407、　2415、　2419、

2421、　2465、　2511（3）、　2705、　2757、

2817、　3321、　3443、　3449（2）、　3479、

3481、　3491、　3533、　3539、　3775、

3883、　3911、　3935、　3991、　3993、

4033、　4057、　4155、　4289、　4329、

4425、　4451、　4509、　4563、　4755、

4899、　5151（3）、　5203、　5227、　5513、

5707（2）、　5713、　6027（2）、　6059、

6073、　6167（2）、　6211、　6243、　6269、

6327、　6341、　6375、　6427、　6473、

6587、　6799、　7009、　7049、　7169、

7231、　7245、　7259、　7351、　7591

冷石　931、1823、1825（3）

冷米飲　3299

冷泔　4467

冷油石　2055

冷茶　767、1767、1979、3379、4329、
6535、7059

冷酒　661、1161、1747、1901、2679、
2871、　3443、　3455、　3465、　3473、
3485、　3989、　4405、　7201、　7341、
7587

冷淘　3077

冷飯團　3767、3771（3）

冷飯糰　3767

冷湯　1209、5711

冷滑石　1825

冷粥　3795、5579、7395

冷蜜水　3375

冷熱水　2131

冷醋　5765

冷醋湯　7565

冷豬肉　1277

冷熟水　5281

冷熟蜜　5131

冷漿水　1719、1791、7241、7369

冷薑水　4329

冷鹽湯　3455、3465

沐猴　7647（2）

沐猴梨　5037

沙　6187、6681

沙木　5361

沙牛　7363、7365

沙牛角　1105

沙牛尿　801、5119、7313

沙牛酪　5683

沙吉木兒　4535

沙地汞　1749

沙杏　4845

沙角　5299

沙坪　5219

沙苑蒺藜　3289、3291

沙金　1569（2）

沙狗　6779

沙河小蟹　6765

沙虱　523（2）

沙柑　5015（2）

沙盆　5861

沙瓶　3483

沙黄　3891

沙盒　7717

沙魚　6575、6679、6681（2）

沙魚骨　6685

沙參　493、515（2）、517、519、523、
529、559、563、585（2）、599、631、
673、817、825、833、835、847、
855、889、891、991、1009、1023、
1109、1185、1201、1305、2185、
2217（3）、2221（2）、2223、2243
（2）、2245（2）、2247（8）、2249
（3）、2373、2381、2447、3419、6733

沙葱　4455、4475

沙棠　4943、5141

沙棠果　793、5075、5141

沙犀　7445、7447

沙溝魚　6629

沙蜂　6213

沙箸　3973（3）

沙蜜　4415、5043、6117

沙蝨　6213（3）、6297、6445、6447
（4）

沙蝨毒　6447

沙橘　4999

沙糖　571、573、697、703、741、753、
817、827、907、1099、1109（2）、
1121、1179、1271、1273、1355、
1357、1765（2）、1815、1891、2163、
2503、2505（2）、2635、2881、2967、
3345、3403、3805、4055、4171、
4229、4461、4711、4871、4963、
5131、5227、5243（2）、5261（3）、
5263（2）、5265（4）、5267（4）、
5269（5）、5471、5601、5621、5629、
5893、6113、6613、6739、6905、
7043、7185

沙糖水　743、749、821、923、1035、
1891、4587、4745、7269

沙薺　4629

沙糜　4933

沙蟲　6297、6447（2）

沙餹　863、1301、1327、1377、1605、
5233

沙餹水　1247

沙餹湯　4255、5297

沙鰛　6629

沙蘿蔔　4587

沒　625、983、1003、1161、1195、
1249（2）、1253（2）

沒心草　2903

沒石　5633

沒石子　741、757、929、933、1071、
1083、1097、1117、1127、1129（2）、
1211、1231、1603、1657、4163、
5633、5635（7）、6171、6173

沒石子末　5635

沒多　1627

沒多僧　1627

沒利　2735

沒香　5405

沒食子　1227、1655、5499、5633

沒樹　5405

沒藥　417、485、489、533、683、835、
879、903、945、949、963、967、
983、989、1019、1021、1051、1063、
1097、1097、1171、1183、1189、

1191、 1195、 1203、 1211、 1239、
1243、 1247、 1251、 1255、 1299、
1301、 1331、 1351、 1363、 1465、
1471、 1541、 1593、 1759、 1769、
1857、 1901（2）、1963、 2127、 2167、
2579、 2635、 2637、 2691、 2699、
3053、 3281、 3483、 3485、 3681、
3855、 4013、 4665、 4951、 5185、
5331、 5353、 5423、 5449、 5453（2）、
5455（4）、5457（4）、5459、 5461
（3）、5949、 5955、 6279、 6361、
6429、 6503、 7071（2）、7307、 7381、
7391、 7421、 7427、 7513、 7637

没藥末　5457（3）

没藥樹　5455

没離梨　5075

沉　383、6859（2）

沉香　381、435（2）、497、501、515、
521、 661、 683、 685、 697、 709、
727、 777、 819、 849、 865、 875、
899、 913、 939、 987、 995、 1005、
1707、 1989、 2075、 2691、 2725、
2951、 2971、 3079、 3327、 3459、
3673、 3697、 4841、 4901、 5399、
5433、 5707、 5945、 6233、 6859、
6971、 7201、 7297、 7513、 7523

沉香末　715、2325、4339、6859、7175、
7233

沉香汁　3453

沉香湯　1709

沉臬　6923（2）

沉藕藤　3893

沈　5399（2）、5401（2）、5877

沈水　5397

沈水香　5397

沈香　543、669、689、711（2）、713、
715、 721、 735、 753（2）、811、 837、
855、 871、 973、 1001、 1045、 1359、
1863、 2187、 2253、 2629、 2721、
2749、 5329、 5397（6）、5399（2）、
5401（4）、5403（4）、5405（6）、
5407（2）、5421、 5433（2）、5445、
5465、 5469

沈香末　2291

沈香汁　791

沈香花　5409

沈香飲　2639

沈香湯　3619

完小麥飯　4363

完麥　4363

冶葛　3603

良達　4025、4071

良棗　4915

良無極　5975（2）

良薑　725、2645、4981（2）、5433、
7285

良薑末　2161、2655

良耀草　2559

初生小竹葉　3183

初生小兒臍帶血　7763

初生白檳榔　5115

初生杏子仁　4857

初生豆芽　4279

初生牡鹿　7511

初生胞衣　7761

初生胎衣　7761

初生孩兒胞衣　7761

初生椶苗　2393

初生臍帶　7669、7763

初病人衣　663

初筵　4725

社日酒　1059

社中西南柏樹東南枝　5341

社公　6253

社酒　1269、4397、4403

社稷壇土　1495

社壇餘胙酒　4399、4403

祀竈飯　4341

君子芋　4701

君王鹽　2049

君石　1955

君長　7145

君莒　2773

君遷　4983（3）

君遷子　891、4929、4983（3）

即炤　6347

壯婦男兒乳汁　3755

尾閭　6901

尿　6581、7685、7701、7709

尿坑中竹木　6103

尿坑泥　1261（2）、1479、1517

尿缸　6047、6991

尿桶　6019、6103、6285

尿桶上垢　1217

尿桶白鹼　7399

尿桶板　731

尿滓末　7713

忌女莖　4693

忌嬭　7725

阿䴩　5405（2）

阿八兒忽魚　6657

阿井水　1377、1419、7371、7379

阿片　4255

阿月渾子　757、929、1001、4929、5059
（4）

阿月渾子木皮　933

阿只兒　4093

阿芙蓉　757、829、841、941、4103、
4255（2）、4257

阿兒只　4027

阿迦嚧香　5397

阿刺吉酒　4423

阿飛勇　2177（2）

阿息兒　4027、4093

阿浪魚　6629

阿勒勃　843、1355、5075、5141（2）

阿梨　5141

阿梨訶陀　2675

阿虞　5485（2）

阿路巴　1575

阿慈勃他你　7603

阿駔　5137（2）、5139

阿黎耶　7133

阿膠　387、415、433、485、493、495、
561、575、577、581、599、631、
657、691、753、755（2）817、819
（2）、831、833、839、861、865、
871、901、915、923、925、937、
993、1041、1091、1169、1303、
1307、1309、1311（2）、1317（3）、
1319、1325、1329、1421、1525、
1539、1581、1829、1983、2195、

2241、2259、2363、2381、2391、2419、2445、2855（2）、2965、3375、3475、3625、3659、3809、3937、5341、5961、5969、6125（2）、6509、6581、6819、6997、7155、7245、7369（2）、7371（3）、7373（2）、7375（12）、7377（11）、7379（3）、7499、3109

阿膠丸　4551

阿膠末　939、4465、7377

阿膠湯　4257、5189

阿膠膏　439

阿薩毑　5137

阿輸乹陁　2357

阿魏　383、505、663、665、685、701、709（2）、711、715、737、765、767、843、849、969、971（2）、987、989、995、1007、1121、1285、1287（2）、1351、1363、1557（2）、1835、2677、2707、3329、4487、4607、5273、5331、5409、5485（6）、5487（6）、5489（10）2677、2707、3329、4487、4607、5273、5331、5409、5485（6）、5487（6）、5489（10）5491（2）、6059、7427、7563、7565、7753

阿魏木　5485

阿魏末　5489

阿濕婆　7321

阿濕摩揭婆　5949

阿羅漢草　3227（2）

阿鷓　7111（2）

附　383、439（2）、455、591、659、875、1741、2577、2727（2）、2849、

3427、3429、3433、3437（4）、3439（3）、3451、3465（2）、3471（2）、5477、6961

附子　379、395、409、415、425、449、453、495、497、501、505、507、511、537、539、545、551、553、557、559、563、565（2）、577、585、603、621、635、637、643、649、659（2）、665、671、683、685、687、689（2）、699、713、715、725、727、733、739（2）、743、751、763、773、777、779、783、791、793、801、807、809、811、835、855、867、871、899（2）、903、913、919、927、939、957、971、973、983、991（2）、993、997、1001、1005（2）、1009、1017、1019、1025、1031、1037、1041、1061、1063、1073、1079、1095（2）、1105、1111、1119、1141、1143、1155、1171、1179、1181、1217、1233、1249、1263、1301、1325、1343、1345、1353（2）、1619、1721、1847、1867、1925、1997、2133、2229、2323、2349、2351、2437、2459、2461、2465、2579、2639、2703、2709、2865、2969、3047、3161、3313、3345（4）、3383、3409、3415（2）、3423、3425（7）、3427（13）、3429（12）、3431（7）、3433（3）、3435（4）、3437（7）、3439（10）、3441（2）、3443（2）、3445（2）、3447（4）、3451（4）、3455（3）、3457（5）、3459（4）、

3461、3463（5）、3467（6）、3469
（2）、3471（2）、3473（12）、3475
（2）、3477（2）、3481（2）、3493、
3495（2）、3501、3511（3）、3585、
3589、3591、3599、3777、3883、
3903、3945、4107、4263、4297（2）、
4383（2）、4405、4563、4573、4603
（3）、4801、4917、4991、5053、
5167、5199、5371、5401、5403、
6301、6425、6615、6675（2）、6687、
7035、7071、7195、7305、7463、
7495、7525（2）、3219

附子末　901、1913、2109、7183

附子汁　4397、7651

附子尖　591、617、641、693、1089、
1115、1951、3465（3）、6193

附子赤皮　3451

附子角　3473（2）

附子底　6411

附子酒　4295

附支　3821

附片　3463

附末　2651（2）、3449、3451、4743、
6425

附蚓　6419

附蝸　6437（2）、6439（2）

陀得花　4027、4079

妓女　521、3113

妓女莖　4693

妙硫砂　1731

妊婦人爪甲　7687

妖獸　7561

邵陽魚　6693

忍冬　287、519、521、551、621、669、
747、775、779、801、805、845、
855、943、993、1095、1103、1155、
1159（2）、1173、1175（2）、1177、
1185、1285、1751、3105（2）、3613、
3865（4）、3867（2）、3871

忍冬草　3859、3869（2）、3871

忍冬莖葉　3871

忍冬酒　3867

忍冬葉　3869

忍冬藤　517、835、2557、2565、3867、
3869、3917、4675

忍凌　3105

武火　7521

武昌棗　5793

武威　3687

武都仇池黃　1797

武都雄黃　6571

武陽小魚　6637

八畫

青　699、861、1055、1105、1193、
5443

青大麥　1171、4165

青小豆　4305、4307

青木香　539、591、745、761、777、
835、969、1003、1115、1131、1133、
1601、2075、2391、2419、2629（5）、
2631（4）、2633、2635（4）、2637
（3）、3655、3661、3669、3895、
4393、4841、5081、5155、5415、
5469、5577、7029、7523

青木香末　2637

青犬　7223

青牛　7283、7299、7307

青牛腸胃　7299

青牛蹄　649、7307

青毛神龜　6751

青介石　1963

青丹　7039

青水茄　4737

青水蔆　5301

青玉　1303、1681（2）、1689（2）

青艾　2851

青石　4471

青石英　1715

青石脂　1047、1837、1839

青布　641、655、731、813、1039、
　　1087（2）、1091、1235、1271、1795、
　　2101、3249、4951、6025（2）、6027
　　（8）、7713

青布汁　1133

青布灰　1085、1189、1337

青布浸汁　3255

青布漬汁　3251

青綟布漬汁　3249

青田核　5125、5127（2）

青田酒　5127

青白蘇　2819（2）

青瓜蔞　3705

青皮　511（3）、579、581、593、685、
　　701、713、725、813、867、973、
　　987、1007、1087、1127、1149、
　　1355、2129、2715、3679、4773、
　　4933、4981、5003、5009（5）、5011
　　（7）、5013、5471、6535、6707

青皮灰　1063

青皮湯　775、3679

青芋　4699（2）、4701

青芝　599、4791

青芝草　1735、1947

青竹　549、1685

青竹皮　659

青竹茹　1315、1363、5987（3）

青竹筒　1945、6337、7737

青竹箅子　4271

青竹算子　1111

青竹瀝　5993

青色羖羊　7235

青色蛙長脚者　6399

青色蜂　6139

青衣　5897

青衣魚　6613

青羊　7237、7245、7483

青羊子肝　7259

青羊肝　725、1049、2535、7259（4）、
　　7261（2）

青羊角　819

青羊屎　1185、7277（2）

青羊脂　1137、1369、7247（2）

青羊膽　6593

青州乾棗　3387

青州棗　3077、3387、4925

青芥　4521（3）

青豆　4297

青茄　4737

青苔　3965、3969（2）、4029、4077、
　　4807、7319

青苔衣　4039

青松　5837

青松葉　5355

青刺薊　2935

青果　5089（2）

青金　1597、1599

青狐　7597

青泥中蛆　6287

青荆芥　2789

青胡桃　5057

青胡桃子上皮　6401

青胡桃皮　5057（2）

青柑　5015

青柏葉　5341

青虹　6249

青科　4237（2）、4239（3）

青珠　1691、3729

青莊　6897

青荷葉　5297

青桂　5397（2）、5399、5401

青桂香　5397

青桐　5111、5315、5493、5559（2）、
　　5561（2）、5565（2）、5569

青桐子花　5563

青栝樓　793

青桃　5047

青蚨　523、839、919、929、1639（2）、
　　6221、6223（7）、6225（2）

青羖羊　7257、7275

青羖羊肝　7259

青羖羊角　625、7267

青羖羊角屑　7267

青羖羊肺　7255

青瓷盌片　1533

青娘子　6233、6243（2）、6245（2）

青桑椹　3597

青紙　1231、6015、6057、7199（2）、
　　7513

青琅玕　549、603、1205、1211、1237、
　　1691（2）、1695

青黄李　5319

青菜　5539

青菜汁　4523

青菜蟲　6151

青萍　3949

青菀　3099

青梅　1039、2053、4863、4867、5145

青雀　7085

青甜瓜蒂　5245

青梨　4931

青符　1837、1839、4073

青鳥　7095

青魚　529、565、571、803、2307、2313、
　　2325、6573、6591（3）、6595（2）、
　　6721

青魚枕　1291

青魚睛汁　1047

青魚魡　989、5949

青魚鮓　4497

青魚膽　1041、1055、1109、1207、1295、
　　6593（5）

青麻　2467

青麻黄　4237

青麻嫩頭　2961

青斑豆　4305、4307

青葙　535、801、863、2919（3）、2921
　　（2）、2925、3167、3275、3993、5879

青葙子　519、525、533、603、625、1187、2301、2823、2889、2921、2923（3）、3171、4647、6723

青葙子汁　2923

青葙苗　653、4643、4735

青葙葉　1201、1227

青葛　4133、4135

青蔥葉　4471

青椑　4981

青棗　5131

青雲芝　4797

青蛙　775、785、1227、6397、6399

青蛤粉　525、3255、6673

青滑石　1825

青蒿　519、673、747、761（3）、763、765、835、841、847、953、1063、1115、1123、1201、1241、1263、1623、2459、2765、2823、2861（2）、2863、2867（9）、2869（4）、2871（8）、2873（9）、2875（2）、2879（2）、2883、2919、2927、4155、4417、4579（2）、5861、7753

青蒿子　1041

青蒿汁　761

青蒿灰　1081、1145、1185、1553、2873

青蒿自然汁　4371

青蒿葉　1889、2871、7187

青蒿節　6319

青蒿節間蟲　6317

青蒿蠹蟲　6295、6317

青蒙石　645

青蔯　2863

青楊　5391、5661（5）、5665

青稞　4161（2）、4163（2）、4215、4239

青稞麥　4161

青鼠　7635

青腰蟲　1191、1205、6221、6283

青粱　4215（2）、4217

青粱米　737、827、891、925、989、3207、4213、4217、4219（8）、4809、5265、7269

青蓼　3261（4）、3263

青雌　4025、4067

青裳　5603（3）

青蜘蛛　6149

青銅　1585（2）

青銅錢　1643

青鳳　7013

青精乾石餇　4343

青精乾石飯　4343

青精乾石餇飯　4321、5841

青精飯　697、1123、5843

青寧　7431

青綿石　1721

青綠　1949

青綠豆　3171

青蝰　6551、6565（3）

青蝰蛇　6547

青箱子　1051、1087

青羯羊　7261

青靛　1895、3255、6243

青薄荷　2789

青翰　6897

青橘　4997（4）

青橘皮　485、681、707、729、763、771、

789、997、1003、1085、2673、2713、
　　2715、3373、5009（4）、5011（3）、
　　5083、5433、5713、5767、5781

青頭雄鴨　6917（2）

青頭鴨　787、6917

青錢　1095、1219、1643、1645、4869、
　　5851

青龍膏　2007

青藍汁　3251（2）

青螺　6857

青黏　2267、2279（4）、5549（3）、
　　5551

青黛　431、525、641、653、673、675、
　　677（2）、699、747、825（2）、827、
　　861、869、879、883、893、973、
　　991、997、1023、1027、1063、1089、
　　1091（2）、1097（3）、1107、1109、
　　1135（2）、1137、1151、1207、1209、
　　1221、1223、1225（3）、1229、1231、
　　1243、1257、1265、1271、1349、
　　1353、1361、1609、1793、1813、
　　1929、2023、2075、2425、2501、
　　3065、3193、3253、3255（4）、3257
　　（6）、3259（6）、3379、3703（2）、
　　3935（2）、4001、4003（2）、4187、
　　4855、5513、6057、6169（2）、6385、
　　6803、7199、7643、7733

青黛水　1349、1367

青黛汁　1285

青燭　5843

青藤　621、801、1017、1199、3881、
　　3883

青藤根　3881

青礞石　491、693、701、817、969、1351、
　　1987（2）、1989（2）、3327

青蟲　6149

青鶄　1157、7075、7079、7081

青邊芋　4701

青雞　6395

青鯇　6591

青鼀　6399、6401

青鼀蛇　6393

青蘋　3953（3）

青鵶　6937

青鵰　7129

青鷄　7031

青襄　535、597、1309、2919、4105
　　（3）、4127（3）、3107

青襄葉　533

青礬　785（2）、799、1039、1851、
　　1957（2）、2151、2159（3）、2161、
　　2163（4）、2165（2）、2169（2）、
　　3007、3445

青鶹　6941

青鹽　555、591、663、685、741、867、
　　899、959、1051、1063、1115、1117、
　　1119（2）、1127、1199、1933、1975、
　　2013（2）、2043、2045（6）、2047
　　（3）、2063、2129（2）、2163、2175、
　　2325、2327、2683、2695、2721、
　　2727、2733、2997、3231（2）、3281、
　　3455、3705、3877、4885、5627、
　　5633、5805、6175、6701、7037、
　　7189、7193、7273（2）、7619

青鹽末　4953

青螬　6249（2）

青欖　5091

玫瑰　1703

長大附子　3457

長牛膝　3095

長毛狗　7651

長尺皂角　5617

長石　529、551、601、675、681、893、905、1047、1291、1721、1727、1805、1807（3）、1813、1817、1819（5）、1821（4）、1823、2057

長生　2833、4049

長生不死草　4049

長生草　517、2465、3993（3）、5861

長生韭　4443

長皂角　5617

長皂莢　1491、5607、5613、6619

長尾鷄　6945

長松　517、631、1197、1257、2185、2263（6）、2265、5553

長味芋　4701

長命菜　4647

長肱　6391、6393

長股　6395

長肥皂　6385

長春花　3193

長柄茶壺盧　4759

長流水　1623、2081、2189、3675、4505、5349、5351、5539、7283、7501、7503、7521、7755、7757、7761（2）

長孫　2381

長理石　1817、1821（2）

長瓠　4747

長瓠子　4759

長蛇　6565

長棗　5089

長壽　4065

長壽仙人柳　703、5659、5661

長勒韡　6041

長鳴鷄　6945

長髥主簿　7233

長踦　6253

長稻草　6173

長檳榔　5103

長蘆萉　3907

坩鍋　7549

坩鍋末　1221

坯子燕脂　2935

幸胡　7137、7139

亞荔枝　5085（2）

亞麻　1199、4101、4129

亞麻子　4129

亞腰壺盧　4749

其父梳頭亂髮　7677

耶希　7527

耶悉茗花　2735

茉莉　2567、2735

茉莉花　1125

苦蘵　4657

苦蕒　2483（3）、3143（2）

苦　5215、5219

苦丁香　821、4757、5239、5245（2）、7229

苦不老　4755

苦心　523、2243、2245、2283

苦瓜　4733、4783、4785（2）

苦竹　2423、4725、4823（2）、5979

（3）、5981、5991、5993、5995、5997

苦竹刀　4697

苦竹肉　963、4823（2）

苦竹枝　5995

苦竹茹　867、5987

苦竹根　5985

苦竹笋　643、703、887

苦竹蛀屑　6315

苦竹葉　703、867、1037、1047、1189、
　1221、1223、5601、5805、5983、
　3191

苦竹筒　4725、4727、4729

苦竹瀝　5513、5989、5993

苦竹鬚　4225

苦苣　515、703、889、1045、1187、
　1263、1265、3143、3793、4655、
　4657（5）、4659、4661（2）、4669、
　4671（3）、5851、6571

苦苣汁　1147、6447

苦苣菜　4659

苦芙　535、947、1135、1233、1243、
　2823、2945（3）、2947、2949（2）、
　2953（3）、3107

苦花　2501

苦芥子　4027、4083

苦杖　891、907、943、961、3277（2）、
　3281（2）、3537

苦杖根　3281

苦杖酒　6251

苦杞　5851、5853

苦李　5145

苦李仁　1263、4839

苦李根皮　4841（2）

苦豆　2967、2969

苦低草　2887、2899

苦茄　665、1163、4733、4745（2）

苦板　2945（2）

苦草　3943

苦茶　487、491、503、757、1625、1897、
　4659、5215、5217、5221、5677

苦茗　669、693、907、973、1023、1103、
　4821

苦茗茶　617

苦骨　2483

苦耽　717、795、841、847、937、1355、
　3151（6）

苦耽苗子　3153

苦荼　4657、5225

苦桔梗　2261

苦栝樓　1899

苦桃皮　6011

苦笋　569

苦酒　415、533、823、943、1209、
　1211、1503、1525、1555、1573、
　1685、1859、1893、2037（2）、2139、
　2141、2313、2361、2489、2491、
　2635、2847、2849、2947、2955、
　3085、3219、3357、3511、3513、
　3533、3545、3549、3587、3589、
　3617、3711（2）、3731、3951、3957、
　3997、4287、4289（4）、4391（2）、
　4393、4395（2）、4397、4463、4485
　（2）、4541、4757、4883、4895、
　5203、5381、5383、5513、5579、
　5619、6029、6095、6125（2）、6241
　（2）、6255、6429、6499、6539、

6607、6817、6951、6953、6985、
7167、7187、7197、7317、7397、
7499（2）

苦消 2085、2087

苦菫 3591（2）、4593（3）

苦菜 515、555、599、2095、2501（2）、
3143（5）、3159（3）、3835、4617、
4655、4657（9）、4659、4791、5229

苦菜汁 4661

苦梗 2259（2）

苦瓠瓤 4751

苦瓠 535、543、595、605、693、785、
797、905、947、1063、1131、1155、
1163、1325、3107、4201、4203、
4209、4733、4751（5）、4753、4755
（3）、4757（2）、5599、6135

苦瓠子 4755（2）

苦瓠白瓤 4753、4755

苦瓠汁 915、1029、1051、1081、1189、
1291、3111

苦瓠葉 1119、4169

苦瓠膜 4753（3）、4755

苦瓠藤 1199、1219

苦瓠瓢 4753

苦匏 4751（2）

苦鳥 7087（2）

苦麻 5129

苦參 463、485、491、495、515、527、
529、531、535、543、547、551、
555、563、589、591、593、601、
625、643、653、671、681、693、
703、747、795、797、805、847、
867、881、889、941、943、945、

947、953、973、975、991、993、
1035、1069、1077、1083、1093、
1119、1129、1139、1147、1155、
1163、1187、1193、1195、1197、
1199、1201、1207、1215、1221、
1227、1229、1235、1261、1285、
1333、1785、2085、2095（2）、2189、
2243、2373（2）、2381、2403、2413
（2）、2483（2）、2485、2487（7）、
2489（11）、2491（8）、2493、2505、
2531、2613、3359（2）、3365、3419、
3771、4087、4093、4633（2）、5607、
5651、7301、7467、7707、3107

苦參水 2171（2）、7673

苦參末 795、2487、2489、2491（4）、
4741、5585、5721、6997、7685

苦參湯 2487、5721

苦參頭末 6535

苦壺 4751

苦壺盧 4751、4757

苦壺盧子 4755、4757

苦壺盧瓢 4753（2）

苦壺蘆 2927、6399

苦葴 3151（4）

苦薏蓲 3199（3）、4753

苦薏蓲末 4953

苦葵 3143、3145

苦棗 881、937、4835、4913、4927（2）

苦買 923

苦買子 4579

苦買汁 1169

苦買菜 749

苦筍 4727（2）、4729、7257

苦絲瓜　4777

苦楝　3821、4863、5465、5573、5841

苦楝子　911、913、945、1219（2）、
　　4361、4603、5579（2）、5631

苦楝皮　5579

苦楝花　1269

苦楝根白皮　5579

苦楝根皮　897

苦楝根湯　6703

苦楝實　957

苦楸　5551、5821

苦督郵　2431

苦實把豆　3655

苦實把豆兒　1327、3655（2）

苦蕒　555、2397、3159、3247、4617、
　　4655、4657（3）、4659、4661、4667、
　　5651、6131

苦蕒子　2909

苦蕒汁　4661

苦蕒花　2909

苦蕒菜　937、947、3247、3417、4659
　　（2）、4755

苦蕎　4171、4177

苦蕎皮　1045、4177

苦蕎麥　4103、4177

苦醋　2153、4495

苦魯麻棗　5129、5131

苦練子　911

苦薏　519、2827、2829（2）、2831、
　　2837（3）、5275（2）、5287

苦樹　5597（2）

苦澤　3369

苦藉　2945

苦膽水　1587

苦彌哆　2639（2）

苦藥　3791

苦藥子　515、1103、3611、3791（4）、
　　3793（2）

苦檽子　5061

苦櫪　5597

苦櫪木　5597

苦藏　515、3151（3）、3153（3）、
　　3159（2）

苦蠹　6379（2）

苦鹽　2029（2）

苦蕒　5229

苦蕒甜瓜　5233

昔邪　4029（2）、4039（2）

若　5069

若木　4985

若芝　2643

若草　4073

若榴　4985

茇　3687

茇華　3687

茇括　2795

茇苦　2795

苹　2877（4）

苜蓿　695、937、2353、3003、3171、
　　3173（2）、3391、4617、4639（3）、
　　4641、5073、5837

苜蓿草　4641

苜蓿根　387、911、2203（3）

苜蓿葉　2765、3365、6925

苴　4131（3）

苴麻　4131

苴蓴 3033（2）
苗根 3805、3807（3）、3809
英山 5221
英豆 5039
英草華 4025、4063
英消 2067（2）、2069（3）、2071
英雞 699、929、6611、7021
英鷄 1715、6943、7021
苘麻 2823、2961（2）
苘麻子 2963、3141
苘實 1049、1169
茵 4791（2）
芺 4231
苻 3835、3955、5661
苻葵 3955
苻蘺 2603
苽 3937、4235（2）、4237
苓 871、2187（3）、2225、3925、5957（2）
苠 6165
苟斗 6561
苟印 6465、6561（2）、6565
苟印膏 1061
苟格 2265
茆 523、3103、3959（2）
茆蒜 4487（2）
茆質汗 4027、4083
苞笋 5979
苞筍 4725
范 6129（2）
苧 2941、2955、2957（5）、2961
苧汁 2957（2）
苧根 819、891、905、909、915、923、

941、1135、1161、1175、1265、1295（2）、1317（2）、1581、2957、2959（7）
苧根末 4285
苧根汁 1275
苧根葉 1257
苧麻 885、2823、2941（2）、2955（3）、2957（2）、2959、3849、6043
苧麻根 2959（2）、3885、3957
苧麻葉 961、1241
苧葉 737、1241、1243、1251、5815
直石 1819
直姜鹽 6187
直殭鹽 6193
苗 4725
茄 1143、1217、2749、2989、3145、3565、3669、4733、4737（11）、4739（4）、4741（4）、5275（3）、6571
茄子 623、655、841、853、1163、2631、3145（2）、4737、4739、4741（2）、5917
茄子枝 3989、4991
茄子茸麋茸 7489
茄子根 4695
茄汁 1083
茄母 4745
茄花 1237
茄枝湯 955
茄科 1097、1115、4745、7337
茄根 749、1119、1211、1857、4739、4745（4）
茄根灰 1339
茄根莖 1233

茄根湯　1629

茄柴灰　6699

茄菜　4737

茄梗灰　1145

茄葉　387、925、3147、4739、4745

茄蒂　1141、3495、4743（2）

茄蒂灰　1097

茄樹　4739

苕　3687（3）

苕摇　4687

苔　4029（2）、4033、4045、4047

苔衣　4031、4037（2）、4039、4047

苔紙　4029

苔菜　4595（2）

苔脯　4029、4031、4033

苔錢　4031

苔蘚　4037

茅　2357（2）、2359、2517（4）、2525
　　（2）、2741、2753、2763（2）、3943、
　　4221、4233（3）

茅山之乳　1861

茅山蒼术　2325（2）、2327（2）、2329

茅爪子　2357

茅竹　6349

茅花　639、863、1235、3005、3019、
　　3025、6029、6207

茅花湯　2429

茅莓　3635、3637

茅草　2639

茅香　519、661、719、847、993、1069、
　　1269、2567、2739（3）、2741（2）、
　　2747、4977

茅香花　841、2741

茅香湯　1493、4977

茅屋厨中壁土　1493

茅屋溜水　1709

茅屋漏水　551

茅根　567、601、677、715、721、783、
　　795（2）、817、853、863、869、891、
　　921、925、961、1299、1311、1325、
　　1341、2517（3）、2519（3）、2521
　　（6）、2549、2741、3023、5031、
　　6023、6287、6347

茅根汁　2521

茅根湯　1545、2237

茅栗　4905（2）、5029

茅針　863、891、2517、2521、4237

茅梨　4931

茅葉　4661、6447

茅蒐　3805

茅蒲　6041

茅蜩　6323

茅膏菜　4617

茅櫨　4959、4961

茅質汗　527

茅鴟　7133

茅鍼　1169

茅蘆　5217

茅類　2517

茅鱓　6563

茅蠡　6323

苺　3631（2）、3633、3641、5853

苺子　3631（3）、3643

枎移　297、523、803、805、963、5499、
　　5667、5817

枎移木　5669

枎栘木皮　1247

枎楊皮　1313、5669

杬木　3571

林邑石　1721

林邑赤金　1571

林邑銀　1577

林禽　4969

林　檎　691、757、893、973、4929、
4957（4）、4965、4967（4）、4969
（5）、4971（6）、5085

林檎向裏子　5813

林檎麨　4971

林蘭　521、3979（2）、5389、5783

柿　4971（2）

枝肉　5083

柜子葉　2773

柜柳　5397、5645、5699

杶　5533

枇　杷　571、719、723、3417、4929、
5027（3）、5029（3）、5079、5139
（2）、5369、5871、6375

枇杷芽　5217

枇杷花　1079

枇杷葉　667、683、713、721、805、827、
865、1077、1083、1369、2519、2733
（2）、3947、5031（8）、5367、5369、
5385、5429、5871（3）

枇杷蕊　387

杵頭糠　709、713、715、4435、7319

杵糠　443

枇木　5899

枇皮樹　5899

析目　4631

析易　6495

析蓂　2785

板兒松香　5353

板桂　5367、5369（2）

板栗　4905（3）

板蕉　3029

板藍　3247

板藍汁　709、3251

板藍根　3253

來　4147（5）、4161

來甘　3835

來牟　4205

來莓　3845

來莓草　3845

來禽　4969（3）

來麰　4545

枌　4593、5671（3）、5673（3）

枌木皮　3887

松�　1203、5355

松　2263、3615（2）、3973、3975、
4041、4047、4051、4053、5103、
5107、5329、5335（4）、5345（4）、
5347、5353、5359、5361（3）、5447
（2）、5455、5471、5475、5659、
5671、5933（2）、5935、5939、5949、
5951（2）、5953、5955、5957（2）、
5965、5969（5）、5971、7389

松下茯苓　5503

松上脂　5351

松上寄生　5969（2）

松上蒼皮　5359

松　子　507、633、1125、4041、5107
（2）、5109（4）、5345

松子仁　813、937、5109（3）、5337
　　（2）

松子仁粥　4353

松子松　5107、5345

松子殼　4715

松木　1511、5951

松木皮　955、1171、5359

松毛　933、1159、2977、5355、5357、
　　5903

松心　5347

松石　1727、1835（2）

松汁　5935

松皮　1235、7633

松灰　6867

松衣　4053

松花　1031、1333、4815、5233、5357
　　（3）、5359

松枝　4083

松肪　5347

松狗　7633（2）

松柏　5345

松柏上寄生　5969

松柏葉　5339

松柏實　5347

松香　933、1191、1203、1213、1217、
　　1231、1255、1305、1311、1615、
　　1775、2773、5347、5351（3）、5953

松根　5933、5935

松根白皮　837

松柴片　6867

松脂　387、417（2）、539、551、553
　　（3）、561、599、895、1021、1045、
　　1061（2）、1085、1117、1121、1147、

1149、　1151、　1165、　1171、　1189、
1199、　1203、　1219、　1241、　1245、
1265、　1271、　1633、　1751、　1783、
1789（2）、1795、1841、1843、1923、
2263、　2833、　3257、　3617、　3737、
3739、5047、5177、5337、5345（6）、
5347（6）、5349（4）、5351（4）、
5353（2）、5441（3）、5445、5455
（3）、　5457、　5463、　5483、　5493、
5933、5935、5945、5949（2）、5951
（3）、　5955、　5957（2）、6125、6987、
7429、7449、7461

松烟墨　1313、1537

松黃　385、3933、5345（2）、5357（2）

松毬　5077

松淚　5463

松葉　551、633、663、669、803、1117、
　　1125、　1199、　1233、　1751、　4417、
　　5347、5355（3）、5357（4）、6007、
　　6739

松葉汁　5357

松葉酒　5357

松稍　387

松腴　5933

松楊　963、1247、5499、5669、5671
　　（2）

松楊木皮　757

松節　623、633、659、713、803、809、
　　811、987、1017（2）、1117、1247、
　　2473、2511、3881、4417、5347、
　　5353（2）、5355（4）、5943

松節酒　5353

松鼠　1269

松煙墨　1241、1321、1325、1329、1333

松膏　5347

松實　5109（3）、5347、5359

松蕈　903、917、4813、4815、5359

松墨　909

松膠　5347、6127

松膠香　5353

松樹　5345、5935、5951、5969

松樹皮　4921

松樹皮上緑衣　2745

松樹脂　5445

松蘿　591、605、693、855、887、1145、3615（4）、5929、5969（6）、5971（4）

柿（柿）　4929、4971（3）、4973（9）、4975、4977（2）、4981（2）、4983（6）、5027、5139（2）、5217

柿花　4975

柿葉　4345

柿蒂　4979（3）、4981（2）、5147

柿餅　4975

柿漆　4981、5035

柿盤　4973

柿霜　4975（3）、4979

柿饏　4979

枕　5429（2）、6485

枕及席　6049

枕木　5429

杼　5063（5）

東方宿　3907

東引杏樹枝　4861

東引茱萸根皮　3191

東引桃白皮　4899

東引桃枝　4897（3）、4899、6005

東引桃根　4897

東引細椿根　5537

東引槐枝　7349

東白　3467

東夷青金　1571

東向側柏葉　4417（2）

東行牛口中涎沫　7311

東行牛涎　1345

東行白馬蹄下土　7343

東行花桑枝　4285

東行牡豬　7209

東行茱萸根　4143、5205

東行馬蹄下土　7343

東行桃枝　4897

東行桑根　5731

東行棗根　4925

東行楝根　5581

東行蝎虎　6503

東門上雞頭　649、665、6963

東門雞棲木　6003

東門雞頭　851、6961

東建　3467

東南桃心　2153

東南桃枝　1789、6061、3191

東風　4627

東風菜　1023、1037、4617、4627（3）

東桃　5155

東根　2283

東海夫人　6853（2）

東海鳶頭　3555

東流水　551、731、905、1399（2）、1401（3）、1627、1709、1735（2）、

1783、1799、1827、1915、1947（2）、
2119（2）、2237、2511、2621、2689、
3047、3337、3367、3371、3433、
3637（2）、3971、4117、4289（2）、
4415、4845、4859、5193、5541、
5857、5959、6759、6785、6795、
6819（3）、6823、7481、7501、7555

東家雞栖木　5929

東家雞棲木　1113、6003

東陽酒　4399、4401、4403

東境术　2305

東墻土　6001

東墻下朽骨　7395

東墻上土　1493

東墻上馬齒莧　4655

東墻腐骨　7395

東橘　4999

東廧　697、4103、4235（6）

東壁土　387、663、731、941、1053、
1085、1089、1131、1189、1223、
1287、1347、1477、1489、1491（3）、
1493、2651、2655

東壁土末　1491、7405

東壁上土　1491（2）

東壁黃土　4245

刺　6719

刺竹筍　4731

刺芥　4521

刺虎　4027、4081

刺桐　5561、5571（4）

刺桐皮　5571

刺桐花　1243、5573

刺原　5797

刺草蘚　2335

刺梨子　5811

刺猪苓　527、3767（3）、3893

刺棘心自然汁　2637

刺猬脂　7645

刺猬膽汁　7645

刺蒺藜　3289（2）、3291（2）

刺楸　5555

刺榆　5673（4）、5817

刺蜜　749、827、885、1387、5233、
5271、5273、6145

刺蝟　6457

刺薔薇根　3695

刺薊　2305、2935、2939

刺薊葉　2939（2）

刺薊葉及根　2939

刺鍼倒鈎爛者　5801

刺蘖　5503、5517

兩乳中　7347

兩脚羊　7767

兩脚駝　7359

兩頭尖　3477（2）、3479、3483、3485、
3491、7621

兩頭蛇　769、6465、6559（3）

兩頭鹿　7527

兩頭蟲　6293

兩頭龜　6757

雨水　1375、1379

雨虎　6111、6215（2）

雨師　5657、5659

雨絲　5659

雨滴階上苔痕　4037

厓鹽　2049

郁李　381、437、785、5669（2）、5727、5817（5）、5819（2）、5829

郁李仁　505、581、595、605、701、783、791、805、869、887、907、935、973、993、1003、1039、3587、3589、4247、5819（4）、5821（3）、6825

郁李仁粥　4353

郁李根　1117（2）、1357

奈何草　2389

奔馬草　629、2373（2）

奇鶬　7147（3）

抹利　2735

抹厲　2735

拔　3843（2）

拔屢子　5635

拔綠　4295

拔穀　3765

押不蘆　3313、3563

拖白練　7093

抱牙　3351

抱出雞子殼　661、715、887、1229、7001

抱出雞子殼灰　1205

抱出鷄卵殼　1055、7001（3）

抱退雞子軟白皮　6385

抱娘蒿　2881

抱過雞子殼　1359

抱槍　6441（2）

抱鷄肉　6947

抱靈居士　2717

拙貝羅香　5463

拙魚　6609（2）

招豆藤　3887

叔鮪　6659

虎　2799、4421、5949、6569、7129、7213、7409、7413（2）、7415（22）、7417（12）、7419（7）、7423（4）、7427（3）、7429（2）、7431（3）、7433、7435、7461、7469、7503、7527、7543、7545、7553、7575、7641（5）、7651、7663、7745、7785（5）

虎子桐　5567

虎牙　845、1231

虎爪　1789、7429

虎爪皮　769

虎目　7389

虎目樹　5533（2）

虎目樹南向皮　6335

虎皮　4179

虎耳　661、7641（2）

虎耳草　693、1063、3977、3999

虎肉　699、851、7423（3）、7437

虎血　7425

虎杖　519、631、655、669、673、911、953、965、1247、1301、1329（2）、1833、2243、3065、3277（2）、3279、3281（4）、3309、3513

虎杖根　1187、3279、3281（2）

虎杖煎　3279

虎豆　4319（2）、6369

虎肚　715

虎沙　6681

虎刺　4081、5907

虎刺根葉　1135

虎卷　2339

虎珀 877、6763

虎骨 387、755、769、875、1019、1025、1057、1193、1205、1211、1215、1221、1223、1237、1273、1295、1341、2621、4399、7417（2）、7419（2）、7421（5）

虎骨末 7421（3）

虎骨酒 7419（2）

虎屎 1209、1295、7429

虎屎中骨 7429

虎豹 7413（2）、7427、7435、7641、7661

虎脂 517、715、7423

虎涉 4319（2）

虎梓 5551

虎眼 5533

虎眼樹 5541

虎脛骨 625、941、947、1001、1021、4421、5455、7419（2）、7421（3）、7503

虎脛骨酒 7419

虎魚 6681

虎麻 2483、2881、2883

虎散 5133、5695

虎葛 3843

虎腎 1153、7425

虎掌 553、603、1965、3313、3427、3431、3475（2）、3497（8）、3499（7）、3501、3503、3511（3）、3523、4961、5235

虎蒲 2765

虎睛 769、1345、1351、1361、1367、6723、7425（5）

虎睛骨膽 879

虎睛鼻 647

虎鼠 7641（2）

虎腰脊骨 7421

虎鼻 1367、7427

虎魄 1367、5949、7427

虎貍 7553（3）

虎膏 517、3009（3）、3497

虎薟 3009

虎薊 2935、2935、2941（3）

虎薊根 1155、2939

虎頭骨 3763、7421（2）、7555

虎膽 1355、6521

虎鯊 7417

虎櫐 4319（3）

虎蘭 2765

虎鬚 515、2243、3057、3163、7429

虎鬚草 447、3057（2）

虎鷹 7129

盱 2595

果 5235

果下牛 7281

果瓜 5235（3）

果宗 4931

果單 4969

果然 7411、7647、7653（4）

果然肉 665、765

果然獸 7653

果贏 523、6111、6149（3）、6151（3）

果贏 3697（3）

昆布 581、683、707、781、785、973、983、1143、1147、1153、1187、

3897、3965（2）、3969（9）、3971
（4）、4735、6835、7263、7265、7267

昆布苗　4735

昆吾石　1999

昆吾兔　7435

昌支　2283

昌本　3929

昌娥　6837、6839

昌陽　3917（3）、3925（2）、3929（2）

昌蒲　533、537、541（2）、543、551、
553、557、561、563、669、761、
801、809、811、993、1061、1063、
1065、1077、1109、3359、3853、
3929、5395、7385

昌蒲汁　649、1105、1281、1283

昌鼠　6611

昌歜　3929

門下桃橛　4903

門冬　379、387、1069、3071、3105、
3357、3731（2）、3733（6）、3743

門臼灰　1241、4503

門臼塵　1479、1551

咂嘛酒　4401

明月砂　7591（2）

明水　1047、1375、1387（3）

明石　3851

明松脂　5349

明乳　5447

明乳香　5451

明净皮消　2077

明珀　5953

明眛　7581（2）

明雄黄　2157

明筍　4727

明粱　4199（2）

明駝　7359

明鬻　6685

明鏡　1635（2）

明礬　771、825、827、881、1101、1203、
1281、1597、1745、1773（2）、2125、
2141、2149（3）、2151、2153（4）、
2157、2235、2701（2）、2939、3701
（2）、4867、5613

明礬末　2153、2155

明鑑　1637

易耳　4071

虹蛵　6227

固不婆律　5473

固羊石　1963

固活　3603、3605

忠果　5089

呷蛇龜　6729、6755（2）

牀脚下土　1477、1499

狀如防風　2215

呼哮鷹　7135

呴蛇　6565

咄魯瑟劍　5467

岩蜜　6113

岡桐　5561（8）、5567（3）

罔兩　7411、7663（5）

罔象　7439、7663

罔達羅喝悉多　2393

垂水　4685、4687

垂柳枝　5655

垂柳葉　5653

垂珠　2265（3）

垂絲柳　5657

垂絲海棠　4945

制半夏　3527

制過半夏　3527

知母　383、471、483（2）、493（2）、
　　495、497、501（2）、509、511、517
　　（2）、523、529、555、575、577、579
　　（2）、581（2）、583、585、593、
　　601、653、669、679（3）、689、761、
　　765（2）、767、807、809、817、823、
　　827、831、841、847、853、869、
　　871、877、883、887（2）、895（2）、
　　901、913、925、931、1001、1023、
　　1095（2）、1101（3）、1109、1133、
　　1141、1211、1267、1315、1319、
　　1333、1335、1809、2113、2185、
　　2227、2243、2245、2253、2259、
　　2281、2283（2）、2285（6）、2287
　　（5）、2431、2505、2633、2661（2）、
　　3043、3181、3201、3411、3413、
　　3817、4719、5049、5505、5507（3）、
　　5509（4）、5511、5513、5861、6735、
　　6767、7191

知母醋　2287

知杖　4025、4071

知時子　3217

牦　7455（3）、7457、7459

牦牛　7409、7455（2）、7457（5）、
　　7459

牸　7281

牥　7457

牧宿　4639

牧靡　3479

牧靡草　3479

物象珀　5951（2）

物羅　5229

牥牛　7359

刮剶酒　4447

刮屎柴竹　6103

刮敗船茹灰　6085

刮腸　4729

刮腸篦　4729、5991

和皮甘草　3369

和州藜蘆　3421

和事　4457

和事草　4457

和姑　3515

和陽草　1799

和圓子　4947（2）、4955（2）

䄂　697

委貝　6847

委萎　2273（2）、2275

委蛇　2185、2281

委蕤　2275

季春李　4839

笂竹　5981

使君子　695、791、1081、1353、1355、
　　2411、3611、3645（2）、3647（2）、
　　3649（3）、5233、5245、5493

使君子仁　2419、3647（3）、3651、
　　6769

使君子末　7473

版魚　6679

版桂　5367

侃旦　7063

兒　7321

兒自便尿　6617

兒草　517、2283、3569、4705

兒踵草　2283

佳　7079

佳子　5753

帛　3391、6015、6023

帛幕　6079

卑共　3587

卑相　3037

卑鹽　3037

征士鎖甲　2505

往來人便溺處久碎瓦片　1533

彼子　601、5101、5103（6）

所交婦人中衣帶　6035

所着衣　6031

舍利子　7723

舍迦　7581

舍羅　7093

金　517、549、553、1387、1449（2）、
　1563、1567（4）、1569（13）、1571
　（6）、1573（7）、1575（4）、1581、
　1585（3）、1587（2）、1599（2）、
　1617、1637、1649、1687（3）、1697
　（2）、1733、1735、1749、1751（4）、
　1753、1757（2）、1761、1781（4）、
　1785（3）、1797（3）、1849（4）、
　1859、1881、1915、1941（2）、1943、
　1945（2）、1947、1955、1969、2107、
　2175、4471、5785、6921、7449

金井玉闌　2217

金不換　2397（2）

金牙　995、1995（2）、1997（2）、
　3555、6683

金牙石　517、625、851、1291、1351、
　1365、1905、1995（4）

金牛兒　6323、6327

金毛狗脊　2337（3）、7493

金片　1569

金公　1597（2）、1599、1737

金玉　1687

金石　1905、1985

金汁　1567

金芍藥　2613、2615、2621

金芝　4797、4799

金色脚黃雌雞　6957

金色猱狗　7413

金衣公子　7095

金州蒼术　2327

金花蟲　6369

金杏　4843（2）、4845

金豆　5027

金沙　1567

金英草　3601

金林檎　4971

金果　829、5129（2）

金果樹　5131

金金漿　1567

金沸　3683（2）

金沸草　1181、2915、4091

金城棗　4913

金荆　5877（2）

金柑　5025、5027

金挺蠟茶　5795

金星子　1125

金星石　693、859、963、1199、1905、
　1981（3）、1983（3）

金星地鱔　6543（4）

金星草　519、551、955、1153、1163、1213、1241、1275、1277、1751、2339、3977、3987、3989（2）、3991（2）

金星草背上星　3991

金星砂　1731

金星礜石　1969、1983（2）

金盆露　4401

金華腽肭　6997

金華酒　4401

金莖　4025、4067

金莖露　1687

金桂　5385

金桃　4875（2）、4877

金剛　1999（4）

金剛石　851、1237、1905、1997（2）、7435、7477（2）

金剛骨　3765

金剛根　3763（3）、3765

金剛拳　4845

金剛鑽　1599、1997（3）

金座砂　1731

金屑　643、685、817、827、879、881、1567、1571、1573

金屑酒　1571

金陵草　3227、3229（2）、3231

金桑　5731

金黃　2175

金雀兒椒　2493

金蛇　1279、1571、6463、6541、6543（4）、6563

金毬　5017

金釧草　3989

金釵　1117、1573、3979

金釵石斛　3979

金釵花　2557、3979

金釵股　517、2557（5）、2559、3865（2）

金釵草　4085

金腳腦　5473

金魚　753、5627、6573、6637（3）

金液　1573

金寄奴　2909（2）

金椒　5179

金粟狼牙草　3353

金鼎靈砂　1777

金鈎　5153

金鈎木　5151

金絲草　665、863、869、959、1161、1289、2403、2565（5）

金絲草灰　2565

金絲硫黃　7755

金絲鯉魚　6639

金絲礬　1007

金絲礬末　7035

金絲鰻鱺　6645

金蓮　3951、5277

金蓮子　3955（2）

金蓮根　2289

金盞兒花　3195

金盞草　953、3063、3193、3195

金盞銀臺　523、2515（2）、3187、3191

金稜藤　3893

金鈴　3667

金鈴子　815、2709、5573、5575（2）、

5577（2）

金鈴子肉　2499

金箔　7593、7719

金銀　3053、6271（2）

金銀花　1133、1193、1195、1227、1767、
　　1901、2303、3613、3771（2）、3865、
　　3869、3871（2）

金銀花藤　2565

金銀焊藥　5495

金銀湯　2241

金銀薄　1349

金銀藤　519、1921、3865、3869、3871

金鳳花　3557、3561

金鳳花子　3559

金鳳花根　3561

金鳳花葉　1257

金精　2833

金精石　1983、2175

金漆　5545

金蕎麥　527、3319、3907（2）、3909

金蕊　2827

金鴉　3477

金墨　859、1129、1307、1539、1541、
　　1547

金盤藤　4017

金瘡小草　955、1239、1243、3977、4013

金漿　1571、1697、4471、7739

金漿玉醴　7739

金線草　3615

金線巴豆　5705

金線重樓　3309、3535

金線重樓根　3539

金線狨　7651

金線豹　7431

金線黿　6397、6399

金線礬　2139、2167

金薄　485、843、877、991、1321、
　　1363、1567、1571（2）、1573、1747、
　　2127、2153、4315

金薄湯　1365

金橘　683、703、4929、5025、5027
　　（3）、5029（2）

金器　1277、1567、1573

金錢花　2915（4）

金錢豹　7431、7543

金錢菊　2917

金錢薄荷　2795、2797、3507

金燈　2507（2）、2513、4459、4477
　　（2）

金燈花根　2509、2513

金燈葉　4481

金環　1039、1573

金龜子　6295、6369（2）

金蟲　6369

金簪草　4671（2）

金鎖天　4691（2）、4693

金鎖天葉　4693

金鎖匙　2541

金雞　7011

金雞樹　5069

金鯽　6637

金罌　523、4985（2）、5811

金罌子　515

金櫻　3641、5811、5813、5845

金櫻子　497、523、757、899、921、
　　3685、5287、5305、5517、5727、

5233、5811、5813（3）、5815、5693

金櫻芽 4687

金櫻花 5815

金櫻東行根 959

金櫻根 1293、1295（2）、1305、1313

金櫻葉 1243

金鹽 5843、5847（2）

金鼉 6297、6455、6457（6）

命蒂 7763（2）

郄蟬草 2373

斧 1669

采雞 7011、7013

乳 625、855、983、1003、1039、
1051、1161、1195、1249（2）、1253
（2）、1283、2709、3049、3689、
4279、4401、4509、5125、5445（6）、
5447（2）、5451、5489、6515、6611、
6763、6973（2）、7249、7289、7291
（3）、7349（2）、7361（3）、7365、
7367、7369、7413、7497（2）、7673、
7691、7725（6）、7727（7）、7729、
7759

乳女兒汁 2177

乳小兒乳汁 3403

乳水 6611

乳石 1863、2361、4987、5305、7247

乳石末 6143

乳石沫 6611

乳石精汁 7051

乳石鍾乳 7247

乳汁 913、1083、1129、1505、1603、
1621、1643、2197、2397、2423、
2465、2505、2581、2643、2935、

3711、3727、3771、4465、4505、
4855、4857、4991、5043、5409、
5413（2）、5565、6035、6187（2）、
6257、6271、6319、6327、6353、
6355、6361、6389、6409、6515、
6517、6973、6999、7055、7091、
7125、7127、7207、7217、7221、
7349（3）、7387（2）、7539、7585、
7669、7677、7709、7719（2）、7721
（2）、7725（4）、7763

乳穴水 1375、1415

乳母鳥 7143

乳羊 2361、7235

乳花 1875

乳牀 1875（2）

乳柑 4999、5015（4）

乳柑皮 5001、5015

乳香 417、489、507、549（2）、631
（2）、649、663、683、727、735、
739、741、753、803、811、849、
875、877、887（3）、899、923、941、
963、983、985、987、989（2）、993、
995、1001、1003、1007、1021、
1029、1081、1087、1097、1099、
1109、1111（2）、1117、1119（2）、
1121（2）、1137、1155、1159、1163、
1171（2）、1173、1181、1183、1189、
1195、1199、1203、1209、1211（2）、
1213、1225、1239、1243、1247、
1249（3）、1251、1253、1255、1279、
1293、1295（2）、1301、1303、1319
（2）、1321（3）、1351、1353、1359
（2）、1363（2）、1365、1465、1471、

1507、　1587、　1605、　1617、　1649、
1745、　1759、　1769、　1773、　1857、
1963、　2013（2）、2081、2111、2113、
2127、　2167、　2177、　2235、　2237、
2635（2）、2663、2687（2）、2691、
2695、　2699、　2939、　2999、　3015、
3053、　3095、　3397、　3399、　3475、
3483、　3485、　3487、　3565、　3667、
3711、　3855、　3883、　3985、　4013、
4083、　4145、　4299、　4301、　4375、
4453、　4467、　4499、　4503、　4505、
4587、　4603、　4665、　4909、　4951、
5185、　5331、　5353、　5355、　5405、
5409（4）、5423、5441（3）、5445
（5）、5447（8）、5449（6）、5451
（13）、5453（7）、5455（3）、5457
（3）、5461（3）、5489、5515、5519、
5625、　5715、　5797、　5893（3）、5943、
6141、　6159、　6193、　6203、　6233（2）、
6265、　6323、　6361、　6427、　6429、
6503、　6505、　6617、　6667、　7059、
7071（2）、7307、7331、7381、7391、
7427、　7513、　7567、　7591、　7637、
7687、　7719、　7749、　3281

乳香水　1743

乳香末　619、1195、2233、4869、5453、
　6503、7071、7175、7585、3147

乳香酒　6503、7755

乳香湯　1295、2113、4257、4557、5449、
　5949、6099、6143、7585

乳食　6305

乳粉　7255

乳梨　4931（3）、4935

乳液　7365

乳塌　5447

乳酪　571、3709、5015、5857、6625、
　7363、7403

乳酪瓜　6715

乳團　7369

乳餅　7369（3）、7725

乳腐　755、937、7155、7369（2）

乳齊　6299（2）

乳線　7369

乳橘　4999、5015

乳頭　5445、5453

乳頭香　5353、5445

乳頭香末　5687

乳糖　517、5261、5263、5269（3）、
　6113（2）

乳蟲　697、6305

念珠　4243

肺蟲　6451

肶内黄皮　6971

服翼　7051

朋沙　827

朋砂　1521、1617

肥蠣　6565

肥大栝樓　3703

肥犬　7285

肥生地黄　7759

肥地黄　3073

肥肉臛汁　3007

肥羊肉　6337、7239、7241（2）

肥赤馬肉　6287

肥皂　933、1069、1075、1083、1121、
　1179、1217、1219、1251、2643、

3403、4431、5141、5485、5629（5）、
5631、5897

肥皂子　5903

肥皂莢　753、951、1071、1117、1223、
3391、5499、5613、5627（3）、5631、
5637

肥皂莢水　5627

肥厄子　4327

肥狗肉　7217（2）

肥珠子　5629（2）、5633

肥烏梅　6995

肥雀肉　7035

肥豬肉　4153

肥豬腸　1229

肥棗　2237

肥棗肉　2655、2695

肥鼠　7615

肥膏　7719

肥豬大腸　2421、2637

肥豬肉　2959、7161、7163

肥豬膘　7167

肥遺　6565

肥䴖　6737

肥藤　3873

周升麻　2475

周盈　2827（2）

周留牛　7281

周麻　2475（2）

周燕　7111

兔　937、4387、6343、6765、6913、
6947、7025、7061、7151、7409、
7435（2）、7559、7581（10）、7583
（10）、7585（3）、7611（2）、7629、

7631、7641

兔子　7581（2）

兔目　7471、7589

兔丘　3615（2）

兔皮　1235、7591

兔皮毛　1157、1321

兔皮灰　1307

兔肉　567、569（2）、571、573（2）、
677、699、1277、1357、4523、6987、
7583（2）、7585、7597

兔血　993、1277、1321、1357、7513

兔肝　443、1049、7589（3）

兔肝草　4025、4077

兔骨　1205、7587

兔屎　1057、1223、1229、1355、2115、
6385、7591（5）、7593（2）

兔核　3773（2）

兔毫　293、7593（2）

兔毫筆頭　7593

兔葵　521、911、1257、1271、3063

兔葵葉　1187

兔棗　4025、4065

兔絲　405、555、927、929、2121、
2295（2）、2485、3615（11）、3617、
4079、5933（2）、5935（4）、5969
（6）、5971（2）、7267

兔絲子　411、485、531、533、539、
553（2）、561、597、633、837、839、
895、897、903、915、923、927、
929、1001、1043、1059、1067、
1221、1323、1869、1911、1943、
1947、2597、2625、2691、3207、
3611、3617（2）、3619（6）、3621

（8）、3717、3753、5935（2）、6969、7037、7491

兔絲子末　7037

兔絲子汁　1069

兔絲子苗　3621

兔絲子酒　7523

兔絲花　5971

兔絲苗　1217、3621

兔絲粉　3387

兔鼠　7609

兔腹下白毛　7591

兔腦　1063、1321

兔腦髓　7587（2）

兔蕈　7591

兔頭　851、1173、1331、1339、1357、5235、7589（2）

兔頭灰　759

兔頭骨　293、719、1031

兔膽　1319

兔糞　7591

兔髓　7583

兔鷹　7125

狙　7647（2）

狎客　2735

狌　7655

狌狌　7107

狐　6443、7409、7431、7435、7453、7541、7545、7553（2）、7561（14）、7567（2）、7569（2）、7579、7603、7605（6）、7785

狐五臟　1293

狐手足　7567

狐目　637、7565（3）

狐四足　947

狐白　7561

狐肉　647、837、1205、7563

狐血　4209、7565（2）

狐肝　637、647、1367

狐肝膽　1349

狐屎　993、1157、1245、1265

狐唇　1245

狐狸　383

狐狸臊　3001

狐陰莖　1007、1339（2）、7565

狐腸　7563

狐鼻　7433

狐魅　7561（2）

狐蜮　6107

狐頭　851

狐頭骨　1153

狐膽　649、705、7565

忽野簷　5141

忽鹿麻　4861、5131

狗　445、7147、7153、7213（5）、7217（2）、7219（2）、7389（3）、7415（2）、7561、7575（5）、7577、7595、7597、7603、7605（2）、7629、7649、7655、7657、7665（3）

狗牙　2735、4913

狗毛　1345、1361、1493、7227

狗毛灰　1321

狗耳　3667

狗耳草　3667

狗肉　699、793、931、1157、4113、4451、7217、7405

狗肉汁　4399

狗舌草　1201、3063、3211（2）

狗血　6289

狗芥　3195、3197

狗芥草　3195

狗肝　755、883、7223（5）

狗尾　3227

狗尾草　1037、1145、3063、3227、4233

狗青　2335

狗乳草　4671

狗肺　4055

狗油　5243

狗毒　2935

狗骨　515、1157、1231、1297、3039、
　　5831、5833、7231、7307

狗骨灰　755

狗骨樹　5603

狗涎　943、1269、1295、7221（3）

狗屎　971、993、1167、1231、1351、
　　7231（2）

狗屎中骨　1367

狗屎中粟　711、1359

狗屎灰　7405

狗豹　7605

狗脊　485、515、601、631、671、705、
　　779、809、835、899、919、927、
　　1001、1021、1305、1307、2185、
　　2333、2335（11）、2337、2339、3759
　　（3）、3763（2）、3765（2）、3841、
　　4679、6533

狗脊骨　2335

狗脊根　2339

狗陰莖　1307、1339

狗魚　6649（2）

狗椒　5179

狗腎　837、1333

狗獦　6283

狗腦　1081、1129

狗溺臺　525、4823

狗膏　3009（3）

狗精　7225

狗齒　645、1169

狗臑睡魚　6611

狗蝨　4105（2）

狗頭　1329、7229（3）

狗頭术　2307

狗頭灰　1081、7229

狗頭骨　1173、1193、1241、1253、1307、
　　1315、4517、7229（2）、7555

狗頭骨灰　755、901、1081、1217、
　　7229（3）

狗頭鼻梁骨　7229

狗薺　3195（2）、4631

狗膽　557、559（2）、721、971、987、
　　991、1063、1081、1129、5493、
　　6485、6673、6733、6823、7223、
　　7225

狗膽汁　715、1313、1545、5055、5245、
　　7071、7225

狗糞　7231

狗糞中米　5081

狗蠅　6221、6289（4）

狗蠅梅　5905

狗類　7213

狗獾　7571（2）、7573（4）

狗寶　711、1169、1185、7151、7155、
　　7327、7389（5）、7391（3）、7723

狒 7647（4）、7653（3）

狒肉 1205

狒狒 7411、7467、7657、7659（5）

炙牛肉 1767

炙甘草 481、1401、1815、2195、2199、2209（2）、2281、2357、2373、2443、2619、2621、2637、2665、2725（2）、2981、3411、3711、3819、3825、4033、4145、4225、4273、4377、5011、5087、5281、5465、5493、5537、5643、5691、5787、5969、6723、7203

炙甘草末 2083、4433、5019

炙肉 5029、5963

炙附子 4395

炙桑白皮 5735、6183

炙黄芩 3809

炙黄耆 2209（2）

炙猪肉 6939

炙麻鞋底 6045

炙豬肉 7163

炙豬肝 7179（2）

炙豬肪 7169

炙熟甘草 2195

炙熟老生薑 2855

炙觳觫 6083

炙糯米糕 4603

饴糖 761

京三棱 485、777、1335、517、555、2709（3）、2713、2715（3）、5955、6761

京芎 1845、2583、2589

京棗 3509、4921

京墨 849、1215、2579、6279、6441

京墨水 6435

京墨汁 4155

京墨灰 6023

夜叉頭 2979

夜光 4011、6347

夜行遊女 7143

夜合 519、3747、3749、5095、5097、5603（2）

夜合皮 833、5605

夜合花枝 1347、1363、5605

夜合枝 5605

夜合樹皮 1247、5605

夜交藤自然汁 1751

夜明沙 559、879、1133、7059

夜明沙末 7081

夜明砂 485、767、769、967、1047、1049、1055、1065、1073、1121、1149、1173、1269（2）、1355、6805、7053、7057（3）、7059（6）

夜明砂末 7059（4）

夜明砂灰 1325

夜明犀 7449

夜呼 3335

夜食鷹 7135

夜眼 7323、7329

夜牽牛 527、3099、3103

夜舒荷 5277

夜遊將軍 6329

夜照 6347

夜鳴 6391

夜燕 7051

底珍樹 5139

底野迦　853、7155、7393

放光石　1723

放杖　2353

放杖木　633、1125、5729、5921

放杖草　2353

妾魚　6613

於菟　7415

蒿艾　2995

怪鷗　7135

卷丹　301、4717（3）、4721

卷耳　2989（2）、6743

卷柏　519、555、595、599、807、847、
　907、941、959、993、1031、1069、
　1337、2103、4023、4031、4045、
　4049（3）、4051（4）、4723（2）

炒川椒　5169

炒石灰　619、6387

炒生薑汁　3877

炒米　4317

炒米湯　4195、4357

炒豆　537、565、567、573、3395、
　3401、3403、3523、4263（2）

炒卮子　581、825、985

炒茴香　3453

炒紅麴　4375

炒脂麻　3943

炒黃丹　4155、6235、7361

炒葱　1605、4463

炒紫黃丹　7613、7637

炒黑黃豆末　2269

炒黑蒲黃　2465

炒焦黑豆　1139

炒蒲黃　7067

炒槐花　3353、5589

炒槐花末　5587

炒酸棗仁　503

炒蕤仁　503

炒麪　741、799、2131、2163、4155、
　4157、4171、4355

炒熟赤豆　2811

炒薏苡仁　3589

炒錫　1609、1633

炒麴末　4369

炒蠍　6889

炒鹽　433、481、489、639、737、915、
　1063、1239、1337、2033、3059、
　5417、6921

炒鹽湯　2895

炊帛　1067

炊帚　1141

炊單布　1251、6017、6095

炊飯　1131

炊湯冷水　1439

炊蔽　6093

炊蔽灰　1325

炊餅　391

净土　1489

净黃土　2621

法制半夏　687、3523、5043

法酒　6509、7491

法魚　6707

法麪　3771、7607

法醋　4505

泔　2315、2317（2）、2319、2329、
　2333（5）、3051、4371、5057、6857、
　6859

泔水 1473、5071、5743、7253

泔汁 5343

泔清 3125、4275

河水 2039、2161、2199（2）、5897、6085、6509、7285、7719、7721

河西稷米 4203

河車 1769、3543、7755、7759（2）、7761

河伯健兒 6679

河伯從事 6757

河沙 911

河柳 5649、5657、5659（2）

河砂 625、1905、2007

河洛石 2175

河豚 555、563（2）、2789（3）、3021、3913、5091、5093、6401、6673（4）、6675（5）

河豚子 6675

河豚子肝 1205

河豚魚 559、4313、6575、6673

河豚魚膠 2103

河鳧茈 5313（2）

河煎 4025、4071

河漏 4171

河邊木 703、5929、6005

油 1051、1831、2243、2343（3）、2387、2397、2491、2499、2503、2515、2543、2637、2641、2691、2735、2737、2751、2755、2759、2765、2767、2807（3）、3231、3307、3449、3527、3595、3599、3621、3785（2）、3805、3811、3841、3927、3961、3991、4013、4015、4039、4091、4119（4）、4121（5）、4123（2）、4149（3）、4157、4159、4187、4207、4261、4279、4311、4331（2）、4361、4363、4511（3）、4513、4521、4535、4539（4）、4541、4543、4585、4595、4683、4687、4693、4745、4777、4803、4823、4855（2）、4857（2）、4859、4909、4921、4943（2）、4953、4957、4981、5035、5045、5049、5055（2）、5057、5093（2）、5097、5107、5219、5239、5343、5353、5453、5561、5567（2）、5677、5699、5701、5705（2）、5711、5713、5743、5791、5851、5857、5927、5989、5993、5999、6009、6041、6055、6063、6079、6129、6147、6149、6153、6169、6175、6185、6309、6317、6335、6383、6411（3）、6429（2）、6433、6435、6441、6487、6505、6545（2）、6607、6615（2）、6621、6653、6691（2）、6739、6833、6869、6871、6905、6971、6977、6997、6999（5）、7001（4）、7039、7055、7073、7137、7191、7275、7307（3）、7329、7349、7351（3）、7353（2）、7363、7367、7369、7421、7423（2）、7441、7443、7499、7547（3）、7549（2）、7551、7581、7605、7607（2）、7611（3）、7625、7637（2）、7681、7693、7719

油木梳 6073

油石灰 6085

油衣 1449、5703

油松木　5355

油松節　5355

油胡桃　1211、5049、5051

油珠子　5629（2）

油桐　5561（3）、5567（2）

油桃　4875（2）

油核桃　5055

油脂　5545

油瓶下滓　1551

油紙　1449、2423、5659、5805、6337、
　6387、7519

油菜　4441、4511（3）、4675

油菜粥　4351

油梳　1263、6491

油豉　4325

油麻　2323、2947（2）、2949、4101、
　4105（5）、4107、4115（3）、4117、
　4131、5209、5617、5979

油麻花　3067

油麻油　4125

油麻葉　4127

油麻滓　4125

油單　7525

油單紙　6387

油煤麨米果　5283

油餅　571、5235、5249

油綠　4293、4295

油髮　993、1231

油髮灰　1347、1349、1367、3935、7693

油鞋　1151

油燕脂　4309

油橘皮　4999

油頭髮　7277

油鴨　6923

油鍋　7591

油蠟　1047、6835

油鐺　7753

油鹽　2251、3009

沿鈎子　3641

沿籬豆　4313

泡子　3957

泡桐　5559（2）、5561、5895

泡桐子　3547

泡魚　6697、7465

泥丸脂　7685

泥中蛆　1041、6285

泥豆　4335

泥昌蒲　3929

泥香　4053

泥洛　4065

泥菖　3919

泥菖蒲　3919

泥菖蒲根　3275

泥蛇　6545

泥葱　4465

泥蛭　6275

泥滑滑　7019（2）

泥蜂窠　1505、1507

泥精　2053、2055

泥綠　1949

泥螺　6871

泥礬　1215、2155

泥鰍　6655

泥鰍魚　6655

泥鰌　929、6655（2）

泥鰌魚　6655

沸白湯　3045

沸波　7131（2）

沸泉　1417

沸豉汁　6615

沸　湯　413、715、987、1429、1461、
　　1745、1851、2083、2109、2151、
　　2323、2611（2）、2715、2725、2729、
　　2731、2751、2793、2795、2801、
　　3129、3489、3705、3745、4155、
　　4379、4567、4731、5019、5087、
　　5109、5227、5295、5413、5509、
　　5627、5641、5643、5739、5777、
　　5897、6031、6037、6057、6193、
　　6411、6483、6829、6981、6993、
　　7279、7483、7695

沸漿水　5641、6181

波律樹　5475

波殺　2705

波淡樹　4877

波斯白礬　2141、2143

波斯皂莢　5141（3）

波斯青銅　1587

波斯青黛　3259

波斯草　4621（2）

波斯棗　5075、5129（3）、5131、、5133

波斯紫磨金　1571

波斯紫礬　2141

波斯鉛　1599

波斯銀　1575、1577

波斯橄欖　5089、5091

波斯礬　2139

波棱　3909（2）

波棱根　891

波稜　437

波稜　555、1975、4621（2）

波稜菜　4621

波薐　555、2121

波薐菜　937

波薐菜粥　4351

波羅蜜　697、703、885、5075、5135、
　　5137（2）

治鳥　7075、7145（3）、7657、7659、
　　7663

治鳥巢　807

治癗　2827（2）

宗心　447

宗心草　447

定風　2295

定風草　2295、2303

定　粉　745（2）、755、895、1075、
　　1609、1613、1617（2）、1765、5687、
　　7197

定陶瓜　5097

定參草　2913（2）

定精　2105

宜男　3113（2）、3117、4079

宜南草　4027、4079

宜砂　1733（3）

官茶　5217

官香　1775

官桂　495、505、551、593、715、759、
　　761、803、823、1095、1657、1757、
　　1839、1855、2209、2411、3507、
　　3527、3673、3903、5367、5369、
　　5371（2）、5379、5413（2）、5577、
　　7285

官粉　1609（2）、1613、1615（3）、
　1617（2）、3329

官緑　4293、4295

官鹽　2027

空青　379、445、543、553、557、563、
　597、877、967、1027、1053、1059、
　1595、1797（2）、1905、1935、1941
　（12）、1943（4）、1945（6）、1947、
　1949（4）、1955（3）、2177、5607、
　6239、6467、6831（3）、7247

空草　2501

空疏　5869（5）

空腸　2429

空慈子　6839

空緑　1595、1941

宛童　5965

郎君子　1323、6707、6791、6875（3）

郎君子蟲　521

郎耶草　3225（4）

郎皋　7079

房木　5393

房苑　3347

建木芝　4795

建水草　4027、4079

建草　3315

建茶　757、765、825、1623、2153（2）、
　4865、5219、5225

帚　6095

居陵迦　4837

居經　7729

屈人　3289（2）

屈草　605、4025、4061

降　5423

降香　5421（2）、5423

降真　5421

降真香　521、661、849、989、1243、
　1251、5329、5421（2）、5423、6171

姑活　521、603、4025、4073

姑惡　7087

姑榔　5133

姑榔木　5131、5133

姑勞　6837

姑榆　5681

姑獲　7143、7147

姑獲鳥　525、7075、7143（2）

姑雞　6929

妬母草　4725

妬婦　2429、2431

挐子　3821

弩　6069

弩牙　443、1645

弩弦　1319、6069

虱　6291（2）

虱建草　1269、3599

迦布德迦　7027

迦拘勒　2683（2）

迦師錯　4147

迦算香　2749

迦頻闍羅　7005

迦羅婆劫　5909

承夜　4011

承膏　2901

承露　4677（2）

承露仙　521、1279、3779、3781（2）

承膡　2901

孟　4233（2）

孟娘菜 4617

孟推 4067

九畫

春牛土 1495

春牛泥 1269

春來 6601

春雨 1385

春草 2549（2）、3583（3）

春桂 5837

春哥兒 7137

春酒 3201、4399、4403

春菜 4523

春魚 6635、6637

春麻子 4131

春葵 3121

春葵子 3121

春開白花 2905

春鳶 7085

春穬 4167

春蘭 2761

珂 1055、6791、6851（6）

珂雪 6873

玭珇 645、657、675、883、967、1047、
1167、1239、1279、1291、1349、
1359、1365、6743、6747、6749（4）、
6751、6843

珀 5953

珀末 5955

珍珠 2127、2349、4243、4841、6235、
6501、6811

珊瑚 643、859、1053、1057、1073、
1693（6）、1695（13）、1697（3）、

4789、4795、5153（2）、6853

珊瑚菜 2461

玻璃 1705

玻黎母 1701

玻瓈 517、879、1039、1053、1701
（2）

毒公 553、3477、3541

毒金 1571

毒根 3603

毒酒 7141

毒菌 6147

毒蛇 3609

毒魚 3569、3569、4113

毒蜂 6147

毒蟲 6563、6563

封 7411、7665（3）

封牛 7359、7457

封石 2173

封羊 7153、7237

封華 4025、4063

封類 7665

垣衣 297、535、539（2）、541、797、
863、1237、1239、3003、3543、
3735、4023、4029（2）、4031、4035、
4039（2）、4045（3）、4047（4）

垣蠃 4039

城旦 7063（2）

城東腐木 757、995、1261、1305、1313、
1337、5929、6001（2）

城裏赤柱 6001（4）

赴魚 4009

垢胎 7729

垢頭巾 1289

荆　2785、2843（2）、5059、5875、
　　5877（5）、5879、5883、5889、5891、
　　5901、6945

荆三棱　2567

荆三棱　1987、2707、2709（3）、2713、
　　2715、3661、4395

荆子　285、533

荆木　5877（2）、5883、5885

荆芥　389、469、485、501（2）、563
　　（2）、569、571、575、593、635
　　（2）、641（2）、645、651、699、
　　747、795、803、827、853、863、
　　873、923、933、941、951、957、
　　961、1009、1023、1025、1027、
　　1031、1035、1051、1077（2）、1079
　　（2）、1085、1087、1093、1099、
　　1101、1111、1113（2）、1115、1117
　　（2）、1121、1133、1135、1141、
　　1149、1181、1195、1197、1199、
　　1223、1247、1285、1311、1313、
　　1333、1337、1347、1351、1357、
　　1361、1425、1429、1813、1929（2）、
　　2259（2）、2473、2491、2523、2569、
　　2775、2785（8）、2787（2）、2789
　　（7）、2791、2793（10）、2795（4）、
　　2815、3177、4409、4779、4805、
　　5483、5643、5659、5765、5881、
　　5919、6129、6429、6531、6535、
　　6541、6659、6665、6671、6675（4）、
　　6779、7067、7271、7275、3215

荆芥子　4627、4723

荆芥末　2795、6995

荆芥灰　865、959

荆芥茶　1933、5053、7343

荆芥根　2789、2795

荆芥根下段　6429

荆芥葉　1211、1485、2795、3505

荆芥湯　2013、2261、2607、2817、3379、
　　3399、3503、3675、5067、5187、
　　5779、6187、6427

荆芥穗　869、933、1067、1155、1549、
　　1793、2237、2491、2581、2609、
　　2731、2789（3）、2791（2）、2793
　　（4）、2795（2）、2807、2981、2983、
　　3401、3445、4289、5191、5291、
　　5587、5691、5759、5907、6175（2）、
　　6177、7099

荆芥穗子　2791

荆杖　5881

荆苕　6095

荆莖　1117、1207、1237、5879、5881

荆桃　5035、5037

荆根　3407、5845

荆柴根　3705

荆黄楸　5553

荆葉　731、807、863、923、1213、5879、
　　5881（3）、6981、6987

荆葉汁　5881

荆葵　3131

荆棘　2625

荆棘子　4707

荆鳩　7079

荆實　547、2839

荆樹　5877

荆頭　5883

荆瀝　627、675、691、885、889、893、

1025、 1033、 1039、 1087、 1107、
1111（2）、1203、1209、1349、1363、
2437、3517、5883（7）、5885（2）、
5991

荆瀝湯 4269

荆鐵 1649

莖 3633、3635

茸 2453、7487、7489（2）、7491

茸母 3169（4）

茸母草 3169

茛 4593、5673

茈草 4024、4063

革牛草 3035（2）

革沈 5401

革蜂 6139

革蜂窠 6139（3）

茁 4079

茜 3807（3）、3809、3811、5783、
7459

茜草 519（2）、961、1123、3613、
3805、3807（3）、3809、3811（4）

茜根 541、567、581、601、669、795、
801、 857、 869、 941、 943、 953、
1017、 1091、 1251、 1305、 1309、
1325、1329、1603、2289、3037（3）、
3809（5）、3811（4）、5189

茜根汁 1291、7697

茜根灰 1155

蔄草 567、3583（3）、3585（2）、3587、
3775、5871

茷 2705（2）

苅甄 3001

黄 5679

荳 5673

荳蘧 3623

茈石華 2173

茈草 2385、2445（2）

茈胡 601、2445（4）、2447（3）、
2451、2455

茈萎 3183

茈菀 3099

茈薑 2445（2）

茈葵 2385

草 5525

草三棱 567、2709（2）、2713

草上花蜘蛛 6261

草上青蟲 6149

草王 4065

草天雄 527

草木之王 5839、5841、5843

草仁 387

草甘遂 525、3369（2）、3535（2）

草石蠶 4619、4723（3）、6213

草石蠶 4723

草芍藥 2615

草芝 4793、4797

草灰 7373

草血竭 527、4011、4013（3）

草米 697

草決明 2919（2）、2923、3171（3）、
3175、4681、6723

草汞 1749、1751

草花 4687

草芥 5951

草豆蔻 387、491、579、683、687、
699、 707、 713、 723、 735、 739、

751、763、771、775、973、985、
1285、1287、2647（2）、2649、2651、
2657（4）、2659（4）、2661（2）、
2673、2683、2685

草豆蔻仁　2661

草附子　527、2715、2717、2723

草茅根　2941

草果　501、505、671、699、707、743、
765、1001、1099、1303、2567、2657
（4）、2659、2661（2）、3409、3411、
3413、3415、5409、7243、7245、
7271

草果仁　2661（3）、2663、3457

草金鈴　3667

草茶　5227

草砂　2803、3209、3365、3621、4041、
4695

草砂銀　1577

草禹餘粮　3765、3767（3）

草珠兒　4243

草根　6213（3）

草烏　635、1099、1223、1491、3479、
3485（3）、3487、3489（3）、3491
（4）、4135、4425、5791、6283、7067

草烏末　6911

草烏尖　3485、3487

草烏尖末　6389

草烏頭　527、623、659、671、687（2）、
739、751、763、807、919、937、
947、957、973、991、1005、1017、
1019、1025、1029、1061、1077、
1105、1119、1151、1161、1163、
1179、1181、1185、1197、1211、

1465、2457、3425、3429、3467、
3477（3）、3479、3481（3）、3483
（3）、3485（3）、3487（6）、3489
（2）、3491（6）、3493（3）、3529、
3557、3569、3595、4383（2）、5791、
6503

草烏頭尖　3487

草拳　6101、7321

草拳灰　6101

草流黄　527

草紙　6055

草豉　695、4441、4615

草魚　6573、6589（2）

草麻繩索　6017、6099

草雲母　527、3391（2）

草間花蜘蛛　6561

草蛭　6275（3）

草犀　665、691、823、847、995、1257、
1265、1267、1271、1289、2403、
2555（3）

草蒿　519、603、2867（3）、2875（2）、
2919（3）

草當歸　2571

草蜂　6139

草蜂房　6141

草蜂窠　6139

草節鉛　1599（2）

草蓰蓉　2287、2289（3）、2293（2）

草蔻　581

草鳶頭　527

草蜘蛛　1185、6221、6261（3）

草蜜　5271、5273

草實　1045

草鞋　1211、6015、6045（2）、6047

草鞋灰　1137

草鞋鼻子　6049

草鞋鼻灰　1217

草鞋蟲　6417

草蝶　6227

草薑　3545、3547

草鷗頭　527、2339（4）

草龍珠　5251（2）

草龍膽　2527、2531、3817

草薭　2919

草鍾乳　527、4443（2）

草螽　6367（3）

草屨　6045

草蟲　6367（2）

草癬　6275

草繩　663

草龜黿　6253、6261

草麝香　527、2737

草續斷　525、3053

草鱉甲　4737（2）、527

草薥茹　3343、3353、3355（3）

菣蒿　693、2889、4441、4579（2）

茵芋　521、603、621、3587、3589

茵芋葉　3589

茵陳　1023、1141

茵　蔯　535、879、2775（2）、2815
　　（2）、2861（3）、2863（2）、2865
　　（4）、2867、2877、3101、5787

茵蔯蒿　549、599、621、909、2823、
　　2861（2）、2863、2865（5）、2867、
　　4229、4417、4567、4799

茵蔯羹　2865

茵預　669、801、853

茵蕷　1997、3315、3587、3589（2）

茴　4323

茴香　509、543、681、685、707、713、
　　735、771、775、789、907、911、
　　913、915、917、919、929、939、
　　957、985、999、1001（2）、1005
　　（3）、1007（2）、1009（2）、1025、
　　1099、1223、1247（2）、1253、1257、
　　1285、1299、2261、2325、2327、
　　2363、2499、2695、2721、2969、
　　2977、3375、3491、3505、3673、
　　3675、3677、3733、3743、4415、
　　4441、4599（3）、4601（5）、4603
　　（7）、4605（2）、5011、5083、5169、
　　5433、5575、5577（2）、5579、5777、
　　6425、6617、6701、6739、7009、
　　7071、7309

茴香子　4601

茴香末　897、4603（2）、4605

茴香苗葉　4605

茴香酒　909、1005、1007、2077、2969

茴香葱白酒　5791

茴香湯　3577、4257、4447、5093、5173、
　　5433、5789、6805

茴香粥　4353

茱　4885（2）、5199（2）、5203

茱酒　5199

茱萸　545、571、593、595、663、701、
　　727、739、841、901、903、913、
　　933、949（2）、953、985、987、995、
　　997、999、1005、1027、1063、1151、
　　1153、1165、1207、1219、1227、

1233（2）、1257、1261（2）、1267、1295、1369、2411（3）、2415、2419、2421、2493（2）、2577、2659（3）、2661、2947、3425、3585、3593、3629、4475、4553、4695、5161、5165、5191（2）、5193（7）、5195、5197（9）、5199（2）、5201（6）、5203（9）、5207（7）、5221、5233、5369、5381、5841、5889、5975、6009、6571、7453

茱萸子　4271

茱萸東北陰細根　5205

茱萸根　1223、5207

茱萸根白皮　1331

茱萸酒　5197

茱萸梂　4625

茱萸葉　1029

茱萸湯　2407、4373

茱萸粥　985、4353

茯苓　453、531、579、585、717、723、837、1269、1295、1305、1363、1401（2）、2833、3023、3737、3737、3749、3751、3767（2）、3859、4113、4137、5109、5797（2）、5933（5）、5935（3）、5937、5941、5943、6123、6125、6363、7273

茯苓皮　5937

茯苓伏苓　5939

茯苓湯　3749

茯苓蜜　2831

茯苓撥　5935

茯神　585、587（2）、6183

荏　699、2569、2781、2785、2797、2805、2807（2）、2889（4）、2941（2）、3009、4065、4107

荏子　727、815、823、1135

荏油　2807、5543、5567

荏桐　5561（2）、5567（2）

荏菽　4307（2）

荏葉　1259、1285

荏薄荷　2375

荏蘇　4735

荏類　2807

荇　3943、3951、3953、3955（3）、4679

荇芩根　6651

荇菜　3959、4635

荇葉　1227、3953、3957（2）

荇絲菜　3955

荅　4261、4281（2）

荅剌不花　7631（2）

茶　541（2）、557、565、617、651、665、701（2）、735、745、749、757、785、825、889、895、935、953、987、991、1023（3）、1025（2）、1027、1033、1035、1057、1077、1109、1113、1151、1155、1185、1231、1281、1377、1391、1399、1421、1461、1471、1549、1623、1629（2）、1645、1657、1767、1979、2035、2063、2133、2153、2161、2303、2329、2333、2357、2373、2381、2405、2429（2）、2439（2）、2491（2）、2509、2563、2589、2609（2）、2723、2731、2733、2735、2755、2777（2）、2787、2789（2）、

2795（2）、2797、2799、2803、2835、
2911、3051、3175、3299、3447（2）、
3449、3465、3485、3487、3495、
3605、3653、3677（2）、3691、3719、
3721、3741、3771（2）、3795、3803、
3805（3）、3819、3851、3887、3983、
4003、4035、4145（2）、4151、4165、
4173、4257、4401、4427、4563、
4775、4851、4861、4867、4939、
4943、5031、5065、5117（2）、5159、
5161、5215（3）、5217（8）、5219
（9）、5221（6）、5223（9）、5225
（5）、5227（3）、5229（2）、5259、
5477、5581、5653、5741（2）、5779
（2）、5781、5855、5863、5895、
5897、6021、6193（2）、6239、6427、
6535、6593、6615、6673（2）、6763、
6797、7207、7259、7313、7443、
7593

茶子　821、1033、5229（4）

茶水　1441、6163、7617

茶末　591、763、815、823、933、993、
1211、1751、1977、3345、4173、
4427、5011、5227、7585

茶芽　5227

茶油　6399

茶茗　627、3767

茶茗葉　901

茶矩麼香　2737

茶矩摩甌　2737

茶食料　2657

茶烟　5227

茶酒瓢　4747

茶陵　5221

茶蛀蟲　6295、6319

茶清　1775、1961、2133、2463、2509、
2589（3）、2607、2609、2733、2835、
2981、3331、3451、5227、7259

茶婆蟲　6363

茶葉　1265、1267、1369、2589、4965、
5105、5227、5903

茶葉末　6419

茶飲　2035、5119、5221

茶湯　1301、1327、1815、1833、2085、
2145、2919、2997、3081、3449、
3757、4869、5175、5433、5949

茶蜜湯　3701

茶櫃　5431

茶籠内箬葉　3019（2）

莽　5215（3）

茗　691、1099、1405、1417、2345、
2369、3279、3407、3799、3811、
4037（2）、4657（2）、4659（2）、
5159、5161、5215（3）、5217、5221
（3）、5223、5225（2）、5229（5）、
5385、5435、5533、5585、5743、
5837、5841、5871、5903

茗汁　5987

茗茶　651、815

茗茶茶　5223

茗葉　955、6615

茗湯　2737

蒫　4475

蒫葱　519、665、1265、1267、4441、
4457、4459、4475（6）、4477（3）、
4479、4487

茖葱子 899

茭 3939、4235、4597（2）

茭白 3939（2）、3941

茭米 4235（2）

茭草 3937、4235

茭首 6613

茭笋 4237、4735

茭粑 3941

茭菰 6929

茭黍 4231、4239

茭筍 3939

茭蒲 2709、6095

茭雞 6929（2）

荒夫草 4079

荒鷄 6945

茺蔚 519（3）、521、525、527、533、
961、1063、2823、2883（2）、2887
（4）、2889（5）、2891、2893（3）、
2895、2901（2）、2903、2905、3211、
4073、4129、2889

茺蔚子 597、631、1023、1043、1299、
1327、2891（2）、2979、3913、4109
（2）

茺蔚莖葉汁 2899

茨 3289（3）

茨菰 5309、5313

茳芒 3171、3173、3175（4）

茳芒決明 3173

茳芏 3175（2）

荸麻 4131

茛 3477、3595

故木砧 6017、6085

故布 1409、1429、1459、1489、4897、

5379

故竹扇 3049

故衣帛 759

故茅屋上塵 831、1551

故帛 1409、1605、5655

故帛灰 1141

故炊帚 6017、6095

故弩箭羽 7061

故馬氈 7399

故紙 2661、2695、5577

故梳 1271、6073

故麻鞋底 731、811、893、941、6045
（2）

故筆頭 2977

故蓑衣 1265、6015、6041

故蓑衣結 6041

故蒲扇 3049

故蒲扇灰 3049

故緋 1251

故緋帛錦 6457

故網巾 1229

故綿 1063、1239、1309、1313、1915、
4395、6029

故鞋底 767

故鞋底去兩頭 6045

故箭羽 6069

故履系 6049

故頭巾 6035

故頭巾中垢 7685

故錦 817、6021（2）

故錦汁 1291

故錦灰 6457

故鋸 1565、1671

故甄蔽　911、1107、1171、6089、6091

故藤　6053

故鐵　5753

故鐵鏵　1675

胡　7281

胡王使者　523、2389、2465（2）、2471
　（2）

胡犬　7417

胡中白鹽　2049

胡　瓜　521、783、873、4663、4733、
　4771（4）、4773、5235

胡瓜子　4771

胡瓜花　4775

胡瓜根　1265

胡夷　3913

胡夷魚　3913

胡羊　7153、7235（2）

胡羊肉　5107

胡芹　4597

胡芥　4529（2）

胡芥芥　4529

胡　豆　291、523、1069、1275、3293
　（2）、3865、4305（4）、4307（8）、
　4309（5）、4311、7243

胡豆葉　3995

胡妥子　5877

胡沙　6681（2）

胡狗　7435

胡荊芥　2785

胡柑　4997

胡面莽　3063、3089

胡韭子　527、2687（2）、2689

胡荬　4643

胡荽　521、533（2）、565（2）、567、
　573、681、701、749、849、905、
　913、941、957、995、1027、1069、
　1099、1135、1335、1357、1359、
　1863、2583、2585、2625、2935、
　2991、3147、3579、3999、4389、
　4441、4487（2）、4495、4581（8）、
　4583、4585（4）、4599、5055、6717、
　7159

胡荽子　717、941、945、951、1221、
　2459、2677、4131、4585（3）、4587
　（3）、4667、6953

胡荽汁　4585

胡荽苗　4585

胡荽根　1291、4585

胡荽酒　1357、4583

胡荽湯　5295

胡荽醬　4581

胡桐　381、5493（3）

胡桐木　5493

胡桐律　5493

胡桐淚　295、885、1119、1149、1225、
　1283、5331、5493（4）、5495（5）

胡桐樹脂　5493（2）

胡桐鹼　5493（2）、5495

胡桃　497、533、549、569（2）、573、
　645、651、705、749、819、829、
　865、899、911、919、927、929、
　945、951、985、999（2）、1001、
　1007（2）、1045、1061、1063、1081、
　1083、1123、1125（2）、1127、1151、
　1165、1179（2）、1183、1195、1203、
　1235、1247、1279、1297、1313、

1357、 1359、 1641、 1644、 2125、 2689（2）、2691（2）、2935、3691、 4047、 4605、 4905、 4929、 5037、 5045（3）、5047（3）、5049（2）、 5051（6）、5053（5）、5055（7）、 5059、 5099（2）、5105、5125、5217、 5317、 5471、 6127、 6923、 7007、 7103（2）、7237

胡桃仁　829、1767、2265、2381、5047、 5049、 5051、 5053（2）、5055（3）、 5109、5471、5623、7073、7297

胡桃皮　1127、5057（2）、5975

胡桃肉　2691、4863、5013、5051（2）、 5053（5）、5055、7295

胡桃花　4905

胡桃青皮　1141、5055

胡桃油　5057

胡桃根皮　5057

胡桃葉　5909

胡桃樹皮　1211

胡桃穰　5465

胡桃瓤　2691

胡粉　305、383、415、417（2）、485、 523、 549、 551、 639、 661、 691、 719、 755、 779、 857、 863、 871、 917、 969、 1027、 1039、 1073（2）、 1077、1085、1089（2）、1097、1099、 1127、1129、1131（2）、1137、1155、 1167、1189（2）、1193、1197、1203、 1205、1209、1213、1219、1223（2）、 1227、1231（2）、1237、1249、1259、 1265、 1277、 1283、 1297、 1325、 1327、 1345、 1355、 1493、 1563、

1599、 1601（2）、1609（4）、1611 （7）、 1613（8）、1615（13）、1617 （10）、 1633、 1637、 1759（4）、 1799、2133、2169（3）、2581、2781、 2933、 4395、 4397、 4839、 4949、 5047、 5737、 5805、 6137、 6425、 6999、7127、7253、7293、7351

胡孫　1775、7647（2）

胡孫眼　4815

胡孫薑　3983、3987（2）

胡孫頭骨　7649

胡荽　2697

胡堇草　4027、4083

胡黄連　531、 563、 659、 673、 737、 745、 761、 793、 841、 853、 861、 873 （2）、 885、 947、 1035、 1043、 1161、 1229、 1353、 1355、 1361、 1521、 1945、2403、2425（2）、2427（3）、 2429（7）、3651、4773、4867、5949、 6769、7071、7159、7171

胡黄連末　785、2429（3）、6399

胡荽　2795

胡菜　521、4511（2）、4581

胡菜子　4587

胡乾薑　4579

胡荽蘭　2803

胡麻　413、533、585、599、627、651、 667、 669、 697、 723、 747、 761、 797、 805、 835、 877、 923、 933、 935、 945、 947、 1001、 1027、 1075、 1115、 1123、 1149、 1171、 1183、 1195、 1197、 1201、 1215、 1217、 1229、 1235、 1243、 1269、 1297、

1319、 1333、 1337、 1341、 1473、 2571、 2689、 2883、 2919、 3261、 3739、3757、4101、4105（14）、4107（10）、4109（13）、4113（8）、4115（3）、4117（5）、4127、4131、4133、5919、5927

胡麻子 4117、7425

胡麻末 1933

胡麻灰 1181

胡麻花 4127

胡麻角 4107

胡麻油 715、935、965、1065、1069、1111、 1125、 1141、 1163、 1187、1199、1201、1263（2）、1271、1277（2）、1285（2）、1291、1325、1339、1341、 1357、 1469、 2635、 2765、4105

胡麻葉 2919、4127

胡麻飯 4113

胡麻粥 4353

胡葱 553、701、783、1285、1863、4441、4457、4459（2）、4475（4）、4477（9）、4479（3）、4491

胡葱汁 2007

胡蒘 2989

胡蒘子 2989

胡葵 3131

胡椒 439、593、659、671、685（2）、689、 699、 701、 713、 721、 727、735、741（3）、753（2）、763、767、775、777、845、899（2）、911、939、973、987（3）、991、1007、1051、1115、1117、1119、1121（2）、1131、

1261、 1285（2）、 1287、 1305、 1311、1353、 1779、 1845、 2131、 2505、2677、 2679、 3547、 4297、 4317、4531、5043、5087、5159、5183（5）、5185（10）、5187（13）、5189（8）、5191、 5355、 5451、 5485、 5565、6273、 6357、 6387、 6391、 6481、6615、 6959、 6961、 7035、 7175、7181、7243、7245、7279、7683

胡椒末 4183、6233、6265、6639、6643

胡椒菜 3315、3591、3593

胡椒菜葉 3595

胡椒粥 985、4353

胡帽犀 7445

胡蒜 569、573、735、783、4487、6615

胡蜂 6135

胡蜂子 6133

胡蜣蜋 1157

胡蜣螂 6331（2）

胡猻薑 3983

胡蔓草 3603（2）、3605（4）、3607、3609、4623、4821、6993、7247（2）

胡榛子 5059（3）

胡餅 1033、4361、5631

胡餅劑子 1959

胡蝶 6227

胡黎 6227（3）

胡燕 7045（2）

胡燕卵黄 851、7047

胡燕屎 909、911、949、1055、1293

胡燕脂 2933（2）、4677、4679

胡燕窠 1503

胡燕窠土 1077、1089、1189、1351、

1363、1477、1503（2）、1505、7733

胡燕窠中土　1503

胡燕窠中草　4059

胡燕窠中草灰　923

胡薄荷　525、2797、2801、2803（3）

胡盧巴　299、685、775、801、1005、
　1025、2661、2823、2967（2）、2969
　（5）、2971（4）、4175、4537

胡頹　5809

胡頹子　757、5727、5233、5807（2）、
　5809（3）

胡頹子根　859、1189

胡頹根　1107、1203

胡鶯鵱　6893

胡蒭　2583（2）

胡蟬　6321、6327、6329、6697

胡臙脂　6157

胡蘿葡　695

胡蘿蔔　2595、3909、4441、4587（3）

胡蘿蔔根　3069、3915

胡蘿蔔粥　4351

胡鹽　2043（5）

荍　3131、4171

荍麥　4171、4173

荍麥麨　4173、4175

茹草　2445（2）

茹根　2517

茹藘　3805、3807（2）、6941

荔　2971（4）、2973（2）、2977、5081

荔子　4999

荔支　5029

荔枝　549、727、885、983、1005、
　1115、1145、1183、1357、1649、

2559、3541、3635、3643、4081、
4785（3）、5075、5077（4）、5079
（6）、5081（5）、5083（3）、5085
（5）、5087（2）、5089、5139、5149
（2）、5319（2）、5417

荔枝奴　5085（2）

荔枝肉　5081

荔枝草　4027、4087

荔枝核　987、1007、1301、2727、4603、
　5065、5083（6）、5093

荔枝根　1107

荔枝連殼　5083

荔枝殼　757、785、4785、5085、6825

荔枝樹　5033、5081

荔枝橘　4999

荔草　2971、2973

荔挺　2971

荔核　387、1007

荔實　545、2971（2）、2973、5963

荔錦　5079

南山茶　5903

南天竺草　3183、3187

南天燭　5839、5841（2）

南木香　387、2629（2）、2635、3375、
　5577

南木香湯　1643

南五倍子　6169

南中薑黄根　2705

南方羊　7235

南方没石子　5635

南水精　1703

南瓜　4733、4769（3）

南向柔桑條　5745

南行豬零　7209

南羊　7235

南芥　4521

南扶留　2683

南松　5107

南居李　4837（2）

南珀　5951

南城石　1721

南草　2941

南星　391、431、437、491、547、551
（2）、567、575、617、635（2）、637
（3）、643、649、669、687、719、
733、817、823（3）、1019、1025、
1027、1029、1033、1077、1109、
1141、1151、1161、1263、1345、
1365、1603、1737、1739、1785、
2095、2241、2507、2727、3447、
3475、3481、3489、3497（4）、3499
（4）、3501（4）、3503（2）、3505、
3507（3）、3509（4）、3511、3513
（3）、3517、3521（3）、3527（3）、
3543（3）、3985、5003、6193、7761

南星末　617、619、1213、6413、7299、
7381

南星麴　3501、3507

南客　7119

南珠　6813

南海貝　6845

南海棠　4943

南流水　4849

南麥　4147

南蛇　6519（2）

南椒　5165（2）

南棗　4913

南番胡黄連　2427

南番珠　6813

南犀　7447

南蓬砂　2115

南蓬砂末　5479

南粳　4189

南壁土　1491

南麨　4153

南豬　7159

南薄荷　2795（2）

南燭　633、889、1125、5221、5727、
5839（2）、5841（3）、5873

南燭木葉　4345

南燭草木　5839、5841（2）

南燭莖葉　4345

南燭根　1297、5843

南燭樹　5843

南藤　521、813、1025、3613、3879
（3）、3881

南鵬砂　2117

南續斷　2943

柰　697、2641、4929、4945（2）、4967
（6）、4969（7）、4971、5095、5101、
6007

柰子　701

柰冬　2187

柰汁　4967

柰花　2735（2）

柰杏　4845

柰李　4837

柰油　4969

柰桃　5039

奈類　4965

枏栱　5151

柑　4929、4997（3）、4999、5001、
　5013、5015（11）、5021（4）、5025

柑子　5015

柑 皮　701、703、791、3791、5001
　（4）、5015、5017

柑品　4997

柑核　1071

柑葉汁　1063

柑橘　4997

柑橘瓤　1319、5017

柑屬　5019、5021

枯白礬　1607、1833、2151（2）、2597、
　3461、4329、6523、6619

枯白礬末　2151

枯死竹竿　5851

枯死竹筒　4669

枯竹　1461

枯竹蛀屑　6315

枯苦楝子　2297

枯松樹　5933

枯桑樹下蟲矢　6309

枯過白礬　6853

枯骸枕骨　7751

枯蟬　6323

枯礬　437、687、741、743、759（2）、
　821、823、867（2）、893、935、947、
　957、1055、1073、1083、1097、
　1099、1107、1121、1133、1141、
　1159、1179、1195（3）、1197、1205、
　1215、1219、1223（4）、1225（2）、
　1229（3）、1231、1303、1305、1309、

1339、 1347、 1491、 1549、 1597、
1621、 1657、 1775、 2129、 2141、
2143、2149（3）、2157（2）、2489
（2）、 2499、 2771、 2931、 3333、
3401、3451、3497、3525（2）、3655、
3911、 4551、 4681、 5453、 5515、
5629、 5719、 6069、 6093、 6163、
6169（3）、6211、6427、6973（2）、
7225、7683、7713

枯礬末　1181、2149、2157、4567

柯葉　2733

柯樹　5501、5699

柯樹皮　783

柘　1457、5097、5153、5261、5529、
　5673、5727、5751（4）、5753（2）、
　5755（2）、5837、5917（2）

柘木　4803、5753（2）

柘木灰　1045

柘火　1463

柘白皮　837、899、1059

柘耳　4811

柘花　5837

柘根　4419、5753（2）

柘黃　833、4811、5753、5755

柘葉　3261

柘漿　1057、1097、5263、5753

柘蟲屎　6313

柘蠹　6313

柘蠹蟲　6295、6313

柘罍　5751、6189

查　4959

相思子　515、521、665、693、767、
　1291、5393、5475（3）、5501、5721

（2）、5723（3）、6875

相思角　2189

相思樹　5723

相烏　2773

柚　4929、4955、4997（15）、5001、
　5017、5019、5021（13）、5023、
　5025、5027、5149

柚皮　683、689、701、703、4997、4999、
　5001（4）、5021、5023（2）

柚葉　1029

柚樹　5487

柚屬　5017

柟　4861（2）、5423

柟木　4861、5423

枳　4997、4999、5023（2）、5251、
　5727、5767（6）、5771

枳茹　629、785、5779

枳枸　5151、5153

枳首蛇　6559（2）、6565

枳根　2939

枳殼　493、507、575、579、581（2）、
　629、655、661、661、683、691、709
　（2）、729、745、749、753、769、
　771、775、789、805、823、913、
　937、939（3）、943（2）、949、951
　（3）、953、955、969、973、991、
　997、999、1005、1021、1023、1033、
　1117、1135、1139、1141、1199、
　1315（2）、1327、1339、1341、1351、
　1363、1461、2075、2197、2233、
　2259（3）、2265、2315、2421（2）、
　2433、2463、2491（2）、2637、2809、
　3053、3083、3563、3577（2）、3857、

4419、4605、5003、5005、5009、
5053、5449、5541（2）、5585、5587、
5621、5625、5691、5727、5767（6）、
5769（3）、5771、5773（3）、5775
（6）、5777（10）、5779（7）、6029、
6539、7377、7443、7555、7623

枳殼末　5777、7191

枳殼湯　6399

枳椇　517、723、885、907、1027、1093、
2271、4401、4813、5075、5151（2）、
5153、5155（3）、6145、7539

枳椇子　703、4381、5153、7539

枳椇子湯　897

枳椇木　5153、5407

枳椇木皮　945

枳實　389、409、577（2）、585、593、
595、601、629、655、683、691、
701、707、709、713、735、745、
753、771（2）、773（2）、775（2）、
817、855、927、939、941、945、
955、969、973、991、999、1045、
1217、1299、1331、1337、2259、
2309（2）、2311（2）、2411、2433、
3051、3241、3343、4139、4485、
4801、5009、5117、5523、5525（2）、
5625、5727、5767（7）、5769（6）、
5771（11）、5773（5）、5775（4）、
5781（2）、6723、7481、7523

枳實汁　1139

枳橘子　5095

柞　1457、5065、5755

柞子　5061、5063

柞木　5063、5727、5911（2）、5913

柞木皮　797、1319、5913

柞木枝　1155

柞木葉　1165

柞木飲子　5893

柞械　5063

柞櫟　5063

柞櫟木灰　5067

梔蛇　6565

柏　995、1361、3973、4049（2）、5103
　（2）、5329、5333（9）、5335（5）、
　5339（3）、5345（2）、5347、5369、
　5497、5659、7663（3）

柏子　955、1269、5107、5337、5345

柏子仁　487、585、835、841、897、
　937、　1343、　1349、　1789、　2093、
　2363、　2465、　3561、　3665、　3839、
　4801、5109（2）、5335、5337（4）、
　5349、5549、7073、7491、3131

柏子仁末　5337

柏子油　1125、7197

柏木　731、2747

柏木片　5343

柏仁　1067

柏火　1463

柏白皮　4989、5345

柏枝　1119、5343、5605

柏枝馬腦　1699

柏枝節　5343

柏油　1203

柏脉根　2353

柏根白皮　1235

柏脂　1147

柏葉　541、623、663、683、749、813、

863、　923、　951、　955、　957、　1049、
1127、　1151、　1163、　1173、　1233、
1235、1309（3）、1493、2621、4415、
4527、4895（2）、5333（2）、5337、
5341（6）、5343（4）、5365（2）、
5367、5369（3）、5587、5735、6079、
6619、　6691、　6823、　7059、　7533、
7679

柏葉上露　1047、1383

柏葉汁　1513

柏葉湯　6503、7067

柏實　541、543、553、599、647、669、
849、　871、　875（2）、　877、　1001、
1027、1923、4599、5333（2）、5335、
5337、5607、5879

柏樹　6299

柏瀝　1189

柃灰　1553

枸　5153、5831、5851（3）

枸杞　381、441、485、495、515（2）、
519、　539、　583、　599、　669、　839、
895、929、1023、1183、1739、2245
（2）、3145、3581、3593、3707、
3727、　3837、　3873、　3875、　4399、
4415、4669（2）、4735、5487、5727、
5803、5845、5851（3）、5853（12）、
5855（6）、5859（6）、5861（2）、
5863、5865（3）、5869（5）、5997、
6219、7259

枸杞子　547、633、811、899、987、
1019、　1043、　1059、　1071、　1125、
2273、　2363、　2985、　3079、　3109、
3157、　3417、　3665、　3693、　3737、

3753、5233、5277、5517、5857、
5861（2）、5863（5）、5869（2）、
6723、6739

枸杞子汁　7257

枸杞子酒　4977

枸杞子湯　2345

枸杞子粥　4353

枸杞井　5859

枸杞末　5867

枸杞白皮　1041、4395、7003

枸杞汁　1051、1253、2243、6823

枸杞芽　5217

枸杞花　3657

枸杞苗　1283

枸杞枸杞子　5855

枸杞根　533、1001、1019、1119、1305、
1337（2）、2831、3605、4415、5437、
5495、5863（2）、5865（2）、5867、
7269、7505

枸杞根白皮　5849、5865（2）

枸杞根汁　839

枸杞根皮　1037、3839

枸杞根實　5859

枸杞酒　5863

枸杞菜　1037

枸杞葉　835、907、931、1207、2245、
3211、3837、5859、5861、5867（4）、
6219、7183、7257

枸杞蟲　837、929、6111、6219

枸忌　5851

枸骨　5727、5825（2）、5827（3）、
5831（3）

枸骨子樹　5831

枸棘　4669（2）、5851、5853（3）

枸樹　5153

枸橘　5727、5781（2）、5783

枸橘刺　1121

枸橘核　1139

枸橘葉　757、1107

枸櫞　5851

枸櫞　987、2659、4929、5023、5025
（2）、5141

枸櫞皮　683

柵木皮　5423、5931、6007

柳　1115、1457、2267、2533、2547、
2549、2553、2853、2909、2921、
3229、3279、3305、3309、3359、
3557、3607、3767、3781、3799、
3893、3987、3989、4623、4715（2）、
4791、4801、4803、4813、5493、
5499、5631、5645（4）、5647、5649
（12）、5659（2）、5661（4）、5663、
5669、5973、6129、6307

柳木　1137、1601、1603（2）、1623、
2075、2129、2131、5481、6309

柳木火　2407、7371

柳木灰　2501、5657、6181

柳木灰火　3433

柳木炭火　6539

柳木柴　3735

柳木蛀蟲矢　6311

柳木箆　7523

柳木甑　2271

柳心　2161

柳末　1627

柳白皮　1117、4899

柳皮　5657

柳耳　4809、5657

柳芽　5217

柳花　1243、5651（2）、5757

柳花末　7619

柳枝　763、781、947、1121、1155、
　1171、1357、1617、2237（2）、2747、
　4857、4871、5649、5655（7）、5657、
　5903、6311、7613、7637、7753

柳枝皮及根　5655

柳枝葉　5655、5657

柳枝湯　2093

柳華　605、797、807、1071、1189、
　1203、1225、5649（2）、5651

柳桂　5375、5377

柳條　2165

柳根　1063、1145、2369、3277、5655、
　5657、5663

柳根皮　797、1177、5657

柳根鬚　1155

柳蚰末　2119

柳蛀末　1627、6407

柳寄生　5657、5929、5973

柳葉　655、673、783、843、903、907、
　963、　1077、　1129、　1137、　1183、
　1233、　1235、　1369、　1675、　3571、
　4717、4721、5653（2）、6717

柳絮　863、871、1077、3837、5649、
　5651（5）

柳絮及實　5651

柳絮礬　2139（4）、2143

柳楂　4139

柳蛾　4803

柳實　5649

柳蕈　715

柳膠　5657

柳樹　5649

柳樹上花蜘蛛絲　6261

柳樹蕈　4809

柳蟲糞　6311

柳蠹　5657、6309

柳蠹末　6311

柳蠹屎　955

柳蠹糞　759

柳蠹蟲　6295、6309

枹　5069

枹罕草　2187

枹薊　2305（3）、2307

柱下土　995、1477、1499

柱夫　4687

柿（柿）　563、677、703、749、1111、
　1287、2267（2）、3499、3605（2）、
　4877、5369（2）、5545、5671、5915、
　6779

柿子　571、937

柿木皮　959

柿根　749、3643

柿葉　3607、3765、5367（2）、5369、
　5385、5393

柿蒂　725、727、729、815、3631

柿蒂灰　1213

柿蒂湯　2537、5403

柿餅　1051、4855、5613

柿霜　827、833、835、869、1213、7253

柠　5755

柠木　5759

234

柀　5103（3）

柀子　5101（2）、5103（2）、5105（4）

勃梨佗　5273

刺子　1699

刺花　3691

咸　2363

咸平　5159

咸平樹　5211（2）

威骨　7423（2）

威蛇　3215

威喜　5957

威靈仙　541、565、629、635、683、687、709、711、803、807、937、953、971、1001、1019、1195、1251、1293、1359、2357、3447、3557、3613、3797、3799（2）、3801（2）、3803（9）、3805（8）、4953、5221、7053、7391

盃鉛銀　1575

研朱石槌　6017、6081

研硃石鎚　1177

研藥　5331、5435

砒　529、1225、1619、1631（3）、1633（2）、1849、1881、1883、1917、1975、1977、1979（3）、2257、2539、2607、2625、3265、3559、4273、4299、4387、4621、4649、4921、5035（2）、5339、5701、5855、6615、6619（2）、7191、7609

砒末　1979

砒石癧　2893

砒石　533、537（2）、539、549、551、555、567、591（2）、665、685、693、711、715、975、987、1143、1147、1157、1173、1405、1409、1417、1579、1585、1905、1965、1971、1973、1975、1979、1981、2113（2）、3249、3337、3407、3479、3909、3929、4001、4007、4263、4301、4397、4425、4695、4769、5495、5535、5569、6975、3181

砒黃　1973（2）、1975、1981、7287

砒霜　617、745、765、767、821、1121、1151、1205、1223、1425、1605、1633、1751、1927、1973（2）、1975（2）、1977（4）、1979（4）、2703、4295、4315、4405、4673、5489、5835、6059、6233、6415、6603、6919、7247、7351、7565

砒霜末　4329

厚皮　5519（2）、5527

厚朴　381、449、493、523、531、535、543、545、565、567、577、585、591、593、601、655、667、669、685、689（2）、697、701、707、709、713、721、723、725、731、735、741（2）、753、757、771（2）、773、775、803、811、817、825、837、855、879、885、897、903（3）、939、983、987、991、1299、1303、1739、1841、2265、2431、2503、2669、2675、2679、2721、2779、2809、3021、3039、3043、3191、3383、3677、4139、4263、4561、5389、5499、5519（2）、5523（5）、5525（9）、5527（7）、5529、5639、5643、

5771、5853、5963、5975（3）、7217、
7263

厚朴湯　3379

厚朴實　5527

厚桂　3651

厚榆皮　5675

厚蜜　4381

厚實　5527（2）

砑螺　6819、6849（2）、6851

砂　535、1731（4）、1733（11）、1735
（2）、1737（3）、1741、1745、1747、
1749（2）、1751、2177、2341、2921、
3057、3299、3537、3543（2）、3597、
3953、3957、3989、4007、4041、
5855

砂子　2701、3999、4663、5657

砂仁　495、509、769、791、1027、
1293、2265、2565、2669（2）、2671、
2729、2809、3073（2）、3509、3681、
3805、4377、4415、7297、7759（3）

砂仁湯　4257

砂末　6503

砂盆　2705、2789

砂挼子　6297、6449

砂盒　7717

砂鍋　969、1479、1531、2325、2331、
2333、2419、2421、2429、2729、
7567

砂糖　3201、3795、4009、4057、4183、
4431、7243、7319

砂糖水　3301、4173、4777

砂糖湯　6285、7551

砂罐　2489、6821

斫木蛇　6465、6553

斫合子　3837（5）

斫削　5447

砭石　1999（5）

面脂　2735、2737、2753、4543、4765
（3）、4767、7221、7251、7265、
7293、7295、7433

面膏　4539、5831

面藥　5721

耐冬　3851（2）

牽　7233

虺　6547、6551、6553（6）、6557（4）

虺牀　387、2595（2）

虺蝮蛻　6513

拮據　3355

拱鼠　7635

括樓根　6553

挺額魚　6681

指甲　2735、3557、7691

指甲花　2735

按季　7729

韭　459（2）、569、573、699、871、
929、985、1063、1125、1191、1233、
2283、2501、2717、3105（2）、3107
（2）、3917、4021、4031、4437、
4441、4443（11）、4447（5）、4449
（2）、4451、4455、4457（3）、4479
（2）、4481（2）、4487（3）、4489、
4495、4509、4615、6953、7283、
7721

韭上露　1141

韭子　899（2）、919、923、931、1001、
1119、1305、2687、2695、4107、

4109、4453（8）、4455（5）、6473、6987

韭子湯 3465

韭白 741、753、763、835、4443、5747、6591、7171

韭汁 631、647、709、819、857、923、963、1065、1241、1263、1265、1267、1273、1289、1301、1305、1341、2701（2）、4447（6）、4449（3）、4451（5）、7705

韭地紅小蚯蚓 6427

韭地蚯蚓 6429

韭花 2283

韭苗 4449

韭根 659（2）、683、871、1025、1107、1119、1203、1259、1271（2）、4449（5）、4451（6）、4493、6073、7623

韭根汁 3451

韭逢 2283

韭菁 4443

韭黄 4443（2）、4447、4517

韭菜 527、713、895、947、973、999（2）、1181、1329、4311、4449、4451（2）、4781

韭菜汁 7405

韭菜地上蚯蚓 6429

韭菜根 4781、5035

韭菜粥 4351

韭葉 639、2447、3107、4449、4451（2）

韭葉上露 1383

韭實 553、1863、5447

韭類 4479（2）

背陰地北引樗根皮 5541

貞木 5825（2）

貞蔚 2887

省頭草 2757、2759、2765

省藤 3613、3885

削玉刀 1999

削术 2307

昧履支 5183（2）

郫城菱 5301

郫桐 5499

則芹 6571

映山紅 3183、3569

映日果 5137（2）

禹 7647、7649、7653（2）

禹屬 7647

星洛 4065

星宿 2559

星宿花 4081

昨葉何草 747、959、1085、1125、1129、1187、4023、4041（2）

曷旦 7063（3）

毗陵茄子 5189

毗梨勒 5075、5099（4）

毗黎勒 681、741、757、5637

毗黎勒漿 1127

毘尸沙 2915

胃石 2171

胃蟲 6451

界橋 5221

虵蟲 653、859、1325

思仙 5527（2）

思仲 5527（2）

思蕢子　2823、2921（3）

思歸　7111

蚼蟒　6295

虮　6557（3）

咽舌　7201

咱夫蘭　7253、7257

哈昔泥　5485（2）、7245

炭　1459（6）、1621、1983、4849、7555

炭火　1445、1459、1621、1643、1675、1757、1769（2）、1789、1801、1813、1849、1857、1933、1963、1979、1983、1987、1989、2005（2）、2033、2081、2153、2165、2325、2985、3707、4991、5713、6273、6381、6429、6831、6841、6859、6917、7099、7185（2）、7417、7493、7565、7567、7699

炭末　1277、1459、1461

炭皮　5975（2）

炭灰　639、1341、1459、1617、1933、6023

炭灰汁　5057

肌　6845

骨托禽　7121、7123

骨咄　6563

骨咄犀　6465、6561（2）、6563

骨美　2549

骨豽　7603

骨豽獸　7603

骨訥　7603

骨貀　7603

骨貀獸　7605

骨碎布　3983

骨碎補　527、631、743、809、835、867、957、1059、1061、1119、1125、1185、1245、1249、1251、2911、3977、3983（3）、3985（5）、3987

骨碎補末　7185

骨路支　3611、3895

骨篤　6561

骨篤犀　6563（2）

骨鏡　1637

幽蘭　2763

缸　6081

缸膏　6083

矩琵佗香　2631

牯　7281、7445

牯牛卵囊　7309

牯牛陰毛　7309

牯角　7447

牯犀　7445、7447（2）

牯犀角　7449、7457

牲　7281

牜乍　7455（2）

秬　4199、4203（2）、4205（4）

秬黍　4205

秕麥　2925、4213

香茇　4593（2）

香茋　3595（2）

香　645、1053、1829、2639、5381、5447、6503、7533

香水　2757

香水梨　4931、4935

香水蘭　2759

香玉　1681

香白米　3443

香白芷　1155、1631、2603、2607、2609
（5）、2611（3）、2613、2967、3191

香白芷末　2613

香瓜子仁　7749

香皮紙　5399

香戎　2775

香芹　4591

香附　431、485、527（2）、533、545、
577、579、581、647、651、673、
677、681（2）、683、699、705、713、
717、779、799、825、865（2）、867、
875、895、917、923、925、983、
989、991、1005、1059、1063、1069、
1075、1077、1099、1115、1117、
1123、1129、1145、1261、1299、
1301、1305、1311、1313、1655、
1901、2319、2685、2711、2713、
2717、2721（4）、2723（4）、2727
（4）、2731（2）、2733（2）、2751
（2）、2809、2847、2891、2907（2）、
3331、3507、3703、3927、4375、
4879、5291、5433、5633、6735、
7069

香附子　533、629、691、707、721、733、
769、777、791、805、809、869、
941、953、965、983、997、1009、
1023、1035、1161、1187、1309、
1315、1319、1329、2623（2）、2641、
2651、2711、2715（2）、2717（3）、
2725（5）、2727（5）、2729（7）、
2731（8）、2733（4）、2741、2907、
3053、3339、3447、3875、4675、

5083、5465、5469、7229、7273

香附子末　2731

香附末　2727、2731（2）、2733（2）、
3507、6833（2）

香附湯　2731、3577

香茅　519、2517、2519、2739、2741、
3169（3）、3931（2）

香果　2583

香金墨　1545

香油　629、635、813、823、865、933
（2）、953、1081、1131、1195、1197、
1213（3）、1217（2）、1221（3）、
1247、1285、1461、1469、1471、
1511、1513、1515、1517、1547、
1615（2）、1617、1625、1631、1653、
1759（2）、1775、1921、1927、1963、
1979、2135、2157、2165、2565、
3141、3357、3369、3403、3649（2）、
3803、3871、4005、4117、4119（2）、
4121、4123、4125（2）、4187、4281、
4427、4451、4463、4555、4777、
4867、5199、5337、5353、5359、
5471、5629（3）、5677、5691、5865、
5903、6047、6049、6057、6129、
6169（2）、6411、6523、6535、6671、
6675、6731、6737、6865、7071、
7257、7263、7297、7541、7549、
7625、7645、7689

香珀　5953

香茸　2775

香草　517、1751、2645、2751、2753
（2）、2757、2759（3）、2761、2763

香草湯　6469

香荽　4581（2）

香娘子　6363（2）

香菜　517、2775（2）、4609（3）

香菜湯　4329

香豉　3265、3415、3725（2）、4331、
　5241、5243、5787（2）、7241、7375、
　7377

香毬　2475

香甜瓜　5239

香脯　2853

香麻　2739（3）

香葉　2731

香葱　1711

香茱　2775、2781、2783、4309、4749、
　4961

香湯　1751

香蓋　4965（2）

香蒿　2867（2）、2875

香蒲　599、1175、3931（7）

香蒲蒲黄　3897

香椿　5541

香椿樹子　5543

香楓　5439

香稜　2717

香粳　4189

香蓼　3261（3）、3263、3261

香貍　7541（2）、7543（2）、7553（2）

香膏　5469

香蜜　5405

香蕈　4733、4813（3）、4817、5359

香墨　849、4505

香貓　7543

香緣　4929

香澤　2765（3）

香薷　471、517、533、651、667、719、
　729（2）、731（2）、761、781、803、
　811、865、985、997、1091、1099、
　1125、1219、2569、2775（3）、2777
　（4）、2779（5）、2781（2）、3263、
　3283、3595、4593、4735、5413、
　7281

香薷葉　2779

香螺厴　6857

香藥　4425

香藥麴酒　4399

香蘇　517、2781、2811、2813（2）、
　2819

香櫞　823、5025

香櫞子　5025

香爐内灰　5443

香爐灰　1241、1479、1553

香爐岸　1553

香麝　7529、7533（2）

香欒　5021、5023

秭歸　7111

秔　4177、4179（6）、4189

秔米　4179

秔稻　4179

秋月冷茄子　4743

秋石　711、787、845、899、901、919、
　921、931、1307、5307、7669、7713
　（3）、7715（5）、7717、7719（5）、
　7721（6）、7723

秋竹　5837

秋冰　7713、7715、7719（3）

秋茄花　4743

秋後霜　1389

秋桃　4875

秋菊　2829

秋麻子　4131、4267

秋麻子仁　4141

秋壺盧　4755

秋葵　3121

秋鳫　7085

秋蟬　6323

秋蘭　2761

秋露　1203、1385（2）、1709

秋露水　7715

秋露白　4401

科斗　6453

科蚪　5057、5741

重午日午時水　1413

重皮　5519（2）

重泥　7285

重唇石鯽魚　6613

重透　7449

重巢　7109

重巢柴　7109

重葉梅　4863

重湯　2415、2423、2427、2429、2589、
　　2713、5659、5745、5749、5947、
　　6117、6173、6533、7381

重臺　521、1257、2363、3099、3369、
　　3381、3535（3）、3539

重邁　4713

重樓　2265、3541

重樓金線　3535（2）、3537

重箱　4713

重澤　3369

重鵲巢中草　7109

竿蔗　5261（2）

便特　3599

便牽牛　527、2979（2）

修　5057

修天　1599（2）

修脆　4705

促織　6295、6365（3）

侮馬骨　7321

係臂　6745、6747

信天緣　6897（2）

信石　1973（2）、1981

信石末　2021

信州鉛　1599

信砒　1979、6257

信鉛　1599

信鳬　6931

皇　4239（3）

鬼　4045（3）

鬼目　515、3613、3687、3833（2）、
　　3835（7）、3907、5143（6）、5875

鬼目草　3835

鬼目菜　3835（2）

鬼考　2597

鬼芋　3513（2）

鬼臼　515（2）、527、539、603、795、
　　829、841、845、995、1257、1267、
　　1289、1325、2267（2）、3313、3369、
　　3499、3537（4）、3539（2）、3541、
　　（9）、3543（8）、3545、3555（2）、
　　4079、4135、6683

鬼臼根　1163

鬼臼葉　3545

鬼各哥　7135

鬼芭　4071

鬼車　7139、7147（5）

鬼車鳥　525、7077、7147

鬼見愁　5629（2）、5631

鬼皂莢　5499、5627

鬼物　7663

鬼油麻　519、525、2947（2）

鬼柳　5645（2）

鬼屋　4821

鬼屎　1189、1477、1507

鬼桃　3849、3861

鬼針　1211、1257、1263（2）、3225、
　　3307、4597（2）

鬼針苗　3225

鬼針草　3065、3307

鬼針草苗　3307

鬼卿　2599

鬼扇　3545（2）

鬼扇根　3551

鬼雀　7101

鬼眼睛　693、825、1197、1229、6867、
　　6869、1153

鬼釵　3225、3307

鬼釵草　519、4597

鬼鳥　525、7143、7145、7147（2）

鬼盖　2213（2）

鬼筆　4735、4821

鬼蓋　521、4735、4821、4823

鬼蒟蒻　527、3497

鬼督郵　515（2）、661、845、995、2295
　　（3）、2403、2533（3）、2543（2）、
　　2545（7）、2547（6）、3221

鬼齒　849、995、1217、1295、5929、
　　5999

鬼齒爛竹　519

鬼箭　515、567、651、849、995、2295、
　　2547、5833（2）、5835（2）、6065

鬼箭羽　769、1291、1305、1313、1325、
　　1331、5835、6349

鬼箭羽末　5835

鬼彈　6297、6443、6445（2）

鬼頭　3513（2）

鬼醜　3369

鬼獨搖草　2543

鬼燈檠　2507、3543

鬼藏　2363

鬼鍼　519、5999（2）

鬼臉　2477

鬼藥　3539

鬼繳　4821（2）

鬼繫腰　3855

鬼饅頭　3855

鬼髑髏　4885（2）

鬼鸞　6787

泉　1639（3）

泉水　1929（2）、4719（9）

泉龍　6495

禹韭　3105

禹哀　1935

禹孫　3899（2）

禹餘石　2175

禹餘粮　507、553、597、633、657、741、
　　757、777、829、843、855、885、
　　945、967、1009、1073、1075、1157、
　　1199、1307、1313、1319、1905、

1929（2）、1931（8）、1933（8）、1935（4）、1937（3）、1939（4）、1951、2461、3051、3105、3767（2）、3779（3）

禹餘粮石　1983

禹餘糧　4241（3）

侯莎　2715（2）

侯桃　5393（2）

侯騷子　5233、5319

追風使　5843、5845（2）

追魂使者　1599

衍草　2773

後卓　5841

後蹄甲　7207

爰茈　3423

食木蟲　6305

食犬　7213（2）

食火鷄　7121

食芋　4699

食角　7445

食草白鵝下清糞　6905

食茱　5207

食茱萸　547、685、699、721、735、1263、1265、1291、3489、5159、5193、5207（7）、5209（2）、7301

食蛇鼠　6569（2）、7411、7639（2）

食蛇鼠屎　1261

食魚鷹　7131

食葱　4477

食蜜　6115

食錦蟲　6457（2）

食鷄　6945

食鹽　295、537、557、617、649、657、675、701、705、711、713、737、807、851、855、859、937、943、967、993、995、999、1027、1047、1057、1101、1105、1117、1151、1157、1173、1213（2）、1227、1237、1255、1259、1261、1263、1265、1323、1343、1761、2025、2027（3）、2029、2031、2039、2043、2047、2055、2133、2327（2）、2643、2843、3327、3397、3433、3449、3489、4397、4857、4885、4893、5577（3）、5617、6171、6277、6361、6609、6961、7285

食鹽末　5683

食鹽湯　909

逃河　6895

盆砂　2113（2）、2115

盆砂末　2115

盆桂　5597

盆消　1851、2069、2091、2093

盆甄　3667

盆甄草　3667（2）

盆邊零飯　1083、4343

胸腮　6419（2）

胞衣　7761

胞衣　845、1057、7755（2）、7757（2）

胞衣水　657、711、883、1377、7669、7761

脉望　6351

胎衣　7755、7757

胎兒屎　1209

胎禽　6885

胎髮　7679

胎髮灰　4803

負版鉛　1599

負革肪　7165

負釜　6887

負殼蜒蚰　6431

負雀　7133

負勞　6227

負盤　525、6363（4）、6365（3）

負擔　2895、2897

負蟠　6355

負蠜　525、3003、5485、6365、6367

狖　7411、7647、7651（5）

狖肉　949

狖脂　1205

猰㺄　7559（3）

風化石灰　1891（2）、3329、4451、7287

風化消　1851、2069、2073、2081（2）

風化硝　829、3627

風生獸　7559（2）

風母　7559（2）

風延母　747、3613

風延苺　3889

風車兒草　3807

風車草　3805

風茄兒　3563

風狸　7559

風脚駝　7359

風落小胡桃　5053

風稍蛇　6539

風貍　7409、7557、7559（2）

風藤　3879

風藥　521、523、2765、2767、5871（2）

風鰻　6645

風驢肚內蟲　6297、6453

狢　7569

狢肉　837

狡兔　7435（2）、7581

怨鳥　7111、7113

急水　3609

急性　3557

急性子　3557、3559（2）、4093

急流　1403

急流之水　1401

急流水　1401、5093、5427、7501

急解索　3303

亭長　1327、6229、6237（9）、6239、
　　6245、6247（2）、6249（2）、6251、
　　7165

亭脂　1603（2）、1621

亭部中土　1495

度古　6415

度穀　3729

疥牛　7283

疥拍腹　4025、4073

疥蟲　6447

帝休　5931、6009（2）

帝秋　3477

帝珠子　7383

茧　443、2501、5831（2）、6371（9）、
　　6373（2）

茧母草　6941

茧蟲　485、567、963、2629、4879、
　　6279、6373（3）、6375（3）

恒山　665、693、761、763、765、971、
　　1033、1105、1623、1713、3405、

3411（2）、3413（5）、3415（2）、3417、3847、4229、4357、5971、7009、7287

恒山搗　3413

美人蕉　3029

美玉　1681、1685、6467

美草　515（2）、2187、2647（2）、3681、3683

美酒　1743、3045、4269、4331、4399、4401、4405、4407、4809、6125、6429、7325（2）、7405、7727

美棗　4915

美赭　1923

姜　6167、6783、6821、7471、7711、7721

姜太公釣鍼　6635

姜片　7697

姜公魚　6635

姜汁　4115、7167、7387、7697、7705、7707

姜酒　6805

姜湯　7497

叛奴鹽　5211

秈　4103、4197（4）、4221、4227（2）、4337、4341

秈米　4197、4347

秈秫　4199

秈粟　4219、4221

迷迭　2745

迷迭香　847、2567、2743

迷蕨　4683、4687

前胡　531、533、541、547（2）、593、627、653、681、689、707、713、

717、723、729、769、791、811、815、817、825、843、853、1023、1033、1079、1345、1355、2281、2403、2447（4）、2455（4）、2457（3）、2459（2）、2645、3759、4263、4279、6767、7171、7217

酋耳　7409、7415、7417（2）

首生男子乳　7039

首生男兒乳　7391

首烏　3751、3753

首鼠　7609（2）

逆石　1875

逆流水　619、767、1019、1399、1401、2243、5007

逆流水邊柳鬚　7265

茲白　7417

炮川烏頭　3465

炮天南星　2589

炮附子　2669、3449、3451、7099

炮蒜　1351

炮薑　4567

洪州烏藥　5435

柴紫　4025、4069

洞石　1819

洞庭　5015（2）

洞庭柑　5015

洗　4913

洗手足水　661、1377、1437

洗兒湯　1321、1377、1437

洗栝樓水并瓤　3703

洗陰水　659、7747

洗魚水　4971

洗褌水　1377

洗褌汁　6029

洗鍋羅瓜　4775

洗瘴丹　5111

活水　2227

活田螺　6865

活地龍　6991

活束　6401、6839（2）

活兔血　7585

活兔膽　5415

活芄　3827（2）

活師　6401（2）

活蛇　6555

活鹿　2999、3001

活鹿草　3001（2）、7999

活蛙　6399

活蛛　6265

活鼠　7613、7617

活蝸牛　6433

活蝎虎　6503

活蝮蛇　4421

活褥蛇　6569

活鮎　6665

活螺螄　6865

活雞　6975

活鯉　6753

活鯽　6615

活鯽魚　6617（2）、6797

活蟾　6385（2）

涎衣草　3177（2）

洎夫藍　2931

洮羊　7153、7237、7279

染布水　1435、1437

染皂鐵漿　1657

染指甲草　3557

染缸水　3255

染菽　5839、5741

染絳子　4679

染緋草　3805、3807

染澱甕上沫　3255

洛神珠　3151（3）

洛陽花　3183

津　3399、3463、3491、3497、3757、
　5461、　5513、　5621、　6163、　6169、
　6175、　6209、　6327、　6389、　6425、
　7225、7497、7699、7739

津草　3245

津唾　1963

津符子　5233、5315

津液　2133、2687、3345、4849（2）、
　7691、7705、7739

宣州大木瓜　4951

宣州大栗　4909

宣州木瓜　4951（2）

宣州黃連　3207

宣州黃連末　5803

宣連　2419（2）、2421、2423

宣黃連　2417、2419、2423

室女血衲　1231、7733

宮毗羅　6481

宮香　1195

宮脂　7517

宮粉茶　5903

突　4545

突厥白　295、3613

突厥雀　699、6943、7031（3）

穿山甲　485、523、765、969、1019、

1041、1061（2）、1063、1065、1153、
1161（2）、1167、1169（2）、1177、
1179、1185、1191、1197（2）、1215、
1221、1269、1301、1335、1339、
1465、1919、2429、2655、3191、
3651、3673、3911、4003、5371、
6347、6429、6463、6487（3）、6489
（4）、6491（11）、6493（7）、6535、
6619、6707、6827、7381、7567、
7643、7693、3191

穿山甲末　2843、4517、6493

穿山甲灰　1065、1069

穿山甲前膊鱗　6493

穿心橘　4999

穿鮑繩　6711

冠　6035

冠血　6965（2）

冠鳥　7093

冠梟　6601、6923

冠蟬　6327、6329

扁竹　521、729、905、1185、3283、
3285（6）、3287（2）、3545（2）、
3547、3549、4729

扁竹根　1507、3285、3551

扁竹新根　3551

扁豆　491、509、703、1187、2779、
4313、4315（2）、5183、5723

扁豆花　4319

扁豆香薷　4315

扁豆葉　1259、6419

扁青　549、551、601、1721、1905、1949、
1951（2）、1953、4799

扁青石　523

扁府　2339

扁毒　3597、3599

扁柿　3497

扁前　6295、6375

扁特　3597、3599（2）

扁筑　3283

扁蓄　521、4213

扁蔓　3283

扁辮　3283

扁螺　6809（2）

神女　7107

神木　633、5941

神牛　7383

神丹　2177

神水　1375、1393、1395、1413、7599、
7739（2）

神末砂　1731

神仙葉　5741

神芝　4797

神后土　1493

神羊角　7477

神守　6757（3）

神草　517、2213（2）、2215、2295（2）

神砂　447、1649、1737

神香　5455、5455

神泉獸目　5219

神屋　6731、6733

神桃　4885（2）、4887

神座砂　1731

神鹿　7527

神參　2299

神貍　7541、7543（2）

神箭　5833（2）

神漿　1385

神錦　449（2）、2271（3）

神燈　1469、1471

神麯　431、2239

神龜　2843、6729（5）、6731（2）、
　6733

神龜版　6731

神龜筮龜　6729

神鍼火　987、1445、1463、1465

神麴　505、509、579、689、691、701、
　705、721、737（2）、741、743、765、
　771、771、777、799、809、823、
　901、943、969、985、999、1003、
　1047、1093、1299、1313、1329、
　1335、1351、1917、1919、2311、
　2331、2415、2441、3703、3883、
　4219、4321、4369（3）、4371（4）、
　4373（2）、4379（2）、4411、4419、
　5005、5191、5413、5683、7037、
　7069

神麴末　1919、7069

神護草　4025、4061

神驚石　2119

祝鳩　7079（2）、7087、7123

祝鳩　7123

退猪湯　1219、5485

屋下倒掛塵　1549

屋上四角茅　2523

屋上白螺　6869

屋上兩畔瓦　1533

屋上馬齒莧　4653

屋上倒流水　7683

屋上敗茅　863、2523

屋上無根草　4043

屋上塵　6717

屋上舊赤白堊　1139

屋上懸煤　7277

屋內墻下蟲塵土　1189、1477、1509

屋四角茅　847、2523

屋菼　4243

屋梁上塵　1527

屋遊　557、675、853、863、867、1009、
　1115、1273、4023、4029、4031、
　4035（2）、4039（3）、4041、6359

屋塵　1137、1219、1551、2371

屋漏水　1137、1147、1273、1375、1397、
　1527

屋簷爛草節　2523

屏風　521、2459（2）、3955（2）

屏風上故紙　6055

屏風故紙灰　859

屎　7695、7697

屎中大豆　7317

屎中骨　1237

屎中粟　7341

屎末　7049

屎白　911、6971

屎汁　7733

眉　7675（3）

胥耶　5123

胥餘　5123（2）

陝州豉汁　4325

陟釐　287、519（2）、653、747、891、
　4023、4029（8）、4031（2）、4045

除辛　3603

姹女　1747

飛天蜈蚣　3303

飛生　525、567、1323、1327、6341、
　　6343、6943、7061（2）

飛生鳥　7061（2）

飛生蟲　525、6341

飛奴　7027（2）

飛蚿蟲　6413（2）

飛蛇　6565

飛過五靈脂　7067

飛過白礬　3405、5355

飛過朱砂末　2235

飛過寒水石　5295

飛魚　6697（3）

飛蓬　4239（2）

飛蓬草　4239

飛蛾　3665

飛雉　2953（2）

飛節芝　4795

飛鼠　7051

飛廉　287、519（2）、529、549、553、
　　599、621、801、821、947、961、
　　975、1031、1161、1225、1227、
　　1229、1277、1335、1579、1841、
　　2121、2823、2949（5）、2951、2953
　　（9）、2955（2）

飛廉牛蒡　2953

飛廉蒿　2955

飛駁鳥　7107

飛輕　2953（2）

飛麴　741、957、1167、2099、2163、
　　3049、5701、5765、7185

飛鷗頭　7133

飛龍　6359

飛螢　6349

飛藤　3895

飛蟻　6283

飛羅麪　3491、1547、1815、2153（2）、
　　2231、2237（2）、4153、4155、5711、
　　7287

飛羅麪　1093

飛蟹　6779

飛礬　1203、1615

飛鹽　4427、4745、7273

枭　4131

枭耳　6355

枭麻　4129

枭梁　4215

枭實　4131

蚤　6289

蚤休　519、521、525、603、1149、
　　1259、1277、1281、1353、3313、
　　3369、3535（3）、3537、3539（2）、
　　3543

蚤虱　6417

羿先　5597

柔毛　7233

柔苔　4031

柔魚　6575、6685（2）

柔鐵　1649、1653（2）、7645

柔鐵砂　1655

柔鹽　2043（2）

彖　7455

孩兒茶　941、949、1195（3）、1197
　　（2）、1229（3）、1471、1519、1521
　　（6）、1775、1817、1853、2747、
　　5093、5385、6037、7637

孩兒茶末　1521（2）

孩兒菊　517、2757、2759、2763、2765、
　　2767

孩兒魚　6575、6667

孩兒魚鰤　6667

孩兒參　2217

孩菊　2759

紅小棗　4267

紅木槿花　5897

紅內消　521、1133、1159（2）、1345、
　　3747（2）、3757（2）、3867

紅心灰藋　555、2143、4641、4693

紅白蓮花　1127、5233、5299

紅半夏　3523

紅皮　4999（2）

紅皮大蘿蔔　2237

紅皮礜石　1969

紅芍藥　2623

紅百合　4721

紅灰藋　4695

紅芽大戟　2509、3363

紅花　431、485、567、581（2）、761、
　　925、953、1103、1111、1211、1299、
　　1325（2）、1329（2）、1331、1333、
　　1359（2）、1459、2013、2241、2579
　　（2）、2927（3）、2929（3）、2935、
　　3025、3059、3327、3567、3671、
　　5297、5359、5527、5835、5867、
　　6029

紅花子　2931

紅花汁　2929

紅花灰　1103

紅花苗　1135、4735

紅花菜　4619、4721（2）

紅花湯　4043

紅杏仁　4859

紅豆　515、1069、2473、4281、4401、
　　5721（2）

紅豆末　4289

紅豆蔻　515、671、683、687、699、703、
　　707（2）、713、719、725、1115、
　　2567、2649（4）、2651、2655（3）

紅卮子　5785

紅茂草　517、3977、3993（2）

紅林檎　4971

紅松脂　5951（2）

紅柹　4971（2）、4973、4975

紅姑娘　6185、6187

紅姑孃　3151

紅柿　963

紅扁豆　1699

紅莧　4645

紅桃　4875

紅秋黍根　4213

紅酒　4211

紅海蛤　6491

紅娘子　1003、1149、1151、1179、1273、
　　6221、6229（2）、6233（5）、6243、
　　6245（2）

紅紗袋　7059

紅梅　4863

紅椒　2835、5173

紅粟　4337

紅棗　711、763、1177、1195、1229、
　　1613、2161、2329、3795、4433、
　　4919、4921、7287、7623

紅棗肉　1767、5259、6535

紅蛭　6279

紅蓮米　4209

紅蓮花　4841、5299

紅蒿　2879

紅蒲根　2711

紅椹子　5739

紅鉛　7729（2）

紅鹿　7529

紅絹灰　1249

紅蔗　5263

紅蓼花　3107

紅榴皮　4989

紅銅　1585、1587

紅銅末　6171

紅腐　4337

紅褐　1229

紅褐小紅棗　7753

紅綿灰　859

紅蕉　2697、3027、3029

紅錦　6021

紅燈籠枝　1115

紅燈籠枝根　2509

紅燈籠草根　4647

紅藍　2739、2915、2933（2）、3381、
　　4621

紅藍子　2931（2）

紅藍花　535、631、709、793、857、961、
　　989、999、1019、1063、1161、1239、
　　1303、1329、2737、2823、2931、
　　2935、2927（2）、2929、2931（2）、
　　5835

紅藍花汁　2933（2）

紅藍棗　4983

紅麯　3403

紅螺　6857

紅氈　7399

紅糟　4431

紅藤　3885

紅樂子　1031、1329、3787（2）、3789

紅雞冠花　6485

紅麴　665、701、963、989、999、1215、
　　1247、1253、1329（2）、4373（2）、
　　4375（4）、4419

紅麹　4321

紅蟹　6779

紅礬　745

紅罌粟花　4257

紅鰕　6703

紅躑躅　3567、3569

紅鷄冠花　2925、6043

紅鶴　6931

紅鹽　2045（2）、2047（3）

紅鹽草果　2659

紅鸚鵡　7115

納牛　7281

約腹壺　4747

十畫

耕香　2743

耕垡土　6607

馬窠　4055

馬　521、3171、4653、6705、7151、
　　7155、7219（2）、7281（2）、7283、
　　7321（14）、7323（6）、7325（2）、
　　7327、7329、7333、7343、7355（4）、

7357（2）、7361（2）、7371、7387、
7389（2）、7397、7399、7401（3）、
7413、7417、7431、7459（3）、7469、
7477（2）、7485、7579、7597、7603、
7611、7625、7629、7639、7649（3）、
7713

馬刀 557、559、567、605、693、825、
911、1145、1153、1309、1327、
5937、6239、6791、6801、6805（3）、
6807（2）、6835

馬大頭 6227

馬王菜 4535

馬牙 1181、1735、7329（2）

馬牙匡骨 7331

馬牙灰 1175

馬牙砂 1731

馬牙消 1107（2）、1109、1675、2067
（4）、2069、2071、2075、2077（2）、
2079（2）、2091（3）、2093（2，
2105、2111、3539、5713

馬牙硝 3103、4055、3299

馬牙齒 7329

馬毛 7335

馬心 7325

馬目 645

馬目毒公 549（2）、551、553、845、
1579、1715、1807、1841、1965、
3539（2）、3541、3543

馬甲 6873（2）

馬甲柱 6693

馬矢 6435（2）

馬矢蒿 1185、1197、1305、2881（2）、
2883

馬矢熅 5379

馬皮 7371

馬耳 4071

馬肉 535、563、567（2）、569、573、
1219、2991、2993、2995、4191、
4337、5819、7323（2）、7405、7461、
7683

馬肉汁 1369

馬肉蛆 1245、6285

馬先蒿 601、669、801、909、2823、
2881、2883（4）

馬血 1251

馬行 2379

馬汗 7335（3）

馬芹 527、685、695、775、2595、
4591

馬芹子 777、985、999、4599、4607
（2）、7009

馬芥 4521

馬芥子 1085、4525

馬豆 3391（2）

馬肝 4837、7325（3）、7401、7405、
7683

馬肝石 519、2175（2）、3747（3）

馬疕 4055

馬辛 4631

馬屁包 4057

馬屁勃 4055、4057（2）、6183

馬尾 521、2155、3335、3337、7335
（2）、7475

馬尾香 5445

馬尾當歸 2571（2）

馬尾煙 7335

馬尾歸　2573

馬尾藻　3965

馬尿　1143、1177、1219、1225、4745、
　　7335、7337（4）、7429

馬明退　6201（2）、6203（2）

馬牀　2595

馬金南　5149

馬金囊　5149

馬乳　891、7325、7361（2）、7413

馬乳葡萄　5251

馬夜眼　1227、7329（2）

馬油　3345

馬帚　2971、2973

馬珂　1073、6851、6853（2）

馬革　4205

馬草　3159

馬𩰚勃　4055（2）

馬勃　827、863、1051、1103、1109
　　（2）、1187、1213、1295、1341、
　　4023、4055（6）、4821、7397

馬勃末　4057（2）、6023

馬韭　3105

馬思哥油　7363

馬思答吉　4441

馬骨　665、1209、1219、1223、1231、
　　1345、7331

馬骨灰　1361

馬胸　5797

馬首　4179

馬屎　649、657、661、853、1129、
　　1185、1193、1219、1225、1233、
　　1243、1367、1461、4275、4443、
　　5957、7335、7337、7339（2）、7341
　　（3）

馬屎中粟　1241、1273、1351

馬屎汁　993、1081、7341

馬莖　5937

馬莧　745、2971（2）、4643（2）、
　　4645、4647（2）

馬莧汁　4655

馬氣　7335

馬脃瓜　3713

馬脂　549、561、1571、7323

馬逢　4025、4065

馬留　7647（2）

馬唐　3283（5）

馬陸　605、769、6297、6405、6413
　　（2）、6415（5）、6417（5）

馬陰莖　1353

馬通　6921

馬通汁　1157、5341

馬莬　2699（3）

馬接腳　3893

馬蚿　6405（2）、6413（3）

馬兜鈴　525、789、815、819、825、
　　949、991、1155、1181、1289、3611、
　　3657（2）、3659（4）、3839、4251、
　　4715、5895

馬兜鈴仁　3131、3687

馬兜鈴根　2629、2631、3661

馬兜鈴藤　2195、3661

馬鹿　7485

馬絆繩　1351、1363、6019、6101、7341

馬絆繩灰　1083

馬軻螺　6851（2）

馬軸　6413（2）

馬閒　5935、5937

馬蛭　6275、6453

馬蛤　6805

馬策　6067

馬舄　3203（4）

馬飯　3283（2）

馬瑙　1053、1697（3）、1699（2）、
　　1705

馬楝子　2971（2）

馬楝花　2977

馬酪　5683

馬莧兒　3719

馬莧兒子　3719

馬蜂　6133（2）

馬衒　1107、1321、1349

馬腸中粟屎　7341

馬腸根　3313、3419

馬腦　1697（2）

馬腦珠　1697

馬新蒿　2881、2883（2）

馬溺　4421、6555、7337

馬蓼　519、975、2963、3065、3265、
　　3267（2）、3269（4）、3271（2）、
　　3275、5917、3261

馬蜞　6275

馬蜩　6321（2）

馬銜　1323、1363、1565、1649、1675

馬銜芎藭　2583（2）

馬領　5731（2）

馬膏　619、5745、7325（2）

馬瘍木　5931

馬瘍木根皮　6009

馬精　5497

馬熊　7467、7469

馬駒　4631、6281

馬鞍下黑肉　7401

馬槽　7321

馬齒　645、1185、1217、2971、4647、
　　4649

馬齒草　4649、4651、4653

馬齒砂　1729

馬齒莧　515、663、681、715、767、805、
　　853、905、937、947、969、1051、
　　1069、1075、1085、1115、1123、
　　1131、1133、1135、1151（2）、1165、
　　1183、1187、1203、1211、1215、
　　1221、1223、1255、1261、1263、
　　1265、1267、1273、1291、1305、
　　1323、1329、1369、1473、3169、
　　3229、3257、3259、3365、3603、
　　3995、3997（2）、4617、4643、4645、
　　4647（3）、4649（2）、4651（7）、
　　4653（11）、4655（4）

馬齒莧子　4655

馬齒莧灰　1057、1147

馬齒莧葉　4651

馬齒莧湯　4655、6865

馬齒莧粥　4351

馬齒菜　4653（2）

馬齒龍芽　4647

馬齒礬　2139

馬齒鹽　2043

馬箭　2265

馬價珠　1699

馬蓮　2971（3）、2973

馬薊　287、519、2305、2935、2941、

2947、2953

馬薊根　2939、2943

馬頭　1275

馬頭骨灰　887、889、7331（2）

馬頭娘　6205

馬頰　6873

馬頰骨　1215

馬蹄　1219、1345、2533（4）、2539
（5）、3171、3173、3951、4609、5397
（2）、5401、7281、7307、7333

馬蹄末　7333

馬蹄灰　1361、7333（2）

馬蹄決明　3171（3）、3173（3）、
3175、3951

馬蹄決明子　3247

馬蹄金　1569、1571

馬蹄草　2541、3957、3959、3961（2）

馬蹄香　517、551、709、819、1105、
1751、2533、2539（3）、2541（3）、
3871、5397

馬蹄烟　6289

馬蹄屑　7333

馬螳　4011、5627

馬螳草　4011

馬錢　3655

馬錢子　3655（2）

馬瘻　3635

馬藍　3247（6）、3249

馬薰　2275

馬藻子　3289（2）

馬蟥　6275（2）

馬糞　1719、2121、5735、6279、7339
（3）、7341（2）

馬糞灰　759

馬駼灰　1193

馬鞭　1175、1275、3213、6017、6067

馬鞭草　549、551、555、761（2）、
777、781、953、961、965、1009、
1161、1187、1197、1201、1227、
1243、1265（2）、1285、1293、1301、
1633、1737、2121、2301、2889、
3007、3063、3211、3213（5）、3215
（6）、3225、5643、5755

馬鞭草汁　6419

馬鞭草灰　3215

馬鞭草根　4899

馬鞭草根苗　3213

馬檳榔　655、677、1189、1323、1335、
5075、5149、5151

馬駿　4047

馬藺　529、795、1103、2219、2971、
2973（4）、2977、5937

馬藺子　745、747、801、863、953、
1005、1083、1101、1241、2971（3）、
2975（7）、2977、2981、3155、4369
（2）、2825

馬藺子花　2977

馬藺花　909、911、1069、2977（3）、
4409

馬藺花葉　1159

馬藺草　1259、1075、1105、1273、2605

馬藺根葉　2977

馬藺葉　2973

馬蘄　4441、4597（3）

馬蘄子　887、4597

馬藻　297、3963（3）

馬顛　4025、4065

馬蟻　6281

馬瀝　2289

馬繩索　645

馬鬐毛　1315

馬鬐膏　1073、1235

馬　蘭　761、781、861、961、1135、
　　1243、1247、1259、2569、2759、
　　2771（4）、2773（3）、2837、3247、
　　4627、4735

馬蘭汁　991

馬蘭根　2773（2）

馬蘭根葉　2773

馬蘭菜　2773

馬蘭菊　3845

馬懸　1227

馬懸蹄　645、853、1181、1223、1315

馬懸蹄灰　861

馬鐙　1565、1677（2）

馬蠸　6413

馬蠋　6413

馬齫　6275（2）、6559

馬蠽　6413

秦　2441（2）、2443

秦王試劍草　3159

秦爪　2441

秦芃　507、531（2）、541、561、573、
　　593、601、625、653、669、673、
　　703、737、793、801、807、835、
　　841、853、909、943、951、1019、
　　1087、1095、1113、1159、1185、
　　1197、1317、2403、2441（6）、2443
　　（5）、2445（8）、2451、2503、2865、

3347、3417、3589、3597、3745、
3921、5937、7289、7523

秦皮　535、539、541、543、601、623、
　　655、675、745、1037、1047、1125、
　　1261、1263、1307、2391、2903、
　　3517、3921、5499、5595、5597（2）、
　　5599（4）、5601（8）、5825（3）、
　　5845、6561

秦吉了　7075、7115（2）

秦狄梨　685

秦狄藜　1165

秦糺　2441（3）

秦荻藜　985、4617、4695（2）、4697

秦菘　4545

秦椒　545、547、601、623、669、685、
　　699、801、963、1045、1107、1117、
　　1331、4559、4841、5159、5161（8）、
　　5163（3）、5165、7263

秦鉤吻　3603

秦膠　2441

秦燕毛　7047

秦龜　6727、6741（5）、6743、6745
　　（2）、6761

秦龜甲　803、967、1157

秦歸　2573

泰和老雞　1357

泰和老鷄　6961

珹　6851（2）

珠　6773、6801、6813（3）、6815
　　（2）、6817、6837、6951

珠子　6817

珠子甘遂　3373

珠子菊　2829

珠子樹　6813

珠母　6813、6853

珠母蚌　6813

珠貝　6845（2）

珠牡　6813（2）

珠胎　6813（2）

珠蚌　6813

珠螺　6857

珠鼈　6727、6773（3）

珠鼇　665

班杖　3309

班蝥　1055、1153、2653、2657、2939、
　3927、4919（2）、6233

素芝　4799

素奈　4967

素馨　2567、2735（3）

蚕　6187（2）

栽秧藨　3635

起貧草　4595

起陽草　4443

埋頭蛇　6519（2）

都勾　5135

都念子　689、823、5075、5145（2）、
　5147

都咸子　689、815、885、5075、5147
　（2）

都咸樹　5147

都桷　741

都桷子　703、885、945、5075、5145
　（2）

都桷樹　5145

都淋　3657

都淋藤　2195、3657、3661

都梁　2745、2749（2）、2767

都梁香　517、2757、2759（4）、2763、
　2765（2）

都梁香草　2759（2）

都管草　1103、1161、2403、2473（2）

都樹皮　7145

都濡　5219

耆　2207、2223（2）、2225（2）、
　2229、2279、2723、3439

盍旦　7063

盍合子　3663

耽子　3477

華山挺子伏苓　5945

華木　5899（2）

華布　5561

華州朱柿　4973

華池　7739

華池左味　4391

華陰松　5107

華陰細辛　2219、7617

華蟲　7005

莔　2603（3）

荼　3897、3951（5）、3955（2）、3957
　（4）、4735

荼公鬚　3955

荼根　1051

荼菜　3955（2）、3957（2）

荼絲菜　3957

荼絲菜根　3959

莐藇　643、1355、5679

莐樹　5679

莆荒　3587

莆臺子　3799

荳蔻　5125

荚　4261

荚蒾　5499、5595（3）、5597（2）

荚蒿　2947（2）

荚榆　5673

荚穀　4261

莽草　519、531、539（3）、551、553、
557、605、643、1029、1105、1119、
1151、1163、1175、1187、1201、
1221、1269、1273、1325、1351、
1361、1807、1915、1997、2503、
2549、3277、3315、3479、3501、
3583（3）、3585（4）、3587（7）、
3589、3887、4289、5871、6353、
6683、7247、3219

萩　4911

莛蒲　3929

莛圓似芋　3277

莫訶婆伽　7533

莫貐　6179

莫實　4643（2）

莧　905、1233、1267、2919（2）、
2921、3091、4443、4617、4643（7）、
4645、4647（4）、4795、6607、6737

莧子　2007、2921

莧汁　1261、4651

莧草　5309

莧根　1115、4647

莧陸　3337

莧菜　565、571、573、937、1257、1261、
4643、4645（4）、6765

莧葉　3091

莧實　559、599、853、1045、1051、

2921、2923、2925、3155、4643（5）、
4645、4647（2）、7053（2）

莧類　4647

莊浪大黄　3333

荮　4495

荊藤　287

茵　2501（3）、2503

莠　3227（2）

莠草　3227

莪　2881（2）、2883

莪茂　581、1249、1299、1329、2707、
2713（2）、2721、2729

莪蒾　485、765、847、993、1153、2699

莪蒿　2881（2）

荷　1149、3165、3499、3543、3827、
3999、5153、5273（3）、5275（7）、
5299、5303

荷心　805

荷花　1207、5275、5291、5899

荷梗　3499、5277

荷魚　6693

荷葉　547、549、551、869、885、921、
923、933、955、959、963、1137、
1199、1231（2）、1233、1243、1247、
1285、1313、1331、1579、1719、
1751、2311、2819、2997、3405、
3543、3781、3953、4175（2）、4343、
4553、4699、4769、5291、5293（3）、
5295（5）、5297（7）、5299（2）、
5303、6163、6171、6175（2）、6259、
6665（2）、6719、7183（2）、7241、
7309

荷葉中心蒂　5295

荷葉心　5295

荷葉包飯　4343

荷葉灰　757、6023

荷葉蒂　5297

荷葉湯　4343

荷葉燒飯　4343

荷蒂　749、1117、1165、1171、5287

荷鼻　1317、5293（2）

荷錢　941、5293

荷燒飯　4343

莜子　4479（3）、4483

莜　5305

莜菜　5305、5309

荼　3143、4629、4657（5）、4659、5215（2）、6411

荼苎机　7527

荼苦蒿　2827

荼苜　7527

荼苜机　7527（3）

荼茗　5217

荼草　4655

萮　3137

莠　4581

荻　2525、3019、3021、3939、4695、5261、6607

荻皮　5931、6007

荻灰　4695

荻芽　1285、6673

荻花　2519、3019

荻芹　4589

荻根　2267

荻笋　6675

荻粱　4211（2）

荻蔗　5261（2）、5263（3）

荻箔繩　6293

菇　4689

莘　4905（2）、5057（2）

莘草　4025、4063

莘栗　4905（3）

蒠　2525（2）

莎　2717

莎草　529、2337、2709（2）、2715（3）、2717、3107、3301

莎草根　2717、2731、2733

莎草根炒　2755

莎根　4415、5945

莎根香附子　2567

莎結　2715、2717、2723

莎雞　6231（4）

莎雞紅娘子　6231

茪藩　2283

莞　2603、3175、3931

莞草　521、3587（2）

莨　4521

莨菪　537、547、2483、2921、3313、3381（2）、3383、3385（4）、3391、4559、6781、7227

莨菪子　551、603、641、739、787、789、815、823、831、881、933、941、957、973、1119、1161、1175、1197、1227、1251、1271、1751、1797、3381（2）、3385（2）、3387（9）、3389（6）、3555、7247、7253、7255、7483

莨菪子末　7241

莨菪子根　1211

258

本草綱目影校對照　十　附錄

莨菪灰　755

莨菪科　3389

莨菪根　449、1201、1245、3389（5）

莨菪實　3387

真人參　2217

真川芎藭　2589

真川椒　5171、5173

真川椒紅　7721

真女菀　3105

真天麻　6533

真木瓜　4947

真木蘭　5391

真五加皮　5845

真牛皮膠　4767、7379、7381

真牛黃　7387

真牛酥　6393

真丹　1051、1623、1625、1743、1745、
　1747、2505、3413

真丹末　1743、1745

真火酒　4427

真巴戟　2345

真水仙　2515

真玉　885、1075、1683

真正蚌粉　6803

真地膽　6249

真芋　4699（2）

真百藥煎　6177

真朱　1729

真汞　1749

真汞粉　1769

真杜若　2645

真豆粉　7253

真牡蠣　6795（2）

真羌活　6533

真阿芙蓉　4257

真阿膠　6785

真阿魏　5489、7225、7697

真青黛　4977

真金　1567、1571、1751

真金湯　1927

真乳香　5449

真狗脊　2335

真茶　1773、3627、4869、5217、5221、
　5223（2）、5451、6173

真茶湯　6491

真柑　5015

真柏油　5337

真枸杞　5853

真香　5219

真香油　2115、4123、6283

真秋石　7721

真前胡　2457

真紅　2927

真秦艽　6533

真珠　485、529、883、887、891、901、
　995、　1041、　1047、　1055、　1057、
　1061、　1073、　1103、　1113、　1211、
　1229、　1249、　1321、　1349、　1359、
　1365、　1521、　1645、　1705、　1835、
　5631、6791、6811（2）、6815、6817
　（4）、6861、6949、6965、7201

真珠末　3997、6817（6）、6847

真珠牡　6819

真珠黃　2119

真珠雞　7013

真蚌粉　1853、6803

真消石　2093、2171

真海棠　4945

真陳橘皮湯　5007

真黄丹　1625

真黄環　3729

真菖蒲　3917

真菜子油　6145

真菊　2831

真菊花　2835

真麻油　1617、2201、4123、4195、5719、
　6121、6211

真剪草　4941

真細辛　2531

真琥珀　5955

真葡萄酒　4429

真棗　5793

真酥　833、3385、5481、7253、7523
　（2）

真雄黄　1783、1789、7535

真紫芥菜子　4527

真蛤粉　5511、6433、6833、6835

真蒲黄　3933

真蒲黄末　7067

真零陵香　2755

真腦子　2703

真慈石　1915、1919（2）、1921

真樺皮　5691

真磁石　5753

真箇桂　5365

真銀　1577

真蜜　6113

真緑豆粉　4299

真膠　7371

真橘皮　5005（2）、5007

真醍醐　7727

真鴨觜膽礬末　1959

真鋼　1653（2）

真鋼砂　1655

真龍腦　2213

真澤蘭　2767

真薰草　2753

真檀　5417（2）

真檳榔　5113

真礞石　1989

真藿香　5005

真蘇木末　5687

真蟾蜍　6379

真蘭　2763

真爐甘石　1851

真麝香　7539

真鬱金　2701

真蔺茹　3357、7135

莙　3963

莙蓬　4617、4625（2）

莙蓬子　675、945、1069、4627

莙蓬根　1301

莙蓬菜　4625

莙蓬菜粥　4351

桂　383、411、455、511、523、541、
　565、579、685、687、699、701、
　727、733、775、801、809、811、
　813、819、837、855、871、913、
　919、969、971、983、987、989（2）、
　997、1001、1005、1007（2）、1045、
　1089、1091、1097、1107、1113（3）、
　1247、1329、1709、2207（3）、2331、

2451、 2577、 2619、 2699、 2805、
3393、 3433、 3531、 3925、 4405、
4471、 4593、 5105、 5185、 5329、
5337、 5365（15）、5367（5）、5369
（9）、5371（5）、5373、5375（6）、
5377（3）、5379（6）、5381（2）、
5383、 5385（8）、5387、 5389（5）、
5391（4）、5407、 5477、 5507、 5525、
5771、 5889、 5959、 5975、 5991（2）、
6255、 6961、 7059、 7223、 7245、
7271、 7319、 7325、 7539

桂子　5387、5389（2）

桂木　1029、5077

桂心　489、491、501（2）、509、541、
543、 585、 643、 667、 671、 687、
713、 727、 733、 735（2）、737、741、
753、 761、 763、 821、 825、 867、
941、 957、 965、 967、 973、 999、
1003、 1009、 1081、 1135、 1161、
1173、 1177、 1259、 1303、 1313（2）、
1325、 1327（2）、1331、 1347、 1353、
1361、 1605、 1933、 2147、 2177、
2231、 2313、 2351、 2497、 2499、
2677、 2699、 2723、 2757、 2871（2）、
3047、 3163、 3181、 3329、 3367、
3383、 3529、 3589、 3717、 3777、
3945、 4409、 4515（2）、4531、 4575、
4919、 4921、 5367（5）、5369、 5371
（4）、5373（2）、5377、 5379（2）、
5381（5）、5383（3）、5385、 5387、
5391、 5525、 5733、 5945、 5975、
6539、 6743、 6785、 6963、 6967、
6969、 7041、 7053、 7183、 7263、

7265、7643

桂心末　2537、5381、7187、7541、7613

桂末　619、1113、1395、1891、4331、
4855、 5379（2）、5381（5）、5383
（4）、6553、 6583、 7267、 7325、 7379

桂汁　1281、1283（2）、1287、5383
（2）

桂皮　1107、5365、5417

桂皮葉　5385

桂芝　4797

桂肉　5371（3）、7035

桂竹　5111、5979、5997

桂花　1117、5233

桂枝　487、497、511、575、593、635、
651、 669、 681、 761、 781、 997、
1017、 1027、 1071、 1301、 1339、
1401、 2551、 3041、 3043（6）、3455、
3471、 3717、 3819（2）、4853、 5365、
5367（2）、5371（3）、5375（6）、
5377（9）、5779

桂府滑石　1827、1831

桂府滑石末　1833

桂草　5373

桂荏　2805（2）

桂粉　1611

桂酒　619、5745

桂葉　5365、5369

桂棗　4913

桂湯　1255

桂實　5387

桂樹　5367

桂蠹　689、6311（2）

桂蠹蟲　6295、6311

桔　2215

桔枸　5153

桔枸樹　5155、5157

桔枸樹汁　1131

桔梗　493、511（2）、515、517、529、
531、557、561、563（2）、575（2）、
581、593、603、625、647、653、
673、681、689、707、723、729、
747、769、773、811、813、821、825
（2）、831、841、847、855、865、869
（2）、907、913、953、961、973、
983、993、997、1017、1033、1035、
1079、1083、1091、1095、1101（3）、
1109（2）、1111、1119、1143、1149、
1153、1223、1289、1351、1367、
2185、2195、2215、2217（2）、2249
（6）、2251（5）、2255（9）、2257、
2259（8）、2261（11）、2447、2451、
2467、2493、2503、2555、2809、
2981、3161、3347、3409、3441、
3551、3815、4013、4095、4249、
4409、4447、4621、4867、5807、
5975、6173、6189、6233、6675、
6789、7159、7641

桔梗苗　2251

桔梗湯　4019

桔梗蘆　591、617、693

栵几　6087

栲　5533（5）、5535

栲木　5535

栱　5153（5）

桓　5629（2）、5631

栯　5817

栭栗　4905

梸栗　4905

梀桑　5731

條　5021

條芩　1309、2431（2）、2435、2439、
2577

條芩心　2439

條黃芩　2421、2805

桄榔　5111、5113、5125（2）、5133
（3）、5135（3）、5693

桄榔子　963、5075、5131

桄榔木　5133（2）

桄榔麪　697、5133、5135（2）

桐　2961、4813、5103、5113、5493
（2）、5499、5551（4）、5553、5559
（3）、5565（5）、5571、5901、5909

桐子油　1171、1189、5567

桐木　779、5425、5563、6047

桐木片　7749

桐木皮　655、881、1009、1029

桐皮　5563

桐花　1045

桐油　543、547、591、617、693、1037、
1071、1107、1173、1205、1213（5）、
1215（2）、1233、1237、1469、1533、
1617、1631、1775、1855、3877、
4003、4555、5293、5545、5561、
5567（2）、5569（8）、6283、7173、
7307、7683、7729

桐油繖紙　1229、6015、6057

桐華　5559（2）

桐根　4067

桐葉　605、779、1127、1171、1189、

4761、5553、5559（2）、5561、5563
（4）、5927

桐樹 5559

桐樹皮 1137

栢芋 4699、4703

栟 4967、5597

栟皮 5597（2）、5601（3）

栝 883、3699（2）、5335

栝子松 5107、5345

栝蔞根 3947

栝樓 383、515、521、523、545、563、
601、679、689、707、771（3）、815、
825、833、865、959、1023、1109、
1127、1135、1161、1167、1175、
1177、1197、1259、2501、3409、
3479、3527、3611、3649、3655、
3697（2）、3699（2）、3701、3705
（2）、3707、3713、3845、3909、
3953、4737、4877、4945、5125（2）、
5383、5697、5771、5975、5987、
6839（2）

栝樓子 1335、4775

栝樓子仁 3707

栝樓仁 823、3527

栝樓汁 619、895

栝樓皮 1103、1115、1193、3705、3707

栝樓根 299、439、539、653、677、793、
843、881、889、891（2）、895（2）、
897、931、1059、1061、1155、1163、
1245、1251、1303、1335、1353、
2199、2239、2253（2）、2415、2561、
3185、3539、3709（8）、3711（9）、
3715、4289、6797、6973、7191、

7733、3155

栝樓根汁 895

栝樓葉 5253

栝樓實 653、953、985、1069、3527、
3701（2）、3703、3707、4485（2）

栝樓穰 7103

栝樓瓢 3527、3707

栢油 1197、1203、1219、1473（2）、
5703（3）、5889

栢樹皮 5701

栢樹皮汁 821

栢樹根 5701

桃 459（2）、529、561、565、1403、
2161、2307、2313、2323（2）、2325、
3557、3567（2）、3657、3849（3）、
4831（2）、4835、4845（2）、4863、
4871、4873、4875（8）、4877（9）、
4887、4889、4895、4901、4903（3）、
5035（2）、5037、5039、5045、5051、
5113、5249、5259、5535、5669、
5911、6059、6061（3）、6129、7517、
3181

桃人 2841

桃子 571（2）、4885、5393

桃木 6061

桃木膠 4901

桃毛 849、853、963、1305、1311、4885

桃仁 431、485、507、545、567、579、
581、583、631、653、655、663、
685、709、715、727、765（3）、767、
805、815（2）、829、831、841、849、
857、869、933、937、963、967、
989、995、999、1005、1007、1019、

1063、1085（2）、1119、1135、1203、
1207、 1227、 1245、 1251、 1299、
1303、1319、1327、1337（2）、2033、
2107、 2143、 2241、 2453、 2793、
2805、2969（2）、3025、3323、3577、
3671、3677、4141、4219、4847（2）、
4853、4879（4）、4881（8）、4883
（16）、4885（8）、5003、5199（2）、
5527、 5583、 6361、 6761、 6981、
7069、7509（2）、7551

桃仁汁　989

桃仁泥　2107

桃仁湯　767、1327、2665、6983

桃心　4893

桃白皮　783、849、995、1115、1151、
1189、1227、1271、1291、4899（3）

桃奴　651、1219（2）、4885、4887、
6065

桃皮　817、1107、2997、4419、4895、
4897（2）、4899（4）、6239

桃皮汁　1219

桃朱術　2921（2）

桃竹筍　4731

桃花　505、531、595、695、765、849、
881、 907、 911、 935、 973、 995、
1003、1071（2）、1077、1155、1207、
1217、 1219、 2083、 2503、 3277、
3279、3579、4409、4767（2）、4841、
4859（2）、4889（5）、4891（13）、
4893（5）、5667

桃花石　757、1727、1837、1847（4）

桃花礬石　1969

桃花鹽　2045

桃杙　6061

桃李　4905

桃李枝　6195

桃枝　663、849、877、989、1097、1465、
2267、4899、4903、5981、6061、
6263、7753

桃枝竹　4731

桃枝湯　2511

桃板　4903

桃荊　4903、6061

桃柳　3749

桃柳枝　6447、7395

桃柳枝湯　4257

桃柳藤　3747

桃核　1313、1665、2177、4877、4883、
5127

桃核仁　601、841、6311

桃核杯　4877

桃根　797、947、4899、4903、5493、
6061

桃梗　4903、6061

桃雀　7043

桃符　663、995、4901、4903（3）、
6017、6059、6061（2）

桃符湯　1525、2023、6061

桃梟　767、849、857、873、967、989、
995、 1003、 1217、 1317、 4885、
4887、4889、4903

桃寄生　1291、4903、5929、5973

桃葉　651、675、735、935、949、1083、
1203、 1207、 1219、 1227、 1337、
2741、4873、4893、4895（8）、4897
（2）、6621

桃葉汁　1065

桃葉嫩心　4895

桃梧　4903、6061

桃酢　4877

桃景　4885

桃實　4885、5317（2）

桃膠　753、849、911、925、963、995、
　　1359、4901（9）、5091、5445、5463、
　　5485、5823、5951

桃膠湯　5823

桃樹　4891

桃樹白皮　4899

桃樹皮末　1465

桃樹青皮　4899

桃樹根　4899

桃橛　663、849、995、1119、4903、
　　6017、6061

桃蟲　7043（2）

桃類　5035

桃蠹　6311

桃蠹蟲　4903、6295、6311

枸核　5931、6007

格注草　1289、3315、3601

栘　5669（2）

栘柳　5661

栘楊　5661、5663、5665（3）、5669
　　（3）

栘楊皮　5669

核桃　5045、5055

核桃仁　5053、5589

核桃肉　5053

核桃油　6173

核桃酒　2707

核桃殼　6043

栟　5693

栟櫚　2393、5113、5133、5217、5693、
　　5695

栚　447

栚毛　445

根子　4077（2）

根韭　3729

根黄　451、1607、5507

栩　5063（5）、5065

索　6099、6101

索干　4025、4071

索餅　4361、7271

索麩　4847

軒于　3283

連　575、581（2）、675、857、2225、
　　2413、2433、3233（3）、3771、5203、
　　6125、6189

連及　519

連及草　2393

連木　3793

連末　2421

連白青皮　2801

連皮老薑　3909、4601

連皮自然薑汁　5225

連皮草果　2663

連母　2281

連苕　3233

連枝草　4641

連枷關　913、6017、6071

連珠　4721

連珠黄連　2419

連根葱　5541

連根蔥白　4463

連理梓木　5723

連殼蝸牛　6433

連殼鰕　6703

連蒂老絲瓜　4779

連軺　653、3233（2）

連喬　2747

連錢草　2797、2801（4）、2803（2）、
　2805（2）

連禪　4699

連禪芋　4699、4701

連翹　427、497、501（2）、503、509、
　511、519（2）、535（2）、581（2）、
　603、671、673、679（2）、695、807、
　853、943、947、975、1035、1059、
　1063、1085、1091、1095、1133、
　1143（2）、1147、1149、1153、1159、
　1195、1289、2259、2451、2503、
　2949、2951、3065、3067、3229（2）、
　3233（5）、3235（2）、3237（3）、
　3995、4115、5787、3167

連翹子　2671

連翹末　2801

連翹草及根　3237

連翹根　3237（2）

連翹湯　2801、7055

連蟲陸　3907

連鬚生蔥　3487

連鬚蔥　2999、4465

連鬚蔥白　4463、4781

連鬚蔥頭　3187

速香　5401

速腦　5473

鬲子　3429、3431

鬲蟲　6451

豇　4311

豇豆　697、721、731、749、919、4259、
　4281（2）、4309、4311（5）、4317、
　4319

豇豆汁　1281

栗　459（2）、633、3439、3511、3513、
　3647、3953、4831（2）、4835、4903、
　4905（16）、4907（9）、4909（8）、
　4911（2）、5029、5057、5059（4）、
　5061（2）、5063、5065（2）、5069
　（3）、5139（2）、5149（2）、5313、
　5317、5319、5407、5409、5627、
　7633

栗子　573、741、973、1001、1095、
　1253、3953、4909、4947、5069、
　5091、5309、5635

栗子内薄皮　4909

栗子牛肝　569

栗子皮　1295

栗子肉上皮　4909、6667

栗子殼　713

栗子粥　4349

栗木　5129

栗玉　1681（2）

栗花　5047、5061、5065

栗房　7641

栗莍　1071、1293、4909

栗根　1007

栗殼　895、4909、4911

栗黃　5137、5635

栗梂　2979

栗毬　5137、5305

栗葉　5063

栗楔　633、4905、4907（2）

栗零殼　3165

栗當　2293（2）

栗鼠　7633（2）

栗樹皮　1137

酎　4399

配鹽幽菽　4323

醅　4347

翅下血　1143

辱金　1569

夏石　1859

夏生　4545

夏羊　7235

夏冰　655、667、893、1375、1391

夏芥　4523

夏李　4839

夏枯　2887、2905、2907

夏枯草　519、535、551、605、671、801、
　　853、1035（2）、1069、1143、1147、
　　1243、 1305、 1313、 1329、 1751、
　　2425、2733、2823、2887、2905（3）、
　　2907（11）

夏枯草酒　2897

夏菖　3919

夏菊　2829、2915

夏結子　2905

夏臺　2823、2859

夏鳶　7085

夏橘　5025、5027

夏藍　3091

夏雞　7089

夏蘿蔔　4545

夏鹽　6205

砧上垢　661、6087

砧垢　995

破地錐　4545

破朱紅漆器　6079

破草鞋　6045、6047

破草鞋灰　1321

破故紙　497、501、751、801、813、913、
　　945、951、1299、1303、1847、2303、
　　2327（2）、2329（2）、2567、2661、
　　2687（2）、2689（2）、2691（6）、
　　2695（5）、2721、2971、3673、4455、
　　5047、5049（4）、5051、5577（3）、
　　5623（2）、5809、5949、7193

破絮　6029

破絲網　6037

破蒲席　6077

破銅錢　3949

破網巾　6037

破瓢　4759

破瓢灰　1079

原鹽　6111、6187、6205（6）

原鹽沙　983、4419、6209

原鹽屎　6211

原鹽蛾　1173、1233、6209

逐折　1047、5519（2）、5527（6）

逐馬　517、2363、2373、2375

逐魂　7137

逐影　7015

烈朴　5519

烈節　3613、3881（2）

振靈　5497

挾火　6347

挾劍豆　4317（2）

致神　6179（2）

晉灼注云：　3287

晉礬　591、2153

晉礬末　617

柴　765、5351

柴灰　3389

柴胡　473、487、489、501（2）、503、
511（4）、531、533、539、541（2）、
553、573、575、577、579（2）、581、
583、593、595、625、653、671、
673、677、679（4）、689、695、699、
707、739、747、761（4）、767、769、
773（2）、779、795、807、829（2）、
833、835（2）、843、853、877、883、
925、931、973、997、999、1009、
1023、1031、1035（2）、1043（2）、
1059、1063、1093、1095、1117、
1149、1195、1299、1307、1309、
1333、1339、1353、1355、1357、
1915、2193、2403、2427、2429、
2433、2435（2）、2437（2）、2443、
2445（2）、2447（4）、2451（5）、
2453（8）、2455（7）、2457、2459
（2）、2477、2479、2481、2529、
2587、2645、2675、3159、3161、
3235、3351、3517、3519、3521、
3759、4773、5371、5863、5865、
6767、6769、6797、7029、7171、
3155

時藿　3033

畢石　1955

畢豆　1069、2187、2347、4305、4307
（2）

畢豆麭　4309

畢茇　3507

畢勃　2675

畢勃没　685、933

畢勃茇　2675

畢菜　2267

畢楞伽　3635、3639

畢蘖　2675

畢撥　5469、7243

畢澄茄　685、689、699、701、713、721、
727、735、849、1079、1369、5159、
5189（2）、5191（6）

畢澄茄湯　4919

閃刀紙　6053

晏青　6235

蚌　705、945、1041、4931、6397、
6589、6779、6791、6801（6）、6805
（2）、6807（3）、6809、6813（6）、
6831、6851、6861（2）、6863（2）、
6873（2）、7027、7641

蚌灰　2681

蚌肉　1275

蚌江　6779

蚌胎　6873

蚌珠　6773

蚌珠　6811、6815（2）

蚌粉　559、693、715、759、825、923、
935、975、1047、1093、1139（3）、
1167、1177、1205、1211、1231、
1309、1319、1389、1779、3025、
3353、5297、5315、5625、6801、

6803（2）、6805（2）、6811、6831、6869

蚌殼　1311、6863

蚌蛤　2065、6811、6813（2）、6843、6853、6869

蚌蛤灰　6805

蚌蛤粉　6805

蚌類　6801、6813

蚌屬　6857

蚨虸　6417

蚨蟬　523、6223

蚖　1199、6465、6551、6557（8）

蚖青　6249（2）

蚖蛇　6551

蚖類　6557（2）

蚑　6275（2）

蚘　6451（3）

蚘蟲　6297、6423、6451（2）、6453（3）

蚇　6219

蚇蠋　6189

蚍蜉　3169（2）、6281（2）

蚋　6375

蚋子　6295、6375（2）

蚝　6185

蚝蟲　6185（2）

蚝蟲窠　6185

蚧　6505、6507

蚔母　2281

蚊　6375（4）、6731、6759（4）、6941（2）、7053、7631

蚊子　6295、6375、7053

蚊子木　6375

蚊母　6941

蚊母草　6375、6941

蚊母鳥　6375、6883、6941（2）

蚊蚋眼　7057

蚄　6453

蚢　6189

蚓　6355、6415（2）、6419（2）、6423、6425、6429

蚓血　6423

蚓蟪　1137、1511、6421

蚆　6845

蚇蚭　6417

蚖　6189、6205

員實　3391

唎唎鳥　7091

盇　4399（2）

羘　7233

喚起　7089

罟　6099

罜　6099

峭粉　1761

峨眉　5219

峰子油　7359

垈松　2999、3003、3005（2）

剛子　3399、5703（3）、5713、5715

剛炭　6859

剛前　2353（2）

剛鐵　1649

剛鬣　7157

缺盆　3633

缺盆草　3961

氣包魚　6673

氣砂　2101、2103

氣盤　6365（2）

氣蠻　6365（2）

妭結　3763（2）

特　7157、7281

特牛乳　7293

特牛陰毛　7309

特牛膽　7383

特生礜　1157

特生礜石　975、1905、1963、1967（4）、1969（3）

特蓬殺　2025、2117

牸　7281、7445（3）、7447

牸角　7447

牸犀　7445、7449

秫　699、855、937、965、4103、4179（3）、4205、4207（4）、4221（3）、4227（11）、4229、4399、4401、4409、4423、4429、4435

秫米　655、751、761、783、887（2）、1201、1233、1273、1317、1401、2833、2865、3083、3409、3411、3413、3523、4227（3）、4229（6）、4347、4417、4419、4899、5667、6621、6739、6915、6985

秫米泔　4229

秫米泔汁　1509

秫米酒　4741

秫粟　4205、4215

秫粟米　4381

秫黍　4205

秫黍酒　4399

秫飯　4899

秫稻　4179

秫穄子　697

秠　4203（2）、4205（3）

秤錘　1297、1565（2）、1649、1669（3）、2439、7539

秤錘酒　1311

秤錘燒紅淬酒　4331

秧雞　7021（2）

秧鷄　6943、7021

秩秩　7005

秘惡　4025、4071

透山根　3315、3601（2）

透山根乃金英草　3603

透山藤根　2335

透明阿膠　7375

透骨草　4027、4087（4）

透骨將軍　2101（2）

笋（筍）　571、937、4725、5267、5979（3）、5991（3）

笋殼葉　3889

笆竹　4731

倚待　4077

倚待草　4027、4077

倚商　3827

倒行狗子　6449

倒透　7449

倒流　1403

倒流水　1401、3301、5713

倒掛塵　731、1165、1173、1547、1549、6869

倒掛藤　3613

倒捻子　5145（2）、5147

倒鈎棘　5799

倒鈎棘鍼　5799

倒摘刺　4081（2）

倒懸　7063

倒驢　7355

俳蒲木　5931、6007

倮蠃　6431

倭木　5361

倭鉛　1599

隼　7123、7129、7133（4）

隼鶻　7133

隼屬　7089

倍子末　6171

臭肉　1867

臭泔　4225

臭草　521、2889、3391（2）

臭柚　5021、5023

臭黃　1121、1783（2）、5465、5491

臭脯　7403

臭魚鮓　1143

臭紫草　3961

臭蒿　2875（3）

臭蒲　3931

臭椿　6231

臭椿根　5541

臭樗　5535

臭樗皮　4225

臭橙　5021

臭橘　5769、5781

臭橘皮　1117

臭橘葉　5781

臭蟲　6289、6363、6365

臭醬　4599

臭穢　2887

臭蘇　2819（2）

臭鹽　2043

射　641、643、867、1063、1225（4）、
　1227、1229（2）、1231（2）

射干　519、521（2）、527、539、541、
　595、603、653、683、695、769、
　773、815、827、847、935、961、
　995、1009、1043、1095、1101、
　1103、1121、1133、1145、1153、
　1163、1175、1267、2357、3313、
　3517、3539、3541（5）、3543、3545
　（3）、3547（15）、3549（13）、3551
　（4）、3553（5）、3555（2）、3695、
　3791、3987、5415

射干花根　3551

射干苗　3553

射工　6357、6441、6443（4）、6445
　（2）、6901（3）、6903（2）、6919

射工毒　6447

射工蟲　6449

射父　7533

射罔　1271、1973、1977、3247、3249、
　3477（4）、3479、3481（4）、3489
　（3）、3493（2）、4263、5989、6451、
　6847、6849（2）、7173、7219

射（麝）香　637（2）、685、867、1019、
　1061（2）、1063（3）、1065、1215、
　1217、1223（3）、1225、1227、1229、
　1249、1257、1325、1345、1353（2）、
　1355、1583、1603、2429、3421、
　3539、5007（2）、5035、5067、5587、
　6159、6183、6203（2）、6207、6253、
　6259（2）、6271、6273（3）、6279
　（2）、6285（3）、6683、6867、6897、

7029、7073

射香湯　1355

射罔　847、5283、6423、6571、7701

射影　6441

皋盧　889、907、1103、5159、5229（4）

皋盧葉　691

師　7157

師系　4025、4071

師姑草　3713

師魚　6699

衄血　861、7735

虒　7415

徐李　4833、4843

徐長卿　515、551、599、661、845、913、
　　1289、1709、2267、2295、2403、
　　2533、2545（5）、2547（7）、2549
　　（2）、3221

徐黄　2567、2603

殷蘖　541（2）、553、603、855、949、
　　963、1155、1335、1727、1861（3）、
　　1871（5）、1873（8）、1875（4）、
　　1877、3815、3853

狳　5235

針砂　791、1181、1183、1603、4117、
　　4133、4163、4175、6171、7347

針砂末　743、6171

針線袋　945、1339

釜　6089

釜下土　1137、1167、1525、1527、1547、
　　5173

釜下墨　1323、1331、1543、6427

釜月土　1525

釜月下土　821、1527、1529

釜月中墨　1541

釜底煤　4161

釜底墨　657、811、1241、1251、1543
　　（2）、1545、4395

釜底墨末　1543

釜炲　1541

釜煤　715、1541、4161、5609

釜墨　881、995、1025、1079、1089
　　（2）、1097、1291、1543（2）、3449

釜臍墨　731、849、1479、1541

豻　7435（3）

豺　7213、7409、7435、7575（5）

豺皮　807

豺皮灰　1345

豺肉　7575

豹　6403、7409、7417（6）、7429
　　（2）、7431（15）、7553（2）、7609、
　　7641

豹皮　7433

豹肉　851、7433

豹足　4049（2）

豹胎　7431

豹脂　1127

豹鼻　7567

奚毒　3429、3477

豳　2737（2）

倉耳子　2993

倉米　569、751、905、1867、2715、
　　2853、4317、4339、4391（2）、6165、
　　7323

倉米灰　4191

倉米泔　2325

倉米飯　1815

倉米糊　2419

倉庚　7095（4）

胯子金　1569

脩脯　6681

胭支　2933

胭肢　2597

胭肢汁　2387

胭脂　6157

胭脂汁　1793

胭脂坯子　3373、6315

胭脂桃　4875

脡　6635、6637

脂　4539、4741、5667、6027、6083、
　　6359

脂衣柰　4967

脂油　6939

脂麻　835、1147、1177、1219、2317、
　　2329、2365、3237、3289、4105（2）、
　　4107（3）、4109（2）、4113（2）、
　　4115（4）、4117（3）、4119、4127、
　　4267、4737、5485、5863、6081

脂麻花　3069、4409

脂麻油　4141

脂麻房　3141

脂麻茶　6195

脂麻湯　6505

脂麻稭　4129

脂麻稭灰　821

脂麻餅　5611

烏　591、1741、3425、3427、3433、
　　3437（4）、3439（3）、3465（2）、
　　3471（2）、3477（3）、3481、3487、
　　3493、6683（3）、7087（2）、7089、

7115、7139

烏鸚　6937、6941

烏大豆　3479

烏木　5499、5687、5689

烏木屑　735

烏牛　7281（2）、7309、7311

烏牛耳垢　1157、7311

烏牛尿　639、733、789、3677、7313
　　（4）

烏牛乳　5583

烏牛糞　7315

烏牛齝草　7319

烏文木　5689（2）

烏玉玦　1537

烏末　1071、3485

烏古瓦　893、917、1237、1249、1479、
　　1533

烏目　7105

烏目汁　1047

烏禾　4231（3）

烏瓜　5235

烏芋　517、709、717、749、797、893、
　　911、955、1275、5233、5307（2）、
　　5309（6）、5311（2）、5313

烏芋子　4489

烏肉　1275

烏臼　5699（2）、5701、5841

烏臼木　5501、5699

烏臼木根　5701

烏臼皮　5701

烏臼東南根白皮　5701

烏臼根　5701（2）

烏臼根皮　849、5701（2）

烏羊　7235

烏羊糞　7277

烏米酒　1687

烏豆　735、893、1059、1515、2661、
　4261、4269、4271（2）、4273（2）、
　4845、4879、4977、5043、5875、
　6985、6987

烏豆水　2359

烏豆湯　391

烏吹　3545

烏附　3437

烏附尖　3419

烏梂　1243、1273、4973、4979

烏梂木皮　1235

烏虎藤　3781

烏金　1537、1647

烏金石　1301、1331、1883（2）、1885、
　7391

烏金石末　1887

烏金石燒酒　1887

烏金紙　7719

烏狗　7215

烏狗血　7217

烏油麻　1743、4105、6955

烏草　3223（2）

烏韭　517、519（3）、537、603、675、
　797、853、1125、1239、1281、3105、
　3433、4023、4029、4031、4039、
　4041、4045（4）、4047（2）

烏骨白鴨　6917

烏骨白雞　6287

烏骨母雞　6959

烏骨雞　755、851、899、995、1305、

1307、1311、2563、5045、6959（2）、
　6975、6983

烏骨雞脛骨　6975

烏牯　7313

烏鬼　6935

烏首烏　2121

烏桕　3783、3793

烏桕子油　1129

烏桕木　521、791

烏桕皮　807、935、1129、1259

烏桕油　5265

烏桕根　907、991、1113、1213、1217、
　1277、1281、2789、3705

烏桕根皮　973

烏桕葉　1183、6493

烏桕葉汁　1287

烏桕樹　4171

烏桃　4875

烏特牛尿　805

烏爹泥　1479、1519、1521

烏扇　3545（2）、3551

烏蔆　2275（2）

烏菱　5301

烏梅　437（2）、471、487、489、491、
　493、507、547、555、563、579、
　591、655、665、669、677、691、
　693、703、709、731、733、741（2）、
　745、747、753、757、759、763（2）、
　765（2）、783、811、817、829（3）、
　833、841、857、871、883、885、
　887、893、895、917、923、939、
　941、953、955、959（2）、985（2）、
　1003、1171、1195、1209、1217、

1227、 1247、 1275、 1277、 1285、
1311、 1363、 1487、 1643、 1793、
2103、 2171、 2419、 2427、 2597、
2659、 2709、 2711、 2855、 2871、
2911、 3101、 3409、 3411、 3413、
3415、 3645、 3765、 3857、 4253（2）、
4255、 4379、 4449、 4863（3）、4867
（6）、4869（8）、4871（5）、4919、
4921、 5259、 5267、 5639、 6173、
6177、 7067、 7159、 7165、 7171、
7321、 7345

烏梅末　4871、5351

烏梅肉　1607、2237、2419、2429、2999、
3113、 3701、 3809、 4255、 4371、
4665、4867（2）、4869（4）、4871
（5）、5031、 6165、 6177、 6195、
6197、6315、7375、7493

烏梅連核　3413

烏梅湯　871、2381、2453、3577、3765、
3809、 4255、 5031、 5065、 5203、
5225、5761、6165、6665

烏梅燒　715

烏麥　4171（2）

烏　蛇　559、 623、 635、 645、 1019、
1031、 1077、 1083、 1141、 1157、
1191、 1199、 1205、 1349、 1365、
5651、6133、6463、6537（2）、6539
（3）、6541、6569、7373

烏蛇皮　1085、6541

烏蛇肉　6539（2）

烏蛇卵　6541

烏蛇脊　6537

烏蛇酒　6539

烏蛇膽　1055、1199、6541

烏鳥　3427、7101

烏魚　3229

烏猫屎　767、7551

烏麻　907、4107、4109、4117

烏麻子　4115、5519、6581

烏麻花　1129、4129

烏麻油　797、1603、4117、4129

烏巢　5821

烏巢子　5821（2）

烏葵　2773

烏椑　4981、4983

烏粟　4063

烏雄雞　717、 803、 6951、6953（6）、
6967、6969（2）

烏雄雞肉　1245

烏雄雞血　6967

烏雄雞肝　6969

烏雄鷄肉　6951

烏喙　547（2）、561、 565、 595、 1325、
1405、 1409、 2711、 3427（4）、3429
（2）、 3431（2）、 3435、 3467、 3477
（7）、 3479（2）、 3481、 4263、 4279、
7449

烏喙苗　3477

烏犍牛尿　7313

烏稍蛇　6535（2）、6537

烏飯　4343（2）、5839、5873

烏飯草　5839

烏滑石　1825

烏犀　523、5605（2）、7447、7449

烏犀角　5469

烏蒜　2513（2）

烏蒲　3545

烏椹　5739

烏槎子　5821

烏賊　6683、6685（2）、6693（2）

烏賊骨　549、763、859（2）、863、
　871、935、1039、1053、1091、1095、
　1295（2）、1313、1625、1933、2031、
　2175、2625、6435、6689、6691（3）、
　6693（2）

烏賊骨末　6691

烏賊魚　1539、6575、6683、6685、6937

烏賊魚血　989、1061

烏賊魚骨　559、603、1143、1303、1579、
　3281、5587、6691（4）

烏賊魚骨末　6693

烏賊魚腸　6711

烏園　3553（2）

烏圓　7543

烏叠泥　1079、1097、1225

烏藍　3019

烏藍草根　559、6675

烏菱殼　5303

烏鳶　3553（2）、6775、6895

烏雌　6955

烏雌雞　685、717、6955（2）

烏雌鷄　6093

烏銀　1563、1581

烏翠　2483、3511、3545（2）、3547
　（3）、3553

烏翠根　3547

烏槕木　5689

烏樟　5429（3）、5431

烏鴉　645、829、843、851、871、1007、

1301、7075、7101（3）、7103（4）、
7373

烏鴉頭　1157

烏鴉膽　7645

烏賴樹　5603（2）

烏頭　409、485、515、523、535、537、
　539、551、561、563（2）、565（2）、
　585、591、603、621、637、671、
　683、687、725、727、741、751、
　791、843、1005、1009、1017、1023、
　1025、1029、1031、1063、1069、
　1119、1129、1161、1177、1201、
　1211、1213、1339、1343、1353、
　1737、1847、1933、2167、2195、
　2349、2395、2407、2465、2503、
　2711、2731、3291、3313、3425（7）、
　3427（9）、3429（11）、3431（4）、
　3435（2）、3437、3439、3451、3453
　（3）、3455、3457（3）、3459、3463、
　3467（3）、3471（3）、3473（3）、
　3475（2）、3477（8）、3479（2）、
　3483、3485、3517、3541、3585、
　3589、3591、3625、3661、3707、
　3773、4067、4089、4263、4405、
　4409、4917、5371、5383、5483、
　5885、6385、6675（2）、7017、7449

烏頭末　619、769、6769

烏頭尖　641、1951、3465、3467、6411

烏頭附子尖　3465

烏頭苗　3241、3591、4593

烏錫　1605

烏龍　7213

烏龍尾　1313、1547、1549（3）、4363

烏桕　7415

烏薹　7397

烏龜　6739

烏龜肉　957、6739

烏龜尿　6741

烏斂莓　521、1103、1159

烏斂苺　905

烏氈　1237、1251

烏氈皮　1331

烏藤菜　2909（2）

烏薦　3635

烏薦子　3635

烏藥　497、501、511、533、579、629、
　　663、671、683、685、701、709、
　　735、749、779、803、819、849、
　　855、865（2）、899、903、919、957、
　　987、1025、1027（2）、1093、1107、
　　1165、1179、1203、1301、1353、
　　2133、2723、2725、2809、3443、
　　3741、3763（2）、3803、3807、3875、
　　4953、5221、5331、5429（3）、5431、
　　5433（5）、5435（5）

烏藥子　659

烏藥水　5435、7545

烏藥末　769

烏藥葉　5435、5839、7757

烏覆子　3821

烏雞　633、1007、1045、1075、1251、
　　1267、1325、3085、5883、6539、
　　6929、6951、6953（2）、6959、6963、
　　6965、6985、7373

烏雞子　6989（2）、6991、6995、6999

烏雞子水　2237

烏雞肉　7217

烏雞肝　1049

烏雞肪　1061

烏雞骨　743、1215、1343、6975

烏雞冠血　1321、6965

烏雞屎　1059、1123、1151、1261、7709

烏雞翅　1265

烏雞翅毛　6977

烏雞雌雄糞　6985

烏雞膽　1041、1057

烏雞糞　3445

烏蠋　6219

烏犢牛尿　7313（2）

烏薇　3843

烏薇莓　3843

烏薇苺　3613

烏鰂　6683（3）、6685、6689（2）

烏鰂骨　1339、3357、6687、6689（2）

烏鰂魚　3357

烏鰂魚骨　6689、7037

烏鐵　3427

烏雞　6955

烏雞子清　6241

烏雞卵　1623

烏雞屎　6405

烏爛死蠶　949、1191、6197

烏屬　7107

烏鬚石　519

烏疊泥　1229、1241、1519

烏鱧　6641、6643

烏欖　5091（2）

烏驢　7343

烏驢皮　1307、1315、7349、7371

烏驢尿　7353

烏驢乳　1347、7347

烏驢屎　1315

烏驢脂　6623、7345

烏驢駒尿　7353

烏驢頭　7345

烏鸕　6887

烏鬱　3939

烏鷈　7415

烏鴟　7087

虓　7413（2）

狸　7139、7545、7559

狸肉　531、563（2）、665、851、997、
　　1275、2535、7555

狸肝　769、1275

狸兒　7415

狸骨　625、711、845、6743

狸屎灰　767

狸陰莖　1007

狸頭　1149、1153、7545

狸頭灰　759

狸頭骨　1153、1157、1355

狸頭骨灰　1287

狽　7577

豨薟　519、669、693、767、809、1259、
　　3159

狼　7151、7409、7517、7577（6）、
　　7579（3）、7785

狼巾　7577

狼子　3351

狼牙　537、747、851、975、1063、
　　1187、1259、1287、1337、3001、
　　3211、3313、3351（2）、3353（5）、

6315

狼牙石　1725

狼牙草　923、933、1201、1231、1243、
　　3353

狼牙草灰　1271

狼牙草莖葉　3353

狼牙葉　3353

狼皮　7579

狼肉　7579

狼把草　755、1127、1201、1355、3063、
　　3225（4）、6655

狼尾　4233（4）

狼尾草　517、4103、4233

狼茅　4233

狼虎穿腸骨　7581

狼毒　287、389、395、531、537、603、
　　687、789、847、973、975、991、
　　995、997、1009、1061、1155、1187、
　　1197、1201、1267、1627、2535、
　　2903、3313、3343（6）、3345（7）、
　　3347（5）、3349（3）、3351（3）、
　　3355（2）、3773、4859、5975、3247

狼屎　1153、1295

狼屎中骨　637、1345、1361、7575

狼屎骨　1361

狼胸臆中膏　7579

狼狽　7577

狼烟　7357

狼跋子　1187、1201、3611、3729（5）、
　　3731

狼喉結　711

狼筋　7577（4）、7579

狼膏　1193、1235、7517

狼齒　3351

狼臅膏　7579

狼屬　7575

狼脿下筋　7577

狼脿中筋　7577

狻猊　7413

狻麂　7413

桀步　6777

留　5143（2）

留公乳　1859

留豆　4307

留求子　3645（2）

留軍待　3065、3309

留師　6145（2）

留師蜜　6145

盌糖霜　2177

芻尼　7107

訓狐　7135（2）、7137（4）、7139
（5）、7143

亲　5057（2）

高良姜　5119

高良薑　707、735、983、985、1115、
1837、2567、2645（3）、2647、2649
（2）、2651（3）、2653（9）、2655
（3）、2657、2661、2667、2679、
2727、2747、2813、3449、3509、
3547（2）、3553（2）、3683、3685、
3877、4515、4575（2）、5191、6193、
7159、7181

高良薑子　2649

高昌白礬　2155

高飛　5663、5669（2）

高凉薑　683、687、699、703、707、713、

719、723（2）、727、739、763（2）、
801（2）、811、915、973、983（2）、
989、1025、1027（2）、1037、1099、
1105、2651

高脚地銅盤　3871

高魚　6631（2）

高粱　4211

高粱米　991

高粱根　4203（2）

高麗昆布　3971

高麗參　2217

郭公　7083（2）

郭公刺　4027、4091

郭索　6777（2）

席　6075（5）

席下塵　3117

席草　521

病人耳中膜　7685

病人衣　6015、6033

病人足下土　661

病人蝨　6291

病人櫛　4449

病水犀　7449

病豬　7159

唐　3615

唐夷　4025、4071

唐婆鏡　3539、3541、3543

唐棣　5669（4）、5817（2）

唐蒙　3615（2）

剖葦　7045

旁　5429

旁巨芋　4701

旁其　5429（2）

旁翁菜　2941

旁通　3289

㑊　5649

㑊牛　7459

㑊牛曆　1145

㑊象　7441

斾檀　2749、5417（2）

畜菖子　3821

粉　7233

羖　7233（2）、7445

羖羊　7235（2）、7269、7275、7279

羖羊皮　1293

羖羊角　549、561、603、645、665、851、879、1049、1127、1293、1315、1633、6349、6571（2）、7267、7269（5）

羖羊角灰　1333、7267

羖羊屎　561

羖羊脂　1227

羖羊脊骨　7271

羖羊脛骨　7273

羖羊膽　7263

羖羊鬚　1077、7275

羖攞羊　7235（2）

羖攞胡羊　7233

羞天　3541

羞天花　527、3539、3541、3543

羞天草　527、3541、3601（2）

羞祖　6031（2）

羞寒花　3541

羔　7233（2）、7237

羔兒　4399

瓶香　847、2743、5447

瓶酒　4401

拳　7281

拳參　2403、2563

粔籹　4359、4381、4683

粃　4433

粃豆　3617

粃蕎麥　4595

粉　3169、3213、3765、4691、5305、5963、6075、6997、7207

粉甘草　1829、2199、2211、4577、5005

粉甘草石膏　1811

粉甘草節　2981

粉草　895（2）、911、2189、2239、3335、3857

粉草節　2199

粉脂　1791

粉葛　3513

粉酪　2915

粉節草　3283（2）

粉麴　2863、4307

粉錫　603、1563、1609（2）、1611、1619

粉霜　529、537、543、551、557、561、693、791、881、975、1053、1131、1195、1351、1365、1727、1751、1769（3）、1771（7）、1773、1799、3209、3303、3395、3601、4695（2）、5313、5607、5971、5997、6209、6287、6341、7275、7391、3181

粳米　3111

粑果　3169

益奶草　941

益母　551、555（2）、1799、1975、

2121、2887（5）、2889（3）、2891
（2）、2893、2895、2897、2899、2901
（5）、2939、3213（2）

益母花　2941

益母草　747、781、915、921、943、953、
1069、1105、1141、1161、1175、
1181、1219、1259、1305、1315、
1319、1323、1327、1333、1341、
1355、2301、2823、2897（6）、2899
（5）、2901、3847、4131、5747

益母草汁　2897

益母草葉　2899

益母草嫩葉　2897

益决草　4025、4061

益明　519、2887、3177（2）

益符　6297

益智　493、511、533、587、897、903
（3）、917、1099、2419、2657、2659、
2667（2）、2671（4）、2673（4）、
5085（5）、5419

益智子　497、683、687、699、707、713、
721、723、739、775、867、917、
985、1311、1315、2567、2671（2）、
2673、2675、5085、5233、5433（2）

益智子仁　2673、2675（4）

益智仁　899、2351、2419、2675（2）、
3763、5281

益智粽　2671

益嬭草　2775

烘柿　4973（3）

烟膠　897、1203、1537

烟壁土　1525

烟藥　2177

烊膠　7227

煅鐵石　1915、1919

凌　1393

凌水石　2053

凌泉　3729

凌霄　3687（3）

凌霄花　853、891、953、1069、1075、
1081、1197、1301、1309、1331、
1335、1343、1361、3281、3567、
3611、3687、3689（6）、3691（5）

凌霄花上露　1383

凌霄花并葉　3691

凌霄葉　1061、3691

凌霄藤　3895

凍青　523、5829（2）、5831（3）

凍青葉　5827

凍青樹　5827

凍青樹子　5831

凍凌　1075、1393

凍酒　4427

凍葱　4457（3）

凍橘　4999

瓷缸　6173

瓷瓶　7187、7613、7713

瓷甌中白灰　1137、1479、1551

瓷器　1531（2）、1881、1883、2547、
6819、7179、7297、7353、7473、
7509、7699

瓷器屑　1529

瓷鍋子　7751

凉木　5671

凉水　655、879、941、993、1183、
1411、1483、1513（2）、1657、2075、

2131、2165、2511（2）、2531、2565、3937、4891、6429、6587

凉茶 5223、5743

凉粉 4299

凉酒 3413

酒 387、389（3）、391（7）、397、407、413、415（6）、443、447、449（7）、451（2）、469、529（2）、531、533、535（2）、537、539、543、547、549、551、559（2）、561、573、575、581、617、619、621（9）、623（17）、625（6）、627（5）、629（3）、631（6）、633（9）、635（7）、637（8）、639（4）、641（2）、643（3）、645（3）、647、649（2）、651、655、657、659（5）、661（2）、663（2）、665、667、671、677、681（2）、683（3）、689、691、693、695、697、701（2）、703（2）、707、709（4）、711（5）、713（4）、715（5）、717（3）、719（2）、721、723、727（3）、731（4）、733（2）、735（4）、737（2）、743、745（2）、747（2）、749（2）、751（6）、755（4）、757、761（8）、763（8）、765（3）、767、769（3）、771（3）、773、775（5）、777（3）、779（4）、781、783（3）、785（4）、787（3）、789（4）、791、793（2）、795（5）、797（3）、799（2）、801（9）、803（11）、805（5）、807（2）、809（5）、811（7）、813、815（6）、817、819（2）、823（3）、825（2）、827、829（6）、831（2）、833（3）、835（3）、837（4）、839、841（4）、843（5）、845（2）、847（3）、849、851、859（4）、863（5）、865、869（2）、873（5）、875（3）、877、881、883、885、887（2）、889、891、893、895、897（3）、897、899（5）、901（7）、903（3）、907、909（3）、911（6）、913（6）、915（2）、917（5）、919（6）、921（3）、923（12）、925（2）、927（5）、929（4）、931（2）933、939（2）、941（3）、943（5）、945（4）、947（2）、949、951（3）、953（3）、955（10）、957（5）、959、961（3）、965（3）、967（4）、969（2）、971（3）、973（3）、975、983（2）、985（6）、987（9）、989（14）、991（6）、993（3）、995（10）、997（2）、999（6）、1001（12）、1003（16）、1005（7）、1007（16）、1009（6）、1017、（8）、1019（4）、1021（3）、1023（4）、1025（9）、1027、1029（2）、1031（7）、1035、（2）、1043（2）、1045（3）、1059（7）、1061、1067（3）、1069（3）、1071（3）、1073（6）、1075、1079（3）、1083（4）、1087（3）、1091（2）、1095（2）、1103（4）、1105（2）、1107（2）、1109、1111（8）、1113（4）、1117（4）、1123、1125（3）、1129、1131、1139（6）、1141（7）、1143（3）、1145（6）、1147（4）、1149（4）、1151、1153（2）、1155（2）、1159（12）、1161（3）、1163

（2）、1165（4）、1167（5）、1169（5）、1171、1175（11）、1177（18）、1179（9）、1181（9）、1183（5）、1187、1191（2）、1193（3）、1195（4）、1197（6）、1199（8）、1201（2）、1203、1205、1207、1215、1217、1221、1227（2）、1235（2）、1239（6）、1241（3）、1247（25）、1249（22）、1251、1253（6）、1255、1257（6）、1261、1263（2）、1265、1267（2）、1271（4）、1275、1283、1285、1289（2）、1291、1293（2）、1295（4）、1297（7）、1299（2）、1301（9）、1303（3）、1305（8）、1307（4）、1309（11）、1311（10）、1313（18）、1315（10）、1317（13）、1319（3）、1321、（29）、1323（3）、1325（9）、1327（6）、1329（14）、1331（17）、1333（7）、1335（10）、1337、1339（8）、1347（3）、1357（4）、1359（7）、1367、1369、1377、1381、1385、1403（2）、1405、1409、1413、1415、1449、1497、1507（2）、1513、1519、1525（2）、1527（3）、1531、1533、1537、1541、1543（2）、1545、1547、1549（2）、1587（2）、1589（2）、1593（7）、1605（6）、1609、1611（2）、1613、1617、1623（2）、1625、1629（2）、1631、1637、1639、1643（3）、1645（3）、1647（2）、1649、1651（2）、1655、1659、1661、1669（5）、1671（3）、1673、1675（2）、1695、1717、1719（6）、

1721、1741（2）、1743（2）、1745（3）、1747、1753、1767、1789、1791（2）、1793（2）、1795、1815、1819、1847、1855（2）、1857（2）、1859、1869、1873（2）、1875（2）、1885、1889、1893（2）、1895、1901、1911、1913、1919（2）、1925、1943、1947、1951（3）、1967、1973、1975、1977、1993（2）、1997、2001、2009、2019、2035（3）、2037、2039（2）、2085、2097、2107、2109、2117、2129、2135、2151、2155（2）、2157、2163（7）、2189、2191、2195、2199（3）、2201、2209（2）、2213、2233、2239、2241、2247、2261、2265（2）、2281、2283（2）、2291（2）、2293（2）、2301、2303（2）、2313（4）、2315（3）、2321（2）、2323（2）、2325（4）、2327（5）、2329（4）、2331、2333（2）、2337（3）、2341、2343（2）、2345（2）、2347（2）、2351（2）、2353、2355（2）、2357、2359、2361、2363、2367（2）、2369、2371、2373、2375、2377、2391、2397、2407、2411（5）、2415（2）、2417（3）、2419（2）、2421（3）、2425（3）、2427、2429、2431、2433、2435、2439（5）、2441（2）、2443、2445、2449、2455、2465（2）、2471（6）、2473（3）、2481（2）、2483、2485、2489、2497（2）、2499（2）、2503、2505、2507（5）、2509、2511（4）、2513、2519、2523、2527（2）、

2529、2549、2551、2563（3）、2565、2573（3）、2577（6）、2579（7）、2581（4）、2589（2）、2591、2609、2611（3）、2615、2617、2619（4）、2621（2）、2623（4）、2629、2633、2635（5）、2643、2651、2653（3）、2655、2659、2661、2663、2667、2671、2675（2）、2689、2691、2699（4）、2703、2705（2）、2707（3）、2709、2713（2）、2715、2719、2721、2723（3）、2727（2）、2729（5）、2731、2737（3）、2739、2753、2755（2）、2757、2773（2）、2775、2779、2787、2791（3）、2793（3）、2795（2）、2799（5）、2805（5）、2809、2811、2813（2）、2817（3）、2819、2833（2）、2835、2837（4）、2839、2841（2）、2847、2851、2853、2855、2857、2865、2869、2871、2873、2879（2）、2895（7）、2897（2）、2911（3）、2915、2925、2927（3）、2929（3）、2931、2935、2937、2939（4）、2943（2）、2953、2959、2961、2965、2967（2）、2969（4）、2971（7）、2975（2）、2977（2）、2979（2）、2983、2985、2987（2）、2989、2991（4）、2993（3）、2995（6）、2997（2）、2999（2）、3007、3013、3019（2）、3037（3）、3047（2）、3053、3059、3061、3069（2）、3071、3073（3）、3075（2）、3077（3）、3079（4）、3081（6）、3083（5）、3087、3089、3091（2）、3093（2）、

3095（4）、3097（4）、3099（2）、3105（2）、3107、3113、3115、3117、3127（2）、3129（3）、3131（2）、3133、3135、3141、3143（2）、3147、3155、3157、3163、3179（3）、3181（2）、3185、3187、3193、3197（2）、3201（2）、3205、3207（4）、3209（2）、3213、　　　（4）、3215、3223、3239、3241（3）、3243（2）、3249、3265（2）、3271（2）、3273、3275、3279（4）、3281、3291、3293（2）、3301、3305（2）、3321（6）、3327（2）、3331（7）、3333（4）、3335、3339（2）、3363（2）、3375、3379（2）、3381、3383、3385、3387（3）、3397（2）、3407（2）、3409、3411（5）、3413（3）、3415（2）、3445（3）、3447（5）、3449、3453（3）、3455（2）、3459（2）、3461、3463、3465、3469、3471（3）、3483、3485、3487（3）、3489、3491、3495、3501（2）、3503、3505（2）、3507、3509（5）、3515、3527、3531、3533、3535（2）、3545、3555（3）、3557、3559（2）、3561、3563、3565（2）、3567、3569（4）、3617（4）、3619（8）、3621（6）、3627、3637（2）、3639（3）、3643、3653、3661、3663（2）、3669、3675（2）、3679（3）、3689（2）、3691、3695（3）、3697、3705（2）、3707（3）、3711（3）、3717（4）、3719（4）、3727（2）、3733、3735、3737、3739（6）、3741（3）、

3743（3）、3745（2）、3749（2）、
3753（4）、3755（3）、3757（3）、
3761、3765、3775（3）、3779（2）、
3783、3785（3）、3789（3）、3795、
3801、3803、3809（2）、3811（2）、
3813、3815、3819、3825、3833、
3839、3843、3845、3849、3853、
3855、3857（2）、3859（2）、3861
（3）、3863（2）、3867、3869（3）、
3871、3875、3877、3879、3881、
3883（2）、3887（4）、3889、3891
（2）、3893（5）、3895、3899、3909、
3923（4）、3925（5）、3927（2）、
3929、3945、3947、3961、3967、
3979（3）、3981（2）、3985、3987、
3989、3991（2）、3997、3999、4001、
4003（2）、4005、4009、4013（2）、
4015、4019（3）、4021、4039（2）、
4045（2）、4051、4053、4057、4059
（2）、4075、4077（3）、4079（2）、
4081（3）、4083、4085（2）、4087
（2）、4093、4115（2）、4123、4125
（2）、4135、4137、4139、4141、
4143、4145（3）、4149、4153、4157
（2）、4163、4175（4）、4177、4179
（5）、4181（2）、4183、4185、4187、
4189、4193（2）、4195、4199、4201、
4203（2）、4205（3）、4207、4209
（4）、4211、4213、4215、4225、4227
（5）、4229、4243、4245、4247（2）、
4249、4257、4263（2）、4269（6）、
4271（5）、4275（3）、4287（3）、
4289（3）、4291、4297、4305、4321

（2）、4325（3）、4327（3）、4329
（4）、4331、4341、4343、4363、
4365、4367、4369（2）、4371（2）、
4373（5）、4375、4379、4381、4383
（3）、4387、4391、4395、4397（5）、
4399（15）、4401（10）、4403、4405
（5）、4407（8）、4409（3）、4411
（5）、4413（11）、4415（12）、4417
（12）、4419（11）、4421（8）、4423
（9）、4425、4427（7）、4429（2）、
4445、4453（2）、4455、4465、4471、
4481、4491、4493、4505、4507、
4515（3）、4525、4527（4）、4531、
4539、4541（2）、4551（3）、4559、
4561、4565、4567、4583、4585（2）、
4597、4601（2）、4603（4）、4605
（2）、4607、4613、4623、4637、
4641、4659、4661、4665（2）、4667、
4669（3）、4673、4675、4689、4697
（3）、4701、4711、4721、4725（2）、
4741（2）、4743、4757（2）、4759、
4761、4763、4767（2）、4777（2）、
4779（5）、4805、4807（3）、4809
（2）、4813、4821（2）、4825、4851
（3）、4859、4869、4871（2）、4873、
4881（4）、4883（3）、4885、4887、
4889、4891（2）、4897、4899（3）、
4901（2）、4911、4919、4921、4925、
4939（2）、4943、4951（3）、4953、
4963（2）、4965、4967、4975、4977、
5005、5007（2）、5011（2）、5013
（3）、5017、5021、5023、5025、
5031、5033、5045、5047、5055（2）、

5067、5073、5081、5083（3）、5099、5109、5119（3）、5123（3）、5125（6）、5127（5）、5145、5153（4）、5155（4）、5165、5171（2）、5175（2）、5177、5179、5181、5185（3）、5187、5189、5193、5197、5199（7）、5201（2）、5203（5）、5205（2）、5207（2）、5215、5237（2）、5239（2）、5247（2）、5249、5251（4）、5253（8）、5255、5257、5263（4）、5267、5271、5281（2）、5285、5289（2）、5291（3）、5293、5297（2）、5311、5335（2）、5337（4）、5339（4）、5341（2）、5343、5347、5349、5351（4）、5353（2）、5355（5）、5357（6）、5363（2）、5379（3）、5381（5）、5383、5385、5391、5393、5403（2）、5405、5413、5415、5427、5433、5435、5443、5447（2）、5449、5451、5457（4）、5459、5461、5463、5469、5473、5481、5489、5505、5507（2）、5509、5511（3）、5513、5527、5531（4）、5541（3）、5543、5547、5549（2）、5563、5567、5571、5575（2）、5577（7）、5581、5585（4）、5587（2）、5589（6）、5591、5593（2）、5603、5605、5609、5613（2）、5615（2）、5617（3）、5621、5625（3）、5631、5635、5637、5641、5651、5653（2）、5655、5665（2）、5667（4）、5669（3）、5673、5683、5687（2）、5691、5693、5695、5697、5699、5705（2）、5711（2）、5713、

5715、5721、5725、5737、5739（4）、5741、5747、5753（4）、5757、5761、5763（2）、5765（2）、5771、5779（5）、5783（5）、5789、5791、5807、5809（2）、5811、5813、5819（4）、5823、5827（3）、5831（2）、5833、5835、5845（2）、5847（4）、5849（14）、5851（2）、5857、5861（2）、5863、5865（2）、5867、5871、5873、5879（3）、5881（2）、5885、5887（2）、5891、5893（6）、5895（2）、5905、5909（2）、5919（2）、5921、5923、5927、5939、5943（3）、5945、5947（3）、5949（3）、5953、5955（2）、5961、5971（2）、5973、5975、5987（2）、5991、6003、6005（2）、6007、6009（2）、6011、6023、6025（2）、6027、6031、6033、6035、6037、6041（3）、6043、6045、6047（2）、6053、6055（2）、6057、6065（4）、6069（4）、6071、6073（2）、6075（2）、6077（2）、6079（2）、6083（3）、6085（2）、6097（2）、6101、6123、6131、6133、6135（2）、6141（4）、6143（4）、6159、6165（2）、6167、6171（2）、6177（2）、6183、6191、6195（2）、6199、6203（2）、6205（2）、6209、6211（2）、6233（2）、6243、6251、6253、6259、6261、6271、6273（6）、6275、6279（3）、6289（2）、6305、6309、6309、6313、6323、6327（3）、6345（2）、6347、6353、6357（2）、6361（3）、

6375（2）、6381（3）、6385、6387（2）、6389、6391、6393、6395（3）、6399、6411（5）、6469（2）、6471、6473（2）、6485（2）、6489、6491（3）、6493（2）、6497（2）、6503（4）、6507、6513（2）、6517（2）、6525（3）、6529（4）、6531（4）、6533（6）、6535（7）、6537、6539（5）、6541（2）、6549、6551、6555（3）、6557、6571、6579、6581、6585（2）、6587、6591、6605、6615（3）、6617、6619、6621、6629（2）、6647、6653、6671、6683、6687、6695、6697、6701、6711、6713、6715（2）、6723、6733、6735（5）、6737（3）、6739、6743、6755、6759、6761、6763（6）、6767、6779、6781、6783（3）、6785、6797（3）、6799（3）、6805（2）、6817（2）、6821（2）、6827、6837、6839（3）、6857、6859、6867、6869（4）、6889、6893、6899、6903、6917、6927、6937、6945、6949、6953、6955（3）、6957、6963（2）、6969（3）、6973（3）、6975（3）、6977（3）、6979（2）、6981（2）、6983（5）、6985（3）、6989、6991（3）、6995（4）、6999、7001（3）、7003、7017（2）、7029、7031、7033、7035（2）、7037（4）、7045、7047、7049、7055、7057、7061、7065（3）、7067（4）、7069（4）、7071、7093（2）、7097、7099（2）、7103（2）、7105、7109、7125（3）、

7127（3）、7129（2）、7131（2）、7133（2）、7135、7137、7141、7161、7165（2）、7167（4）、7169（2）、7173（4）、7175、7177、7183（3）、7185（2）、7187（3）、7189（2）、7193（2）、7201、7207、7211（2）、7217（2）、7221、7223、7225（2）、7229（4）、7231（4）、7241、7251（3）、7257（2）、7263、7265（2）、7269（2）、7271（2）、7273、7277（2）、7279、7283、7285、7287（2）、7293、7297、7303、7305（5）、7309、7315、7317（2）、7321、7323、7325（4）、7327、7333（2）、7335（2）、7339（2）、7343、7345（3）、7349（3）、7357、7361、7377（3）、7379（2）、7381（5）、7397（2）、7399（3）、7401、7405、7415、7417、7421（3）、7425、7427（2）、7429（2）、7439、7443、7453、7463、7469、7471、7473、7479、7481（2）、7483、7487（2）、7491（4）、7493（3）、7495（4）、7497（8）、7499、7501、7503（6）、7505（2）、7507（2）、7509（3）、7511（2）、7513（3）、7515（2）、7517、7519、（2）、7521、7523（6）、7525（4）、7531（3）、7537、7539（4）、7541、7547（4）、7549（3）、7555、7557（2）、7559、7565、7567（2）、7573、7575（2）、7585、7587、7589、7591、7593（3）、7595、7597、7599、7601（3）、7605（2）、7607（2）、7613（3）、7615、

7619、7641、7643（4）、7645、7649、
7655、7675、7677（2）、7679（3）、
7683（2）、7685、7689（3）、7693
（2）、7695、7697（2）、7699、7701、
7707（2）、7709（2）、7713、7733
（4）、7735、7749、7753、7755（2）、
7757（2）、7759（4）、7761、7763、
3241

酒火　7373

酒母　4365（2）

酒杯藤子　5233、5319

酒炒人參　2241

酒炒大黃　1179、2241

酒炒芍藥　1331

酒油　2761

酒洗黃蘗　577

酒洗漢防己　577

酒瓶上箬葉夾末　5443

酒煮玄胡索　911

酒蛤蜊　6819

酒飲　5197

酒蒸大黃　2421

酒蒸常山　765、3415

酒蒸當歸　765

酒滓　4851

酒蓼　7025

酒醅　2163、7513（2）

酒醅糟　5045

酒漬螷蠯　6041

酒蜜　7509

酒麴　5613

酒醋　4367、4635、7217

酒醅　1131、6981（2）、6991

酒醅糟　4431

酒漿　1385、4399、4401

酒樹　5127

酒麯　6173

酒糟　1071、1083、1233、1251、1253、
1259、1263、1283、4429、4431

酒藥　3881

酒蟬　6325

酒醬　4589

酒麴　969、2683、2875、3119、3173、
3263、4583、5665、7201（2）

酒醴　4365、4399（2）

酒露　4423

酒蠶退紙　6203

浙术　2307（3）

浙西常茄　4739

娑羅子　4911

娑羅樹　5911

娑羅籠段　5911

消　413、439、579、1343、1361、
1579、1613、1619（2）、1853、2031、
2067（3）、2069（5）、2073（4）、
2075（2）、2077、2081（4）、2087、
2089、2091（2）、2093（3）、2157

消末　2097

消石　531、533、535、543、547、555
（2）、597、645、659、667、675、
685、733、735、741、783、799、
883、969、975、987（2）、1027、
1029、1033、1039、1053、1061、
1091、1097、1099、1107、1157、
1163、1577、1607、1619（2）、1709、
1737、1783、1787、1885、1957（3）、

1987（2）、2025、2061（2）、2067
（2）、2069（3）、2075（2）、2085
（2）、2087（9）、2089（18）、2091
（14）、2093（10）、2097（7）、2099
（3）、2101（3）、2103、2113、2119
（2）、2123、2131、2133、2139、
2151、2161、2171（7）、2257、2451、
2535、2617、3165、3323、3357、
3791、3815、3829、3843、4741（2）、
5195、5493、5521

消石末　1989、2097、2099

消石朴　2067（2）、2087、2089、2091
（2）、2093

消梅　4863

消梨　4423、4931（2）、4935（3）、
4937、6541

消鹽　1619

涅石　2139（3）

海蛇　1137、1237、1309

海䏶　6845（2）

海上鱅魚　6589

海中大紅鰕　6703

海中沙魚　6629

海中青蝦　6229

海中苔髮　2593

海中紅鰕　6703

海中浮石　6831

海中諸蛤　6831

海中螺類　6857

海中爛殼　6823

海內狗外腎　7605

海牛　7343（2）、7409、7457、7603

海月　701、705、895、919、4789、6791、

6873（3）

海水　2027

海水精　1703

海艾　2845

海石　1009、1897、1899、1901、6831
（4）

海石榴　4987

海市　6481

海母血　5459

海芋　527、1259、3315、3541、3601
（2）、4703

海芋根　1163

海芋葉　3359（2）

海米　4241

海折　6699

海牡蠣　6795

海青鶻　6911

海若白事小吏　6685

海苔　885、943、969、1143、1209、
4031（2）

海苔菜　4735

海松子　5075、5107（3）、5109、5345、
5705

海松木　5951

海東青　7045、7129

海昆布　6825

海金沙　431、525、653、671、781、803、
879、909、923、1855、3065、3299
（2）、3301（4）、3677

海金沙草　3301

海狗腎　7605

海莊　3243

海胡桃　5315

海南沈　5401

海南馬蹄　5401

海柏枝　2565

海砂　2027

海紅　757、4929、4943（4）

海紅豆　515、1071、5501、5721、5723

海紅柑　5015

海　馬　291、929、967、1185、1321、
　　1323、1331、6233、6447、6575、
　　6705（3）、6707（3）、7343（2）、
　　7603

海桐　5499、5569、5571（2）

海桐皮　633、735、757、803、1003、
　　1017、1037、1121、1203、1225、
　　5571、5573（4）

海根　729、841、847、995、1163、1257、
　　3065、3271

海蚌　1055

海蚌殼　6821

海粉　1229、6831（2）

海浮石　1901（2）、3281

海扇　6843（2）

海孫　2381

海菜　521

海菜　563、3965

海梧子　5233、5315

海　帶　299、781、1143、1149、1153、
　　1323、3897、3969（2）、6825、7267

海蛇　837

海豚　6677（3）

海豚魚　665、1157、1209、6575

海豚魚肪　1191

海魚　7025

海族　6795、6873

海蛇　699、1137、6575、6699

海棗　823、5129、5131

海棠　3647、4943（4）

海棠子　4943

海棠花　4945（2）

海棠梨　4943（2）

海蛤　523、541、559、603、657、691、
　　723、759、785、817、825、855、
　　891、913、929、937、975、1003、
　　1145、1309、1311、3899、6483、
　　6791、6821（5）、6823（10）、6825
　　（5）、6827（2）、6831、7001

海蛤末　6825

海蛤粉　6803、6831（2）

海腴　2213

海犀膏　7377、7379

海蒳　3557

海椶　5125、5129、5131

海椶木　5129

海蛆　6853

海雉　7005（2）

海榴茶花　5903

海豨　6677（2）

海貍　7553

海精木　3243

海豬　7343

海蝦　851、1205、2563、6575、6701、
　　6703

海燕　6791、6875（2）

海薑　3597（2）、7141

海錯　4789、6829、6831、6871

海鰌　7215

海螵蛸　437、555、691（2）、785、821、925、957、1041、1049、1053、1055（3）、1061、1065、1083、1091、1107、1109、1145、1185、1191、1217、1225、1231（2）、1235、1237、1251、1263、1315、1347、1369、1849、1851、2103、2177、3959、5091、6175、6593、6683（2）、6685（2）、6689、6691（6）、6825、6875、7073

海螵蛸末　1773、6691（2）

海螺　6857

海獱　7603

海藤　3891（2）

海蘊　1149、3897、3967

海邊爛蛤殼　6823

海鮸　6663

海鮸乾鱠　6663

海蘇　2801、2803

海藻　297、533、539、547、561（2）、601、653、699、781、803、847、907、973、983、1009、1067、1143、1145、1147（2）、1153、2189、2195、2573、2727（2）、3517、3897、3963、3965（3）、3967（6）、3969（4）、3971（3）、4149、4175（2）、4279、4417、4735、6825、6855（2）、7263、7265、7267

海藻酒　3967

海藻菜　3967

海藻葉　1163

海鏡　6791、6873（2）

海獺　7409、7603（2）

海獺皮　1297、6695

海蠃　1041、6791、6855

海鰌　6655

海鰕皮殼　6703

海鰕鮓　1121、1139

海狸　7343

海狸皮　7573

海鷂　6695（2）

海鷂魚　665、6575、6693

海蘿　3963

海鷗　6931

海鰻鱺　1157、6575、6649

海鹽　2027、2029（2）、2039、6511

海蠶　633、837、6111、6217（2）

海驢　7343（2）、7603

浴香　5419、5447

浮小麥　4151

浮石　521、691、825、827、893、911、925、975、1053、1063、1145、1153、1183、1191、1227、1727、1897（2）、1899（5）、2171、3777、6477、6623、6815

浮石末　1899

浮石炭　1897

浮貝　6847

浮胡爛羅勒　5499

浮根菱　5301

浮留　2681（2）

浮留藤　2681

浮酒糟　3007

浮萍　443、521（2）、539、593、651、669、779、863、891、933、1135、1139、1141、1195、1197、1231、

1237、1267、1269（2）、1277、2469、
2981、3481、3943（2）、3945（3）、
3947（8）、3949（4）、3951、4007、
5281、5299、5649、7207

浮萍子 3943

浮萍汁 3735

浮萍茸 3949

浮麥 753、841、873、2463、4151（4）、
4553

浮麥湯 3049

浮飯 4401

浮菱 5301

浮塵子 6375

浮爛羅勒 5527

流 2121、2125（2）

流水 413、1323、1375、1399（4）、
1401、1403、1405、1419、1439、
1645、1709、1737（2）、2233、2311、
2581、3739、4213、5663、5765、
6825、7501

流水千里者 3523

流水甘爛水 1401

流星草 3295

流黄 517、523、529、533（2）、559、
721、725、729、733（3）、735、933、
939、1033、1063、1069、1079、
1209、1211、1215、1223、1223、
1229、1231、1297、1339、1343、
1345、1417（4）、1603、2063、2117、
2119（5）、2121、2123（5）、2125
（2）、2127（2）、2129（2）、2131
（7）、2133（5）、2135（6）、2137
（3）、2153、3911（2）、3989、5067、

5715

流黄末 1273、2129、2133（2）、2135
（3）

流黄香 2025、2137

流黄液 2121

流赭 1923

流螺 6855、6857

流離 1703、7137（2）

浣草 3731、3733（4）

浪蕩 3383

浸茉酒 2653

浸紅藤根水 3885

浸黄櫨水 5519

浸藍水 709、1269、1377、1435

浸藥酒 2975、3869

害母草 3539、3541

家牛 7363

家芥子末 4527

家苦蕒 4657

家苧 2957

家狗 7573

家茵陳 2815、2861（2）、2863

家胡蘿蔔 4587

家韭 4455

家馬肉 7459

家莧 4643

家桃 3849

家桑東行根 5737

家桑葉 5741

家雀 7033、7611

家鹿 7609（2）

家雁 6899

家蒜 4489（2）

家蜂　6129

家鼠　7611

家鳧　6913

家菱　5301

家菱　5301

家蓼　3265

家貍　7543

家駝　7357（2）、7359

家豬　7461（3）

家養白蜜　6119

家薤　4481（2）

家鴨　6913（3）、6915、6925

家鴨糞　6921

家雞　7013（2）

家雞子　7007

宵行　6347（2）、6349

宵鳸　7085

宵燭　6347

容成　2833

案紙　6055

案紙　6055

扇　6075（2）

書中白魚末　6355

屐　6047（2）

屐屧　6047

屐屧鼻繩　6047

弱蟲　6451

陸英　295、535、541、605、621、779、
　805、807、1199、3065、3093、3239
　（9）、3241（2）、3981、5923（2）

陸荊　3635

陵石　1587、2173（2）、4069

陵苕　3687（3）

陵郎　2483

陵時　3223、3687（5）

陵渴　4067

陵游　2527

陵霄　3687

陵澤　3369

陵藁　3369

陵龜　6755（2）

陵翹　3223、3687

陵蠡　6437（2）

陵藁　3629（2）

陳大麥稭　4167

陳久筆頭　7593

陳艾　1795、2853、6027

陳艾葉　2835

陳石灰　1891（3）

陳石榴皮　4991

陳北艾　2853

陳生薑　3083

陳白米飯　7493

陳白梅　4869、6177

陳瓜蒂末　5245

陳冬瓜仁　4767

陳玄　1537

陳皮　439、489、575、577（2）、593、
　685、721、725、729、757、763、
　773、779、785、925、937（2）、939、
　987、1355、2095、2129、2211、
　2235、2241、2259（2）、2265、2387、
　2685、2731、2751、2853、3517、
　3679、3875、4145、4255、4847（3）、
　4887、4981、4999（2）、5003、5005、
　5007（5）、5009（2）、5413、5815、

6315、 6503、 7009、 7185、 7271、
7285、7759

陳皮連白　5083

陳皮黑牛兒　6335

陳 皮 湯　767、2793、3459、3531、
4629、5007、7069、7765

陳年蒸餅　4363

陳米　5119、5209、7179

陳米粉　2687

陳米飯　5435、6165

陳米飯鍋糕　3677

陳米飲　2021、2417、2421、2637、2963、
3019、 3279、 3629、 3805、 4273、
4977、 5093、 5187、 5209、 5525、
5683、5883、6811、7177、7303

陳米醋　4159

陳米糊　2329

陳茄樹　4745

陳知白　3747

陳油　4119

陳油滓　1221

陳茶　747、3215、5621

陳枳實　5771

陳思岌　519、3611、3781

陳香薷　2779

陳神麴　4373

陳紅米泔水　4195

陳臭米泔水　1535

陳倉米　715、737、791、1187、2715、
4337、4339（3）、4341、4597、4781、
7179、7349

陳倉米湯　5281

陳酒　6917

陳家白藥　3613、3779、3795、3797（3）

陳菜子油　1197、4517

陳乾薑　3991

陳麥　4147

陳麥麱　4153

陳敗豆醬　3159

陳麻骨　4527

陳壺盧瓢　4757

陳葦　1787

陳粟　4223

陳粟米　649、847、3531、4223、4391

陳粟米粉　3583

陳粟米飲　2731、2733、5621

陳棗核　1213

陳棗核中仁　849

陳棗核仁　985

陳酢　3097

陳紫蘇葉　2811

陳蓮房　6029

陳蓮蓬　7679

陳蓮蓬殼　5291

陳蒲　6049

陳槐花　2805、5341、6177

陳粳　4191

陳粳米　1655

陳熏肉　1245

陳蜜　5815、6113

陳髮　7671

陳醋　3421、3911、4013、6171

陳醋滓　4649

陳橘　5413

陳橘皮　491、629、913、939、1183、
1301、 1315、 2151、 2231、 2669、

2713、 3383、 3507、 3529、 3675、
　3937、 5003、 5007、 5643、 5765、
　5767、5801、6217、6825

陳橘皮末　2111、5005

陳橘皮湯　5613

陳橘紅　1433、6691、7179

陳廩米　697、713、739、2653、2665、
　2687、4225、4337（2）、4575、6125、
　4321

陳壁土　391、941、995、1281、1491
　（2）、2307、2489、2653、5483

陳醬　551、1761、6985

陳醬水　1471

陳醬茄　967

陳醬茄兒　4741

陳蘆　1401、1461

陳蘆火　3025

陳蘆葉　3025

陳蘄艾　2855

陳麴　4369

陳糯米湯　5897

陳鹽梅　2897

蚩休　3535

㹴華　4025

陰　853

陰土鹽　2043（2）

陰毛　911、7669、7747

陰火　1445、1447（3）、1449（3）

陰平鉛　1599

陰瓜　4769、5235

陰地厥　551、863、1737、2823、2883、
　2885

陰成　2827

陰成砂　1731

陰命　3597（2）

陰洛　4065

陰莖　7763

陰乾棗猫兒　6235

陰符　1387

陰陽瓦　3059、6383、6941、7551

陰陽水　719、723、1429（2）、1779

陰陽乳汁　6409

陰陽湯　7161（2）

陰煉秋石　7721

陰精石　1723、2059

陰膠　449（2）、6089（2）

陰蝨　6293

陰諧　7143（2）

陰燧　1387（2）

陰龜　6731

陰藁　3629

陶朱術　2823、2921（2）

通　5957

通天　7445（3）、7447、7449

通天犀　7447

通天犀角　7445

通石　1871、1871、1873

通竹　5981

通明乳香　5449

通明乳香末　7587

通明瀝青　5351

通草　297、431、521、567、601、671、
　673、 729、 905、 907、 963、 1019、
　1025、 1043、 1103、 1155、 1173、
　1177、 1187、 1259、 1263、 1323、
　1333、 1335、 1747、 1871、 3613、

3817、3819、3821（6）、3823（3）、
3825、3827（5）、4149、4283、4399、
5257、6685、7205（3）、7223、7255、
7421、7523

通草子　4417

通草汁　6523

通草花上粉　1151

通草花粉　947

通草湯　711、7765

通草藤　3661

通泉　3993

通泉草　3993

通脫　3827（2）

通脫木　521、781、3613、3821（3）、
3825、3827

通犀　7447、7449

通漆　4063

通靈草　3865

能　6567、6771（3）、7005、7467

能鼈　6727

桑　1457（3）、2675、2749、3309、
3787、3849、4079、4801、4803、
4805、4817、5033、5153、5349、
5423、5493（3）、5669、5725、5727、
5731（11）、5739（2）、5745（2）、
5899（3）、5965（3）、5967（4）、
5969、6007、6301、6307、6441（2）、
7325

桑上木耳　4807

桑上野鼉　6189

桑上寄生　523、599、2941、3859、4805
（2）、5929、5965（2）、5969

桑上螳蜋窠　6183

桑子　5753

桑木　1457、5745、6155

桑木上蟲糞米醋　6309

桑木中蝎　6307

桑木心　1291、5747

桑木汁　5737

桑木蛀屑　6309

桑木裏蠧蟲糞　6309

桑牛　6297、6441（3）

桑火　1463

桑心皮　5739

桑白汁　5737

桑白皮　439、481（2）、491、493、
555、557、577、593、643、675、
679、683、691、731、783（2）、785
（2）、789、791、817、821（2）、
825、837、869、871、893、895、
899、905、1101、1111、1127、1165、
1191、1213、1243、1251、1253、
1331、2075、2081、2121、2433、
2435、2555、2817、3459、5031、
5043（2）、5207、5297、5655、5733
（4）、5735（4）、5765、6183、6825
（2）、7159、7229、7501

桑白皮汁　1345

桑白皮湯　891、3199、7207

桑白皮線　1993

桑白湯　3819

桑汁　1087、1097、1259、1263、6405

桑皮　439（2）、785（2）、4807、
6179、6407、6409

桑皮汁　1243、5737

桑皮灰　1045

桑皮線　6967

桑耳　523、693、857、917、945、967、
989、1067、1107、1213、1301、
1311、1337、3051、4801、4803、
4805（3）、4807（7）、5751

桑臣　4805

桑西枝　7463

桑灰　555、967、1145、1267、1777、
1893、2121、5745、5749（2）、6765

桑灰汁　639、783、1219、1245、4901、
5347、5749

桑灰定粉　2855

桑灰淋汁　5751（2）

桑灰湯　2165、3979、4901、6765

桑灰滴汁　5351

桑灰霜　969、2109

桑衣　5741

桑花　637、827、863、1313、4023、
5359、5751、7581

桑枝　387、639、785、905、1141、5605、
5655、5745、5747（3）、5749、6179、
7753

桑枝煎　5745（2）、5747

桑東南根白皮　3191

桑弧　6069

桑柘　5153

桑炭　5745

桑莖實　4025、4065

桑條　5747、5749、7715

桑條灰　1601、2109

桑根　3571、5731（2）、5735、6547

桑根下土　1477、1503

桑根白皮　533、543、601、1351、2813、

2831、4181、4283、4801、5731、
5735（4）、5737、5765、6435

桑根白皮汁　1363

桑根汁　1089、1261

桑根皮　6385

桑根蛇　6547

桑柴　571、1171、1243、1273、3271、
3653、6651

桑柴文武火　2311、7285

桑柴火　1165、1173、1445、1457、1459、
1461、1775、2227、3501、5349、
5589、5751、5947、6117、7501（2）、
7719

桑柴灰　783、785、843、849、971、
1141、1147、1199、1851、2127、
3911、5067、5747、5749（3）、5751、
6211、6263、6759、6767

桑柴灰汁　4265

桑柴炭　2241

桑黃　925、941、1165、4805（2）、
4807（3）、4809、5751

桑黃菰　4807

桑菰　1151

桑蛀屑　1217

桑梨　4931、4933

桑寄生　545、749、1003、1047、1125、
1239、1317、5751、5907、5965（2）、
5967、5969（3）

桑葚子　5739

桑葉　731（2）、785、805、819、827、
855、863、905、963、1039、1045、
1165、1189、1199、1243、1251、
2811、2985、3211（2）、3265、4123、

4323、4951（2）、5677、5741、5743
（7）、5751、5815、5867、6205、
6387、7321

桑葉汁 3209

桑鈎 5745

桑椹 551、783、837、895、1125、
1127、1255、1293、1295、1737、
2681（3）、2799、2991、3427、3445、
3591（2）、3593、3637、4415、4891、
5233、5397、5497、5737、5739（4）、
5741、5829、7081、7111、7139（2）

桑椹子 5829、7613

桑椹子汁 2327

桑椹汁 703、1149、1219、2329

桑椹花 4053

桑椹酒 4399、5739（2）

桑蛾 4805

桑鈎 7323

桑煎 5745

桑蝎 6307（2）

桑鳸 699、837、7075、7083、7085（3）

桑薪 3045、5347、6571、7613

桑薪火 6571

桑薪灰汁 5349

桑樹 4053、4803、4931、5965、6299、
6339

桑樹上牛兒 6441

桑樹上白蘚花 4053

桑樹白皮 5749

桑錢 4053

桑霜 709（2）、5747

桑螵蛸 553、557（2）、585、595、599、
839、899、915、919、921、929、

1063、1065、1109、1173、1217、
1293、1911、4453（2）、5751、6111、
6155、6179、6181、6183（10）、
6185、6189、6441、6473、7719

桑繭 6189

桑蠕 4805（3）

桑蟲 6149（2）、6151（2）

桑雞 4805

桑瀝 639、1203、5737

桑蘚 4053

桑蠹 5751、6299、6301（2）、6309

桑蠹屎 955

桑蠹糞 759

桑蠹蟲 6295、6307

桑蠶 6189

孫施 4007（2）

純白牡馬 7323

純苦酒 4219

純黑豭豬 7159

純漆 5957

純鋼 1653

紗羊 6227（2）

紗帽 6037

納 6771

納溪 5219

納鱉 843

納鼈 1301、6727、6757、6769

紙 6015、6053（4）、6055（2）、
6057、6053

紙灰 1109

紙花 6347、6433

紙筋泥 4763

紙撚 6055

紙錢　1165、6055

紡車絃　1179、6017、6071

紡絲　6231

十一畫

舂杵頭細糠　1297、4321、4435

舂杵糠　1319

舂鋤　6931（3）

理石　517、531（2）、551、557、559、
601、675、885、975、1047、1727、
1805、1807（3）、1817（6）、1819
（6）、1821、1963、2395、2407、
6475、6759

琉璃　1039、1523、1693（2）、1703
（4）、1705（2）、1883、1957

琉璃瓶　1327、6479

琅玕　1691（2）、1693（6）、1695（2）

執日天星上土　1493

執日六癸上土　1493

執火　6777

殼菜　6853

堊　1481

堊灰　1887

菁茅　2519（2）、3931（2）

著蓋柹　4973

菾菜　695、749、1235、1271、4597、
4617、4625（5）

菾菜汁　655

莨楚　3849（2）

菱　517、937、2393、3289、4907、
4933、5233、5565、7215、7609

菱米　2393（2）

菱角　569、5299

菱莖　4735

菱殼　1127

菱實粉粥　4349

萁　4261

菥蓂　523、525、1045、2785、4617、
4629（2）、4631（11）、4633（3）、
5797（2）

菥蓂子　547、599、985、1001、1051、
3197、4629、4633

萊　4693、4695（4）

萊菔　691、701、745、823、833、963、
3779、4335、4441、4535、4545（8）、
4547（3）、4549（7）、5577

萊菔子　617（2）、681、683、689（2）、
745、777（2）、779、781、815（2）、
821、823、1165、2809、3419、4369、
4555（4）、4557（2）、5187、5577

萊菔子湯　1059

萊菔汁　857、1539

萊菔根　805

萊菔湯　4335

菘　937、3001、3003、3011、4441、
4517（6）、4519（9）、4521（2）、
4535（2）、4545

菘子　3189（5）、4517、4535

菘菜　515、529、537、563、565、1135、
2307、2313、2325、2555、3001、
3003、3159、3407、4519（2）、4521、
6673

菘菜子　4521

菘葉　4517（2）

菘藍　3189、3245、3247（3）、3381

菘類　4535

菾屬　4535

菾　2695（2）、2697（4）、2705、2707

菾藥　2695（2）、2697（3）、2705

菫　515、523、885、3467、3477、3591、4441、4593（5）、4595、5673

菫汁　4595

菫草　3241（3）、3467、3591（2）、3597

菫菜　515、1151、1153、3159、3591、3595、4593、4595、6571

菫葉　3595、4593

菫葵　3591（2）、4593（2）

勒佉　6157

勒草　3845（5）、3847

勒魚　6573、6603（2）

勒魚骨　767

勒蔓　3847

勒鯗　6603

勒鯗骨　6603

黃　413、579、1029、1091（2）、1143、1343、1361、1529、1619、1799、3077、3673（2）、4161、4385、4881、5489、5507、5509、5599、7383（2）、7385（3）、7387（4）、7461（2）

黃蜈　6391

黃土　749、955、995、1047、1249、1253、1279、1283、1285、1287、1289、1351、1363、1477、1485、1487（5）、1489、2315（3）、2407、2411、2665、6707

黃土泥　4763、6579

黃大豆　4259、4279、4297

黃大戟　525、3569

黃口　6565（2）

黃子　4363（2）

黃犬　7215（2）、7233

黃犬肉　7217

黃犬背上毛　6241

黃牙　517、1567、2117（2）、3555

黃牙石　1995

黃牛　7281（2）、7283（2）、7287、7289、7293、7295（2）、7297、7299（2）、7303、7309、7387

黃牛皮　7397

黃牛肉　7283（2）、7287

黃牛角䚡　7305

黃牛乳　1713、2677、7291

黃牛乳汁　3381、4947

黃牛屎　733、1211、1251、1369、7315（4）、7317

黃牛脂　7293

黃牛腦子　7297

黃牛膽汁　1889

黃牛糞　1833、7315

黃斤　3719（2）

黃丹　417（2）、435、523、643（2）、645、709、719、725、737、743、745（2）、753、755、759、761、765、863、879、883、893、917、935、949、969、1041、1047、1053（3）、1063、1071、1073、1079、1083（2）、1087、1089（2）、1097（2）、1121（2）、1131、1133、1167、1169、1173（2）、1175、1189、1195（2）、1197（2）、1203、1211（3）、1213（3）、1215、1223（2）、1229（3）、1231、

1241、1263、1267、1345、1349、
1511、1527、1533、1599、1601（2）、
1611（6）、1613（2）、1615、1619
（2）、1621（2）、1623（10）、1625
（12）、1627、1633、1759（2）、
1765、1773、1801、1815、1817（2）、
1851、1891、1921、1979（3）、1993、
2077、2099、2103、2133、2149、
2155（2）、2157（2）、2177、2871、
3141、3257、3389、3413（2）、3871、
4493、4499、4505、4577、4721、
4881、5485、5495、5569、5713、
5715（2）、5993、6129、6167（2）、
6233、6257、6289、6389、6703、
6987、6999、7193、7223、7381、
7565、3105

黃丹末　2109、7229

黃文　2429

黃心　5389（2）

黃心樹　5391

黃玉　1681

黃甘菊花　4409

黃石　1821

黃石英　1715

黃石砂　1859

黃石華　2173

黃石脂　445、553、553、1837、1839、
1915

黃白支　4025、4073

黃白粱　4215（2）

黃瓜　521、749、793、1237、1255、
2297（2）、2429、3697、4733、4771
（3）、4773（3）

黃瓜菜　681、4617、4675（2）

黃瓜蔓　3705、3707

黃瓜樓　1535

黃皮果　5233、5317

黃皮桑樹葉　941、5743

黃母牛涎　7319

黃老茄子　4741

黃芝　517、599、2265、2279（2）、
4791、4799、5549

黃竹葉　5987

黃竹瀝　1097

黃衣　2989、4323、4363、4365、4371、
5731

黃衣蘇恭　4365

黃羊　7151、7155、7279（3）

黃米　1253、3465、4199、4205、4207、
4227（2）、4229、7597

黃米粉　741、1081、1135、4217、7307

黃米粥　1249、1857、3985

黃米糊　1253

黃州兩頭蛇　6559

黃芫花　525、3571、3579

黃芽　5219

黃芽菜　4517

黃花了　4027、4081

黃花地丁　4671（2）、4675

黃花菜　3115、4613、4675

黃花魚　6601

黃花蒿　519、2823、2873

黃花演　3889

黃芩　379、405、425、427、471、487、
489、493、501、503（2）、507、509、
531（2）、535（2）、537、539、541、

545、547、551（2）、553、555、557、575（4）、577（2）、579（4）、581（3）、585（2）、591、593、601、625、653、669、671、673、679（2）、689、737、745、747（3）、761、769、773、795、807、817、821、823、825、827、831、853、861、869、875、883、907、915、931（2）、943、953、961、983、989、991、997、1009、1019、1023、1033、1035、1049、1059、1063、1067、1077（2）、1079、1091、1093（2）、1095（2）、1099、1101（2）、1109、1113、1135、1149、1153、1161、1171、1175、1185、1195、1219、1223、1235、1239、1299、1309（2）、1311、1315（2）、1333（2）、1351、1361、1785、1839、1841、1947、2075、2193、2201、2253、2309、2331、2371、2403、2407、2409、2411、2417、2427、2429、2431、2433、2435（16）、2437（11）、2439（9）、2441（3）、2449、2455、2467、2483、2489、2619、2621、2747、3039、3043、3127、3141、3181、3321、3323（3）、3325、3329、3333、3351、3367、3517、3521、3527、3551、3607、3671、3947、4141、4161、4559、4845、5043、5297、5371（2）、5487、5505、5515、5585、5589、5777、5861、5987、5989、6131、6139、6183、6323、6723、7059、7071、7331、3155、3167、3191、

3219

黄芩末　2441

黄芩花　1185

黄芩酒　1989、2433

黄芪　433、491、493、501、505、511、515（2）、517、519、531、535、577、579（2）、581、631、669（2）、677（2）、679、695、739、751、761、781、791、797、799、809、819、827、833、841、855、861、865、871（3）、873、875、877、889、895、903、909、911、919、927、933、939、955、957、961、973、999、1027、1031、1035、1059、1067、1111、1149、1155、1169（2）、1179、1197、1211、1281、1307、1317、1319、1327（3）、1353（2）、1357、1367（2）、2201（2）、2211、2265、2581、2817、3049（3）、3357、3563、3627、3737、3817、3819、3869、3947、4051、4183、4195、4229、4845、4951、5087、5393、5625、5771、6797、7069、7217、7271、7283、7285、7491、7523

黄芪湯　617、2925、2929、3663、5111、6767

黄芪粥　2199

黄杜鵑　3565

黄杏　5029

黄李　4837

黄豆　4281、4335

黄豆苗　4279

黄豆油　1201

黃伯勞　7095（2）

黃狔　4815

黃沈　5399、5401

黃良　3317

黃茄　4737（3）

黃茄子　4739

黃茄種　1247、4743

黃茅　2517、2519

黃松節　4953、5941

黃松節末　4953

黃栭　4971、4979

黃明　7379（2）

黃明牛皮膠　7381

黃明水膠　7381

黃明乳香　5451

黃明膠　637、831、833、861、871、925、
　937、1169、1237、1247、1317、
　1359、4289、4561、7155、7371、
　7377（4）、7379（5）、7381（3）、
　7499、7567

黃金　1567（2）、1569、1573（2）、
　1599、1639、1649、1781、1783、
　1799、1849（2）、2073、5097、5535

黃金石　1781（3）

黃肥牡牛肉　7283

黃肥雌雞　6957

黃昏　519、2381（2）、2383

黃狗　7227

黃狗皮　1005、7227

黃狗肉　763、4423、7215

黃狗頭　1343

黃狗頭骨　7229

黃狗膽　711

黃狗膽汁　7225

黃卷　4263、4277

黃泥　3501、4331、5415、6259、6795、
　6797、6839、6857、7141、7191、
　7211、7613、7615

黃泥水　1269

黃姑　6633

黃荊　2775、3581、5875、5877、5891
　（2）、6009

黃荊子　6389

黃荊根　621

黃荊葉　6571、7309

黃荊嫩頭　5879、5883

黃草　2845、3287

黃草紙　5173

黃柑　5015

黃柏　901、5503、6169、6735、6833
　（2）

黃柏末　6973

黃柿　959

黃骨魚　6633（2）

黃牯牛　7313

黃牯牛膽　2081

黃牯牛膽汁　3501

黃耆　387、529（2）、531、537、545、
　599、923、2185、2201（3）、2203
　（5）、2205（3）、2207（10）、2209
　（4）、2211（6）、2213、2219、2237
　（2）、2241（2）、2243、2259、2309、
　2313、2365、2431、2461（2）、2477、
　2481、2535、2551、2577、3433、
　6771、7239（2）、3167

黃耆散　3355

黄耆湯　2313

黄桐　5559

黄栝樓　793、889、941、3705

黄連　379、433、439、463、481、487
（2）、501、503（2）、505、509、
511、531、533、537、543（2）、547、
549、551（2）、553（2）、557、563、
575、577（3）、579、581（4）、583、
591、599、625、637、643（2）、653、
657、667、671、673、679（3）、705、
717、735、737（2）、745（4）、749
（2）、751、753（4）、755（2）、757、
769（10）、771（10）、773、791、
793（10）、795、807、835、845、
861、867、873（2）、875、877（2）、
879、881、883、891、893（3）、895、
901、915、923、925、927、931、
943、947、951、953（2）、955（2）、
957（2）、961、973、975、991（2）、
997、1033、1035（2）、1037（5）、
1039、1041（3）、1043、1045、1049
（2）、1051、1053（2）、1055、1059、
1081、1083（2）、1085（2）、1087、
1089、1091（2）、1093（4）、1095
（5）、1097、1099（2）、1101（2）、
1105、1113、1121、1133、1149、
1161、1171、1177（2）、1187、1189、
1195、1197、1201、1221（2）、1223、
1227、1229（3）、1231（3）、1243、
1277、1299、1303、1315、1319（2）、
1337、1341（2）、1349、1353（2）、
1355、1357、1361、1363、1487、
1547、1579、1615、1623、1721、
1759（2）、1761、1763、1767、1813、
1839、1841、1851（4）、1857、2063、
2081、2201、2211、2239、2265、
2267（2）、2281、2311、2343、2355、
2367、2389、2391（2）、2403、2405
（3）、2407（2）、2409（9）、2411
（20）、2413（8）、2415（8）、2417
（8）、2419（4）、2421（5）、2423
（7）、2425（10）、2427、2431、2437
（4）、2439、2449、2483、2487、
2529、2531、2537、2579、2585、
2599、2617、2637（5）、2661、2721、
2723、2755（2）、2779、2805、2855、
2965、2975、3083、3111、3113、
3147、3167、3259（2）、3323（2）、
3325（2）、3329、3333、3375、3399
（2）、3401、3415（2）、3419、3421、
3461、3475、3527、3651、3707、
3709、3719、3877、3967、4003、
4257、4341、4559、4757、4759、
4767、4773、4857、4869、5007、
5117、5201（4）、5265、5341、5343、
5371、5381、5395、5409、5413、
5483、5489、5505、5509、5515、
5527、5585、5601（3）、5633、5683
（3）、5707、5713、5769、5777、
5805、5861、5873、5947、5993、
5993、6009、6125、6177、6181、
6197、6239、6245、6385、6593（2）、
6723、6769、7001、7059、7159、
7195、7199、7259（2）、7273、7331、
7347、7373、7375、7513、7623、
7729、7753

黄連片　2423、4937

黄連水　1053、1741、2013、6243

黄連末　745、1037、1487、2415（3）、
　2417、2421（2）、2423（2）、2425
　（4）、3111、4505、4763、4937、6125
　（2）、6285、6583、6665、6803、
　6857、6861、7169、7191（2）

黄連汁　1035、1283、2035、2425、5707

黄連祖　2353（2）

黄連湯　771、1487、3461、4257、5779

黄連蜜　6115

黄秫　4025、4067

黄秫米糊　2731

黄秫穀　4939

黄倉米　729、4339

黄酒　1249、1327、1615、4401、5055、
　6335、6775、7353

黄酒麪麴　2161

黄海棠　4945

黄流　2699

黄袍　7095

黄屑　5931、6009

黄孫　2381

黄理石　1789

黄菊　2829（2）

黄菊花　2831、6821

黄菊花末　5349

黄菅　2519

黄梅花　5905

黄麥　4297

黄硇砂　2117（2）

黄雀　7033（3）、7043

黄雀魚　7033

黄雀糞　7041

黄符　1837、1839、4073

黄脚蜈蚣　6411

黄脰雀　7043

黄鳥　7095（2）

黄魚　571、573、4171、6575、6649、
　6657、6935、7023、7115

黄麻　2889、4107、4129、4131、4145、
　6043

黄麻子　3847、4109（2）

黄麻皮　909

黄麻灰　1249

黄麻根　963、1311、1319

黄麻根汁　911

黄淡子　5015

黄牸牛　7303

黄牸牛腦子　7297

黄婆　5809（2）

黄參　2213（2）、2217、2373

黄斑　6391

黄葒　3151

黄葵　3139、3121、3143

黄葵子　437、863、905、1179、1247、
　1323（2）、2961、3143（3）、3173、
　6825

黄葵花　857、911、1089、1095、1161、
　1219、1235、3141（3）

黄雄狗膽汁　7225

黄蛤　6397

黄喉蛇　6547

黄黑牛糞　7317

黄犍牛肉　7285

黄犍牛尿　7313

黄犍牸牛　7311

黄黍　459（2）、4205

黄筍　4731

黄貂　7633

黄魟　6671（2）

黄魟魚　6671

黄童子狗　7217

黄滑石　1825

黄犀　7447

黄結　3783

黄絲絹　6021（2）、6023、6199

黄絲絹灰　859、959

黄遠　3545

黄蓮（連）　5749

黄蓬　4239

黄蓬草　4239（2）

黄蒿　519、3169（2）、3933

黄蒸　701、799、873、4321、4323、
　4365（5）

黄楊　1165、5915（2）、6671

黄楊木　5729、5915

黄楊葉　1323

黄零草　2751

黄蜆殼　6811

黄蜂　3157

黄蜂子　1137、1139、6133（2）

黄蜂子蟬蛻　723

黄蜂窠　6141

黄蜀葵　3063、3137、3139（3）

黄蜀葵子　3143

黄蜀葵花　3139、3141（3）、4995、3141

黄稞　4163、4239

黄鼠　1175、1193、7151、7411、7635
（6）

黄鼠心肝肺　7637

黄鼠狼　7637

黄腰　7409、7415、7417（2）、7651

黄腰獸　7417

黄粱　4215（4）、4217

黄粱米　1075、4213、4215、4217（2）

黄粱米粉　4217

黄絹　893、1341、1369

黄絹灰　6023

黄雌鴨　6915

黄雌雞　685、743、755、793、799、873、
　895、899、919、1329、4283、6957
（5）

黄雌雞肉　6955、6957、6959

黄蠟　7501

黄銅　1581、1585、1849

黄銀　1563、1581（8）

黄精　287、517（2）、519、529（2）、
　631、669、695、835、855、875、
　975、1041、1045、1197、1937、
　2185、2265（6）、2267（11）、2269
　（4）、2271（2）、2273（4）、2277
　（4）、2279（4）、2281、2319、2501、
　2605、2831、2993（2）、3541（2）、
　3605（6）、3607（4）、3665、3737、
　4381、4415、4541、5233、5549

黄精片　2605

黄精汁　449、2291

黄精自然汁　449、2271、2477、3091、
　3349、3617、5335、5337、6381、
　7053、7487

黄精根　2273

黃精根莖　2273

黃精黃精　2271

黃漆　5545

黃褐侯　7075、7079（3）、7081（3）

黃瓤　5235

黃嫩牛皮　7385

黃熊　6771、7469、7785（2）

黃蕈　4813

黃黎蘆　3425（2）

黃膘　7159

黃膘豬　7159

黃熟　5399（3）

黃熟香　5397（2）、5401

黃寮郎　4027、4081（2）

黃薔薇　1229

黃橘　4997（3）

黃橘皮　4999

黃頰魚　525、6599、6671

黃鴨　6925

黃頷　6513、6547（3）

黃頷蛇　6465、6547

黃鮒　6671

黃鯽魚　6629

黃鮊　6649（2）

黃獨　3777、4705（2）

黃龍浴水　6293

黃龍湯　7695（2）、7699、1135

黃壁土　2311

黃環　539、543、605、815、823、855、
　3611、3729（8）、3731、5395

黃環子　3729

黃環根　905

黃藍　2927

黃檀　5417、5419

黃檗　481、483（2）、639、863、871、
　1063、1067、1213（3）、1217、1223、
　1225、1229（2）、1231（2）、1233、
　1237（2）、1305、1343、4003、4471、
　4653、5049、5499、5507、6799

黃檗末　3259

黃檗根　5909

黃檗烟　6289

黃雛　6577

黃藤　905、1287、2195、3603（2）、
　3613、3831（2）

黃藥　653、2189、3787（6）、3791、
　3793

黃藥子　519、581、861、1091、1103、
　1143、1155、1207、1257、1273、
　2501、3611、3787（2）、3789（5）、
　3791

黃蟲　6297

黃鵠　6911

黃雞　6951

黃鯉　6577

黃蠅　6375

黃犢子臍屎　7317

黃犢臍中屎　869

黃鯝魚　6573、6631

黃顙　6671（3）

黃顙魚　525、705、787、915、1153、
　1191、2789、6575、6671

黃顙魚涎　6673

黃顙魚頰骨　1109

黃顙魚羹　2789

黃蘗　7713、7759（3）

黃藥湯　7753

黃蘗　383、433、437、439、471、489、
495、497、501、509（2）、511（2）、
529、533、555、577、579（4）、581
（2）、583、655、667、679（3）、
739、745、749、753、797、807、
837、843、873、877、885、893、
901、903、913、915、917、927、
931、933、945、955、973、1021、
1025、1033、1037、1039、1045、
1051、1059、1083、1085、1087、
1089、1091、1093、1095（3）、1097
（3）、1099（2）、1103（2）、1133、
1149、1161（2）、1165、1167、1171、
1195、1203（2）、1207、1213、1297、
1493、1527、1625、2063、2121、
2201、2223、2227、2265、2283、
2285（4）、2391、2409（2）、2439、
2487、2537、2627、2633、2667、
3193、3335、3463、3467、3501、
3627、3651、3775（2）、3817、4393、
4485、4773、5443、5479、5481、
5503（2）、5505（2）、5507（4）、
5509（8）、5511（7）、5513（12）、
5515（6）、5541、5643、5711、5845、
5861、5903、5991、5993、6061、
6125、6169（3）、6723、7277、3181

黃蘗木　543

黃蘗片　5513

黃蘗末　1505、5513（2）、5515（10）、
5625、6315、7197（2）、7405

黃蘗汁　1287、5513、7167

黃蘗皮　627、2329、5515

黃蘗芝　4795

黃蘗根　5517

黃蘗葉　5907

黃櫨　797、885、1037、1233、5499、
5519（2）

黃櫨木　1235、5519

黃櫨汁　5545

黃礬　949、1063、1077、1117、1157、
1191、1205、1223、1231、2025、
2139（3）、2141、2167（3）、2169
（3）、5493

黃礬石　1291、2169

黃礬石末　2169

黃護草　4025、4061

黃糯　4205、4227（2）

黃糯米　7189

黃躑躅　3565

黃躑躅根　3569

黃蠟　637、715、729、741、753、869、
897、903（2）、987（2）、993、
1007、1029、1049、1055、1059、
1083、1149、1151、1173、1175、
1195、1213（3）、1215（3）、1219
（2）、1235、1255、1273、1547、
1597、1625、1767、1775（2）、1979、
2109、2113、2129、2131、2151、
2157、2417、2537、2581、3133、
3257、4855、5177、5187、5307、
5351、5353、5443、5489、5713（2）、
5791、5923、5945、5947、5949、
6023、6123、6125、6127（5）、6129
（4）、6275、6341、6689（2）、6999、
7035、7159、7391、7501、7613、

7637、7719

黄蠟沈　5399

黄辬　4025、4067

黄爛浮石　1899

黄鱓　6649

黄鱓魚　6653

黄鷹屎白　7127

黄鱨　1285

黄鱨魚　1425、2789、6671

黄纘蕈　4813

黄鸝　7095（3）

黄鸝鶹　7095

菣　2867（5）

菴藺　533、669、801、927、961、1331、
　2823、2837、2839、2841（3）、2863、
　2879、3983（5）、6571

菴藺子　411、599、1003、1299、2839、
　2841（2）、7611

菴摩勒　5075、5095（3）、5099

菴摩落迦果　5095

菴摩羅迦果　4965

菴羅　5685

菴羅果　893、1303、4929、4965（3）

菴藺蒿　2839

萋蒿　2919、3171

萋蒿草　3171

菝葀　2795（2）

菝葜　3763（3）

菝葜　521、631、661、739、755、801、
　809、839、893、895、911、919、
　1001、2335（6）、3271、3273、3611、
　3643、3713、3731、3759（2）、3761、
　3763（6）、3765（5）、3767（5）、

3777、3841、4409

菝葜子　5831

菝葜根　2169

菝葜葉　1213、5221

菩薩　4545

菲　3713、3907、4533

菽　4199、4261（2）、4281（2）

菽豆　5703

莧羊　7485

菖　3917（2）

菖蒲　531、555、587、597、647、847、
　875、885、903、919、933、1025、
　1035、1047、1057、1061、1081、
　1109、1113、1179、1185、1201、
　1215、1269（2）、1309、1317、1357、
　1721、1937、1975、2267、2283、
　2443、2573、2593、3359、3537（2）、
　3897、3917（7）、3919（5）、3923
　（7）、3925（6）、3927（5）、3929
　（3）、3931、3987、4135、4419、
　4735、5177、5631、5753、6183、
　6293、6359、6417、7239、7487

菖蒲上露　1383

菖蒲水　1099

菖蒲末　1513、6289

菖蒲生根　3925

菖蒲汁　1107

菖蒲根　1669、3923、3925、3927（2）

菖蒲根汁　3925

菖蒲酒　3385、6207

菖蒲湯　5715

萌　4725

萌葛　5603（2）

葛花 3339、3341

菌 3939、4791、4801（2）、4811、4813、4815、4819（5）、4821（3）、4823（2）、4825、5383

菌子 569、4819、4821（2）、7017、7019、7023

菌地 4819

菌芝 4793、4795

菌花 4813

菌桂 553（3）、599、1071、1911、1923、1959、5365、5367（6）、5369（6）、5371、5375、5377

菌蕈 7007

菌藥 3607、4821

菌類 4821

菌屬 4791

薗草 517、2799、6467（2）

薗草子 4103

萵苣 551、555、557、681、905、915、923、1045、1099、1259、1265、1267、1269、1335、1785、1975、2441、2909、3909、4567、4617、4661（3）、4663（5）、4665、4671、6117、6353

萵苣子 797、945、1003、1009、1125、4627、4665（5）、4667

萵苣菜 4665（3）

萵苣葉 3195、4665

萵笋 3559

萵菜 4663（2）、6571

萵筍 4663

菱香 2273（2）

菱黃葱葉 4471

萎蕤 515、583、777、2185、2265（2）、2267（3）、2273（2）、2275（11）、2277（3）、2279（5）、2281（8）、3067、3625、3775

萎蕤根 2279

萎蕤參 2279

萎蕤 2273（2）

萸 1227、5811

萑 2887、3021（3）、4823

萑菌 1187、4825（2）

萑蘆 4823

草麻子 2591、4263、5643

革解 631

萆薢 449、485、515、527、529、531（2）、541（2）、557、601、647、669、757、801、809、839、903、919、943、961、1001（2）、1021、1025、1043、1155、2335（5）、2337（2）、2461、2493、2561、3165、3611、3757、3759（5）、3761（7）、3763（7）、3765、3767（2）、3815、3985、5781、6189

萆薢末 5051

萆薢葉 865

苔 5275（9）、5277（4）、5279

釜 2431

菜 3229、3683、3835、4333、4657

菜子油 1153、1469、1529、2855、4517（2）、4681、4721

菜玉 1681、1691

菜瓜 4769（2）、4771、4773、5235

菜瓜子 4771

菜芝 4479（2）

菜花蛇　6549

菜花藤　3833

菜伯　4457（2）

菜油　1237（2）、1775、7613

菜茹　4737

菜蟲　6225、6451

菜蘇　2775

菟瓜　3713（3）

菟竹　2265（3）

菟奚　3163

菟葵　519、3121、3137（6）、3139
（2）、4169

菟絲　3205、3615（5）

菟絲子　809、919、1043、3615

菟絲汁　1139

菟槐　2483

菟縷　3615

菟蘆　3615

菟藟　3615、3617

菊　521、595、1403、2397、2759、
2767、2771、2823、2827（8）、2829
（5）、2831（3）、2833、2837（3）、
2839（2）、2909、2915、2917、3003、
3009、3145、3157、3279、3297、
3303、3889

菊花　487、531（2）、533、541、563、
597、625、641、669、703、801、
1001、1023、1029、1031、1043、
1045、1055、1077、1079、1123、
1853、2345（2）、2407、2427、2631、
2827、2829（3）、2833、2835（3）、
2843、2889、2909、2915（2）、3165、
3549、3799、3837、4177、5335、

5337（2）、5347、6675、7559

菊花上水　927

菊花莖葉　2833

菊花酒　5193

菊花葉　1165、1181、5903

菊苗　1031、1337

菊華　2827

菊根　2827

菊酒　2833

菊婢　3557（2）

菊葉　2255

菊潭水　1377、2833

菮苣　2249（2）

菩提子　521、4243、5061、5629（2）

菩薩石　643、881、963、1053、1167、
1261、1271、1273、1291、1301、
1349、1363、1723、1725、2175

菩薩豆　3377

菩薩草　1259、1261、1285、3313、3515

葵　3019、3021（3）

萍　1233、3943（3）、3949（2）、3951
（8）、4033、4687

萍蓬草　3897、3951、3953（3）

萍蓬草根　523

萍實　3951、3955

萹　2807

萹子　4679

萹芹　3151

萹菜　4679（2）

萹蚅　6737

菠　2249

菠菜　4621

菠稜　905、4617、4621（2）、4623（2）

菠薐根　4623

莨草　3287（2）

莔根　449、3389

菅　2517（6）、2519

菅茅　2403、2517（3）、2519、2525、2761

菅茅根　517

菅草　6075

菅根　2517、2519、2525（2）

萹　3131

菀　3815

乾　1111、1163

乾人屎末　1253、6967、7699

乾人糞末　7699

乾山楂　4963

乾山藥　4707、4709、5947、7525

乾天門冬　3739

乾木耳　4803

乾瓦松　4043

乾牛皮　7499

乾牛蒡　2947

乾廬末　1249

乾艾　2851（3）、2857

乾艾葉　2851、2855

乾石蓮子肉　5281

乾生薑　493、4561、4563

乾生薑末　4565

乾冬瓜　4763

乾冬瓜子　4767

乾冬瓜皮　4767、7381

乾地黃　541、597、2315、3067、3069（2）、3073、3081（2）、3083、3207、3839、5371

乾地黃末　3077

乾地龍　6167、6427、6429、7353

乾百合　4719

乾竹片　5991

乾羊肺　7255

乾羊屎　7277

乾李　4837

乾陀木　5931

乾陀木皮　6007

乾青蛙　6399

乾茄　527、4737

乾苔　717、729、4023、4031（3）

乾茅　4077

乾林檎脯　4971

乾柿　869（2）、4975（3）、4977（9）

乾柿末　4977

乾柿餅　4301、4977、4979

乾狗膽　7601

乾荊芥穗　2791

乾胡荽　4585

乾柞木葉　5913

乾柿　717、729、827、857、907、925、959、1049、1059、1079、1125、1283、1603、3257、5441

乾柿蒂　5415

乾柿餅　2835

乾砂糖　7059

乾香薷　2779

乾姜　6139、7443

乾馬齒莧　4651、4653（2）

乾荷花　5291

乾荷葉　2517、5295、5297（2）、6655

乾荷葉中心蒂　5913

乾荷蒂　5297

乾桃　4887、4889

乾桃葉　4895

乾蚓　6421、6423

乾笋　571、573

乾胭脂　4301、5055

乾海苔　6199

乾浮萍　3947

乾陳人屎　7697

乾陳橘皮　5005

乾桑木　5745

乾黃土　1487、1489

乾梅　1243、4871

乾麥飯　6247

乾麥飯汁　6247

乾瓠　4757

乾蚵蚾　6383

乾脯　6661

乾魚　6707（3）、6709、6711

乾鹿血　7513

乾斑蝥末　6241

乾葛　3705、3723、6973

乾葡萄末　4427

乾萱草根　5913

乾楮葉　5761

乾棗　765、1077、2881、4915（3）、
　　4919、5131、6491

乾棗肉　7275

乾棗葉　717、4923

乾雄蝎虎　6503

乾蛭　6277

乾筍　4727、4729、6661

乾皁　7113（2）

乾飯　4355、4977、6739

乾腊　6635

乾猬皮并刺　7641

乾絲瓜　4779（2）

乾蒜　4509

乾蒜汁　1287

乾蒸餅　4363

乾椹　2705、5739

乾酪　7361（2）、7363

乾蜣螂　6337

乾粳飯　4191（2）

乾蔓菁根　4537

乾蝸牛　6433

乾蜘蛛　6257

乾箬葉　3019

乾漆　529、531、537、539、543（2）、
　　557、561、567、599、799、803、
　　829、841、849、963、987、989、
　　1003、1107、1299、1301、1303、
　　1325、1331、1337、1655、2189、
　　2551、2579、2629、2707、3097、
　　3321、3707、4043、4379、4809、
　　5371、5505、5543（2）、5545（3）、
　　5547（4）、5549（4）、5683、5777、
　　6475、7385

乾漆水　2407

乾漆末　5547

乾麪　5819

乾麨　741

乾豬胞　7193

乾蝎　951

乾蝦蟆　6385、7591

乾熟菜　4513

乾薑　295、383、403、409（2）、425、
491、495、505、507、529、531（2）、
539（5）、543、547（2）、553、557、
577、579、585、601、639、651、
655、659、671、673、685、687、
699、705、707、713、719（2）、721、
725、727、731、735（2）、739（2）、
741（4）、745、751、753（2）、755、
757（3）、759、763（2）、765、789、
811、813、821、825、829、831、
845、867、873、887、899、903、
919、921、925、933（2）、943、951、
955、957、959、963、983、985、
991、1001、1025、1035、1037、
1057、1079（2）、1089、1095、1115、
1117、1135、1141、1151、1259、
1261、1263、1267、1271、1273、
1283、1305（2）、1307、1311（3）、
1325、1327、1483（2）、1539、1723、
1795、1803（2）、1841、1845（5）、
1847、1925、1927、1933（2）、2103、
2161、2177、2195、2219、2225、
2229（2）、2233、2241、2311、2313、
2331（2）、2351、2365、2411、2417、
2419、2423、2425（2）、2461、2507、
2521、2551、2581、2623、2653（2）、
2669、2677、2679、2697、2703、
2853、2855、2859、2897、2903、
2971、2975、3049、3053、3083、
3187、3327、3345、3363、3383、
3433（3）、3441（3）、3453、3469、
3501、3517（2）、3531、3625、3669、
3707、3731、3935（2）、4257、4371

（2）、4379、4441、4471、4557（2）、
4563（2）、4571（7）、4573（9）、
4575（8）、4577（8）、4633、4865、
5073、5201（2）、5341、5379、5409、
5433、5513、5521、5525（2）、5541、
5771、5797、5975、6039、6331、
6571、6683（2）、6743、6763、6799
（2）、7039、7041（2）、7069、7183、
7189、7195、7227、7241、7243、
7255、7263、7265、7271、7691、
3191

乾薑末　575、755、1111、1137、2669、
4407、4565、4575（2）、4577（3）、
5227、6121

乾薑粉　4577

乾薑湯　2153、5201、7035、7225

乾薄荷　6241

乾橙烟　949

乾糗糧　4357

乾糖糟　4433

乾糕　741

乾燒餅　7705

乾澱　3255

乾壁土末　1491

乾藍　3251

乾藍葉　3251

乾藍實　3833

乾螻蛄　6399

乾龜殼　6737

乾餳糟　713、4431、4433

乾藕　1247

乾藕根　5285

乾歸　2571

乾雞矢　6981（2）

乾雞屎　6987

乾雞筋　2353

乾餹　4359

乾鵲　7107（2）

乾蘄艾　2853

乾蘇　2811

乾蠍　6187（2）、6271、6273（3）、
　　6275、6391、7055

乾獺膽　7601

乾蟹　6783

乾臙脂　2935、6675

乾蘿蔔　4545

菉　4293

菉竹　3287（2）

菉豆　5103、7179、7351

菉豆粉　7565

菉蓐　3287

菉蓐草　3287

菰　3897、3937（2）、3939（6）、
　　4233、4235、4237（4）、4239、4359、
　　4817

菰子　4819

菰手　747、3939、3941

菰米　891、3937、3939、3941、4103、
　　4235、4237（2）、4239、6737

菰草　3939、4239

菰首　3939（3）

菰首蒟醬　5233

菰根　677、891、1237、1259、3939
　　（2）、3941（2）、4237

菰根汁　917

菰笋　565、703、907、1069、5707

菰菌　4299

菰菜　3939（3）、3941

菰菨　3939

菰葉　4205

菰筍　797、885、1141、3939

菰蒲　569

菰蔣　4237

菰蔣草　3939、4237

菰蔣草米　4237

菰蔣草根　3941

菰蔣節　3941

菡萏　3235、5275（4）、5279

梗　2217

梗草　2255

梗雞　6297

梧　6341

梧子　5567

梧桐　523、5189、5315、5499、5559
　　（3）、5561（5）、5565（12）、5567、
　　5571、5603、7119

梧桐子　2917、5189、5233、6123

梧桐子汁　1127

梧桐子灰　1097

梧桐白皮　945

梧桐淚　1103

梧桐葉　1171

梧鼠　6343（2）

梂　4959（3）、4961、5063（2）、
　　5181、5207

梂小核　3677

梂子　5181

梂子核　3667

梢瓜　4733、4769（2）

樗棗　4983

梅　　569（2）、1029、2911、3137、
　　3915、4447、4523、4831、4835、
　　4845、4861（11）、4863（7）、4867、
　　4869、4875（2）、4877、4959、5033、
　　5079、5143、5317（2）、5319、5805、
　　5905、6525、7517、7531、3151

梅子　569、573、4477、4863、5097、
　　7165、7257

梅汁　2659、3029、4867

梅肉　4865

梅花　4863、4873、5407、5473

梅花片腦　5479

梅花湯　4873

梅花粥　4873

梅花腦　5473、5479

梅杏　4845

梅雨水　1203、1379

梅果　3033

梅柏砂　1731

梅香酎　5033

梅核　4861

梅核仁　1045、1209

梅脯　1099、4871

梅葉　731、757、1227、1267、1311、
　　1341、1379、4873（5）

梅滷　2807

梅實　529、601、2269、4861、4863

梅樹枝　5685

梅醬　4863（2）

梅類　5905

梹榔　6283

栀　5731（2）、5783

栀子　5505

栀子花　2359

麥　　459（2）、2243、2989、3183（2）、
　　4065、4099、4147（7）、4149（5）、
　　4153（2）、4155（2）、4159、4161
　　（4）、4163（3）、4167（2）、4169、
　　4171（2）、4199、4281、4355（2）、
　　4365、4367、4375、4387、4401、
　　4405、4429、4599

麥子　3183

麥句薑　537、551、555、1721、2069、
　　2999、3001、3343

麥奴　881、4161

麥皮　4151

麥米　4161

麥芽　737、761、1331、4321、4341、
　　4371、4377、4379

麥芽湯　2511、3373

麥李　4065、4837（3）

麥苗　761、797、881、905、1233、
　　1291、4147、4159

麥苗汁　703

麥門冬　439、489、493（2）、519（3）、
　　529、535（2）、537、541、543、553、
　　561、565、577、585（2）、597、625、
　　653、659、669（2）、677（2）、679
　　（3）、689、717、795、809、817、
　　825、831、833、835（2）、837、855、
　　863、867（2）、869、873、875、877
　　（2）、879、881、883、887、891、
　　895、903、907、917、925、931、
　　1043、1077、1085、1093（3）、1095
　　（2）、1101（2）、1109（2）、1123、

1275、 1333、 1683、 1863、 1901、
2219、 2223、 2233、 2237、 2239、
2265、 2345、 2369、 2437、 2441、
2447、 2739、 2761（2）、2763、2767、
2817、 2871、 3023（2）、3063、 3069、
3075、 3105（3）、3109（4）、3111
（7）、3113（5）、3115、 3117、 3119、
3191、 3207、 3301、 3563、 3621、
3627、 3731、 3737（3）、3741（2）、
3813、 4767、 4801、 4869、 5119（2）、
5371（2）、5607、 5865、 5937、 5985、
6271、 6425、 6613、 7191、 7565、
7641、 7759（3）、3079

麥門冬連根苗　5257

麥門冬飲　7255

麥門冬湯　861、925、1745、2613、3025、
3113、 3281、 3505、 3563、 3709、
5297、 5481、 5513、 5865、 5955、
6429、 7483、 7735

麥柵花　2919

麥粉　1163、4157、4159、4365（2）、
7525

麥黃　4365

麥蛁　6323

麥斛　3979

麥粒　4599

麥稈灰　1145

麥飯　3993、4247、4365、4391

麥飯石　1173、1905、2003（2）

麥飲　2531、2621

麥湯　873

麥粥清　6971

麥蒿　2539

麥實　4161

麥蕈　4813

麥麩　623、807、871、923、1207、1221、
1251、 2313、 4151、 4879、 4895、
5625、 5783、 6797

麥麩皮　391

麥麫　639、753、863、873、969、1029、
1155、 1163、 1175、 1181、 1219、
1231、 1235、 1251、 4155、 4171、
5133、 5631

麥麨　893、4159

麥醋　4391

麥醋糟　1209

麥顆　5219（2）

麥醬　571、4387、6593、6717

麥醬汁　937

麥雞　6891（2）

麥麴　1325（2）、2583、2587

麥類　4239

麥麵　4549

麥櫻　5039

麥鬚　3105

麥蘗　567、691、701、705、721、743、
765、 771、 799、 969、 1323、 2311、
2995、 4165、 4371、 4377、 4379（4）、
4381、 5683

麥虋冬　3105

桜　5801

桴栳子　3821

桼　5543（2）

梓　5499、5551（16）、5553（3）、
5555（2）、5565、5821

梓人　5551

梓木　5553
梓白皮　605、655、675、717（2）、725、1045、1087、1207、5551、5553、5571
梓州厚朴　5525
梓材　5551
梓宫　5551
梓葉　5553、5555
梓楡　5595（2）
梓樹　5475、5551（2）
梓藻　4073
梳　6071、7685
梳垢　1183、1259、1261、7683（2）、7685
梳篦　811、6017、6071
梫　5365（3）、5367
梫木　523、1331、5839（2）
梫木皮　1259
桶子　5145
梭子　5401
梭尾螺　6857
梭頭　1113、6017、6071
斬鬬　7655
軟玉　1681
軟石膏　1805、1807（2）、1813、1819、1821、2055（2）
軟耳　4805
軟栜　4565、5147
軟柹　713
軟柴胡　2447
軟棗　571、4973、4983、5317
軟錫　2499
軟餹　4381
曹公爪　5153
曹末砂　1731
曹芋　4701
曹姓帛　6025
區余　4025
豉　543、565、623、661、663、665、703、729、747（2）、763、793、797、801、821、873、881、885、891、915、1025、1031、1057、1079、1097、1135、1217、1229、1231、1265、1307、1333、1355、1525、1719、1795、1829（2）、1843、1855、1869、1919、2033、2041、2423、2965（3）、3045、3201、3341、3413、3725（2）、4121（2）、4139、4179、4261、4263、4323（7）、4325（3）、4327（14）、4329（5）、4331（6）、4333（7）、4357、4379、4397、4547、4615、4655、4771、4805、4869、4967、5177、5537、5539、5707、6597、6709、6737、6863、6917（2）、6969、6971、7011、7177、7185、7191、7205、7217、7241、7243（2）、7255（2）、7259、7263、7275、7295、7497、7571、7621、7623（2）、7703
豉丸　4329
豉心　4323（2）、4329、4333、7705
豉汁　537（2）、539、553、565、745、801、959、1029、1111、1133、1283、1287、1289、1317、2035、2787、2987、3099、3285、3433、3469、3479、4033、4291、4293、4323（3）、4331（3）、4333（4）、5119、5867、

6779、 6959、 7059、 7175、 7179、
7183、 7255、 7289、 7305、 7325、
7345、 7349、 7459、 7471、 7507、
7513、7563（2）、7589、7615、7725

豉母　6449

豉母蟲　1267、6449（2）

豉　湯　767、823、831、2235、2799、
4329、 4467、 5613、 7295、 7377、
7497

豉粥　2653、7395

豉餅　4331

豉蟲　6297、6449（2）

戚施　6379

帶　6405、6569（2）

帶毛雀兒　7035

帶火炭　1459

帶泥山藥　4711

帶殼螻蛄　6347

帶鳥　7093（2）

厠戶簾　731

厠屋戶簾　6079

厠　籌　731、811、1323、1351、1363、
6003（2）、6019、6101

硃砂　3503、3601、3751、3879、4507、
6187、7175、7205、7565、7585

硃砂末　7173、7549

硇　447、449（2）、1081、1149、1599、
1619、1633、1917、2103（2）、2107
（2）、2109（3）、2175、3057（2）、
4007、 4089、 4681、 4903、 5747、
6687、7271

硇末　7739

硇砂　447、449、505、537、539（2）、
543、549（2）、555、557、559、561、
563、 567、 685、 693、 701、 709、
715、 745、 825、 859、 911、 919、
929、 949、 963、 971、 983、 987、
1007（2）、1053、1065、1081（3）、
1107、 1121、 1141、 1147、 1151、
1169、 1183、 1191、 1209、 1211、
1219、1241、1263、1301（2）、1307、
1313、 1325、 1327、 1649、 1655、
1885、 1887、 1949、 1951、 1981、
1987、 2025、 2053、 2061、 2063、
2101（4）、2103（3）、2105（2）、
2107（6）、2109（4）、2111（12）、
2113、 2115、 2117、 2713、 2863、
2993、 3181、 3337、 3567、 3601、
3735、 4003、 4547、 5057、 5241、
5371、5607、5621（2）、6061、6173、
6209、 6233、6287（2）、6341、6417、
6619、 6675、 6713、 6795、 6997、
7207、7229、7247（2）、7391、7591、
7601、7621

硇砂末　2111（2）、5489

硇砂綠　1949

硇砂醋　2109

硈礋　2003

硈礋石　2001、2003

瓠瓟　4747（6）、4751（2）

瓠　1097、3395、4203、4747（16）、
4751（9）、5125、6135

瓠子　895、4201、4771、5239、7243

瓠瓜　4745、4747

瓠壺　4751

瓠葉　4169、4749、6257

瓟犀　4749

瓟瓢　6087

瓟藤　4757

瓟類　4747（2）、4751

瓟瓤　4753

匏　4747（7）、4751（2）、5247

匏瓜　4745、4747（2）、4749

匏壺　4757

豾　7157

豝　7157（7157）

盛過麻油瓦罐　2217

盛燈盞内油　6081

匾桃　4875、4877

匾縫　4837

敉齊　6299

雪　6319

雪水　667、675、1403、1405、2411、
　3045（2）、4873、5105

雪白礬末　2157

雪白鹽　2037、2041

雪白鹽花　2039

雪玄　7163

雪客　6931

雪蛆　675、6217（2）

雪梨　4931

雪糕　3653、5453、5617、6399

雪瓣　2735

雪礬　2141

雪蠶　893、6111、6217（2）

捺祇　2515

排草　2743

排草香　2567、2741、2743（2）

排香　2741、2743

排風　3145、3833、3835

排風子　1031、3145、3613、3835、3837

排風藤　1135、2563

推丸　6329（2）

推石　1955

推車客　6329（2）、6335、6345

推青　1955

推屎蟲　6333

推藁　3863

捻頭　745、907、2371、4359（3）、
　4361（2）

捻頭湯　4361（2）

捻糖　5269

掬天皮　4037

接余　3955（2）

接骨　2941（2）、3309（2）

接骨木　695、1249、1329、5729、5921、
　5923（2）

接骨木根　791

接骨花　3239

接骨草　515、3241（2）、5881

接骨草葉　2945

接骨樹　2941

接慮李　4837

接續草　3053

掃帚　3177

掘　3353

掘據　3353

救月杖　1223、6017、6061

救月鼓椎　1223

救月蝕鼓皮　7397

救火　3995、6347

救荒草　2265（2）

救赦人者　4025、4075

救窮　2265

救窮草　2265

鹵　2027（3）、2753、5079、5153、
　6093

鹵水　1419、2051、7723

鹵石　1649

鹵斥　5495

鹵玄精　2059

鹵汁　1603、4389、4447

鹵液　2103

鹵鹹　529（2）、535、539、541、603、
　1923、2025、2027、2029、2043、
　2051（8）、2219、2277、3103、3687、
　3815

鹵鵜　2053

鹵鹼　675、893、1039、2051

鹵鹽　2051（4）、2053

虛中　1859

彪　7415

處石　523、1913、1921（2）

雀　699、837、1007、1055、1061、
　2323、2325、6129、6185、6321、
　6569、6801、6837、6879、6943、
　7031（2）、7033（6）、7035、7037
　（2）、7041、7043（2）、7045（2）、
　7051、7097、7109、7113、7133、
　7629

雀子　5063

雀芋　3479

雀肉　529、565、567、569、571、919、
　929、1307、1311、2307、2323、
　4387、4839、7033（3）、7035

雀舌　5219（2）

雀肝　929

雀卵　929（2）、1007、1303、1307、
　6583、6689、6969、7037（5）、7525

雀林草　4007、4009

雀兒　7035（3）、7039

雀兒臥單　4011

雀兒草　4009

雀兒酥　5809（2）

雀兒飯甕　6185（2）

雀兒飯甕子　6187

雀兒酸　4007

雀兒糞　7039

雀兒蘇　5807（2）

雀屎　637、1007、1055、1087、1121、
　1169（2）、1191、1219、1307、1963、
　4395、7041（5）、7725

雀屎白　701

雀梅　4025、4065、5817

雀麥　697、1119、1325、3183、4103、
　4169（4）

雀脛骨　975

雀粟　4063

雀蛤　6813

雀單　4011

雀鼠　7629

雀腦　1233

雀腦芎　2583、2585、3399

雀頭　3479

雀頭血　1047

雀頭香　2715、2717（3）

雀　瓢　521、3219、3221（5）、3837
　（7）

雀髀斛　3979

雀錫　1385

雀甕　605、645、855、6111、6155、6159、6185（4）、6187

雀甕汁　6357

雀甕蟲　523

雀糞　971、1041、6341

雀翹　521、3065

雀醫草　4025、4061

雀雛　6547

雀蘇　7039（2）

雀癰　6185

雀鷹　7133（2）

常山　381、491、537（2）、555、561、565、567、591（2）、603、649、761、763（2）、765（2）、767、973、1143、1289、1975、3205、3313、3405、3407（6）、3409（5）、3411（9）、3413（2）、3415（4）、3419、4393、4459、4799、5489、7385

常山末　617、6997

常山苗　3405、3407（2）

常山莖　3407

常山蜀漆　3415

常吏之生　4025、4075

常春　3863

常春藤　527、961、1123、1159、1181、3613、3861（2）、3863（3）

常思　2989

常思草　2997

常思菜　2989（2）

常葱　4475

常藁　2989

常葵　3121

常棣　5669、5817

常麵　2975

野人　7657、7659（2）

野人糞　711

野大黃　3911

野丈人　2389、2391

野女　7411、7657（4）

野小椒　519

野天門冬　527、3743、3745

野天麻　525、2887（2）、2889、2895

野牛　7455（2）、7457

野艾　3429

野生山蒜　4489

野生薑　529、2265（2）

野外久乾牛屎不壞者　7315

野外乾人屎　7697

野芋　1425、3601（2）、4617、4699（4）、4703（4）

野芎草　4027、4089

野百合　4721

野灰藋菜葉　4693

野羊　7477、7483、7485（2）

野苣　4657、4659

野杉　5103

野李　4837

野豕　7151

野苦蕒　2501、4659、4661

野苗　3749

野苧　2957

野苧麻根　2959、3309

野苧葉　2959

野茄　529、2989（2）

野狐肝　769、7563

野狐肝膽　7563

野狐絲　3615

野狐鼻涕　6179（2）

野狐漿草　3621

野狐漿草汁　1037

野狐糞　769

野油花　2919

野茵蔯苗　2863

野茴香　527、4597（2）

野茶　5833

野胡蘿蔔　527、2251、4587

野韭　4455（2）

野紅花　525、2935、3015

野馬　7409、7459（3）、7461

野馬肉　645

野馬精　2287

野馬遺瀝　2289

野莧　4643（2）、4645

野脂麻　525、2363

野狸　947

野菌　1485、5291、6603

野菊　519、961、1161、1195、2457、
　2823、2829、2831（2）、2837、2859、
　4657（2）

野菊花　2837（3）

野菊花莖葉　2837

野菊花根　2837（2）

野菊根　1147、1187、1207

野菅　2517、2519

野麥　4169

野甜瓜　527、3713、3719

野梨　4941（2）

野悉密花　2735

野象　7437（2）、7439

野猪　571（2）、6663

野猪皮灰　1193

野猪肉　565、947、951、6665

野猪尾　3795、3893

野猪脂　1205

野猪黃　647、751、851

野猪頭骨　769

野婆　7657（3）

野葛　565、847、1325、2267（2）、
　2269、2483、3603（3）、3605（4）、
　3607（4）、3609（3）、3721、3793、
　3833（2）、4033、4073、4623、4625
　（2）、6919、6967、6993（2）、7017、
　7165

野葛苗　3609、4625

野葛葉　1243

野葡桃根　1165

野葡萄　4785、5233、5257

野葡萄根　1183、5259（3）

野葡萄藤　5257

野葱　4475、4477（3）

野萱花　527、3545

野葵　4067

野椒　5179（2）

野彘　7461

野蒿根　2457

野椿根皮　5845

野槐　527、2483

野園荽　525、1213、3999、4001、4003
　（2）

野蜂　6129

野鼠屎　7625

野梟　6913（2）、6925、7147

野菱　5301（2）

野蓼　2283

野蓼自然汁　4371

野貍　7555

野緑豆　521、4617、4689（2）、4691

野駝　7357（3）、7359

野駝脂　1021、1193、1251、7359

野豌豆　4307、4685、4687（2）

野豬　7409、7461（3）

野豬皮　1157

野豬肉　7461

野豬黃　1349、1355、1367

野豬頭　7463

野貓　7553（2）

野貓肝　7555

野薔薇　3631

野薔薇枝　1125

野薔薇根白皮　3695

野薔薇嫩枝　3987

野薤　4481

野薑　815、5179

野鴨　569、573（2）、6601（2）、
　　6883、6907、6913（4）、6915、6923、
　　6925（2）

野縑絲　2999

野鴿　7027、7029

野鴿屎　637

野鴿糞　7029、7031

野藕　5283

野鵝　6905、6907

野雞　569、571、775、7005（2）、7009

（4）

野雞肉　6663、7007

野雞冠　525

野蘇　2375、2807、2819

野蘭　527、2947、3977

野蘭根　4017（2）

野鶩　6915、6923

野櫻桃　5811

野鷄　895

野鷄冠　2919

野鷄斑　5361

野蠶豆　4687（2）

野驢　7343、7477

野驢肉　7343

晨風　7133

晨梟　6923

敗天公　6015、6039

敗天翁　7671

敗木梳　731、6073

敗石　4025、4069

敗皮巾　7691

敗皮巾子　6039

敗皮巾灰　959（2）

敗芒箔　847、849、1329、2525、2527、
　　6079

敗茅　1369

敗毒菜　3907

敗毒菜根　3909、3911

敗華　3569

敗荷葉　783、5295、5297

敗席　3057、3059

敗酒　3887

敗扇　291

敗梳　6073、6293

敗船茹　749、859、917、923、1243、
　　1889、6017、6085

敗將　6731

敗壺盧　1145

敗筆　7409、7593

敗筆灰　909

敗筆頭　909、931、993、1105、7593
　　（2）

敗筆頭灰　943、1321

敗鼓之皮　7397

敗鼓皮　295、1223、1293、7155、7395、
　　7397（2）

敗蒲　1247

敗蒲席　811、905、6075、6077

敗蒲席灰　1189、1313

敗蒲扇灰　873、6075

敗楼　7679

敗瓢　777、955、1237、1311、4733、
　　4757、4759

敗筐　6073、6293

敗龜板　7759、6731（2）、6733、6735、
　　6737

敗醬　381、515（3）、529、601、625、
　　831、923、961、989、1051、1063、
　　1179、1201、1207、1305、1329、
　　2337、3159（2）、3161（2）、3163
　　（3）、3643、5975（2）、3143

敗醬苦菜　3063

敗醬草　1265、3163

眼淚　7669、7743

眼睛草　3367

啞蟬　6321、6323

喈喈　7085

閉口椒　5383

閉口椒及葉　5175

閉甕菜　4537

問荊　1145、2825、3053

曼陀羅　3563、3565

曼陀羅子　941、3565

曼陀羅花　805、1075、1353、3313、
　　3563（2）、3565（2）

晚白米　4191

晚白粳　4189

晚李　4839

晚桑葉　5743

晚粟　4221

晚粳　4189、4193（2）

晚粳米饎　4357

晚稻　4189、4193

晚蠶　6111、6205（2）

晚蠶沙　557、803、893、955、993、
　　3483、6199、6211（2）

晚蠶砂　2095、2103、2729、4605

晚蠶蛾　899、925、1099、1227、1241、
　　1245、2357、6167、6207（6）、6209

啄木　7097（6）、7099

啄木舌　7099

啄木血　1073

啄木鳥　645、843、1121、1157、7075、
　　7095

啄木禽　7097

異草　4025、4063

異翹　3233（3）

略石　3851

蚶　6831、6837、6839（2）、6841

（3）、6869

蚶田　6841

蚶殼　6843（2）

蛄　6343

蚵蚾　6361、6379（2）、6389

蚵蚾草　2999、3007

蚵蚾蟲　6359（2）

蝸魚　6351

蚾　6369

蛄蛜　6159、6185（2）

蛄蛜房　6185（2）

蛆　6221、6283（7）、6285（2）、6287（4）

蛆蛻　6285

蛆蠂　6405

蛆蟲　6845

蛆蠋　6349

蚰蜒　1065、4397、6297、6357、6413（2）、6415（4）、6417、6429

蚰蜒螺　5903

蚺　6521（2）、6523

蚺蛇　623、1191、1199、1205、6463、6519（5）、6521（4）、6525（2）、6527（2）、6569

蚺蛇肉　663、665、4421、6525（2）

蚺蛇脯　1273

蚺蛇膏　1061、1329

蚺蛇膽　759、1055、1121、1157、1199、1225、1291、1355、4319、6523（6）、6525

蚨毋　6267

蚨母　6267

蚨蝎　6267（3）

蚨螏　6267

蚹蠃　6431（3）、6439（3）

蚹蠃蟭蝓　6437

蚱　6321

蚱蜢　6229、6367（2）

蚱　蟬　567、603、645、1327、6151、6295、6319、6321（4）、6323（3）

蚱蟬蟬　6321

蚯蚓　525、557、645、761、907、1019、1063、1077、1151、1263、1357、1747、2041、4471、4715（4）、6187、6297、6343、6367（2）、6409、6413、6415、6419（2）、6421（4）、6423（2）、6425（5）、6427（3）、6429（3）、6559、6919（2）、6979、7619

蚯蚓水　1377

蚯蚓泥　753、907、1063、1117、1137、1167、1177、1189、1207、1213、1219、1223、1229、1231（2）、1237、1259（2）、1261、1273、1293、1479、1511、1513（4）、1515、1551、3707、6279、6431

蚯蚓屎　1063、1459、1513（2）、1515、4395、4517、7685

蚯蚓屎末　1513（2）

蚯蚓頭　2459

蚯蚓糞　655、1213、1281、1511、1513（4）、3493、4301、4675

蚯蚓濕泥　4331

蛉蛩　6417

蚳　6107、6281、6725

蚳母　2283

蚳蝨　2283

蚳醢　6281

蚼蟤　6745（2）

蚼蟻　6281

蛀竹屑　6315

蛀棗　757、4917

蛀蟲　6305

蚿　6413

蛇　383、443、829、6393（3）、6403
　（10）、6405（5）、6407、6409（2）、
　6413、6481（3）、6483、6495（2）、
　6497、6513、6519、6521（2）、6553、
　6559、6563（5）、6565（2）、6569
　（3）、6631、6645、6647、6729、
　6759、6879、7005（4）、7007、7087、
　7087、7117、7119、7121（4）、7131、
　7141（2）、7143（5）、7219、7389、
　7431（2）、7457、7529、7533、7535、
　7639、7641（2）

蛇皮　1051、1099、1143、1183、1211、
　1507、1797、4057、5845、6097、
　6141、6513、6515（2）、6517（2）、
　6519、6545（2）

蛇皮灰　1177、1211、6519

蛇肉　1079、6485、6541、6555

蛇舌　3897

蛇合　3215

蛇米　2595

蛇吞蛙　1157

蛇吞蛙鼠　6547（2）

蛇吞鼠　6551

蛇吞黿　843、6551

蛇芮草　6571

蛇含　517、603、643、711、747、853、

1103、1261（2）、2019、3063、3215、
3217、3219（2）

蛇含石　2019、2021（2）

蛇含石末　2021

蛇含草　1155、1259、3219、6571

蛇含蛙　829

蛇含蝦蟆　6551

蛇含蝦蟇　6395

蛇角　1167、6465、6561、6563

蛇莓　653、673、1095、1227、1235、
　1257、1303、1361、3351、3611、
　3633、3643（3）

蛇莓汁　1347、3645

蛇莓自然汁　3645

蛇莓根　3161、3645

蛇牀　517、533、553、555、933、1251、
　1863、2121、2567、2583（2）、2585、
　2593（6）、2595（2）、2597、2879、
　4587、4597、4599、4607、5299

蛇牀子　411、559、599、633、647、669、
　743、835、873、927、933（3）、941、
　1001、1009、1075、1105、1187、
　1201、1221、1231、1309、1337（3）、
　1339、1343、1353、2585、2597（8）、
　2599（6）、3167、3353、3585、3591、
　3929、4587、4607、4941、5199、
　5573、6795、7035、3191

蛇牀子仁　2597

蛇牀子末　1631、2597、6977

蛇牀子花　2457、3161

蛇牀子湯　2741

蛇牀末　2597

蛇牀花　4587、4591、4599

蛇毒螫物汁　7701

蛇莴　3841（2）

蛇莴草　521、1259、3065、3275

蛇虺　2595、5707、7461、7481、7637

蛇涎　6551、6567

蛇退　1265、2951、6135、6203

蛇退皮　4055、5239、6519、7533

蛇退灰　1217

蛇珠　6813

蛇師　6495（4）、6497

蛇酒　6531

蛇殼　6513

蛇黄　851、959、995、1167、1319、1349、1365、1859、1907、2019（7）、2021、6815

蛇黄石　6565

蛇眼草　4027、4087

蛇符　6513

蛇脯　6525

蛇脫皮　6499

蛇魚　6645

蛇魚草　4027、4087

蛇魚骨　6649

蛇婆　1191、1291、6463、6545、6547

蛇粟　2595（2）、6571

蛇殘莓　3643

蛇筋　6513

蛇蛻　559、567、605、645、723、769、909、1049、1055、1063、1109、1157、1167、1179、1185、1191、1199、1223、1319、1321、1327、1349、1365、3713、6195、6201、6463、6513（3）、6515（3）、6517

（10）、6519、6547（2）、6723、7007

蛇蛻皮　539、543、553、1291、1911、3593、5529、6095、6515、6517、7055、7681

蛇蛻灰　1091、1175、1321、6515、6517（3）

蛇舅母　6495、6497

蛇銜　537、1187、3215、3217（3）、3219、3221（4）、6567、3219

蛇銜草　3217

蛇銜根　3221（6）、3839

蛇腹鼈　6551

蛇腦　6405

蛇衒　1135、1221、1243

蛇精　6567、7005

蛇葍　4815

蛇頭　6549（2）、6653

蛇頭灰　1167

蛇藍　2913

蛇膽　6541

蛇繆草　3645

蛇繭草　3277

蛇蔗　3643

蛇醫　6495（3）、6497（2）、6499、6631

蛇醫母　6495

蛇類　6537、6563、6651

蛇鶄　6569

蛇屬　6519

蛇蠱蟲　6455

蛇鱓　6567、6651

蛇鷹　6569

蚰蜒　6251、6253（4）、6261（5）

蛝蟟　6321、6323

國老　2187（2）

國豆　4307

患瘡膿汁　7737

唾　873、949、1005、1395、1617、1625、1751、2157、3085、3381、3463（3）、3475、3653、4693、4721、4921、5515、5721、6057、6177、6227、6333、6411、6419、7329、7395、7551、7685、7739（6）

唾津　1521、3167、5491、5703、6453、6505、7551、7739

唾菟葵　3139

唻臘蟲　6297、6459、7433

崖香　5401

崖椒　815、5159、5179（2）

崖棷　3977、4017

崖蜜　3645、5037、6113、6115（2）、6119、6121

崖鹽　2029（3）

崑崙　3773（2）

崑崙人　7659

崑崙瓜　4737

崑崙青木香　2635、4653

崑崙草　2919、2921

崑崙真青木香　2635

崑崙桃　4875、4877

崑崙黃　1797、2117、2119

崑崙紫瓜　4737

崑崙蔗　5263（2）

崑崙礬　2141

崗桐　5559（2）

過山薑　3809

過山龍　3771、3805、3809、3811

過岡龍　3767

過街　6359（2）

過路蜈蚣　3303

過羅　5229

毬糖　5265

甜水　2411

甜瓜　669、703、749、885、1085、1097、2081、3699、3747、4765、4769、5233、5235（4）、5237、5239、5247（2）、5249

甜瓜子　1003、1099、1249、1311、1645、1857、5235、5239（3）

甜瓜子內仁　449

甜瓜子仁　967

甜瓜仁　1179、5251

甜瓜葉　1247、1355

甜瓜葉汁　1125

甜瓜蒂　1291、5235、5239（2）

甜瓜蔓　1303

甜瓜蔓連蒂　5245

甜竹葉湯　2423

甜竹瀝　2457

甜杏仁上黃皮　4855

甜杏仁黃皮　1313

甜苦笋　5979

甜苦筍　4725

甜茶　5645

甜柑　5015

甜桔梗　525、2249（2）、2255

甜消　887、2069、2073、2081

甜菜　5851（2）

甜梅　4843（2）

甜瓠瓤　4747

甜葶藶　525、775、3197（2）、3199（2）、3201、4629、4633、6917

甜榴　6185

甜蕎　4171

甜漿水　7319

甜糟　2647

甜藤　521、1259、3613、3869、3871（3）、3873

甜醬　4387

甜櫧子　5061、5063（2）

甜櫧樹　6155

梨　677、703、715、937、1237、3893、4075、4845、4929、4931（9）、4933（6）、4935（8）、4937（3）、4939、4941（4）、4943（2）、4945（2）、4951、4955（6）、4965（3）、5101、5143（3）、5259、5319、5665、5671、5699、5721、5903、5917

梨木皮　4939

梨木灰　681、727、4939

梨汁　627、655、691、693、827、885、893、1037、1111、4937、5285

梨花　1071、4841

梨花蜜　6115

梨豆子　6525

梨枝　4939

梨核　4931

梨葉　731、1009、1265、1267、1285、4939（4）、5665

梨葉汁　6419

梨蒂　4933

梨棗樹　5153、5157

梨蓋　3347

梨樹　4931

犁　7281

犁食　2613

犁塗　6897

犁鵂　6895、6897（2）

移角　6837

猓　7281、7383

猝　7281

𤞞　7281

筇竹　5981

笛竹　5981

笛師　6145

符扈　2255

筍　6099

笠　2715、6015、6039（3）

笠子　6039

第一汲井水　5451

第二米泔　6805

第二番薑　6205

偎牛　7627、7629

側　3427

側子　449、565、801、1155、1325、3313、3427（6）、3429（3）、3431（3）、3467、3471、3473（8）、3475、3511

側金盞花　3139

側柏　959、1129、4051、5333（3）、5335、5691

側柏子末　5953

側柏葉　627、1125（2）、2237、3809、5105、5341、5343（4）、6735、7757

側理紙　4029

側梨　4029（3）

進賢菜　2989

停水濕處乾卷皮　4039

偏桃仁　5107

偏核桃　4875、4877

偏精　2267、2269、2279

兜木香　663、5331、5497

兜木香末　5497

兜納香　661、2567、2745

兜婁　2749

兜婁香　5331

兜婁香末　2747

兜婁婆香　2749（2）、5437（2）

兜鈴　3659

兜鈴子　3839

兜鈴苗　3661

兜鈴根　299、3657、3661、3687

假金　1571

假消石　2093

假豬螺　6855

假蘇　601、2569、2783、2785（7）

貨母　2281

舶上青黛　1899

舶上茴香　7035

舶上倭流黃　2119

舶上流黃　2129、2129、2131、2133（2）

舶上硫黃　2099、3329、7127

舶上蒔蘿　4607

舶上檳榔　5121

舶沈　5401

舶沈香　5401

舶茴　4415

舶茴香　497、2661、4601、4605、5011、

7491

舶硫黃　1757

船上陳桐油石灰　5569

船上舊油灰　1897

船矴魚　6629

船底青苔　4035

船底苔　653、863、907、4023、4033、
　4035

船故茹　6085

船茹　6085、7671

船柂　6565

船虹　4025、4073

舵菜　691、1145、4735、4819

釵鋤　5133

釣苓根　2903（2）

釣樟　735

釣樟　805、1203、1243、3001、5331、
　5427、5429（4）

釣樟根　5431

釣樟葉　663

釣藤　625、641、651、673、1023、1031、
　1347、1349、1361、2699、3613、
　3829（6）

釣藤湯　6325

釣藤鈎　3947

釣藤鈎子　3831

釵子股　517、665、1103、1289、2403、
　2557

飽　7359

斜蒿　2447、2455、2457、2881、4583

悉藺脂　1583

豽　7605

豽獸　7605

脯　7403（2）

脯脩　5153

脯臘　6097

脯鮝　6685

豚　5161、7157（2）、7169、7171、7175、7665

豚子　7635

豚耳　515、2971

豚肉　7159（2）

豚卵　603、645、659、851、907、1293、1367、7203（5）

豚腦　1233

豚實　2391、2469（2）

豚顛　7203

梟　7087

梟　7087（2）、7137（2）、7139（7）、7147

梟羊　7659（2）

梟鴟　7137

鳥　7467

鳥都　7145（2）

鳥鳳　7075、7115（3）

鳥雛　6569

鳥鵲　3479

脱　5401

脱石　1823

脱尾　4067

脱落　5399

彫苆　4235（2）、4237

彫胡　697、4235、4237（5）、4239

彫胡米　3939、4237、4239

彫菰　3937

彫蓬　4235（4）、4237、4239

魚　383、557、967、1191、2799、2915、3243、3257、3471、3627、3949、4017、4019、4021、4125、4155、4237、5267、5539、6399、6453、6471、6483、6533、6599、6619、6649、6723、6725、6837、6853、6953、7117、7465、7609

魚子　1055、6575、6721（3）

魚子鮴　6719

魚父　6223（2）

魚目青　1953、1955

魚甲　6819

魚生　6715（2）

魚白　6711

魚汁　569、6947

魚皮　1285

魚肉　3771、4245、6947

魚伯　6223（2）

魚尾　6719

魚尾草　3581

魚尾草汁　6631

魚苗　6721

魚枕　387、1291

魚虎　525、6575、6697（2）、6939

魚狗　1295、6883、6939（3）、6941（2）

魚狗鳥　523、525（4）

魚油　6719（2）

魚茗木　559、6675

魚骨　6719

魚津草　3243

魚珠　6815

魚翅　6719

魚師　525、6575、6699（2）、6939

魚脂　971、1191、6575、6719（2）

魚筍　6017、6097

魚筍鬚　1295

魚脬　6719

魚酢　5901

魚湯　1357、2959

魚腸　3697、6711、6719

魚腥　767、2925

魚腥草　555、769、947、1259、1265、
　2103、4617、4681（3）

魚腦骨　6719

魚膏　6713、7619

魚網　1295、6017、6099

魚網洗水　6619

魚蝦　6479

魚膠　555、6713、6715（2）

魚鮎　6575、6719

魚鮓　571、573、949、1065、1205、
　1209、2343、4283、4871、6575、
　6717

魚膽　6643

魚鵁　6935（2）

魚鰾膠　6715

魚醬　4387

魚蘇　2807

魚類　6395

魚鰹草　4679（3）、4681（2）

魚鰍　4775（2）、4779

魚鰾　1027、1245、4989、6715

魚鰾膠　6715

魚鱗　1285、6575、6721

魚鱠　569（2）、573、707、819、949、

971、4395、5215、6575、6715（2）、
　6717（2）、7177、7325

魚鷹　7075、7131（2）

象　521、7409、7413（2）、7435、7437
　（9）、7439（3）、7441、7445、7459、
　7629

象口　7425

象牙　647、675、845、851、879、909、
　917、1197、1245、1297（2）、1349、
　1359、1367、6905、7437、7439（2）、
　7441（7）、7447、7461

象牙末　3389

象牙屑　7441

象皮　1175、1231、1241

象皮灰　1193

象芋　4701

象肉　917、1217、7441、7443

象豆　3661

象骨　7443

象穀　4249

象鞋　7439

象齒　7439（2）

象膽　445、521、1057、1101、1193、
　5491（2）、7437、7441、7443（3）

猪（豬）　459、829、833、2039、3471、
　3497、3627、4125、4171、4319、
　5539、6399、6723、6765、7401

猪胵子　5805

猪牙　7693

猪牙石　2175

猪牙皂角　2095、3495、5615

猪牙皂角末　6389

猪牙皂莢　4301

猪毛　1237

猪心　563、569、573、643（2）、873、
　　879、881、897、933、987、1745

猪心血　643、647、649、851、879、
　　1349、1365、3445、3505、5453、
　　5479、5481

猪心湯　647

猪耳　515

猪耳垢　1273

猪肉　529（2）、531（2）、535、547、
　　555、563（5）、567、569（4）、571
　　（2）、573（5）、639、677、755、
　　795、819（2）、937、943、1137、
　　1233、1247、1251、1253、1279、
　　1719、2121、2189、2257、2351、
　　2925、3083、3401、3449、3775、
　　4183、4263（2）、4317、4333、4401、
　　4547、4563、4623、4769、6703、
　　6737、7069

猪肉片　6283

猪肉汁　873、1355、3705、4151

猪肉血　3749

猪肉湯　4551

猪肉臛　4825

猪血　665、713、775、957、1033、
　　1055、1253、1261、1359、2121、
　　2397、2611、5477

猪羊脂　1297

猪肝　569（2）、571（2）、743、751、
　　755、793、805、829、841、843、
　　873、935、1041（2）、1047（4）、
　　1049（5）、1055（5）、1227、1355、
　　1545、1815、2333、2367、3795、

6585、6613、6621、6689、6691、
　　6821（2）、7023、7707

猪肝蠟　6127

猪肚　775、785、803、835、837、843、
　　891、897、919、921、971、1121、
　　1141、1205、1221、4185、6399

猪苓　431、437（2）、491、495、509
　　（2）、577、601、655、667、673、
　　717、723、739、743、761、775、785
　　（3）、791、805、807、885、893、901
　　（3）、905、1179、1291、1655、3059、
　　3531、3533、3767（2）、3823、3859、
　　5507、5959、6241、6493、6825、
　　6917

猪乳　677、851、907、1087、1347、
　　5955

猪肺　819、829、833（2）、4247

猪肪　819、875、971、1065、2125、
　　4449、6255

猪油　1111、5351、6385、6619

猪前蹄　3859

猪屎　645、665、1127、1137、1145、
　　1221、1359

猪屎汁　1087、1135

猪屎灰　1175、1289

猪馬鬏　3989

猪都　7145

猪莧　4643

猪唇湯　873

猪脂　543、697、787、797、819、823、
　　851、907、923、937、1055、1061、
　　1065、1073（2）、1077、1081（2）、
　　1083、1085、1087、1111、1121、

1125、1127（4）、1137（4）、1145、
1147、1153、1199、1203、1205、
1209、1211、1215、1219（2）、1221、
1223（2）、1229（2）、1231、1233
（3）、1235（2）、1245、1249、1269、
1297、1533、1643、1659、1783、
2149、2155、2169（2）、2177、2211、
2377、2779、3423（2）、3463、3551、
3577、3587（2）、3589、3913、4143、
4335、4427、4451、4485、4527、
4639、4653、4655、5203、5245、
5657、5773、6141、6277、6337、
6385（2）、6411（2）、6491、6517、
6519、6549、6615、6619、6733、
6937、7003、7677

猪脂油　391

猪脊骨　895

猪脊髓　839、843

猪脰　1051、1055、1069、1073、1085、
1141、1211、3707

猪脰酒　819

猪脛骨　6281

猪脬　895、915、921、933、1221、1231

猪婆蛇　6497（2）

猪項肉　779、971

猪蒴臍　5309

猪腎　705、743、755、787、789（2）、
803、829、843、871、875、879、
895、901、931、941、971、1001
（2）、1003、1009、1059（4）、1155、
1195、1213、1217、1223、1327、
1919、3985

猪腎粥　4355

猪脾　699、763、971

猪椿　5533

猪觜唇　4151

猪腰子　1241、2233、2669、3365、3457、
3493、4603、6835

猪腸　743、745、755、921、953、5201、
7119

猪腦　1033、1109、1235

猪鼻灰　1055

猪膏　411、657、797、873、1137、
1153、1169、1209、1223、1233、
1281、1337、1645、2377、5343

猪槽下泥　1137

猪槽水　1291

猪膚　497、657、1105

猪頭　515

猪蹄　1073、1173、1277、6299、6303

猪蹄甲　759、817、2321

猪蹄湯　1255、1335、2005

猪藍花　3189

猪膽　487、503、595、657、675、739、
751、763、831、841、843（2）、907、
915、937、949、1041（2）、1105、
1107、1121、1127、1129、1165、
1185、1209（2）、1213（2）、1215、
1221、1223、1227、1229、1231、
1237、1255、1353、1355（3）、2091、
2093、2147、2333、2427、4273、
4777、6521

猪膽汁　825、861、895、957、1111、
1343（2）、1487、1541、2165、2197、
3495、4123、4527、4567、6411、
7059、7675

猪膽汁油　6121

猪膽皮　6279、6281

猪膽皮灰　1055

猪膽流黄　2123

猪鬃松葉　5357

猪鬣　7099

猪鬣　1217

猪鬐膏　1073、1127

猪懸蹄　951、1221

猪懸蹄甲　855

猪髓　1195、1209、1251

猪䯐髓　1217、1225

猪骺髓　1221

猪臟　945、951、957、1119、2125

猪䐽　1145

猫（貓）　7137、7139、7415

猫肉　851、997

猫肝　845

猫尿　1061、1065（2）

猫兒刺　5827

猫兒刺木　515

猫兒刺葉　1141

猫兒屎　7551

猫兒眼草　553、1151、1863

猫兒眼睛草　805、1115、1201

猫骨　1231、1355

猫胞衣　715

猫屎　1221、1275、6037

猫狸　1149

猫精石　1699

猫薊　2945

猫頭　1153、1175、1275、7055

猫頭上毛　1081

猫頭灰　967、1227

猫頸毛　1217

猫糞　7699

猗　7213

猗蘭　2763

蛨蟺　6419（2）

凰　7117（2）

猓猻　7653

猗　7213

猵犬　7215

猵犬肉　7401

猊糖　5269

斛　3979

斛茗瘕　5225

斛菜　3835

猛火油　1881

祭肉　7403

祭酒　4401

訥會　5491

訛　6563

毫　7465

烹雞子　6201

麻　443（3）、459（2）、2297、2475
（2）、2753（2）、2887、2927、2961、
2973、3617、4099、4105、4107、
4119（2）、4131（4）、4135、4137、
4147、4199、4281、5373、6047、
6447、7381

麻子　543、655、697、1105、1127、
1239、2689、2805、3391、3499、
4069、4131（7）、4133（3）、4135
（2）、4139（3）、4143（5）、4287、
4467、5645、5733、5805、5877

麻子中仁　4133、4137

麻子仁　549、663、747、891、935、
　963、991、1319、1327、1333、2233、
　2451、2813、4139（4）、4141（4）、
　4143、4799、5109、5563

麻子仁汁　2291、4141

麻子仁粥　4139

麻子水　4267

麻子汁　1063、4297、6953

麻子湯　3199

麻子粥　4139、4353

麻仁　437、439、507、545、547、623、
　631、677、715、907、937、939（3）、
　1229、1231、1327、1333、2155、
　3109、4133、4135（2）、4137、4143
　（2）、5405、6709

麻仁漿　939

麻布　4941、6025

麻皮　4145

麻花　547、4131（3）、4133（2）、
　4135（2）

麻伯　2773

麻油　713、715、797、829、857、865、
　941、985、1061、1065、1085、1109、
　1135、1179、1191、1195、1213、
　1215（2）、1217（2）、1219、1235、
　1247、1255、1257、1275、1281、
　1285、1323、1463、1465（3）、1469、
　1503、1537、1555、1615、1757、
　1767（2）、1853、1895、1901、2201、
　2563、2581、2591、2653、2795、
　3033、3141、3535、3609、3813、
　4005（2）、4121、4123（4）、4325、

4359、4467、4501、4511、4541、
4565、4569、4729、4859、4889、
4941、5023、5225、5263、5343、
5351、5353、5363、5387、5443（2）、
5557、5593、5613、5629、5705、
5715、5721、5791、5801、5905、
6043（2）、6129、6203、6259、6275、
6317、6429、6493（2）、6619（2）、
6711、6803、6993、6999、7009、
7171、7181、7209（2）、7229、7315、
7347、7613、7625、7733

麻油葉　4915

麻油滓　1209

麻油燈　1265、2793

麻沸湯　1425、1427、1429、3325

麻姑酒　4401

麻荼澤　5635

麻枯　4125

麻枯餅　3231、4385、4125

麻勃　561、623、871、875、4131（3）、
　4133（7）、4135、7489

麻粃　4125

麻荼澤　5633

麻根　2959

麻脂　1165、5437

麻粉　4139

麻紙　6055

麻紙灰　859

麻黃　389、453、487、489、491、495、
　497、501、511、535、535（2）、541、
　551、555、557、559、575（3）、577、
　593、601、635、651（2）、669、687、
　723、727（2）、763（2）、779（2）、

795、801、813（2）、821（3）、823、
825、877、965、1003、1017（2）、
1023、1035、1067、1079、1105、
1133、1169、1331、1353、1359、
1365、1819、2143、2243、2347（4）、
2491、2559、2777、2779、2809、
2825、2955、2985、3037、3039
（10）、3041（5）、3043（6）、3045
（5）、3047（9）、3049（5）、3051
（2）、3343、3409、3415（2）、3433、
3439（2）、3441、3529、3581、3723
（3）、3745、3875、3921、3945（2）、
3997、4145、4161、4247、4291、
4327、4923（2）、4939、5043（2）、
5109、5357、5651、5795、6271、
6373、6377、6795、7001、7003、
7693、3167

麻黄根 381、437（2）、579、871、873
（3）、931、933、1051、3049（7）、
6797、6957

麻黄根節 3049、4327

麻黄葉 5967

麻黄湯 6187、6377

麻雀 7033

麻累 4305（2）、4307

麻葉 1241、1259、2753、2873、2961、
4133、4365、4371、5399、5743、
5763

麻筋 6085

麻滓 4729

麻滓醬 4385

麻稭 1063、4129

麻稭灰 1145

麻腐 4853、5107

麻實 4131

麻蕡 599、4101、4131（4）、4133
（3）、4135

麻鞋 1279、6015、6043、6045

麻鞋灰 1081

麻鞋尖頭 6045

麻鞋底 1261、1287、6045

麻鞋底灰 1141

麻鞋帶鼻 921

麻鞋綱帶及鼻根等 6047

麻鞋綱繩 6049

麻履底 6045

麻藍 4133、4135

麻蟲 6317（2）

麻䕡 4105

鹿 1867、2281（2）、2877、2901、
4387、6479、6521、6681、6735（2）、
6743、7151、7279（2）、7285、7389、
7401（2）、7409、7417、7449、7475
（2）、7485（7）、7487（8）、7489、
7493（3）、7497、7501（2）、7503
（3）、7505（2）、7507（3）、7511
（2）、7513、7515、7517（4）、7519
（2）、7521、7527（4）、7529、7581、
7605（2）

鹿心柿 4973

鹿皮 1157、1711、7487、7529

鹿列 2283

鹿肉 569（3）、571（2）、1333（2）、
5749、6613、6661、6665、7505、
7531

鹿肉脯 7505

鹿肉湯　7505

鹿竹　2265（2）

鹿血　833、841、987、1307、1311、
　7489、7513

鹿豆　4305、4691（3）

鹿豆　4689

鹿豆葉　4691

鹿角　549、561、725、751、755、765、
　811、851、855、901、919、923、
　929、965、1001、1073、1077、1083、
　1091、1099、1169、1177、1193、
　1215、1245、1247、1265、1293、
　1295、1307、1311、1317、1331、
　1345、1683、2005、2239、4789（2）、
　4823、6683、7371、7377、7489（2）、
　7493（3）、7495（4）、7497（7）、
　7499（8）、7501（2）、7503、7523

鹿角末　1137、1173、4331、6419、7497
　（2）

鹿角白膠　7379

鹿角灰　7497

鹿角尖　1073、7497（2）、7499

鹿角粉　7497

鹿角屑　1325、7495（3）、7497（5）、
　7499（2）

鹿角屑末　7497

鹿角菜　841、4733、4789（3）

鹿角膠　561、749、827、833、865、
　957、1173、1237、2235、2445、
　3077、3081、3883、4355、4803、
　6509、7377（2）、7379、7491（2）、
　7499、7501、7519、7521、7719

鹿角霜　921、7491（2）、7499（2）、

7503（4）、7511、7519

鹿沙　6681

鹿良　4025、4065

鹿茸　561、603、705、743、755、811、
　839、845、901、903（2）、919、923、
　929、931、995、1001（2）、1031、
　1049、1175、1305、1307、1311、
　1317、1353、2253、2291、2337、
　3439、3455、4423（2）、4963、7457、
　7459、7487（4）、7489（3）、7491
　（4）、7493（4）、7503（2）、7511、
　7519（2）、7521（2）

鹿茸角　1059

鹿茸酒　7491

鹿茸酥　7493

鹿韭　2623

鹿骨　7505

鹿胎　4457

鹿首　3159

鹿活草　1889

鹿脂　1073、1169、7507（2）

鹿梨　757、4929、4939（3）、4941

鹿梨根　1203、4941（2）

鹿麻　4073

鹿葱　519、3107、3113（2）、3115
　（4）、3417（2）、3419、3567（3）、
　4481、7505

鹿葱根葉　3117

鹿腎　929、1059、7513

鹿腎粥　4355

鹿筋　1057、7515

鹿臘　7507

鹿銜　2901（2）

鹿銜草　2901

鹿腸　515、2363、3159

鹿腦　1245

鹿腦及諸骨髓　7509

鹿精　7511

鹿劍　3113

鹿頭　851、897、4423、6661、7507

鹿頭角間血　7511

鹿頭酒　4399

鹿蹄　3159（3）

鹿蹄草　1243、1259、1273、2507（2）、
　3063、3157

鹿膽　1169

鹿糞　1321

鹿藥　2185、2281（2）、7505

鹿藿　521、603、1003、1023、1151、
　1291、3719（2）、4617、4689（2）、
　4691（2）

鹿髓　721、841、929、7509（2）

鹿屬　7515

鹿麕　1145

鹿驪　527、2947（2）、3425（3）

鹿驪根　2947

鹿蛋　6371、6373

鹿峻　7511

旋目　6883、6929（3）

旋花　515、599、905、1069、2917、
　3567、3611、3667、3669、3681（2）、
　3683（7）

旋花根　839、855、1133、1243、1251、
　2917、3685、4085

旋芥　4521

旋栗　4905

旋葍　3681（3）、3683（2）、4671

旋葍花　3683

旋葍根　2645（2）、2915、3683、3685

旋復　2815、2905（2）

旋復花　533、2605、3345、4841、6181

旋復根　3101

旋龜　6727、6755（2）

旋覆　669、801、2915（4）、2917、
　3229（3）、3683

旋覆花　519、557、603、627、687、705、
　719、725、727、771、781、823、
　853、937、973、991、997、1023、
　1025、1033、1331、1927、2823、
　2915、2919（4）、2981、3683（2）、
　3763

旋覆花根　2915

章　5425、5429

章柳　909、3335（2）、3337

章柳根　3337、3339、3341

章陸　3275

章陸根　3341（2）

章魚　6575、6693（4）

章舉　6693（2）

竟命草　3217

產死婦人冢上草　4023、1207、4059

產婦血　1329、7735

商羊　6891、7145

商州枳殼　5777

商庚　7095

商陸　521（2）、537、555、563、603、
　639、787（3）、793、803、847、925、
　973、1009、1063、1069、1103、
　1151、1161、1187、1325、2013、

2103、3269、3313、3319、3335（2）、
3337（5）、3339（2）、3341、3343、
3355、3759、6615、7215

商陸末 6671

商陸汁 3341、6345

商陸花 877

商陸根 2899、3341（3）、4285、4513

望板歸 6555

望魚 6605（2）

牽牛 399、431、433、437、485、495、
505、 521、 543、 567、 581、 595、
671、 683、 695、 721、 771、 773、
781、789（3）、803、935、943、945、
971、 1009、 1027、 1035、 1059、
1069、1075（2）、1083、1149、1155、
1161、 1193、 1247、 2323、 2577、
3199、3331、3667（3）、3669（3）、
3671（10）、3673（7）、3675（4）、
3677、3679（3）、3681（2）、3755、
3769、 3795、 3797、 3815、 5293、
5577、5707、5771、7053

牽牛子 539、629、1003、1017、1289、
1323、 1345、 3327、 3589、 3611、
3667、3675（2）、3677（4）、3679
（3）、4961、5389、5577

牽牛末 775、5997

牽牛花 2255、2527、3565、3687、5561

牽牛頭末 3675、6279

惟那木 5839、5841

粘 7233

羓 7233

羚 7477（2）、7481

羚羊 7343、7475（6）、7477（5）、

7479、7483（2）、7485（3）

羚羊皮 7477

羚羊角 415、549、603、627、639、647、
649、 657、 665、 675、 711、 755、
851、 879、 883、 887、 965、 993、
999、 1021、 1031、 1047、 1049、
1055、 1057、 1135、 1153、 1169、
1193、 1205、 1331、 1349、 1367、
1579、 1997、 1999、 2075、 2635、
6509、 6751、 7207、 7435、 7475、
7477（3）、7479、7481（8）

羚羊角中骨 7481

羚羊角末 7481

羚羊角灰 1137、1207

羚羊角尖 1321

羚羊角屑 2075、7419

羚羊肺 7483（2）

羚羊屎 983

羚羊膽 1073、7483

羚羊鬚 1223

羚角 7479、7481（2）

羘 7233（2）

羜 7233

粘刺 3391（2）

粘粟 4227

粘稻 4179

粘糊菜 2991、3009（2）

粘黐 5833

粗黃石 2005

粗榧 5103（2）、5105

粕 4429

粘糖 3921

剪刀股 1349、1363、1565、1671

剪刀草　1145、5311、5313（2）

剪刀環　1671

剪金花　3187、3191（3）

剪金草　3189

剪春羅　1207、3063、3193（2）

剪　草　581、857、961、1155、1187、
　　1201、3613、3811（3）、3813（4）

剪紅紗花　3193

剪紅羅　3193

烰炭　1461、6283

烰炭火　1459

盜庚　2915（2）

盜啼　6945

清心丸　3155

清水　1409、1713、2637、3389、5677、
　　6285、6427、6643、7347、7539

清水白麵麴　4399

清米泔　4803、7755

清苦酒　4765

清明日戌上土　1493

清明柳枝　697

清明柳葉　5653

清金丸　3155

清油　723、1515、1527、1543、1775、
　　1857、2765、3345、3445、3491、
　　4005、4115、4123（3）、4125（2）、
　　4183、4455、5363、6145、6171、
　　6243、6383、6493、6867、7001、
　　7171、7185、7275、7277（2）、7423、
　　7537、7539、7613、7635、7677

清泥　2251、3089

清茶　2793、2907

清風藤　3613、3881

清凉膏　5901（2）

清酒　1919、1581、1869、1971、1997、
　　2289、2591、2625、2653、2813、
　　2855、3069、3083、3201、3589、
　　3925、3967、4269、4329、4393、
　　4399、4407、4541、4897、5185、
　　5197、5199、5355、5357、5655、
　　5711、5765、6029、6055、6763、
　　6847、6927、6983（2）、7171、7185、
　　7295、7323、7377、7421、7495、
　　7525

清麻油　4121、4325

清粟米泔　7521

清酢漿　1589

清湯　7055

清溪流水　5947

清漆　5543

清醋　4397

清露散　5901

添色拒霜花　5901

淋石　911、7387、7669、7721

淋過竈灰　2219

淅二泔　885、4195（5）

淅米泔　2751

淅泔　863

淞江鱸鱠　6625

渠略　6331

渠搜　7409、7415、7417（2）、7431

混元母　7755

混沌衣　7755

混沌池　6999

淮木　605、825、5929、6001（4）

淮豆　4307

淮烏頭　3477

淮棗　1795

淫羊藿　517（2）、601、633、811、835、875、927、1043、1049（2）、1201、2185、2353（3）、2355（2）、2467、3731

淘河　6897

淘麥水　4367

淘鵝　6883、6895、6897

淘鵝油　1061、6897（2）

淳苦酒　4247、5579

淳酒　2233、3463、4409、5735、5945、7189、7245、7263、7285

淳漆　5547

液石　1823

淬鐵水　1377

淡白酒　2399

淡竹　5979（3）、5983（2）、5989、5991（2）、7695

淡竹青茹　5987

淡竹茹　717、723、833、1311、5985

淡竹根　5985

淡竹笋　881

淡竹葉　517、663、729、881、885、907、1035、1279、1349、1363、2075、2343、3063、3117、3119、3251、3415、4087、4419、5257、5981、6345

淡竹葉菜　3121

淡竹葉湯　4343

淡竹筒　885、1361、4729（2）

淡竹瀝　877、1039、1349、3709、4193、5987、5991、5993（4）、7387

淡豆豉　2357、4329、4363、4463、4507、5779

淡豆腐　821、4129

淡法魚　6709

淡茶　2137

淡桂　2331

淡酒　1813、2511、5255、5541、5697、6535、7759

淡菜　699、701、805、837、865、975、983、1003、1007、1145、1309、1329、4175（2）、6791、6853、6855

淡乾魚　6589、6709

淡豉　821、923、933、1043、1049、1219、2165、2439、4323（2）、4325、4329、4331、4465、4503、4507

淡豉汁　4323

淡豉湯　923、5587

淡鹵　447

淡魚　6707、6709（3）

淡笋　4729

淡粥　7285

淡蜜水　3319

淡麪　4113

淡醋　2541、3007、3327、3509、4553、5613

淡醋湯　1527、1891、2707、4515

淡膠湯　3789

淡漿水　2197、3293、3847、5611

淡薑湯　1831、2109、3527、3711、4093

淡薑水　6803

淡鹽水　5677

淡鹽湯　1503、5829、6207

淀　3253

深湯　5193

犂　7281

犂牛　7295、7305

犂牛角胎　7305

犂牛角䚡　7305

婆木香　5401

婆那娑　5137

婆固脂　2687（2）

婆律香　5473（2）

婆律香膏　5477

婆律膏　5473（2）

婆娑石　663、665、1905、1985（2）

婆婆奶　3069、3713

婆婆針袋兒　1247

婆婆酸　2513

婆婆鍼袋兒　3837、3839

婆婆鍼線包　3837（2）

婆婦草　3743

婆蒿根　6273

婆羅門白藥　3797

婆羅門皂莢　5141

婆羅門參　517、2357（2）

婆羅迦鄰提　6925

婆羅勒　5643（2）、5645

婆羅得　975、1129、1603、5499、5643
　（3）

婆蘿樹　3731

梁上灰塵　1549

梁上倒掛塵　1551

梁上倒掛塵麻黄　1545

梁上塵　617、647、657、701、709、
　909、941、969、1107、1209（2）、
　1221、1255、1307、1479、1543、

1547、1549（8）、1551、4161、6085

梁上塵灰　1551

梁禾　4235

梁州櫸皮　5647

梁塵　1255、1549（2）

寇脱　3827

寇雉　7031（2）

寄生　3893、5965（3）、5967（2）、
　5969、5973、5977

寄生草　5965

寄生蟲　6871

寄居　6873（2）

寄居蟲　6791、6857、6871、6873

寄居蟹　6779

寄屑　5965

宿田　4233

宿田翁　4233

宿羊蹄　3317

宿芩　2431（2）

宿酒　2725

密利迦羅　7485

密佗僧　2643、5613

密陀　1627

密陀僧　417（2）、537、543、643
　（2）、691、693、771、935、949、
　969、971、1063、1213、1225、1229
　（2）、1231、1255（2）、1341、1369、
　1565、1599、1601（2）、1611、1627
　（3）、1629（9）、1631（4）、1793、
　1983、3403、4755、4827、6167、
　7127、7351

密陀僧末　1629、1631（2）、1853

密雲棗肉　3755

密蒙花　487、1047、5483、5727、5907
　（2）、5909

袴　6029（2）

視肉　7665

尉魚　6659

屠几上垢　6087

屠机垢　811、1085、1223、6087

屠兒几垢　6087

屠砧上垢　737

屠家敗血　5479

屠蘇酒　663

扉　6043（3）

將軍　395、523、2117（2）、2123、
　3317（3）、6329

將離　2571、2613（2）

雁　6041

階前草　3105

陽火　1445、1447（3）、1449（2）

陽火陽火陰火　1447

陽坑　5221

陽坡　5221

陽侯　2117（2）

陽起　1911

陽起石　497、553、563、595、601、
　633、663、735、737、741、839、
　843、855、899、929、935、967、
　1137、1303、1307、1337（2）、1705、
　1835、1869、1871、1905、1909（3）、
　1913（5）、1983、2175、2461、3179、
　7247、7491

陽桃　523、5075、5099、5101、5259
　（2）

陽烏　6881、6891、6893

陽雀　7111（2）

陽符　1387

陽羨　5221

陽遂足　6875

陽鴉　6891

陽燧　4939（2）

陽燧　1387（3）、1445、1463（2）

陽龜　6731

隈支　5233、5319

婢魚　6613

婢屣魚　6679

娩　7581

婦人內衣　799、6031

婦人內衣有血者　6049

婦人月水　7669、7729、7733

婦人月水布　7733

婦人月經衣　1271、7733

婦人月經衣帶　1551

婦人尿　7709

婦人尿桶中白垢　7713

婦人乳　7727

婦人油釵　3789

婦人陰毛　7747（3）

婦人頭髮　6029、6737

參　481、577、581（2）、669、729、
　871、873、879、901、1299、1359、
　1863、2213、2217、2219（2）、2223
　（2）、2225（2）、2227、2229、2721、
　2723、3439、3471、3925、5523、
　5703、6165、6767、7103

參末　2233

參成芝　4795

參杲根　3313

參果根　3313

參軍　7157

參膏　2229

參蘆湯　2243

貫中　2339

貫仲　2339

貫渠　2339（2）

貫衆　519、527（2）、529、531、603、
747、863、943、951、961、975、
1179、1219、1233、1243、1279、
1283、1295（2）、1309、1313、1331、
1357、2185、2335（3）、2337、2339
（3）、2341（8）、2343（8）、2529、
2885、3409、3763、3983、4267、
6177、6283

貫衆末　2343

貫衆灰　6023

貫衆根末　2341

貫衆湯　6181

貫節　2339（3）

紺蠜　6227

紺蠜蟲　6229

組　3965（4）、3969（3）

細子　3849（2）

細艾　2745

細生絹　1625

細白沙　2009

細竹　3117

細米　5053

細豆蔻　2657

細辛　383、387、481、487、489、497、
501、503、511（2）、531、533、541、
547、553（3）、555、563（2）、575

（2）、587、593、597、599、635、
641、651、669、687、719、723、
727、801、813、821、933、997、
1003、1005、1021、1023、1027、
1029、1031、1035、1043、1061、
1069、1077、1079（2）、1081、1095、
1099（2）、1105、1113（2）、1115
（2）、1117（3）、1119、1121、1131、
1211、1257、1277、1335、1351、
1361、1603、1791、1813、1839、
1873、1891、1965、1997、2013（2）、
2121、2303、2351、2403、2411、
2469、2531（2）、2533（16）、2535
（2）、2537（7）、2539（7）、2541
（4）、2543（4）、2545（2）、2547
（3）、2553（2）、2555（2）、2557、
2585、2587、2589、2591、2607、
2645、2663、2683、2755、2803、
2883、3211、3281、3323、3419、
3441、3485（2）、3489、3587、3589、
3781、3811、3813、3815、3893、
4061、4633、4639、5071、5241、
5363、5483、5507、5513、5655、
5805、5975、6009、6121、6141、
6165、6169、6195、6251、6553、
6683、7263、3219

細辛末　617、2537（4）、4743

細附子　3473

細草　2347

細茶　645、691、829、1097、1195、
1313、2145、2609、2751、3449、
4045、5053、5227、5589、5791、
6173（2）、6175

細茶脚湯　1925

細柳　2743、4593

細柳葉　5965

細珠　6813

細莧　4643（6）、4645

細豇豆　3173

細酒　3877

細理石　1803（2）

細菱　3289

細黄蟲　6413

細萍　4007

細麻　2947、4107

細粒黑豆　3471

細葉芎藭　2571

細葉馬齒莧　1749

細槐　3391（2）

細腰　4913

細腰蜂　6149

細蔓菁　3183

細蓼　3273

細麫　7585

細墨　1643

細糠火　3375

細麴　3739、5605、5863

細礵石　2001

終石　523、2173

終葵　4677、6059、3121

絟　3617

巢　4687（2）

巢菜　4617、4687（3）

巢鉤子　5063

十二畫

琴蛇　6565

琥珀　387、431、643、849、907、923、925、963、967（2）、993、995、1053、1239、1243、1247、1291、1331、1349、1363、2127、3329、3507、3823（2）、5345、5349、5439、5929、5949（2）、5951（12）、5953（4）、5955（6）、5957（7）、6591、7427、7537、7601、3079

琥珀枕　5953

琥珀珠　1295、5955

琥珀屑　5955

斑鶥　7079

斑石　1825

斑杖　519、3277（2）、3309、3513（3）

斑尾　6235

斑枝花　5909、5911

斑佳　7079、7081

斑蚝　6235（2）

斑袖根　3277

斑菌　6235

斑魚　6673（2）

斑猫　605、1173、6235（4）、6237、6239

斑犀　7445

斑鳩　7075、7079（4）、7081

斑穀　5755

斑蜘蛛　6253

斑髮　7671

斑蝥　557（3）、567、911、1061、

1077、 1147、 1149、 1157、 1179、 1183、 1191、 1205、 1223、 1267、 1271、 1273、 1279、 1291、 1301、 1325、 1327、 3249、 3483、 3927、 4185、 4263、 5493、 5577（5）、5707、 6221、 6233、 6235、 6237（9）、6239（4）、6241（9）、6243（7）、6245（5）、6247（4）、6249（4）、6251（2）、6369（2）、6493、6497（2）、6499、7165、7187、7679

斑蝥蟲　6239

斑龍　7485（2）

斑龍腸　515

款冬　381、387、531、535（3）、1079、1231、2407、3101、3165（4）、3107

款冬花　401、493、515、535、545、549、601、813、819、821（3）、829（2）、831（2）、833、885、891、1043、1223、1351、1361、1551、1685、1797、1869、2551、3063、3101、3163、3167（4）、3169、3171、3653、5031、5043、5167、7207

款冬花湯　4257

款冬葉　3165

款凍　3163、3165

堯韭　3917（2）

畢　7321

塔柿　4973

項垂　7281

越王竹　5981

越王約髮　6559

越王蛇　6559（2）

越王鳥　6895（3）

越王餘筭　699、781、983

越王餘算　3897、3973（2）

越王頭　5123（2）

越瓜　703、885、907、1087、1231、4733、4747（2）、4769（2）、4771（2）、5235

越砂　1729、1731

越桃　2583、5783（2）

越桃仁　5791

越砥　911、963、1053、2001（2）

越砥石　1905

越鳥　7119

越椒　5207（2）

越雉　7015（2）

越燕　7045

貢龜　665、6727、6757

博邪　4039

博洛迴　1145

博帶　6777

博落迴　3313、3405

博勞　7085

戢　6185

喜紅絹　7749

喜鵲　7107、7109、7115

彭侯　853、7213、7411、7663、7665（2）

彭侯之肉　7151

彭根　3591

彭越　6777

煮酒　4399、6533

煮酒瓶上紙　869

煮酒罈上紙　6055

煮熟雞子黃　6999

塊金　1569（2）

塊砂　1729

蝨　6413

達即古賓　1387、5273

達節　4063

壺　4745、4747（4）、4751、6135（2）

壺柑　5021（2）

壺瓠　4749

壺匏　4749

壺棗　4913

壺蜂　6135

壺盧　907、911、4471、4733、4737、
　4745、4747、4755

壺盧子　1115、4755

壺盧蔓　3793

壺盧鬚　1357、4749

壺蘆　885、3199、3699、7367

惡草　2771（2）

惡客　3563

惡馬　7283

惡實　653、673、795、915、1101、1115、
　1119、　1169、　1257、　1263、　2825、
　2979（3）、2981、2983

聒子　6401

斯螽　6367

葑　4533（6）

葑田　3939

葑蓯　4533

蛬　6365

葚　5731（2）

葉下紅　4027、4093

葉子金　1569

葉子香　5401

葉子雌黃　1801（2）

葉金草　4067

葉婆你　4597

葫　929、937、985、4441、4489（4）、
　4495（4）、4497、4499、4501、4505、
　4747

葫葱　4477（2）

葫蒜　741、777、867、4477、4487、
　4499、4715（2）、6947

葫蘆　4747

葫瓣　4495

葙子　4643

葧臍　5233、5307（2）、5311（3）

靸　6043（2）

散黃　7383

散麻　2513

散鹽　2029（2）

葍苴　3033（2）

葍旋　3681

葍藤莖　3821

萋繞　2347（2）

葳　3151、3247

葳蕤　491、519、529、539、631、653、
　669、　677、　695、　761、　791、　835、
　855、　871、　879、　883、　889、　895、
　899、909、919、1001、1027、1035、
　1043、　1067、　1307、　2265、　2267、
　2273（4）、2279、3775（2）、5233、
　5551

葳蕤汁　1275

葝　3223（2）、4481

萴子　3473（2）

萬吉　3893

萬年松　4051

萬年草　5011

萬年棗　5131

萬年藤　3821

萬州黃藥　4417

萬州黃藥子　3789

萬歲　4049（2）

萬歲棗　5129、5131

萬歲藤　3731（2）

萬歲蟾蜍　4797

萬纏草　4019

葛　3603、3609、3611、3647、3713、
　3715、3719（3）、3721、3727、3729
　（3）、3815、3833、3835、3863（2）、
　3873（2）、3875、4319（2）、4815、
　5595、6229、6245

葛上亭長　557、567、967、1149、1157、
　1199、1301、6221、6237（2）、6245、
　6247（2）

葛上亭長腹中子　911

葛汁　1283

葛花　703、2441、3721、3727、4291
　（4）、4293（3）、4401、6237（2）

葛花菜　4733、4815

葛花葛葉　6245、7505

葛苗　521、4691

葛乳　4815

葛根　491（2）、501（2）、505、507
　（2）、511（2）、545（2）、579、593、
　601、635、651、665、673、679、
　707、717、721、739、761、795、
　881、885、893、909、925、1023、
　1067（2）、1079、1095、1207、1259、

1271（2）、1279、1281、1811、2075、
2169、2253、2259、2477、2479、
2481、2521、2527、3041、3603、
3657、3719（2）、3721、3723（6）、
3725（5）、3727、3729、4327、4845、
5155（2）、5259、5419、5963、6767

葛根汁　703、723、1281、1283、5991

葛根粉　7183

葛粉　705、895、971、1139、1287、
　2239、2383、3719、3725（3）、3727、
　3863、4923、6217

葛勒花　3747

葛勒蔓　1355、3845（2）、3847

葛脰　3719

葛葉　1889、6237

葛藟　3847

葛藟草　3847（2）

葛藟蔓　3845

葛蔓　1087、1103、1219、1347、1361、
　3727（3）

葛蔓灰　1175

葛穀　747、3721（3）、3727

葛頭　3417

葛藤　6521

葛類　3221

葛藬　3863

董椶　5131

萩　2875

蓨　3913、3915

蒐　3805

葠　1403、2213（4）

葰　4581

葎草　653、661、767、869、891、907、

961、975、1199、1201、1259、3395、
3613、3845（3）、3847（3）

葡萄　599、885、1319、1357、2125、
2649、2663、2979、3027、3841、
3843、3861、3863、4391（2）、4399
（2）、4427（3）、4429、4785（2）、
5151、5251（5）、5253（6）、5255
（4）、5257（3）、5757、5853

葡萄心　6345

葡萄汁　1195、5285

葡萄皮　5253

葡萄苗　3821

葡萄根　905、1005

葡萄酒　671、4321、4399（2）、4427
（2）、6253

葡萄乾　5253

葡萄嫩心　5255

葡萄藤　725、3829

葱　459（2）、535、537、541、547、
557（2）、563、571、651、665、685、
701、719、763、793、915（2）、937、
945、949（2）、1003、1025（2）、
1079、1163、1165、1181、1183、
1185（2）、1191、1209、1221、1263、
1267（3）、1317、1331、1333、1343、
1355、1501、1577、1615、1625、
1709、1719（2）、1795、1809、1813、
1829（2）、1843、1845、1869、1933、
2235、2379、2813、2919、2947、
2987、3113、3163、3341、3369、
3417（2）、3421（2）、3441、3455、
3483（2）、3487、3489、3491、3751、
3823、3861、4121（2）、4123、4139、

4203、4207、4219、4257、4279、
4317、4325、4327、4401、4423、
4437、4441、4443（2）、4447（2）、
4457（6）、4459（5）、4461、4463
（4）、4465、4467（2）、4469、4471、
4473、4477（5）、4479（3）、4481
（3）、4487、4489、4509、4577、
4651、4655、4795、4805、4917、
5121、5179、5221、5289（2）、5309、
5447、5713、5863、5891、6239、
6257、6345、6421（2）、6427、6429、
6489、6581、6639、6643、6665、
6703、6709、6739（2）、6763、6765
（2）、6779、6863、6917、6953、
6987、7007、7009、7011、7035、
7161、7177、7185（2）、7205、7241、
7243（2）、7257、7259、7263、7271、
7289、7377、7423、7471、7507、
7571、7621、7703、7711、7721、
3071、3075、3149

葱子　1287、4475、4627、7259

葱子末　1049

葱心　1255、4469、5187

葱心黄　4463

葱本　2953

葱白　391、495、511、537、593、627、
635、651（2）、655、659（2）、661、
669、681、703、735、749、787、789
（2）、801、811、873、881、887、913
（2）、915（2）、923（2）、937、939
（3）、947、985、999、1005、1023、
1027、1029、1035、1045、1107、
1135、1163、1181（2）、1215、1243、

1247、1249、1251（2）、1253、1263、
1273、1299、1317（2）、1319、1341、
1579、1581、1815、2129（2）、2157、
2233、2387、2461、2473、2477（2）、
2579、2609（2）、2703、2721、3341、
3413、3417、3419、3485、3487、
3677、3679、3775、3971、4225、
4327、4333、4395、4457、4461（5）、
4463（6）、4465（7）、4467（7）、
4469、4471、4567、4605、4781、
4921、4923、5011、5023、5053、
5071、5119、5187、5199、5223、
5341、5395、5453、5537、5643、
5955、6143、6425、6491、6643、
6763、6827、6953、7035、7179（2）、
7183（2）、7185、7189、7195、7207、
7257、7259、7271、7375、7377（2）、
7379、7459、7623、7729、7753

葱白汁　1619、4577

葱白自然汁　2137

葱白莖　1411

葱白根　779

葱白連葉　4469（2）

葱白連鬚　3209、3491

葱白酒　3653

葱白湯　907、2013（2）、2083、2591、
3485、3703、4043、4891

葱白熱粥　3485

葱白藜蘆　3419

葱汁　743、803、857、923、963、1025
（2）、1029、1065、1135、1137、
1217、1219、1239、1267、1279（2）、
1281、1283（2）、1539、1615、1767

（2）、1857、2795、3449、4467（2）、
4471（3）、5481、5893、6347、6429、
6799

葱汁麪　3451

葱花　985、2455、3347

葱青　4457

葱青葉　4471

葱苒　3417、4457

葱茶　1077、2589、2731、5035、6193

葱涎　639、791、1079、1357、1657、
3451（3）、4121、4473、5227、6327

葱莖　617、1061

葱莖白　4459、4461、4465

葱莖葉　4469

葱根　765、1067、1113、2789、3447、
3705、4415、4451、4467、4887

葱根白皮　4467

葱根鬚　591

葱針　4457、4489

葱酒　1009、1027、1181、2707、3453、
3577、4557、6715

葱涕　3435、3451、4471、4473、5385

葱袍　4457

葱黄　647、1063、2637

葱菜　3407

葱炎　3417

葱豉酒　985、4399、5879

葱豉湯　1317、7497

葱豉粥　4353、7375（2）

葉葉　4461、4469、4481、6429（2）

葱葵　3417

葱椒茶湯　6315

葱椒湯　3025、3085、6043、6169、

6703、7193

葱湯　909、925（2）、973、1027、1165、
　　1213、1315、1325、1831、2083、
　　2143、3419、3679、3761、4327、
　　4463、5789、5891、6169、6389、
　　6737、7587

葱粥　3725

葱管　915、4461

葱管藜蘆　3417

葱實　531、601、899、1045、1047、
　　2431、6887

葱漿　1687

葱薑　6611

葱薑湯　2723

葱薑粥　6955

葱頭　2515、3483、3493、3745、4465、
　　5173、3307

葱頭汁　6987

葱鬚　951、4473

葱鹽湯　4057、6309

葶藶　3581

葶藶　381、433（3）、491、493、537、
　　577、603、653、687、771、781（2）、
　　785（2）、815、823、831、881、909、
　　911、973、1029、1151、1221、1223、
　　1273、1303、1795、2785、2977、
　　3063、3195（5）、3197（9）、3199
　　（2）、3201（8）、3203（2）、3367、
　　3391、3591（3）、3819、4629（2）、
　　4631（3）、4633（2）、5495、6233、
　　6825（2）

葶藶子　3195、3201（4）、3203、3391、
　　3593、4251、4629、4635、4649

葶藶末　2991、3199、3201

葶藶湯　4257

葹　2989

葏　4629

葥　3641（2）

葛　5303（2）

葛子　5303（2）

落妊娠　4627

落娠婦　4627

落帚　3063、3177、3179、3285、4695、
　　5695、6095

落帚子　3177、3179

落帚葉　2775

落首　3963

落葵　521（2）、937、3623、4617、
　　4623、4677（5）

落葵子　1071、2933

落雁木　805、1251、1337、3613、3887

落新婦　2475（2）

落新婦根　2475

落藜　2785、4693

落藜蘇　2785

落蘇　2565、3151、4737（2）

萍　3943、3951

葵　4545

萱　2763、3113、3115、3117

萱花　3115、3547

萱草　519、521、551、671、1043、1165、
　　1751、3063、3113（3）、3115、3117、
　　3547、4079、4735、5603、5955、
　　6011

萱草根　437、781、795、1105、3117
　　（2）、3553

萱根　863、885、911、953、1175（2）、
　　1275

葷　4489、4495

葷菜　4487（2）、4489（2）、4495、
　　4583

萹蓄　603、795、943、1133、1227、
　　1355、2563、3065、3283、3285（2）、
　　4763

萹蓄根　6389

蒴　2549（3）、3583（3）

葦　3019（6）、3021（7）、3939（2）、
　　4237、4747

葦火　887

葦芳　4237

葦芒　6079

葦灰　1221

葦莖　831、3025

葦筒　6967、7195

葦薪　3523、6785

葦薪火　1401

葦蠹　7045

菓耳　535、621、747、2825、2989（3）、
　　2991

菓耳子　1041

菓耳根　2993

菓耳葉　2995

菓耳實　601、2993

菓麻　2989

菓麻布　6033

菜　2775（2）

葒　1043、3267、3269（3）、3277

葒豆蔻　983

葒草　517、519、891、3065、3267、3277

葒蓼　3277

葯　2603（2）

戟　2189

朝生　529、2345、4821（2）

朝生暮落花　4823

朝服　6037

朝開暮落花　525、5895

朝霞大火珠　1703

葭　3019（4）、3021

葭蘆　4237、7649

喪公藤　2605

葵　459（2）、571、2245、2533（2）、
　　2539（4）、2989、3121（10）、3123、
　　3127、3131（2）、3137、3143、3165
　　（2）、3347（2）、3591、3955（2）、
　　3959、4063、4071、4127、4209、
　　4235（2）、4437、4589、4593（2）、
　　4677（2）、5267

葵子　437（2）、567、785、791、905、
　　907、925、1075、2057、2281、3097、
　　3121、3129（8）、3131、3137、3591、
　　3819、4235、4891、5625、5949、
　　6091

葵子末　2099、3129

葵子汁　1283

葵子黑豆　4267

葵汁　1297、5943

葵花　437、1207、1261、1305、1323、
　　3135（3）、5895、5911

葵花子根　3347

葵花根　3133（3）

葵莖　923

葵莖及子　3127

葵莖灰　3133

葵根　541、889、905、911、913（2）、
　925、1085、1087、1209、1227、
　1317、1357、2245（2）、3125、3127
　（5）、3133、3207、3759、3877、4585

葵根汁　1281、3127、3915

葵根莖　3127

葵根莖灰　1551

葵根葉　5867

葵菜　447、519、521、567、571（2）、
　573、1237、1719、3121、3123、3125
　（6）、3131、3137、3685、4207、
　4623、6577、6717、7159

葵菜子　3127

葵菜汁　4113

葵菜葉　3123

葵菜粥　4351

葵葉　1263、1305、3123

葵湯　2007

葵蕈　3959

葵實　5561

楮　1403、2957、3835、4801、4803、
　4817、5143、5669、5727、5755（3）、
　5757（3）、5927、5949

楮子　5949

楮木　5763

楮布　5757

楮白皮　785、825、955、5765（2）

楮汁　785、1259、1261、1971

楮皮　905、5765

楮皮枝葉　5765

楮皮紙　5767

楮耳　1213、4801、5767

楮李　5821（2）

楮枝灰　1037

楮枝葉　1113、1139、5761

楮桃　5757、5759（2）

楮桃兒　3805

楮桑　5755

楮紙　5399、5755、5757、6053

楮葉　675、741、743、745、757（2）、
　785、863、903、949、1007、1067、
　1189、1203、1259、1357、1483、
　1507、3485、3501、3507、3517、
　4367（3）、4367、4371、4721、5065、
　5717、5763（6）

楮葉汁　1295

楮葉湯　6435

楮構　5145

楮實　757、785、1051、1107、1165、
　1243、1295、2843（2）、5233、5755、
　5757（2）、5759（2）

楮實子　2325、5033、5759、5759、7501

楮實湯　5759

楮樹汁　5765

楮樹皮　5765

楮樹嫩皮　5765

椰　5123

椰子　3029、3647、5075、5113、5123
　（2）、5125（5）、5127（2）、5133、
　5137、5693、5719

椰子皮　735、859、987、5121、5129

椰子殼　1195

椰子漿　669、793、895、1127、5127

椰子瓤　5127

椰花　5125

椰酒　5125

椰樹　5125

械　5063、5801（2）

椅　5551（5）、5553（4）、5559、
　5561、5565

椅桐　5559（3）、5565

椅楸　5553

椒　827（2）、829、837、1007、1017、
　1061、1115、1121、1125、1167、
　1213、1231、1337、1485、1513、
　1625、1719（2）、2129、2329、2533
　（2）、2813、2963、2987、3273、
　3303、3369、3451（5）、3489、3585、
　3591、3807、3971、4139、4211、
　4323（2）、4325（2）、4379、4417、
　4423、4593、4937（3）、5161（8）、
　5163、5165、5167、5169（7）、5171
　（4）、5173（3）、5175（3）、5177、
　5179、5181（4）、5183（4）、5185
　（4）、5193、5195、5207（3）、5209、
　5435、5531、5753、5837、6257、
　6665、6739（2）、6765（2）、6779、
　6917、6927、7009、7033、7105、
　7177（2）、7183（4）、7185（3）、
　7191、7263、7423、7471、7507、
　7677

椒子　4691、5165、5193

椒水　3587

椒末　1069、1213、1257、2041、4611、
　5171、6571（2）

椒目　689、783、785、795、805、815、
　873、909、945、991、1045、1061、
　1305、1311、3049、3577、4211、

5177（12）、5917、5949

椒茶　1469、1471

椒柏酒　663

椒紅　743、799、855、1043、5163、
　5167、5169（2）、5179

椒根　1211

椒根皮　4087

椒湯　1851、7191

椒樹　5161

椒鹽　727、6395

椒鹽湯　3451

棧香　5397

棧香樹　5397

棑　5101、5103

棑華　5101、5103（2）、5107

棋　2631、5153

楔　5551（2）

椎　4677

椑　523、4981、4983、5821

椑柿　4929、4973、4981、4983（2）、
　5139

椑柿　703、885、891

晳　4913

棆　5429（2）

棯棗　4913

椆　5333

椋　5671

椋子木　5671（2）

椋木　5671

椋材　5671

椶　5693

椶灰　581、941、953、6029

椶葉　5133

棕櫚　923、959、4051、4779、5125、
　　5133（2）

棕櫚皮　959

棕櫚皮灰　4873

棕櫚灰　1527、6023、7273

椗花　5837（2）

椑　5143（2）

椑子　757、823、5075、5143（2）

椑子樹　5143

椰　5111（3）、5113（2）

椰梅　4835

椰榆　887

椰精勒　5637

椐　5925（2）

極熱酒　3231、7031

軸脂　6083

逼撥　2675

腎　931

腎脂　7185

粟　697、2215、2475、2767、2979、
　　3227（2）、3747、3843、3915、3939、
　　3953、3995、4103、4163、4199（3）、
　　4201（6）、4205（4）、4207、4215
　　（8）、4219（4）、4221（13）、4223
　　（2）、4225、4227（2）、4231（2）、
　　4233、4237、4249、4337（4）、4349、
　　4355（2）、4375（2）、4399（2）、
　　4435、5095、6241

粟奴　905、4225（3）

粟米　713、715、729、737、747、787、
　　891、893、905、909、937、1003、
　　1057、1089、1149、1235、1271（2）、
　　1279、1431、2169、2231、2333、

2977、3339、3363、3381（2）、3725、
　　3933、4221、4223（6）、4227、4341、
　　4347、4381、5539、7035

粟米泔　729、1051、1203、1835、2325、
　　2333、2589、2835、4301、5539

粟米泔澱　4225

粟米粉　863、4223、6769

粟米飯　1621（2）、1979、2063、2273、
　　2419、2421、2489、2741、3495、
　　4991、5007、5187、5201

粟米飲　3053、3387、3457

粟米湯　1041、2313、6673、7375

粟米粥　717、1341、2163、4347（2）、
　　4369、5209、6201

粟米醋　4391

粟芽　4377

粟泔汁　4225

粟泔澱　1037

粟粉　623、3049

粟紋　7449、7455

粟殼　493、507、739（2）、757（2）、
　　829（2）、2687、2695、3627、4253
　　（5）、4255（3）

粟眼　7449

粟粒　3233、3417

粟飯　1603、1835、2109、6545

粟遂子草　1799

粟遂子莖汁　2119

粟幹灰　7335

粟糊　959

粟漿　943

粟廩米　4225

粟糦　4227

粟糠　941（2）、943、4225、4587

粟糠烟　949

粟類　4215（3）、4221、4239

粟糯　4227

粟蘖　4375、4377、4379

粟蘖米　4225

棗　403、409、459（2）、537、573、713、733、735、739、763、775、789、791、823（2）、833、949、957、973、987、1003、1027、1079、1081、1121、1223（2）、1329、1457、1613、1793（2）、2231、2313、2455、2551、2597、2609、2617、2661、2675、2695、2731、2817、2951、3043、3111、3199、3209、3221、3359、3363（2）、3365（2）、3385、3387（2）、3455、3457（2）、3489（2）、3507、3551、3575、3657、3807、3819、4063、4065、4459、4561（2）、4707、4831（2）、4835、4909、4911、4913（12）、4915（3）、4917（7）、4919（7）、4921（2）、4923（3）、4925、4983、5007、5057、5087、5095、5103、5129、5131（3）、5137、5197、5267、5307、5317、5371、5377（2）、5419、5525（2）、5793（3）、5795、5797（2）、5799、5917（2）、6581、6597、6821、7245

棗子　571、1623、2165、5055

棗子灰　1767

棗子米湯　4375

棗木　1303、2837、4913、5793

棗木心　1291

棗仁　4923、5797

棗火　1463

棗皮灰　1045

棗肉　709、715、753、781、785、799（2）、815、823（2）、957、1029、1307、1319、1327、1355、1583、1623、1751、1755、1795、1871、2037、2147、2163、2165（2）、2287、2315、2329、2551、2661、2687、2943、3199（3）、3201（2）、3363、3367、3373、3399、3455、3461、3525、3573、3587、3719、3741、3755（3）、4043、4533、4779、4849、4921、4951、4991、4993、5005、5169、5245、5271、5337、5525、5531（2）、5541、5617、6125、6233、6429、6825、6971、7105、7187、7279、7493、7525、7721

棗肌　537、3353

棗花　5565、5793、5995

棗兒　7209

棗油　4915（2）

棗泥　4979

棗核　1229、2673、3849、4923、5407、5853、7267、7681

棗核中仁　4923

棗根　531、1125、1135、1195

棗針　7643

棗圈　4913

棗脯　4915

棗猫　1347、6233、6235

棗葉　675、889、1139、1835、4609、4843、4923

棗棘　2595

棗湯　997、1743、1779、2037、2151、
　　2235、　2291、　2329、　2351、　2741、
　　2895、　3577、　3677、　4631、　4919、
　　5245、5433、5613

棗膏　1759、4113、4115、4807、4915、
　　4921、5177、7719（2）

棗膏湯　5613

棗貓　1365、6221

棗膠　4915

棗樹　5253、6235、6313

棗樹刺　5799

棗鍼　1107、5799

棗瓤　2261、4915、4921、7717

棗蠹蟲　6295、6313

棘　4913（4）、5793（4）、5797（2）、
　　5799（4）、5853

棘子　2645、5793（2）

棘竹　5981

棘枝　6185

棘枝上雀甕　6187

棘刺　585、899、923、3735（2）、
　　5797、5799（2）

棘刺花　1239、5797、5801

棘刺鉤　6023

棘枸　5153、5155（2）

棘枸子　5155

棘科　6187

棘根　947、1137

棘根汁　5801

棘剛子　6185（2）、6187

棘針　1965、4891、6241、7395

棘菀　2347（2）

棘鉤　1183

棘實　5793（3）

棘鳸　7085

棘鍼　553、5797、5799（2）、5801
　　（3）

棘鍼鉤子　5799

棘繭　5751、6189（2）

酢　651、813、911、939、1105、1187、
　　1207、　1307、　1321、　1431、　1589、
　　1617、　1899、　1921、　2041、　2581、
　　3847、　3971、　4157、　4317、　4339、
　　4391（2）、4395（3）、4397（2）、
　　4409、　4427、　4465、　4543、　4755、
　　4853、　4877、　4997（2）、　5021（2）、
　　5175、　5191、　5541、　6027、　6147、
　　6411、　6585、　6691、　6989、　7245、
　　7251、7265、7315、7361

酢石榴皮　4991

酢石榴東引根　4995

酢泔　7167

酢桶　5211

酢榴花　4995

酢榴根　4995

酢漿　2253、4007、4485

酢漿水　3415、5175、7395

酢漿草　521、925、941、943、947、
　　1201、1305、3977、4007

酥　633、743、785、817、819（2）、
　　821、　823、　827（2）、　835、　843、　893、
　　1001、　1003、　1019、　1021（2）、　1071、
　　1075、　1085、　1099、　1111（2）、　1113、
　　1131、　1149、　1153、　1307、　1625、
　　1759、　2167、　2189、　2289、　2329、

3079、 3127、 3325、 3385、 3455、
3659、 3675、 3763、 3981（2）、4153、
4277、 4279、 4363、 4407、 4449、
4481（2）、4549、4711、4785、4849、
4851（2）、4921（2）、4937（3）、
4977（2）、5029、5175、5363、5427、
5455、5507（2）、5511、5521、5529、
5557、5607（2）、5607、5613、5615
（2）、5617（3）、5619、5621、5715、
5805、5835（2）、5917、5943、6217、
6259、 6365、 6381、 6387、 6399、
6409、 6475、 6485、 6487、 6491、
6497、 6507、 6535、 6539、 6541、
6733、 6737、 6743、 6753、 6789、
6887、 6975、 7023、 7155、 7241、
7295、 7361、 7363（5）、7365（6）、
7367（10）、7379、7417、7419（2）、
7421（2）、7487（4）、7491、7493
（3）、7503（3）、7509、7523、7525、
7557、7693、7751（3）、7753、7759
（2）

酥羊脂　1081

酥炙皂角　897

酥油　1083、1369、5739、6233、7363、
7365

酥酒　7125

酥酪　677、839、865、871、891、937、
4737、5269、7725

酥餅　4035、4361

酥蜜　6437

酥蜜粥　4355

厨内倒弔塵　1551

厨案上油泥　5035

碑礋　6185

硬石膏　529、1807（3）、1819、1821、
1823（3）、2055

硬菰　4805

硬殼白扁豆　4315

硬殼扁豆子　4313

硬飯　3767、3771

硬糖　1283、6483

硬錫　4591

碰　1797

硝　449（2）、1029、1091、3129、3673
（2）、4161、4773（2）、5339、3153

硝末　451

硝石　449、451、541、909、911、1151、
1167、 1675、 3525、 4121、 4157、
7223

硫　1215、1599（2）、1619（2）、
1751、 1777、 1883、 2121、 2125、
2539、 2921、 3057、 3153、 3597、
3621、 3865、 3953、 3957、 4695、
4743、5213、5747

硫末　2127

硫黄　497、501、507、543（2）、551
（2）、 557、 567、 659、 667（2）、
685、 711、 715、 727、 741（3）、743、
759、 763、 765、 791、 803、 817、
851、 939、 949、 959、 971、 987、
995、 1003、 1005、 1007、 1063、
1081、1083（5）、1119（2）、1121、
1141（2）、1143（3）、1147、1169、
1173、 1189、 1205、 1337、 1353、
1403、 1465、 1471、 1581、 1599、
1605、 1611、 1675、 1755、 1763、

1771、1773（2）、1777、1779（3）、
1795（2）、1799、1831、1855、1867、
1885、1887、1895、1979、1991、
1993、2061（3）、2097（2）、2105、
2107、2117（2）、2119、2125（2）、
2129、2131（2）、2167、2175、2361、
2369、2595、2605、2625、2639、
2781、2803、2857、2869、2885、
2891、2893、2961、2969、2971、
3123、3209、3213、3403、3439、
3465、3483、3495、3585、3681、
3691、3955、4011、4143、4173、
4195、4621、4649、4663、4865、
4871、4941、5057、5083、5097、
5199、5285、5293、5451、5505、
5535、5607、5721、5857、6497、
6615（2）、6803、7165、7247、7291、
7391、7511、7695、3181

硫黄水　6721

硫黄末　803、1163、1463、1781、2129、
2133（2）、4395、5461、6795、7291

硫黄艾　2847

硫黄金　1571

硫黄油　1881、1883

硫黄銀　1577

硫黄蜜　1777

雁　6823（4）、6891、6899、6905
（6）、6907（7）、6909（3）、6911
（4）、6913、6915、7119、7123、7147

雁毛　645、1353、1365

雁來紅　551、1751、2823、2921

雁肪　603、625、723、1061、1127、
1129、1167、6907（3）、6909、7275

雁肪肉　1275

雁油　6911

雁骨灰　1127

雁屎　6823

雁喙　5303

雁翠　6941

雁頭　5303（2）

雁頭青　4221

雁膳　4237

雁類　6905

雁屬　6891

厥攊　5299（2）

雄　1141、1215、1599、1883、2921、
3427、3715、3915、4041、4649、
7385

雄牛膝　3099

雄虎　7417、7429

雄兔　7581（2）

雄狐屎　665、7567、7569

雄狐膽　7565

雄狗膽汁　5491

雄草　2775

雄黄　415、417、435、485、529、533
（2）、539（3）、541（2）、545、551
（2）、557、561、567、601、625、
635、637、643、647、657、659、
665、667、693、705、711、713、
739、749、765（2）、817、819、825、
831、843、849、851、855、879、
881、935、953、957、963、969、
987、995、1007、1019、1029、1033
（2）、1035、1063、1071、1081、
1083、1093、1097、1103、1107、

1113、 1117、 1121、 1129、 1143、
1151、 1175、 1183（4）、 1185（2）、
1191、 1195（3）、 1197（2）、 1199
（2）、 1203（2）、 1205、 1209、 1211
（2）、 1213、 1217（2）、 1221、 1223
（2）、 1225、 1227、 1229、 1239、
1245、 1255、 1257（4）、 1259、 1261
（3）、 1263、 1265（2）、 1267（2）、
1269（2）、 1271、 1273（2）、 1275、
1283、 1291、 1327、 1343、 1349、
1357、 1359、 1365、 1369、 1417、
1465、 1521、 1529、 1531、 1573、
1631、 1687、 1727、 1729、 1733、
1739、 1767、 1769、 1781（11）、 1783
（5）、 1785（4）、 1787（6）、 1789
（9）、 1791（8）、 1793（13）、 1795
（12）、 1797（2）、 1799、 1801（3）、
1823、 1827、 1851（2）、 1869、 1887、
1947、 1981、 2021、 2023、 2097、
2099、 2111、 2127、 2133、 2167、
2239、 2369、 2387、 2515、 2573、
2605、 2609、 2795、 2853、 2857、
2975、 3201、 3251、 3259、 3275、
3305、 3335、 3365、 3423、 3447、
3491、3501、3509（2）、3517、3525
（2）、 3537、 3549、 3577、 3585、
3653、 3667、 3685、 3735、 3807、
3815、 3869、 3925、 3929、 4001、
4043、 4085、 4087、 4393、 4505、
4577、 4665、 4777、 5055、 5167、
5243、 5245、 5569、 5651、 5763、
5897、 5937、 5963、 5997、 6027、
6133、6175、6253、6255（2）、6289、

6341、 6349、 6483、 6505、 6519、
6533、6535、6551、6553、6571（2）、
6617、6683（2）、6707、6739、6743、
6761、 7031、 7065、 7099、 7211、
7255、 7351、 7391、 7401、 7429、
7473、 7513、 7539、 7557、 7585、
7645、 7753、 7765、 3085、 3181、
3249

雄黄末 1117、1219、1789（2）、1791、
　　1793（4）、1795（3）、5701、5799、
　　7271

雄黄金 1571

雄黄油 1881（2）

雄黄粉 1789

雄黄烟 6529

雄黄象牙 1671

雄黄銀 1577

雄黄蟲 6111、6153

雄雀 7035

雄雀屎 1083、1109、5479、7039（2）、
　　7041（2）

雄雀屎末 7041

雄雀糞 737、1499、7041

雄野雞屎 7009

雄猪心血 1743

雄猪肝 6805

雄猪肚 895、2493、6399

雄猪膽 895

雄猪膽汁 2427、3503、3505、5353、
　　5683、7071

雄黑豆 1979、3809、4273、6257

雄犀 7445、7449

雄楝根皮 935

雄鼠　447、7621

雄鼠外腎　7617

雄鼠卵　7657

雄鼠屎　939、1123、3251、5073、7623
　（6）、7625

雄鼠屎末　7623

雄鼠脊骨　447、1123

雄鼠膽　7617

雄鼠糞　4895

雄豬肚　2489、7191（2）

雄豬膽　1617、7197

雄豬膽汁　1795、2239

雄貓屎　7551

雄燕子　6655

雄鴨　6917、6919（2）

雄鴨頭　787

雄鵝糞　6905

雄雞　665、3469、6961（2）、6963、
　6965、6967、6969、6971、7115

雄雞內金灰　7693

雄雞毛灰　1283

雄雞矢　6985（2）

雄雞血　1247、1277、1351、6961

雄雞肝　919（2）、929（2）、1337、
　5383、6583、6969（2）

雄雞尾　1369

雄雞肫　7297

雄雞肫內皮　6973

雄雞冠血　3253、6965（7）

雄雞屎　767、1117、1153、1219、6979、
　7031

雄雞屎末　6985

雄雞翅　1007

雄雞翅下血　6967

雄雞頂上毛并屎　6977

雄雞頂毛　1181

雄雞翎　6977、6979

雄雞腎　1081

雄雞喉嚨　6971

雄雞腸　3469、6975（2）

雄雞頭　781

雄雞膽　911、1049、6969、6971

雄鵲　665

雄鵲肉　895、911

雄鵲肉鵲　7107

雄鷄　1745、2925

雄鷄毛　6945

雄蠶蛾　929

雲丹　3851

雲母　379、445、551、563、597、1033、
　1383、1399（2）、1705（10）、1707
　（5）、1709（4）、1711（5）、1713、
　1787、1821、1909（8）、1911、2711、
　3413、5333、5385、5475

雲母水　5547

雲母石　763、1237、1983（2）、2175、
　7247

雲母砂　1729

雲母粉　633、759、837、909、915、
　1071、1139、1189、1241、1307、
　1321、1713（11）

雲母漿　1709

雲母礬　2141

雲花　3851

雲花草　2825

雲英　1705（2）、1707、3391、3851

雲茶　4035、4037

雲南松子　5107（2）

雲南根　3657（2）

雲南銀　1577

雲砂　1705、1707（2）

雲珠　1705、1707（2）、3851

雲華　1705、2711

雲氣芝　4797

雲師　6111、6215（2）

雲液　1705、1707（2）

雲實　285、521（2）、527、559、599、751、847、853、957、975、1227、3313、3385、3391（3）、3393、3777、5627、7053（2）

雲實花　3393

雲實根　1293

雲實根汁　1105

雲頭术　2307

雲膽　1707、1909

雲霧　5221

揀香　5447

提母　2283

揭裏屬布　5757

揭羅闍　7129

插田藨　3633、3635（3）

插翹　7595

搜夹子　6419

搜風樹　4019

搥胡根　3117、1043、3063

揮文　7661

握雪礜石　1199、1877（2）、1879、1905、1969、1971（5）

雅州黃連　1851、2419、5829

雅烏　7101

雅鴟　7084

犖　7153

紫蚨　6853（2）

紫大戟　3359、3363

紫口蛤蜊殼　6831

紫丹　2385

紫石　1723

紫石英　435、439、489、523、531、541、547（2）、551、553、585（2）、597、643、685、817、837、879、887、897、989、1167、1279、1303、1349、1363、1649、1653、1715、1717（2）、1719、1721（5）、1723（5）、1847（2）、1863、2175、2219、2395、3323、5195、5209、5371、5937、6043、7035、7477

紫石華　2173

紫芋　4699（2）

紫芝　529、549、599、2355、4709、4791（2）、4793（2）、4799、4801

紫朱　1929

紫色石亭脂　2137

紫色浮萍　3945

紫色萵苣　4665

紫衣　4023、4043

紫苣　4661

紫芙　2385

紫花地丁　795、1151、1159、1181、1187、3065、3305（2）

紫花地丁草　3305、3307（2）

紫花地丁根　3307（2）

紫花扁竹根　3551

紫花桐　5561、5567

紫花菘　4545（3）

紫花梨　4931

紫芹　4595

紫芥　4521、4523

紫芥子　713、1163

紫李　4837

紫貝　1055、6791、6817、6819（3）、
6837、6845（2）、6849（5）、6851、
6853、6857

紫貝螺　6857

紫沙糖　5265、5271

紫苑　493、643、689、869、871、
1351、3739、4939、7001、7035

紫苧　2957

紫茄　4737（2）、4739

紫茄蒂　4743

紫述香　2737

紫佳石　2175

紫金牛　521、687、709、961、1289、
2403、2563、3545

紫金沙　1093、6137、6143

紫金藤　527、961、1005、1187、1325、
3613、3877（3）

紫河車　519、539、551（3）、643、
693、837、883、931、975、1161、
1737、1751、1785、1979（2）、2383、
2885、3535（2）、3537（2）、3539、
3543（2）、3585、7755（2）、7757
（3）、7759、7761

紫河車根　3539

紫荊　3571、5727、5877、5889、5891
（3）、5893、5895

紫荊皮　521、805、915、945、963、
989、1107、1165、1225、1251、
1257、1265、1271、1301、1331、
5891、5893（8）

紫荊皮末　5893

紫荊花　1083、5893

紫草　519、601、793、853、935、1069、
1075（2）、1161、1187、1201、1221、
1359、1369、1793、2185、2383、
2385（3）、2387（11）、2389、2431、
3601、4683、4963、5601

紫草末　6419

紫草汁　6387

紫草茸　2931、3831

紫草湯　5481、6751

紫奈　4967、4971

紫砂　1735

紫背　447、1599（2）、3137

紫背天葵　447、549、1707、1735、1751、
1783、1863、1947、1975、2141、
3137、3965

紫背天葵汁　2119

紫背金盤　989、1331、3977、4017

紫背草　3219

紫背浮萍　2119、2127、2211、3945、
3947（3）、3949

紫背萍　1141、3949

紫背鉛　1599、1603、1997

紫背龍牙　3215、3217（5）

紫香　5421

紫鉚　867、1173、1241、1311、2399、
5457（5）、5459（2）、6111、6155、
6157（10）、6159

紫鉚染綿而成者　2933

紫珠　5891（2）

紫珠芝　4795

紫莧　745、4643（2）、4645（3）

紫莧菜　4645

紫莧實　4809

紫荷　555、2121

紫真檀　5417、5467

紫桐　5561

紫連翹草　1711

紫笋茶末　7229

紫粉　2127

紫粉霜　1771

紫酒　4399

紫浮萍　3947

紫納　5685

紫萁　4683

紫菘　4519（6）

紫菫　4441、4595（3）

紫菫花　941、4597

紫萵苣　4663

紫菜　805、1145、3965、3969（2）、
　　4733、4787（4）

紫菊　2771（2）、4625

紫萍　865、941、1071、3915、3943
　　（2）、5039

紫菀　527、535（2）、601、727、809、
　　813、819、829、831、841、847、
　　855、891、915、953、973、1289、
　　1331、1361、2259、2555、3063、
　　3099（5）、3101（4）、3103（7）、
　　3105、3165、3203、4735、5031

紫菀末　833、3103、3101

紫菀根　1105

紫梗　2933、6111、6155（2）

紫梢花　1231

紫參　517、529、601、747、761、861、
　　879、961、965、1069、1083、1171、
　　1187、1201、1241、1303、2185、
　　2243、2373（2）、2379（9）、2381
　　（6）、2383（9）、3367、3419、3537

紫項地龍　1745

紫葳　515（2）、539、601、625、643、
　　811、1017、1103、1303、1305、
　　1335、3555、3611、3685、3687（3）、
　　3691、3895、4067

紫葳華　3687

紫葳葳　3687

紫葛　891、1239、1333、3613、3841、
　　3843（4）

紫葛藤　1187

紫葡萄　5251

紫葵花　3135

紫棗　4913、4925

紫雲馬腦　1699

紫稍花　899、919、929、933、6479
　　（6）、6481（3）

紫筍　5221

紫賀石　2175

紫給　4025、4067

紫瑞香　5033

紫蒨　3099

紫椿　5503

紫蔗　5263

紫蓼　3261（2）、3263

紫團人參　6509

紫團參　2215、2217

紫綿　5911

紫葷　4815

紫蕨　4683（2）

紫荿　4679、4681

紫蝴蝶　3547

紫蝴蝶根　3551

紫鉚燕脂　2933

紫薑　2863、4557

紫鉚樹　6157（3）

紫鴛鴦　6927（2）

紫糖　5267

紫藍　1119、3253、4025、4069

紫檀　913、1165、5417（2）、5419（2）、5421、5693、5905

紫檀香　1243、5189

紫糜梨　4931

紫藤　789、3613、3885

紫藤香　5421（2）、5423

紫檳榔　5149

紫礜石　1969

紫蘇　495、543、555（2）、565、651、681、695、727（2）、729、763、777、779、801、811、817、821、861、961、985、1031、1175、1251、1259、1283、1285、1299、1315、1327、1841、2113、2233、2721、2785、2805（2）、2807（5）、2809（2）、2811（4）、2815、3003、3877、4723、4735、5383、5403、5947、6131、6473、6855、7375

紫蘇子　707、2813（7）、3077、4139、4531

紫蘇子油　1579

紫蘇汁　1285、6779

紫蘇莖葉　2811

紫蘇根葉　4089

紫蘇梗　493

紫蘇葉　667、933、1461、2811（3）、4609

紫蘇湯　1315、2707、2729、2809、3675、3795、4343、5465、5545

紫蘇熟水　2809

紫礦　1205、5131、6159

紫礦末　6159

紫櫻　5037

紫籜　3021、4237（2）

紫鑛　295

紫鹽　2045

紫靈砂　1735

紫蒺　4787

紫薑　6853

棠　4941（4）、4943（3）、5141

棠杋子　4961

棠梂　4961

棠梂子　3669、4959、4961、4963（2）

棠毬子　299

棠梨　757、3957、3959、4929、4931（2）、4941（2）、4943（2）、4945、5143、5445、5447、5809、5915

棠梨枝　731、811

棠梨葉　717、2307、4943

棠棣　5669、5817（3）

棠棗　4913

暑蝨　6375

貼水荷葉　5297

貼幹海棠　4945
貽　6845
開口川椒　5175
開元通寶錢　1643
開元錢　1353
閑客　7015（2）
景天　521、543、599、673、881、1023、1135、1237、1305、1339、3347、3977、3993、3995（3）、3997（2）、5583、6347、6477
景天汁　1139
景天花汁　1051
景天草　3997
跌膘　7467
蛙　6215、6343、6395、6397（5）、6399、6505（2）、6569、7023（2）、7025（2）、7301
蛙魚　6395
蛣蝠　6299、6301、6305（2）
蛣蜣　6329（2）、6331、6443（2）
蛕　6451
蛭　6199（3）、6277（6）、6279（2）
蛐蟮泥　1513
蛔　6451
蛛　6253、6255、6257（2）、6259
蛛網　1181、6261
蜓蛛　6323
蛞斗　6401
蛞蝓　557（2）、605、619、943、949、1261、1263、6297、6405（2）、6407（3）、6431、6437（5）、6439（11）、6441（2）、7641
蛔黄　6391
蛇　6699
蛇蝦　6699
蛇頭　6699
蜒蚰　6431、6433（2）、6435、6441、7641
蜒蚰螺　6437、6439
蜒蚰蠃　6431
蛜蝌　6267、6273（2）、7127
蛜蝛　6355（2）
蛤　2323、2325、6395、6505（2）、6507、6773、6801（4）、6805、6807（3）、6819、6821（2）、6823（3）、6827、6831、6837、6839（2）、6843、6879、7033（2）、7047
蛤子　6397（2）
蛤蚌　6793、6801、6823
蛤蚧　493、497、819、829、833、843、851、865、895、911、929、1251、6463、6505（3）、6507（3）、6509（3）、6623、6701、6707
蛤粉　497、691、723、753、759、783、787、817、823、859、863（2）、893、901、903、909、973、991、1047（2）、1133（2）、1139、1167、1175、1177、1229、1235、1237、1301、1309、1611、1613、1745、1893、1895、1899、2113、2131、2241、2333、2935、2959、3403、3491、4301、4499、5053、5121、5441、5511、5617、5711、6127（2）、6235、6383、6435、6487、6491（2）、6493、6763、6791、6801、6827、6831（7）、6833（5）、6837、6869、7225、7373、

7375、7377

蛤殼　6823

蛤魚　6395

蛤蜃　6837

蛤蜊　705、855、891、967、1145、6791、
　6829（2）、6831（3）、6837

蛤蜊汁　6831

蛤蜊粉　825、901、975、6829、6831
　（2）

蛤蜊殼　6831

蛤蟹　6505

蛤類　6821、6829、6835、6873

蛤蠣　6213、6797

蜁　6777

蛒蜂　6147

蛥蚗　6323

蛟　6453、6481（6）、6483、7005

蛟魚　6749

蛟蜃　6645（2）、6837（2）

蛟龍　1649、6481（2）、6483、6757、
　7005、7047、7435

蛟類　7005

蛟髓　1073、1319

喼尸羅　2739

喝起草　2989

喝起草嫩心　2995

單字桂　5369

單姥　6805（2）

單桂　5369

單菊　4671

單葉紅蜀葵根　2607、3133

單葉寒菊　2947、2953

單葉蓮花　2947、2953

單葉蜀葵　3137

單麴　4361

單瓣菊花　2771、4579

喙　3427

買子木　5915（2）、5917

帽　6035

嵋　7641

黑丁香　2177

黑三棱　5307

黑三稜　517、2709（2）、2711（2）、
　5311

黑大豆　635、655、659、683、697、703、
　783、805、963、985、999、1111、
　1123、1163、1209、1239、1247、
　1275、1311、1333、1357、2253、
　3445、4263、4273（2）、4275、4277、
　4297（2）、4323、5765

黑大豆汁　1277

黑大豆葉　4279

黑小豆　4305

黑天赤利子　3395

黑木耳　1211、4807

黑犬　7215

黑犬皮毛　6977、7227

黑犬血　6781、7217

黑牛　7283（2）、7295、7401

黑牛皮膠　7381

黑牛耳垢　1185、7311

黑牛肉　2361

黑牛尾　767、7309

黑牛尿　2003

黑牛兒　6329

黑牛乳　7289

黑牛髓　7295

黑火柴頭魚　6643

黑丑　3667（2）

黑玉　1681

黑石　1955

黑石子　1855

黑石英　1715

黑石炭　1855

黑石華　2173

黑石脂　1097、1103、1339、1837（2）、
　　1841、1885

黑甲　6565（2）

黑白牽牛　3675、3681（2）

黑白蟲　6293

黑司命　2287

黑尻　6887

黑芝　599、4791、4793、4799

黑色蝦蟆　6395

黑色鯽魚　6619

黑羊　7237、7401

黑羊石　1995（2）

黑羊肝　7057

黑花蛇　6537

黑芥子　1033、4531（2）

黑李子　1061、3665、4993（2）

黑豆　539（2）、557（2）、637、659、
　　663、711、747、751、753、765、
　　767、781、785、857、907、911、
　　1017、1037、1045、1049、1067、
　　1115、1123、1127、1153、1219、
　　1245、1247、1279（2）、1281、1937、
　　1979、2021、2219、2329、2341、
　　2345、2357、2773、3087、3173、
3415、3433（2）、3461（4）、3479、
3487、3491、3539、3569、3585、
3751、3753、3755、4265（3）、4267、
4269、4271（3）、4273（3）、4275
（5）、4279、4297、4305、4323、
4327、4333、4335、4385、4421、
4887（2）、4993、5191、5605、6239、
6247、6311、6457、6469、6979、
6983、7055、7071、7197、7209、
7225、7291、7299、7547、7681、
7753

黑豆末　897、5187

黑豆汁　1281、1283（2）、1285（2）、
　　1287（2）

黑豆皮　1051、4177

黑豆花　3089

黑豆葉　3337、6571

黑豆湯　4273、5203

黑尾黃羊　7279

黑附子　3425、3447、3497、7421、7491

黑林檎　4971

黑虎　6391、6393、7415

黑金　1647

黑狗　7213、7233、7573、7665

黑狗脊　527、2339、2341

黑狗膽　7225

黑油　6279

黑虱　1245

黑垢　6093

黑砂星　7057

黑牡牛　4821、7311

黑脂麻　2325、3755、4113

黑殺羊脂　7247

黑桑椹　6401

黑梅　2643

黑符　1837、1841、4073

黑兜蟲　6215

黑脚白礬　1655

黑牽　931

黑牽牛　789、925、1325、1355、2325、
　2641、2801、3373、3669、3675（2）、
　3677（5）、3679（6）、3681、3795、
　5577、6195、6535

黑牽牛頭　3675

黑牽牛頭末　2261、3301、5289

黑陽起石　1909

黑參　2363、2367、2373

黑葚　5739、5741

黑棗肉　2163

黑雲芝　4797

黑稍蛇　6537

黑黍　4201、4203、4205（4）

黑倫鷄　7141

黑鉛　503、549、551（3）、709、733、
　849、893、907、1129、1167、1195、
　1275、　1277、　1403、　1611、　1619、
　1755、1757、1759（3）、1761、1781

黑鉛汁　1159

黑鉛灰　1151

黑鉛金　1571

黑鉛壺　1279

黑塌　5447

黑暗　7447

黑蜂　6145

黑鉛　643、657、685、1277（2）、
　1335、1601（2）、1603（3）、1605

（5）、1633、2199

黑鉛灰　1605

黑鉛湯　1793

黑鉛銀　1577

黑雌鷄　851、963、1173、1317、1329

黑雌鷄肉　6953

黑雌鷄膽汁　6971

黑漆　5545

黑貓肝　7549

黑貓頭　7547（2）

黑熟桑椹　5741

黑螆　6293（2）、7741

黑薑汁　735

黑嘴白鴨　6917

黑鴨肉　6915

黑篤耨　5471

黑錫　555、785、1597、1601、1603、
　1605、1609、2121

黑錫灰　975、1599

黑餳　827、4937、5491、7241

黑雞黄　1783

黑獖豬心　3925

黑蟻　6281

黑穬麥　4163

黑礬　2139（2）、2141、2159

黑鵰　7015（2）

黑鹽　779、2035、2043（2）、2051
　（2）

黑鱧　6641

黑驢尿　1549

黑驢乳　7347

黑驢屎　1221、7353（2）

無不愈　3731

無心　525、2901、2905、3169

無心草　1185、1209、2823、2901、2903、
　　3169（2）

無心草汁　1903

無心草根　2903（2）

無灰木　1833

無灰好酒　2199、3867、3869、5849、
　　7285

無灰美酒　7521

無灰酒　1745、2119、2199、2325、2327、
　　2357、2835、2931（3）、2987（2）、
　　3047、3049、3097、3231、3387、
　　3443、3719、3755、3757、3789、
　　3881、3909、4019、4139、4157、
　　4411、4507、4551、4741、4951、
　　5171、5341、5349、5451、5469、
　　5573、5589、5609、5623、5691、
　　5861（2）、6197、6201、6211、6271
　　（2）、6421、6489、6533、6539、
　　6953、6985、7029、7035、7099（2）、
　　7179、7185、7187、7241、7419、
　　7423、7491、7499、7501、7523、
　　7565

無灰清酒　2723

無灰濃酒　7421

無名　447

無名子　5059（2）

無名木　5059

無名木皮　5061

無名異　447、893、949、1039、1137、
　　1167、1207、1213、1215、1233、
　　1241、1249、1253、1255、1727、
　　1855（4）、1857（7）、1859、2137

無名異末　1857（5）

無花果　697、749、947、1103、3855、
　　5075、5137（2）、5139（2）

無花菊　6391

無角白大羊　7235

無角羊　7235

無油新巴豆　5713

無油器　7681

無姑　5679（2）、5681

無砂石流黄　2125

無重砂　1731

無食子　4175、5499、5633（4）、5637

無食子末　5635

無風獨搖　4079

無風獨搖草　4027、4079（2）

無核　4837

無核李　4843

無根　1403、1493

無根井水　1979

無根水　993、1409、1513（2）、1979、
　　3491、4155、5053、5489、5537、
　　6059、7071、7593、7683

無蚘乾棗　5803

無病婦人乳　7727

無疾鏡　1635

無殼蝸牛　6437

無殼蝸蠡　6439

無患　5629

無患子　521、849、1071、1107、1117、
　　5499、5629（2）

無患子仁　1101

無患子皮　843

無辜鳥　7143

無雄鷄子　1763

無節竹　5981

無腸　6777

無腸公子　6777

無義草　2507（2）

無漏　5129

無漏子　701、5075、5129（2）、5409

無實李　4837

無實棗　4913

無潤犀　7449

無顛　2901

無顛草　1709

無鱗魚　563、2785、2789、3749、3751

短牛膝　3003

短竹葉　4715

短狐　6441、6443、6445、6927（3）

短鞦轡　6041

犅　7281

犍　7281

程　7431（5）

稌　4177（3）、4179（5）

稌米　3281

稀葱白粥　6557

稀粟米飲　3813

稀粥　3539、5963、6177、6863、7273

稀糊　3489

稀薟　517、803

稀糖　5261

稀雞矢　6501

黍　697、2909（2）、3289、3391、
　4099、4103、4179、4199（9）、4201
　（7）、4203（4）、4205（15）、4207
　（6）、4221、4227（2）、4231（3）、

4233、4237、4243、4281、4357、
4375、4399、4401、4405、4423、
4429、5113、7565

黍子　4201

黍石　4069

黍民　6375

黍米　569、573、991、1097、1235、
　1249、1251、1255、1617、2491、
　3617、4199（2）、4207（6）、4209、
　4211、4227（2）、4359、5245、7245、
　7283、7565、3123

黍米粉　4207、4219

黍米酒　4205

黍米粥　1177、4347

黍米粥清　7623

黍莖　905

黍莖掃帚　4211

黍根灰　923

黍秝　6095

黍粒　3195

黍粟　3189

黍飯　4205

黍蓬　4235（2）、4237、4239

黍稷　4203、4211、4231

黍穰　641、779、805、4203、4209、
　4211（3）、4401

黍穰汁　1281

黍穰灰汁　4751

黍釀汁　4201

稊　4231（2）

粮　697、4233

筐　6093（2）

筳竹油　5991

筤竹茹　5987

筤筍　4729

筒桂　5367（3）、5369、5383（2）

筵門冬　3731

笭簹　6077

筋子根　4027

筋竹　5981（2）

筋退　7687

筋根　3681（2）、3683

筋膠　7577

筍（笋）　3931（2）、3939、4725（10）、4727（3）、4729（7）、4731、5267、5979、5997、6607

筍苦筍　4727

筍竿　5113

筍席　6077

筍葅　4727

筍湯　4729

筆管菜　2267

筆頭灰　293

傅延年　2827

傅致膠　7369、7377

舄　6043

賤香　5399

順流水　1401、2959、3137、3453、3843、6165

傖鷄　6945

焦子　5029

焦石　1883（2）

焦核荔子　5081

焦核荔枝　5079

焦酒　747

焦豉末　4331

焦銅　1575、7701、7733

皐毘　7429

皓苓　5935

裒　4227

裒人甲　7687

裒人唾　4217、7741

裒人溺坑中水　7707

裒人溺坑水　897

裒戎　2379

裒魚生母鮨　6599

裒蛤之灰　6831

奥栗　4905

遁脂　7517

御瓜　5235

御米　4103、4249

御米殼　819、3405

御米粥　4349

御李　4837

御李子　4837、5817

御風草　2299（3）、2301

御桃　4875

御黄李　4839

御菜　4677（2）

御梨　4933

御棗　4913（2）

須　3913、4533（4）

須丸　533、1923（2）、2617

須薩折羅婆香　5439

須贏　6923（2）

舒雁　6899（2）

舒雁膵　6901

舒鳧　6913（3）、6915

鉚銀　1579

鈔紙　3483

鉛　447（2）、691、719、897、1145、
　1167、1191、1195（2）、1339、1571、
　1575（2）、1597（3）、1607（3）、
　1609（4）、1611（11）、1613（3）、
　1619（8）、1627（4）、1629、1633
　（2）、1639、1735、1751、1753、
　1757、1793、1941（2）、2125（3）

鉛丹　553、603、657、691、715、733、
　851、995、1039、1053、1129、1609、
　1619（5）、1621（3）、1623（2）、
　1625（3）、1627、1629（2）、1965、
　3379

鉛白霜　893、1107、1607（4）、1609
　（4）、1755、1771

鉛白霜末　1609

鉛灰　713、1047、1117

鉛光石　2175

鉛汞　1033

鉛汞結砂　1469

鉛砂　2125

鉛華　523、1609、1619

鉛粉　1071、1075、1425、1609（2）、
　1611、1615、1617、1619

鉛錫　287、1609

鉛霜　629、691、705、885、1129、1363、
　1607（6）、1609（2）

鉛礬　2141

欽香　5401

鈎吻　2789

鈎吻葉　2253

鈎脚鉛　1599

鈎頭棘針　6049

鈄　1631

鈄賀　1631

畬田火米　4337

番木鼈　653、3611、3655（3）、7213

番木鼈仁　3655

番木虌　969、1049、1103

番石　1823

番沈　5401

番茄　4739

番降　5421（3）

番降末　5423

番降真　1171

番紅花　879、961、1303、2823、2931
　（2）

番棗　5129

番棗核　5409

番硝　387

番蘿蔔子　2967

傘子鹽　2029

禽石燕　2011（2）

禽獸肝　7403

爲　7647

爲猴　7647

舜華　5895

狋　7653

貂　7603、7633（2）、7637

貂皮　7151

貂尾　7633

貂鼠　7411、7633

飯　415（2）、661、701、711、739、
　745、755、757、787、803、903、
　957、959、1095、1149、1337、1355、
　1461、1893（3）、2133、2211、2311、

2315（2）、2415、2423、2429（2）、
2453、2635、2669（2）、2691、3199、
3295、3305、3647、3765、4051、
4199（2）、4201（3）、4209、4215、
4231（2）、4235（2）、4237（2）、
4239（2）、4245（2）、4247、4251、
4257、4265、4281、4283、4303、
4321、4339（3）、4341、4343（4）、
4345（2）、4355、4373、4391（3）、
4455、4547、4639、4641、4669、
4691（2）、4693、4711、4771、4951、
5201、5277、5293、5383、5511、
5513、5621、5635、5643、5683、
5771、5849、6009、6163、6177、
6187（2）、6207、6257、6271、6357、
6399、6525、6533、6583（2）、6615、
6841、6957、6981、6991（2）、7031、
7071、7073、7115、7189、7263、
7539、7579

飯豆　4303（3）

飯帚　2533、2539

飯食　4341

飯粒　4821

飯飲　2415、3281、4743

飯籮　661、6017、6093

飲　2551、3181、3225、3531、3923、
5185、5547、5635、6079、6143、
7073、7481（2）、7677

飲汁　2723

飲男乳汁　3639

飲兒乳汁　1745

飲漿　5761

飫　5073

腊　4547、6635、6707、6941、7287

腌腊　7459、7417

腜　4025、4075

腆顆蟲　6295、6369

脾　6131

膡髮　6235

勝沈香　5417

勝春　3697

猢孫頭　3229

猢孫頭草　3233

猢猻　515

猢猻薑末　4667

猢猻頭　521、4011

猢猻頭草　4011

猢猻頭骨　7555

猩紅　1771、1775

猩猩　7411、7655（4）、7657（10）

猩猩肉　7657

猬　7107（2）、7411、7415、7417
（2）、7431、7559、7639（3）、7641
（11）

猬心　1153、1159

猬皮　561、567、605、715、947、957、
1081、1197、1231、1293、1351、
1367、7567、7643（11）、7685

猬皮灰　755、861、941、1271

猬刺　7465、7643

猬脂　551、561、957、1061、1193、
1205、1221、1271、1785

猬頭　1271

猬膽　949、1041、7301

猲　7213

猵肉　755、793、837

猵　6439

猦猪心血　2241

猦猪肉　883

猦猪頭　6791、6819、6853（2）

猦猪頭肉　855、705

猦猪屎　1157

猾　7409、7607（2）

猾髓　447、1449（2）、7607

猴　6569、7647（11）、7649（3）、
　7651（2）、7655（2）、7657、7785

猴肉　571、837、6613

猴胎　7595

猴屎　1265、1347

猴桃　885

猴菝　5841

猴菝草　5839

猴薑　3821

猴葵　4789（3）

猴棗　4973

猴蒜　3595

猴楂　4959、4961、4963

猴薑　3983（2）

猴頭骨　647、665、767、851、1351、
　1367

猴頭羹　7649

猴藥　5841

猴類　7151

猨　7411、7595、7597（2）、7647
　（6）、7651（9）、7653（2）、7655

猨猴　7651

猨猴類　7657

猶　7653

猵　7595

猵　7595（2）

猱　7651（4）、7655

臭　7581

然　7653

然石　1727、1885（2）

訶子　437、481、491、493、507、533、
　577、681、741、743、749、751、
　757、763、769、827、831、871、
　1029、1085、1109、1229、1603、
　1657（2）、2235、2259、2657、2667
　（2）、3231、5561、5637（2）、5639
　（3）、5641、5643（2）、5783、6167

訶子末　7177

訶子皮　4175

訶子皮末　787

訶子肉　1625、6171、7443

訶梨勒　829、1009、3645、5099（2）、
　5469

訶梨勒皮　7197

訶梨勒皮末　7313

訶黎　5641（7）、5643

訶黎皮　5639

訶黎勒　437、681、685、691、697、701、
　721、725、735、741、771、777、
　817、921、941、959、1039、1103、
　1111、1129、1311、1337、2151、
　5499、5539、5637（5）、5639、5641
　（4）、5643（3）、6175

訶黎勒皮　1603、4853、5641、6171、
　6763

訶黎勒　5639

就葛　3729（3）

痤　4837

遊龍　3267（2）、3269（2）、7485

童女月經衣和血　7733

童女初行經水　7731

童女便　7705

童女溺　7715

童子小便　533、1545、1849、1993（3）、
2033、2079、2261、2325、2415、
2427、2463、2611、2719（2）、2721、
2727、2729、2731（2）、2791（3）、
2793（2）、2841、2871（5）、2895
（4）、2911、3023、3331、3433、
3453、3707、3725、3877、4577、
4753、4851（3）、4853、4871、4885、
4923、5011、5119（2）、5199、5259、
5285（2）、5295、5297、5363、5381、
5457（2）、5511、5615、5749、5843
（2）、5955、6707、6715、6759、
7067、7177、7185、7277、7705、
7707（2）、7709（2）

童子尿　751

童子頂髮　7689

童子溺　7715

童子熱尿　5295

童子糞　7697

童男便　7705

童男童女尿垽　7719

童男童女髮　1301、7679

童男溺　7715

童男髮　7671（2）

童尿　635（2）、643、683、707、715
（2）、717、755、791、801、813、
815、827、829、831、833、835、841
（2）、843（4）、845、857、859（2）、
861、865、867（2）、871（2）、913、
917、919、921、923、939、947、
953、955、993、1025、1031、1039、
1053、1091、1111（2）、1181、1183、
1239（4）、1247（3）、1251、1253
（3）、1255、1257、1283（2）、1285、
1299、1301、1305、1317、1319、
1321（2）、1323（2）、1325、1327、
1329（2）、1331（4）、1333、1357、
1489、1545、1623、1665、1851（3）、
1853、1887（2）、2233、2325、2329
（2）、2515、2581、2701、2791、
3327、3333、3433、3675、3703、
3845、4093、4445、4451、4563（2）、
5511（3）、6103、6251、6763、6795、
7067（3）

童兒小便　5539

童兒溺　7751

童便　391、763、2581、2895（2）、
2897、3081、3459、3491、3505、
4003、4123、4515、4851、5433（2）、
5461、6273、6487、6579、6581、
6735、6805、6991、7171、7179、
7697、7705（3）、7707（4）、7709
（3）、7753、7759（2）

童溲　537、2721、2729、3433

童腸　2379

童溺　5905

童粱　4233

棄杖草　2353

道人頭　2989（2）、2999（2）

道上熱土　4499、7707

道止　2773

道中熱土　667（2）、1477、1495

道生草　3283（2）

遂　2189、6849

遂石　2173

遂陽木　5931、6007

狣　7233

羳　7233

羳羊乳　515

曾青　531、539、551、553（2）、555
　　（2）、597、855、967、1027、1053、
　　1223、1591、1675、1787、1827、
　　1839、1877、1905、1943、1945（5）、
　　1947（6）、1949、1957、2121、3735、
　　7247

曾青金　1571

曾青棗根　2535

曾青銀　1577

焰消　531、539、555、557、1353、
　　1483、1977、2025、2085、2087、
　　2097、2099（2）、2129、2171、2175

焰硝　1761、1989（2）、2485、3327、
　　3501、4055、4452、5409、5483、
　　6209

焠鍼　1465（2）、1467

焙乾黄牛糞　1901

勞水　1399、1401（2）、3025

勞鐵　627、1647、1649

粢　4179（3）、4199（4）、4221、4357
　　（4）

粢米　4221

粢米粉　1163、4203（2）

粢糕　919

粢饘　4357（2）

湖茶　5227

湖雞腿　4667

湖雞腿根　4669

湖蟹　5287

渣芹　2517、4589

渤海茄　4737

湯　5199、5201、5225、5291、7185、
　　7541

湯泉　1417（2）

湯瓶内鹼　2025、2169（3）

湯瓶鹼　893、1099

湯參　2217

湯餅　4361

温小便　7709

温水　657、779、993、1007、1247、
　　1363、1539、1713（2）、1801、1829、
　　1831、1857、1871、1933、1953、
　　1989（2）、2035、2047、2099、2131、
　　2145、2149、2163、2165、2197、
　　2213、2261、2313、2315、2331（2）、
　　2345、2347、2415、2429、2491、
　　2531、2635、2637、2641、2679、
　　2795、2817、3421、3457、3523、
　　3561、3577、3661、3667、3703、
　　3745、3809、3837、3895、4155（2）、
　　4279、4363、4541（2）、4555、4719、
　　4885、4909、4953、5337、5489、
　　5511、5569、5609、5611、5615、
　　5617、5621、5629、5715、5723、
　　6127、6517、6797、6857、6973、
　　7041、7099、7105、7167、7377、
　　7565、7623、7711、7713

温白湯　3927

温瓜　5235

温米飲　2417

温州白乾薑　4575

温茶　3449

温泉　1203、1417（3）

温酒　1017、1159、1299、1485、1487、
1489、1527、1541、1545、1555、
1623（3）、1713、1743、1745、1767、
1775、1791、1815、1869（2）、1933、
2009、2013、2107、2111（2）、2131、
2145、2151、2163、2165、2303、
2325（2）、2327（2）、2329、2333、
2337（2）、2351、2363、2377、2419、
2439、2473、2491（2）、2493、2497
（2）、2499、2531、2555、2579（2）、
2597、2611（2）、2629、2679、2691、
2709、2801、2833、2871、2883、
2895（2）、2897、2951、2971（2）、
2975、2983（2）、2985、2997、3013、
3077、3083（3）、3095、3111、3135、
3137、3207（2）、3215、3219、3229、
3253、3295、3303、3327、3335（2）、
3345、3347、3351、3357、3367、
3373、3401、3421、3445（2）、3447
（2）、3455、3465、3483、3485（2）、
3487（2）、3491、3497、3505、3531、
3559、3569、3621、3643、3651、
3659、3663、3667、3681、3691（3）、
3693、3705、3711、3719、3739、
3741、3753、3755（2）、3757、3761、
3763（2）、3765、3801（2）、3803
（2）、3805、3811、3819、3831、
3871、3877（2）、3883、3905、3935、

3937（2）、3949、3989、3991、4009、
4017、4035、4057、4079、4113、
4115、4145、4265、4279、4291、
4407、4453、4455（2）、4473、4479、
4531、4543、4569、4575、4587、
4595、4601、4603、4605、4659、
4739、4741（2）、4745、4749、4759、
4767、4779（2）、4781（2）、4783
（2）、4801、4803、4809（2）、4813、
4881、4883、4885、4887、4891（2）、
4953、5005、5007（2）、5011、5013、
5017、5031、5051、5053、5055（2）、
5073、5083、5119、5177、5185、
5197、5281、5291、5295、5337、
5343、5351、5433、5453、5455、
5457、5461（3）、5479、5511（3）、
5531、5539、5547（2）、5549（2）、
5575、5579、5581、5589、5605、
5609、5611、5617、5625（3）、5653、
5661、5689、5691、5721、5747、
5763、5815、5843（2）、5849、5861、
5863、5907、6025、6029、6037、
6083、6087、6121、6143（2）、6165、
6177、6273（2）、6307、6345、6361、
6385、6399、6491（3）、6511、6515、
6517（2）、6519、6533（2）、6537、
6541、6653、6683、6713、6735（2）、
6785、6833、6849、6917、6969、
6981、7031、7037、7041（2）、7055、
7059、7067、7069（2）、7071、7099、
7141、7191、7193、7203、7245（3）、
7253、7267、7271、7273、7295、
7315、7331、7335、7339、7365、

7367（2）、7381、7421（2）、7425、
7427、7465、7491（3）、7493（3）、
7495（3）、7503、7523、7525（2）、
7541、7591、7623（3）、7649、7679
（2）、7681（2）、7689（2）、7693
（2）、7713、7717、7719（2）、7721、
7753

温菘　4535（2）、4545（4）

温葱酒　6029

温湯　413、1261、1263、1283、1375、
1417、1429、1899、2439、3017、
3499、5577、5703、5821、5947、
6531、6991、7713

温粥　2511、7071

温蜜湯　1745、6133

温醋　1503、2701、3331、5451、7585

温醋湯　1959、3577、7587

温漿　1657、6519

温漿水　2165、2505、3421、5493、6203、
6505、7031

温鍼　1467

温藤　3893

温薑水　3421

温薑汁　1893

温鹽水　7171

温鹽酒　7525

渴水　4863

渴旦　7063

渴留　5457、6157

渴廪　5457、6157

滑石　431、437、509（2）、531、541、
551（2）、597、657（2）、667、673
（2）、679（2）、719（2）、723、729、

733（2）、739（2）、741（2）、749、
785（2）、797、805、855、863、885、
893、903、905、907、909（2）、911
（2）、913（3）、915（2）、925（2）、
933、935、937、949、1021、1095、
1097（2）、1135、1137、1139（2）、
1179、1191、1207（2）、1211、1253、
1255、1305、1323、1491、1597、
1625（2）、1723、1727、1819、1823
（5）、1825（3）、1827（6）、1829
（3）、1831（3）、1833（5）、1855、
1877、1879、1885、1895、1921、
1929（2）、1983、2057、2073、2099、
2131、2149、2175、2281、2411、
2535、2549、2611、2643、2751、
2899、3019、3059、3137、3301、
3711、3987、3989、4273、4301、
4719（2）、4891、5461、5541、5601、
5789、5961、6077、6169、6177、
6239、6251（2）、6327、6355、6825
（2）、7001、7377

滑石末　909、1831（4）、2987、4585、
5819、6673

滑石粉　1831（2）

滑石湯　1919

滑珠　6813

滑菜　3121（2）

滑蟲　6363（2）

溲　1709、7701

溲疏　529、605、675、907、917、2219、
5597、5727、5853（4）、5867、5869
（7）、5875（2）

溲疏子　5869

溲溺　7705（2）

淑浦　5221

渡父　6629

渡父魚　6629

游冬　4655、4657（2）

游波　447、7045（3）

游波蟲骨　6823

湔胡　2455

滋　4633（2）

滋草　4633（2）

渾烏鴉　7103

渾顆橡實　3391

滁州青木香　299

割田蔍　3629（2）、3633、3635

割孤露澤　2425（2）

寒水石　435、493、497、523、543、733、
　817、867、881、907、1033、1097
　（2）、1121、1137（2）、1139、1173、
　1237（2）、1241、1275、1283、1351、
　1363（2）、1483、1537、1675、1683、
　1723、1727、1803（2）、1805（4）、
　1807（2）、1811（3）、1813（6）、
　1815（2）、1817（4）、1819、1821、
　1823、1853、1855、1887、1979、
　2025、2053、2055（6）、2057（5）、
　2059（2）、2073、2075、2175、2415、
　2613、3525（2）、4301、5521

寒水石末　1813

寒水石粉　2059

寒玉　1681

寒石　2051

寒瓜　5125、5235、5247、5249

寒莓　3629、3631（2）

寒具　829、4321、4359（7）

寒食大麥　4383

寒食泔　1223

寒食泔澱　4225

寒食飯　1075、1187、4341、4357

寒食粥　4347

寒食蒸餅　1247、4363（2）

寒食麪　815、955、1179、1183、1295、
　2155、2157、3703、4157（2）、6059

寒食餳　967、1181、1281、4383（3）

寒食麵　619、667、761、5541、6691

寒蚓　6419

寒烏　6683

寒菜　4511（2）

寒菊　3277（2）

寒皐　7091（2）

寒蒲薹　4813

寒號　7063

寒號蟲　3935、6943、7063（3）、7087

寒號蟲糞　7063

寒蜩　6323

寒鴉　7099、7101

寒漿　3151、6229、6321（3）、6323（2）

寒蟬　6323

寒露粟　4221

寒蠪　6419

富家土　1495

富家燈盞　6081

寓木　5965（2）

寓屬　7151（2）

運日　7141、7143（2）

補天石　1599

補骨脂　495、527、533、563、633、685、

739、835、899、917、927、931、933、999、1001、1119、1247、1303、1313、1325、2325、2327、2567、2687（2）、2689、2691（2）、2695（2）、3755、5051、5531

補骨脂湯　2417

祿白　2483

尋風藤　805、3881、6767

畫石　1823（2）

畫眉石　1841（2）

畫粉　1481

畫黃　3891

畫鍾馗紙　6059

屜　6041

犀　285、6563、7389、7409、7413、7435、7437（2）、7439（2）、7443、7445（16）、7447（8）、7449（5）、7451（2）、7453（2）、7455、7457（2）

犀牛糞　6749

犀片　7449

犀角　415、505、523、537（2）、561、595、603、627、647、649、651、657、665、675、749、751、851、865、879、883、887、957、965、993、995、1025、1057、1111、1135、1149、1209、1257、1265、1293、1349、1359、1367、1671、1743、2261、2479、2483、2555、2965、3113、3383、3433、5647、6563、6683、7143、7387、7445、7447、7449（3）、7451（3）、7453（6）、7455（3）、7561

犀角末　2621

犀角汁　861、1277、1279、1281（2）、1287（2）、6419、7453、7455

犀角屑　2075、3947、7425

犀角湯　6183

犀角犀　7453

犀角篦　7601

犀洛　4025、4065

犀瓣　4749

強仇　4715、4717

強脊　2335（2）

強瞿　4713、4715

粥　555、681、703、713（2）、715（2）、741、747、749（2）、751、753（2）、755（2）、757、783（2）、785、787（3）、793、797、801、805、813、815（3）、827、835、837、839（2）、841、843（2）、873、883（2）、885、911、919、925、927、937、945、953、971、1005、1027、1035、1037、1041、1045、1049（2）、1059（2）、1067、1079、1149、1257、1285、1355、1391、1399、1431、1433、1579、1581、2231、2291、2295、2653、2811、2813（2）、3175、3363、3461、3709、3803、3835、3851、3939、4155、4165、4191、4203、4207、4211、4217、4219（6）、4223、4229、4231（2）、4237、4247（4）、4251（2）、4267、4281、4285、4297、4321（2）、4327、4345、4347（8）、4349（3）、4355（3）、4379、4455、4463（2）、4467、4475、4485、4541、

4551（2）、4565（2）、4625、4629、
4645、4649、4651、4655、4665、
4729、4803、4881、4995、5163、
5243、5265、5281（2）、5355、5541、
5597、5677、5761、5797、5821、
5867、5919、6211、6389、6581（2）、
6583、6621、6917、6969、6975、
6985、7035、7179、7181、7183（2）、
7185（3）、7191、7205、7217（2）、
7223、7229、7233、7241（2）、7245、
7253、7255、7257、7259、7269、
7289、7291、7311（2）、7343、7375、
7513（2）、7563、7571、7589、7597
（2）、7615（2）、7623、7691

粥飯　893、3453、4243、5279、6535
粥飲　1887、2287、2425、2685、2687、
2871、3257、4575（2）、4753、5349、
5613、5643、5919、5989、6099、
6165、7255、7377、7463

粥糜　7579
粥糵　2141
疏趾　7005
隔山消　4027、4093
隔年小粉　4159
隔年全曆　6059
隔年青州棗　5007
隔年風乾橙子　5019
隔年蔥　6121
隔年糟茄　4743
隔虎刺　4081
隔虎刺花　5907
隔夜百沸湯　5861
隔河仙　3601（2）

絮　6029
媚草　6369
媚珠　7561
媚蝶　6295、6369（2）
媚藥　6225（2）、6367（2）、6369
賀　1631、1633、3299、7267（2）
巋　7157（4）、7663
巋椒　5179
巋顴　2999、3001
結香　5399
結殺　5331、5471（2）
結留子　5153
結遼鳥　7115
結縷草　3283（2）
給客橙　5027（2）、5025
給敎羅　5271、5273
絕好醋　2565
絳　5685
絳石　2059
絳袋　7331
絳縐　6227
絳礬　1957、2139（4）、2141、2159
（3）、2165
絳囊　7619
絳鹽　2047
絡石　287、517、541、599、633、903、
1089、1103、1123、1159、1257、
3613、3851（6）、3853（2）、3855
（3）、3859、3865、4011
絡石草　3855
絡石藤　523
絡索　6503
絡索米　5655

絡新婦　6253

絡緯　6231

絞死囚繩　6049

絲子　7719

絲布　6025

絲瓜　749、799、823、955、989、1009、
　1075、 1115、 1301、 1311、 1333、
　2631、4733、4775（2）、4777（8）、
　4779（4）、4781、4783

絲瓜子　3699、4779

絲瓜汁　927、1103、1171、1207、4777

絲瓜皮　1201、4777

絲瓜兒根　4783

絲瓜根　1003、1079、1189、1257、1293、
　4783（3）

絲瓜根葉初種放兩葉者　4781

絲瓜連子　4781

絲瓜葉　1181、1203、1221、1237、3131、
　4781（3）

絲瓜葉汁　4781

絲瓜蔓　1357

絲瓜蔓上卷鬚　4783

絲瓜藤　867、4783（2）

絲瓜藤近根　35

絲杉　3733

絲茅　2517

絲草上花蜘蛛　6263

絲禽　6931

絲蕈　3957、3959（2）

絲綿　5911、6027、6199

十三畫

馱駞　7355

馴養牡鹿　7513

璹珺　6727、6729、6745（8）、6747
　（2）、6749、6761

瑒花　5837

瑞香　2567、2733、3163、3767

瑞香花根　1105

瑞雪　3697

瑞龍腦　5475

瑞鷗　7117（2）

瑞露　1385

瑰蕈　3959（2）

頑荊　5887

魂常　6371

髠　6179、7671

載　4025

載丹　6949

塌香　5445

塌橘　4999、5015

遠年白田螺殼　6867

遠志　379、381、387、489、497、529
　（2）、 535、 537 （2）、 539、 559、
　585、 587、 591、 599、 647、 773、
　799、839、847、875（4）、877、897、
　899 （2）、 903 （2）、 927、 931、
　1027、 1067、 1105、 1111、 1159、
　1169、 1281、 1353、 1739、 2185、
　2189、 2257、 2347 （8）、 2349 （3）、
　2351（6）、 2353、 2675、 2907、 3101、
　3157、 3371、 3469、 3479、 3665、
　4801、5341、5845、5849（2）、6183、
　6471、6473、6795、7425、7523

遠志肉　2337、2351、7035、7419

遠客　2735

鼓子花　2501、2917、3611、3667（2）、
　3681、3683、3685、4621、5567

鼓鎚草　3007

勢　7763（2）

塚上土　1477、1501（2）

塚上土石　663

聖石　447、2049（2）

聖先子　3663

聖知子　3663

聖金　1573

聖無憂　3665

聖僧　5033

聖虀　1287、7281、7319（3）

蒜　383、533、535、541、547、555、
　563、565、569、571（2）、663、665、
　699、701、717、745、759、765（2）、
　783、793、813、915、951、973、
　1001、1027、1121、1151、1153、
　1167、1171、1173、1203、1217、
　1219、1227、1257（2）、1265、1267
　（2）、1307、1363、1527、1551、
　1623、1663、1933、1975、2511、
　2513（2）、2515（4）、2625、2641、
　2809（2）、2851、2915、3075、3115、
　3123（2）、3125、3263、3471、3627、
　3751、3949、4021、4125、4171、
　4257、4327、4331、4425（2）、4441、
　4447、4475、4477（2）、4479（2）、
　4481、4483、4487（7）、4489（7）、
　4491（ ）、4493（4）、4495（7）、
　4497（2）、4499、4501（3）、4503、
　4505、4507（5）、4509（6）、4581、
　4715、4747、4853、5025、5289（2）、

　5447、5539、5715、5863、6193（2）、
　6241（2）、6387、6429、6613、6619、
　6737、6779、6935、6987、7033、
　7161（2）、7177、7183、7189、7191、
　7215、7241（3）、7255、7271、7289、
　7341、7551、7671、7721、3071、
　3083

蒜水　7707

蒜生蒜　4505

蒜白　5487

蒜汁　867、1129、1143、1283、4491、
　4509、6653、6779

蒜根　4487

蒜酒　2479

蒜葫　671、685

蒜葱　4475、4477（4）

蒜湯　4507

蒜腦諸　4713、4715

蒜膏　5491

蒜髮　7671

蒜頭草　2513

蒜瓣　6651

蒜虀　399、3123、4491、6487、6643、
　6715

蒜虀大醋　4491

蓍　2201、2823、2841（2）、2843
　（9）、6731

蓍草　6743

蓍葉　969、2843

蓍實　535、599、1043、2843、3173

萱　4685（2）

勤母　2501

蓮　2739、3229、3233（2）、5273、

5275（6）、5277（3）、5279（3）、
5281、5283、5299、5389、5395

蓮子 2837、3029、5079、5275、5277
（2）、5287（2）、5289、5713

蓮子心 519、897、2237、4183、5289
（2）

蓮子肉 5287

蓮子草 3227、3231、5057

蓮子粉粥 4349

蓮子湯 6473

蓮肉 751、899、919、1771、2239、
3461、5043、5277（2）、5281、5307、
6959、7217、7285、7721（2）

蓮肉末 753

蓮米 1305

蓮花 863、1319、3027（2）、3229、
3303、3601、3623、4701、5275、
5289（2）、5291、5299、5391

蓮花心 6029

蓮花汁 2835

蓮花湯 1771

蓮花蕊 945、3685、5289

蓮花鬚 5287

蓮房 437、925、1311（2）、1317、
3229（2）、3855（2）、4759、5277、
5291（4）

蓮房灰 959、1207、1313

蓮莖 4737

蓮茴 5279

蓮蓬 3855、5281

蓮蓬殼 5291

蓮蓬殼 5291（3）、5901

蓮實 671、697、835、875、919、1001、

4131、5275、5277、5281（4）、5305

蓮蕊 5307

蓮蕊鬚 547、5289

蓮薏 731、1329、5287

蓮藕 5233、5273、5275

蓮鬚 897、1127、5289

靴 6041

靴內年久樺皮 5691

靳刺 5977

蒿 4489（6）、4493、4495

蒿麻 2603

蓐 4823（2）

蒝荽 4581（2）、4585

蓫薚 3335（2）、3337

蓫 3907（4）

蒔蘿 695、713、735、1003、1099、
1115、1285、2573、4441、4587、
4605（2）、4607（3）、6615

蒔蘿子 2595、4597

蒔蘿末 6435

蒔蘿花 2459、4597

蒔蘿椒 4607

蕳藥 3833

蓽茇 683、687、699、707、713、723、
733、739、751、755、845、983、
985、1027、1079（2）、1097、1115
（2）、1117（2）、1119、1121、1301、
1337、2567、2675（2）、2677（5）、
2679（7）、2681（5）、2757、3507、
5185（2）、5187、7291（3）

蓽茇末 2679（3）、6427

蓽勃没 2679

蓽撥 2675（3）、5881

蓽撥梨 2675

蓽澄茄 725

墓頭回 4027、4093

夢神 4127

蒨 3805、3807（2）

蒨根 2783

葫 4241

葫草 1931、4241

葫草子 717、4103

葫草米 697

葫實 4241

蓖麻 537、549、555、565、743、759、
847、1061、1081、1083、1145、
1153、1163、1165、1217（2）、1633、
2121、3139、3313、3319、3369、
3393（2）、3395、3397（2）、3399、
3401、3405、3537、3541、3543、
3827、3845、3847、5139、5877（2）

蓖麻人 6245

蓖麻子 1025、1061、1063、1075、1081、
1125、1135、1149、1151（2）、1153、
1155、1195、1197、1245、1273、
1295（2）、1297、1325、1339、1345、
2643、3395、3399（2）、3401（6）、
3403（6）、3559、4711（2）、4921、
5441、5723

蓖麻子仁 787、3377、3397（2）、3399
（3）、3401（5）、3403（6）

蓖麻子油 623、3397

蓖麻子油紙撚 3399

蓖麻仁 619、643、743、807、819、915、
1029（2）、1069（2）、1083、1085、
1235、1323、2131、2149、3395、

3397、3399（4）、3401（2）、3927、
5351

蓖麻汁 1141

蓖麻油 1021、1089、1091、1105、2133、
3395、3397、3403

蓖麻油紙 3399

蓖麻烟 617

蓖麻葉 807、857

蒫 5235

蒫屬 4747

菝葜 5679（2）

蒼术 431、439、471、473、491（3）、
505、507、511（2）、515、533、549、
565、577（4）、581、593、621、651、
661、665、667、669、671（2）、681
（2）、687、695、701、705、719、
725、737（2）、739、741、751、761、
763（2）、771、773、779、791、799、
801、805、809、901、933、951、
955、973、983（2）、999、1017、
1019、1023（2）、1025、1041、1045、
1049、1067（2）、1077、1079、1115、
1141、1169、1299、1303、1343、
1587、2161、2265、2307（3）、2311、
2315、2317（3）、2319（8）、2321
（5）、2323（3）、2325（2）、2327
（2）、2329（3）、2331（7）、2333
（9）、2363、2371、2465、2481、2561
（2）、2587、2601、2719、2721、
2909、3051、3487（4）、3507、3537、
3543、4013、4415、4651、4711、
4941、4953、5173、5177、5295、
5297、5507（2）、5511、5523（2）、

5541（2）、5609、5777、6767、6821

蒼术末　2333、7217

蒼术烟　2321

蒼石　1967

蒼耳　519、529、555、563、569、643（2）、661、669、795、801、805、863、889、975、1027、1159（3）、1181、1185、1199、1205、1257、2103、2825、2989（2）、2991（3）、2993、2995、2997（2）、2999（2）、3009（4）、3011、3015、4147、4191、5903、6317（2）、6571、6643、6767、7103、7159、7323

蒼耳子　645、761、781、1007、1017、1027、1031、1077、1115、1149、1201、2991、2993、7523

蒼耳子灰　2991

蒼耳心子　7103

蒼耳汁　1065

蒼耳自然汁　4371

蒼耳花　1139

蒼耳草　1141、2509、2837、2997、2999

蒼耳草内蟲　6317

蒼耳草梗中蟲　6317

蒼耳莖　943、2997

蒼耳莖葉　2999（2）

蒼耳根　1105、1181、2999（2）、4695、5611

蒼耳根苗　2999

蒼耳根葉　2995

蒼耳乾葉　2107

蒼耳葉　651、795、953、1067、1083、1165、1217、1263、1267、1271、

389

1889、2995、2997（3）、2999、3305、6643

蒼耳湯　2679

蒼耳節内蟲　6317

蒼耳嫩苗　2997

蒼耳嫩葉　2995、2997

蒼耳嫩葉尖　2997

蒼耳頭　2999

蒼耳蠧蟲　6295、6315、6317

蒼虺　6565（2）

蒼蒉子　3381

蒼鴨　7653

蒼龍腦　5473、5477

蒼鵝　6897（2）、6901（3）、6907

蒼鵝屎　6905

蒼礜石　1967（4）、1969

蒼鷹　7147（2）

蒯草　4233（2）

蓬　4041、4235、4237、4239

蓬子　697、3953、4239

蓬矢　6069

蓬沙　3299

蓬茂　699

蓬草子　4103、4239

蓬砂　529、555、691、701、705、709、711、715、815、969、1051（2）、1053（2）、1055、1091、1095、1097（2）、1099、1101、1103、1107（2）、1191、1197、1225（2）、1285、1293、2025、2113、2115（2）、2283、2709、3537、3557、4177、4511、6199、6245

蓬砂末　3059

蓬活　6445

蓬莪　2705、2707

蓬莪茂　533、683、705、709、735、
　　1247、1303、1343、2705（2）、2707
　　（3）、2709（2）、2715（2）

蓬莪莸　777、813、961、965、989、
　　1009、2567、2697、2705、2707（2）、
　　2709（2）

蓬萊杏　4845

蓬萊香　5401

蓬蒿　2859、2861（3）、2875、3211、
　　3213（2）、3963、4241、4579（2）

蓬蒿子　3003、3213

蓬蒿菜　4075

蓬餌　4239

蓬實　4239

蓬蔂　729、3019、3025

蓬蔂竹　3019

蓬欒　3611

蓬類　4237、4239

蓬藟　599、839、927、3629（3）、3631
　　（12）、3633（7）、3637、5233

蓬藟子　1125、3631、3635（2）

蓬虆　445、4899

蓬鹽　2029

蘘草　537、543、545、553、6041

蒿　863、961、2843（2）、2845（2）、
　　2867（5）、2875（2）、2883、2909、
　　2921、2947、3223、3247（2）、3285、
　　3477、3617、4323、4333、4509、
　　4587、4597

蒿艾　2827、2829、2839

蒿灰　1171、2881、2995、4695

蒿根　2347、2447、2461、2475、2921、
　　3233

蒿雀　929、6943、7043（2）

蒿雀腦　1233

蒿葉　1717

蒿蔞　2877

蒿豬　7465

蒿類　2861、2875、2909、2953

蒿屬　2839、2843、3943

蒺藜　3289

蒺藜　537、625、779、899、919、923、
　　937、961、965、1001、1043、1069、
　　1075、1077、1081、1103、1119、
　　1141（2）、1151、1181、1215、1265、
　　1301、1325、2203、2301、3065、
　　4011、4307、4621、4689、6349、
　　6405、3293

蒺藜子　599、833、839、1319、2301、
　　3191、3455、4621

蒺藜苗　1163

蒺藜綿黃耆　2203

蒺藜　3289（4）、3291、3295、3643

蒺藜子　3293（8）、3295（2）、3293

蒺藜苗　3295

蒺藜葉　3295

蒺藜蔓　3295

蓑豆　4303

蓿藼　5165

蒟　2681

蒟子　2681（5）、2683

蒟蒻　1163、3095、3313、3499（3）、
　　3511、3513（4）、3515

蒟醬　685、687、699（2）、703、725、

727、 733、 815、 847、 973、 985、
993、2567、2675（2）、2681（7）、
2683、3513

蒡 2251

蒡翁菜 2979

蓄 3907（2）

蓄根 545、5963

蓄菜子 3591

蒹 3021（5）

蔊藋 295、515、621、669、1005、1025、
1135、 1199、 1269、 1271、 1329、
2941、3065、3239（10）、3241（4）、
3243（4）、3309、4625、5841、5923

蔊藋子 1145、3243

蔊藋末 6289

蔊藋灰 1171、3243

蔊藋根 787、807、965、1031、1997、
3241（3）、3243（2）

蔊藋根白皮 3243

蔊藋細葉 3191

蔊藋葉 3241、3243

蒟胡 4235

蒲 2519、2711、2763、2933、2973、
3917、3931（3）、3939、3943、4239、
4727、5125、5309、5661（2）、5845、
6047、6075（2）、6091、3115、6075

蒲子羹 7217

蒲公丁 4671

蒲公英 783、1153、1161、1175、1181、
1185、 1187、 1225、 4617、 4671、
4673、4675（4）

蒲公英汁 7687

蒲公英草 4671

蒲公草 4675

蒲公罷 4675

蒲白 7505

蒲灰 7221

蒲灰末 6091

蒲帆 6075

蒲州豉 4323、4325

蒲州膽礬末 4473

蒲兒根 3931

蒲草 2365

蒲柳 5649（3）、5661（5）

蒲桃 4427、5079、5087、5251（2）、
5255

蒲桃汁 915

蒲桃酒 4427

蒲桃乾 4427

蒲楊 5661

蒲根 747、3933

蒲笋 4735

蒲席 6017、6075（3）、6077、7671

蒲席灰 1137、1171、6077

蒲扇 6017、6075

蒲黃 385、415、509、543、599、747、
753、 853、 861、 867、 869、 885、
905、 921、 933、 939、 941、 943、
955、 989、 991、 999、 1009、 1063、
1089、1091（2）、1095、1129、1163、
1175、 1229、 1231、 1247、 1301、
1303、 1305、 1309、 1317、 1323、
1327、 1333、 2679、 2805、 3789、
3931（5）、3933、3935（14）、3937
（15）、 4063、 4135、 4553、 4901、
5233、5297（2）、5345、5357、5359

（2）、5461、5955、6075、6693（2）、
7067、7103、7375（2）

蒲黄末　6687

蒲黄苗　3931

蒲黄草根　3933

蒲黄粉　3299

蒲黄滓　3937

蒲萄　3649

蒲葅　3931

蒲葉　5845

蒲蕚　3937

蒲葦　4237

蒲葦灰　3025

蒲葵　5695、6075

蒲筍　3931

蒲蒻　1099、1317、3931

蒲楊　5661（3）

蒲槌　3931、6479

蒲蕚花　3931

蒲薦　6075

蒲盧　4747

蒲盧子　5635

蒲頹　5809

蒲頹子　5809

蒲頹葉　819、5811

蒲簆　6075

蒲鰲　3935

蒲叢　4237

蒲蘆　4747（2）、6149（3）

蒲類　3917、3939

蒲蚩　6223（2）

蒤　3277

蒙　3615

蒙頂　5219

蒙頂茶　4035、4037

蒙貴　7543、7655

蒙頌　7411、7647、7655（2）

蒙鳩　7043

萑　4455（3）、4457（2）

萑菜　4457

蒻蔧　5279

蒻頭　3277、3513（3）、3515、4735

蔯　2867

蒓　3959（4）

蒓菜　3959

蒴子　5111（2）、5113（2）

蒩木　5135（2）

蒩木麪　5075、5131

蒩麪　1535（2）

蒸大豆　4273

蒸木瓜　2849

蒸柏葉　865

蒸棗　4913

蒸棗肉　7721（2）

蒸餅　637、701、709、711、713、745、
775、791、823、843、873、903、
913、953、971、975、1129、1131、
1235、1269、1309、1311、1603、
1629、1655、1659、1743、1789、
1791、1801、1803（3）、1845、1857、
1893、2107、2109、2123、2125、
2129（4）、2133、2149、2153（2）、
2331、2419、2421、2439、2687、
3193、3215、3375、3445、3495、
3527（3）、3529、3567、3651、4089、
4321、4333、4357、4361（3）、4363

（2）、4375、4379、4507、4531、4555
（2）、4827、4885、5005（2）、5105、
5201、5615、5683（2）、5761、6539
（2）、6981、7009、7031、7073、
7221、7297、7421、7473、7585

蒸餅心　1765

蒸餅末　1603

蒸餅柹　4973

蒸糕　4179

蒸糯米氣水　1227

蒸籠　6017、6095

蒸籠片　1141

楔　5037

椿　3821、5193、5211（2）、5217、
5397、5405、5533（9）、5535（5）、
5543、5545、5631、5829、6129

椿子　1295

椿木　5533（3）、5535（2）

椿木皮　3887

椿白皮　673、903、917、1331、1337、
5539

椿皮　5537（3）

椿皮灰　5543

椿芽　4735、5535

椿花　5871

椿莢　955、5535、5543

椿莢灰　1045

椿根　1127、5535

椿根白皮　953、955、1305、1311、2925、
5537、5539、5541（4）

椿根白皮東南行者　5539

椿葉　5535、5831

椿實　3233（3）、3235

椿樗　5499、5533（2）

椿樗木皮　5535

椿樹上叢生莢　5543

椿樹子　5543

椿雞　5533

椹　5731（5）、5739（4）、6401、6921

椹子　2369、2677

椹汁　5739

楠　3307、3309、5329、5423（2）、
5425、5429

楠木　813、5423、5425（3）

楠材　735、779、805、987、5423、
5425

楠材灰　1063

楠葉　5429

楠樹　5389

椵棗　4983（5）、4985

椰桐　5569

椰桐皮　1265

禁生　3979

禁宮花　3187、3191

楚　5875（2）

楚烏　7101

楚菘　4545

楚雀　7095

楚葵　4589（2）、4595（2）

楚鳩　7079、7139

楚衡　2643、2645

楝　5499、5573（4）、5575、5631、
5841、6129

楝子　5041、5131、5317

楝木皮　5579

楝皮　1227、1339

棟花　1139、1269

棟花末　6289

棟根　1097

棟根白皮　5579

棟根皮　5581

棟葉　1261、5095、5573、6467（2）

棟葉汁　1263

棟實　509、543、605、655、675、881、885、1007、1063、1203、1355、2969、3673、5573（2）、5575、5579（2）

棟樹子　2165

棟樹皮　5581

棟樹枝　5581

楨　5135

楊　1027、5649（6）、5661（2）、5663（2）、5665、5669、5671、5965

楊木白皮　5663

楊白皮　1239

楊皮　4767

楊妃垢　1639

楊花　1199、5651（2）、5653

楊枝　5649、5661

楊柳　2427、3359、3571、3849、5649（5）、5661、6321

楊柳上大烏殼硬蟲　6335

楊柳白皮　5655（2）

楊柳條　5657

楊柳根　4493

楊枹　2305（2）

楊桐　5839、5841、5873

楊桐草　5873

楊桃　5149

楊梅　523、571、573、683、701、703、719、723、749、1023、3301（2）、4085、4929、5033（8）、5035（2）、5757

楊梅仁　5035

楊梅青　1941（3）、1943（2）、1945

楊梅核仁　805

楊梅根皮　1119、5035（2）

楊梅葉　2733

楊梅樹　5033

楊梅樹皮　1203、1235、5035

楊梅樹皮汁　1277

楊搖子　5233、5315

楊溪瓜　5249

楊瘌子　6185

楊樹　5649

楊櫨　5727、5869（5）、5875

楊櫨耳　963、4811

楊櫨葉　1189

想肉　7767

榲桲　689、701、703、705、741、885、4929、4955、4957（8）、4969（3）、4973、5813

榲桲木皮　1203

楸　3721、5499、5551（8）、5553（2）、5555（6）、5557（2）

楸子　4967、4969、4971

楸木皮　1071、1137

楸白皮　701、717、5557

楸枝　5557

楸根皮　1235

楸梓　5551

楸葉　817、1051、1151、1155、1171、

1189、1219、2155、3407、5555（2）、
5557（4）、5559（2）、6375

楸葉中心　5559

楸葉心　5535

楸葉汁　1127（2）

楸葉頭　5559

楸煎　5559

楸線　5555

楸樹皮葉　1203

楸樹葉　5557

楸屬　5551

梗　5429、5679（2）

槐　1457、2187、2189、2203、2483
（2）、2485、2493、2853、3247、3391
（2）、4801、4819、5097、5405（2）、
5499、5543、5573、5581（7）、5583
（2）、5591（7）、5595、5603、5633、
5645（3）、5669、5685、5723、5915、
5965、5971、6129

槐子　485、567、885、1045、1049、
2493、2589、3051、5581、5583、
5585（3）、6203、7061、7093、7299

槐子末　1313

槐木　1749、4647、4807

槐木耳　4809

槐木瘤節　5427

槐白皮　639、1103、1121、1171、
1265、1337、2037、2155、4899、
5355、5589、5593（2）、5595、5655

槐皮　1115、1189、1229、5593

槐耳　945、1311、1329、1337、4801、
4805、4807、4809（2）、5595

槐芽　1053、1945、4689、4735、5217、

5915

槐花　389、749、753、759、863、871、
923（2）、933、941、945（2）、951
（2）、953、955、957、959、991、
1019、1035（2）、1037、1093、1103、
1111、1165（2）、1183、1193、1195
（5）、1285、1305、1767（2）、2203、
2423、2793、3025、3089、3719、
4777、5055、5071、5483、5515、
5585、5587（10）、5589（8）、5623、
5625、6675、6739、6827

槐花子　5589

槐花末　863、1241、1545、5587、6687、
7191

槐花酒　3859

槐角　507、941、1195、5585（2）

槐角子　5585

槐枝　947、991、1117（2）、1139、
1229、1233、1263、1795、2039、
2047、3201、3369、4043、4419、
5593、5605、5655

槐枝灰　1127、1313

槐柳　2365

槐華　5581

槐根　5599

槐砧　2203、2257、2283、2359、2549

槐菌　4807

槐葉　731、945、1079、1203、2379、
2467、3173、3189、5607

槐槐實　5585

槐蛾　3051、4807、4809

槐實　543、599、627、945、951（2）、
1031、1125、1237、1319、1325、

1337、5581、5583（2）、5621

槐蕊　6655

槐膠　639、689、1061、5595

槐樹上木耳　4809

槐樹上菌　4807

槐樹北面不見日枝　5593

槐樹白皮　5593

槐樹東引枝　5593

槐樹葉　4681

槐檽　4807

槐雞　4807、4809

槐蠋　6219

榆　1457、2369、4593（2）、4801、
　　4803、5499、5597（2）、5645、5649、
　　5671（4）、5673（8）、5679、5681
　　（2）、5685、5807

榆仁　285、3687、4389、5683

榆仁訶子　5681

榆仁醬　4321、4389（3）、5673

榆火　1463、5673

榆白　1203、5673

榆白皮　435、821、903、1137、1155、
　　1165、1177、1217、1221、1235、
　　1323、1325、3155、5675（4）、5677
　　（4）、7271、7733

榆白皮末　5677（3）

榆白皮湯　6203、6517

榆皮　381、437（2）、537、599、673、
　　831、905、1529、3197、5597、5673
　　（2）、5675（2）、5677（3）

榆皮末　4953、5677

榆皮葉　783

榆皮湯　3775

榆皮麪　2747

榆耳　4809、5679

榆芽　4735

榆花　1363

榆枝　5675

榆莢　3657、4083、5561、5673、5681、
　　5895、6369

榆莢仁　681、887、1305、3121

榆條　2147、6341

榆根　3571

榆根白皮　5677

榆粉　5675

榆葉　905、1071、1351、2369、5675、
　　5877、5889、3233

榆麪　5673

榆樹　4875

榆錢　5645、5673（2）

榆檽　4809

榆類　5673、5681

楸　1311、2711、4017、5127、5693、
　　5981

楸子　4213

楸木　1203

楸毛　913、6039

楸心　3417

楸包　5125

楸皮　1243、3419、5697

楸皮毛　5697

楸灰　437、749、857、1307、1311（2）、
　　1313、1315、1317、1545、2729、
　　5589、5697、6079

楸竹　5981

楸笋　4735、5695

椶筍 5695（2）

椶魚 4213、5695（2）

椶櫚 5125、5129、5131、5135、5501、5689、5693、5695（2）

椶櫚皮 3857、5697（4）

椶櫚灰 5697

椶櫚秧 2359

椶櫚葉心 4359

椶櫚椶 5693

楓 1171、3721、5423、5439、5497、5571、5951、5953、5965（2）

楓人 5439

楓子木 5443

楓子鬼 5439（2）

楓木 4803、4813、5439（4）、5957

楓木皮 1165

楓木津液 5953

楓皮 731、757、5443、5973

楓柳 5929、5971（4）

楓柳皮 1121

楓香 859、1117、1151、1171、1177、1179、1189、1203、1243、5441（5）、5443

楓香末 5441

楓香乳 5445

楓香脂 5331、5439（2）、5443、5973

楓根 5957

楓脂 5445、5951

楓宸 5439

楓梂 2979

楓葉 3669、5911

楓實 5361、5439（2）

楓樹 3859、5439、5965、5971

楓樹上寄生 5971

楓樹苓 5957

楓繭 6189

楤木 791、5729、5925

踈躒 4311（2）

楤白皮 1121

楤擔尖 1179、6017、6071

椗 4943

椗花 4943

槎丫 5309

槎丫草 5313

楢 1457

椴 2215、5021、5895（3）

楸 4945（3）、4951

賈朏 7665

酪 569、1137、1207、4627、4663、4847、4879、5037、5593、5819、7155、7289、7325、7361（8）、7363（4）、7367（5）、7369、7727

酪奴 5225

酪酥 4737

酪潼 7361

酪漿 6815

蝨 523、6481（4）、6483（3）、6725、6801（2）、6837（9）、7005（4）

蝨灰 6801

蝨蛤 7047

蝨蛟 523

感藤 3871

碓觜上細糠 4435

硼砂 1615、1849、2099、2111、2113（4）、2115（5）

硼砂末 2115

碎白石英　7241

碎米　4193

碎米柴　4027、4091

碎骨子　517、317

碎蒺藜　7383

碗糖霜　2177

狟豬　7465（2）

豥　7157

豥豬　7159

殢飯　4343

雷丸　519、529、535（2）、541、545、
　　553、561、605、643、847、871、
　　881、1291、1613、1795、1911、
　　2345、2377、2943、3587、3981、
　　4707、5685、5929、5961（4）、5963
　　（3）、6411、7449、3101

雷丸子　5719

雷丸草　3137

雷公頭　2717

雷公墨　2023

雷矢　5961

雷芝　4797

雷州益智子　2675

雷斧　5961

雷珠　2021

雷菌　4817

雷楔　2021、5961

雷礎　2021

雷實　5961

雷震六畜肉　7395

雷墨　1351、1365、1907、2023

雷環　2021

雷鎚　2021

雷鑽　2021

零陵　1929、2745

零陵草　517

零陵香　533、1067、1069、1081、1335、
　　1863、2569、2643、2751、2753（5）、
　　2755（2）、2757（2）、2763、7367

零陵香草　2757、2759

零陵香梗葉　2755

零榆　5671（2）

零餘子　4617、4711、4713

零藿　2749

雹　1375、1391（9）

雹瓜　3719

雹突　4545（2）

摶黍　7095

搖車　4687（2）

歲朝井華水　6045

虜　7411、7647

虞刺　4775

虞刺葉　4781

虞美人草　4079

虞蓼　3265（2）

觑　7415

當田　4009

當年新生柏葉　5339

當門子　4043、7535

當郎　6179

當時來參病人行止腳下土　6087

當陸　3335（3）、7243

當道　3203（2）

當藥　3913（2）

當歸　387（2）、391、405、433、439、
　　447、485、489、497、503、507、533

（2）、551、565、573、575（3）、579
（4）、581（4）、583、585（2）、593、
601、629、635、647、649、679（2）、
683、717、719、745（2）、751（2）、
753、761、789、799（2）、809、837、
839、853、861、871、873、875（2）、
889、899、903、921、923、933、
935、943、945、961、965、967、
987、989、999、1003（2）、1021、
1025、1031、1035（2）、1041、1051、
1059、1075、1085、1109、1113、
1119、1143、1149、1161、1169、
1171、1179、1187、1193、1225、
1235、1239、1245、1247、1249、
1299（2）、1301（2）、1303、1307、
1309、1313、1317（4）、1321、1323
（2）、1325、1327（2）、1331（2）、
1333、1337、1345、1347（2）、1593
（2）、1617、1637、1739、1785、
1887、1919、2111、2163、2233（2）、
2235、2243、2265、2281、2331、
2377、2411（3）、2417、2455、2461、
2497、2499、2505、2531、2535、
2553、2567、2571（13）、2575（2）、
2577（5）、2579（12）、2581（8）、
2589、2591（3）、2595、2605、2611、
2617、2619、2637、2643、2729（2）、
2755、2791、2805、2809、2855、
2893、2895、2927、3049、3051、
3053、3075、3083（2）、3163（2）、
3293、3327、3331、3333、3363、
3485、3577、3695、3753、3771、
3869、3881、4013、4287、4409、

4411、4413、4415、4485、4515、
4569、5239、5259、5289、5359、
5483、5547、5585、5587、5677、
5809、5835（2）、5851、5923、6029、
6075、6125、6129、6183、6515、
6531、6603、6615、6737、6961、
6985、7057、7069、7103、7175、
7183、7185、7203、7229、7239（2）、
7241、7273、7491、7493、7497、
7523、7693、7759、3219、3303

當歸末　875、2327、2491、2581（4）、
6619、7217

當歸汁　3755

當歸身　2337、2577、3049、3671、6533

當歸尾　1117、1161、2579（2）、4003、
5987

當歸酒　1545、2499、3577、5185、7601

當歸頭　381

當歸頭末　7763

當歸鬚　4043

鳲雉　7005

睡菜　887、4733、4791（2）

睡蓮　3955、5277

睡蟲　6449（2）

雎鳩　7123、7131（2）

睒婆　5909

嗔魚　6673

鄙祖　6031

黽　6397

暖小便　2427、5119

暖水　2067、2101、5715

暖玉　1681

暖皮　5689

暖泔　4653

暖酒　1499、2511、3443、3709、4407、
　5171、6907

暖熟水　2691

暖漿水　2423、5243

暖薑酒　5301

暈石　1727、1901

照子　1633

跳兔　7611

跳鐵　1651

路石　4025、4069

路旁草鞋　731

路旁破草　6047

路旁破草鞋　6047

路旁破草鞋鼻子　6047

路旁稻粒　1123

園荽　3299

蛺蝶　943、6221、6225（2）、6227

蛭　6805

蛷蝼　6419（2）

蜈　6107、6431、6501

蜈蚣　387、537、557、567、605、635、
　637（2）、645、767、949、1151、
　1157、1197、1205、1209、1261、
　1285、1327、1347、1351、1365（2）、
　1633、2545、3303、3433、3537、
　5651、6255、6257、6297、6383、
　6393、6405（10）、6407（6）、6409
　（10）、6411（8）、6413（2）、6415、
　6417、6439（4）、6467、6541、6551、
　6565、6569（3）、6571（2）、6675、
　6683（2）、6715、6979、7391、7641
　（2）

蜈蚣木　6407

蜈蚣木末　6407

蜈蚣末　617、1195、6411

蜈蚣草　1259

蜈蚣喙　6339

蜈蚣頭　6411

蜈蚣蠱蟲　6455

蜆　893、915、6791、6801、6809（4）、
　6835、6869

蜆子　673

蜆子水　1377

蜆子肉　1275

蜆汁　1185

蜆肉　665、805、1207

蜆殼　707、1489、1767

蛾　4801（2）、4803、6185、6225
　（3）、6287、6307、6371

蛾眉豆　4313

蛾類　6225

蛑　6381

蜉蝣　6331（4）

蜂　6113、6115（3）、6117（2）、
　6119、6123（2）、6129（6）、6131
　（4）、6137（3）、6139（3）、6145、
　6147（7）、6149（3）、6151（3）、
　6157、6257（2）、6267、6269、6337、
　6369、6397、7261

蜂勒　6137

蜂子　555、599、937、1027、1073、
　1291、6129（2）、6131、6133（3）、
　6137（2）

蜂斗葉　3165

蜂兒　6137（3）

蜂油　6133

蜂房　645、823、1073、1083、1091、
　　1093、1109、1115、1139、1153、
　　1175、1183、1191、1217、1351、
　　6135、6137、6139、6141（2）、6143
　　（9）、6145（2）、6275、6535

蜂房末　6143

蜂房灰　1109、1217、6143

蜂房蒂　6143

蜂巢　5949、5951、6815

蜂蜂　6131

蜂蜂房　6139

蜂蛹　6135

蜂腸　6137

蜂窠　929、2745、3369、4077、6143
　　（2）

蜂窠土　1137、6147

蜂蜜　491、517、647、697、713、753、
　　887、937、993、1047、1085、1089、
　　1097、1199、1231、1237、1293、
　　1297、1323、1369、1625（2）、1891、
　　4165、5139、5155、6109、6113（2）、
　　6117、6121、6583、6717、6839、
　　7261

蜂糖　6113

蜂薑　6117、6553

蜂類　6133

蜣蜋　557、645、909、925、935（2）、
　　943、1133、1143、1229、1245、
　　5717、6337（3）、6787、7317

蜣蜋丸　1145

蜣蜋心　6337（2）

蜣蜋所轉丸　6321

蜣蜋轉丸　1507

蜣蜋　605、711、759、949、6295、6329
　　（2）、6331（6）、6333（7）、6335
　　（9）、6337

蜣蜋灰　869

蜣蜋轉丸　655、733、1477

蜕　6187、6327

蜕殼　6325

蜋蜩　6323

蜋蟷　6777

蜘蛆　6393（2）、6405（9）、6569（4）

蛹子　6197

農果　3347

裝茶籠內蛀蟲　6319

署蕷　4711

蜀　6945

蜀大黃　3319

蜀升麻　2483

蜀水花　1073、1075、1237、4841、6939
　　（2）

蜀芒消末　2075

蜀羊泉　601、1119、1125、1187、1221、
　　1233、1267、1337、1351、1361、
　　3063、3145（3）、3157（3）

蜀芹　4595（2）

蜀芥　4529

蜀胡爛　4441、4607

蜀柳　5659

蜀格　4735

蜀秫　697、4211

蜀秫米　4381

蜀脂　2201

蜀烏頭　7567

蜀桑　3569

蜀桑白皮　5737

蜀黃環　3729

蜀葵　2961、3063、3131（6）、3133、3137、3139（4）、3143、3145、4769、4775、5145（2）、3121

蜀葵子　781、1169、3137（2）

蜀葵花　905、1069、1083、1237、1243、3135（5）

蜀葵華　3135

蜀葵根　1303、1305、2255、2461

蜀椒　409、495、537、545、551、557、593、605、623、639、655、659、685、689、699、701、721、727、741、753、761、801、807、813、821、841、849、867、919、933、941、963、973、987、995、1007、1027、1045（2）、1065、1071、1079、1095、1099、1115、1125（2）、1209、1231、1233、1235、1257、1263、1285、1291、1329、1353、1847、1997、2265、2351、3219、3433、4333、4409、5159、5161（7）、5163、5165（3）、5169（2）、5171、5175（2）、5179、5379、5403、5545、5863、6421、6475、6683（2）、6701、6977、6979、7189、7285、7541

蜀椒末　7219

蜀椒目　5161

蜀椒目末　7199

蜀椒紅　669

蜀椒椒目　5165

蜀黍　729、4103、4201、4211（6）、

4213

蜀黍根　905、1323

蜀酸棗　5805（2）

蜀漆　381、539、557、559（2）、597、603、653、693、763（2）、767、847、973、1713、3313、3405（2）、3407（5）、3409（5）、3413、3415（3）、3501、6485、6581、6823

圓柏　5335

圓桑　1785

圓桑葉　551

圓黃　7383

圓眼　5085

圓葉白楊皮　5667

圓棗　5575

骰柏楠　5425

矮樟　5429、5431

矮樟根　5435

矮雞　6945

雉　569、571、573、699、755、4387、6481（3）、6483（3）、6837（2）、6879（2）、6943、7005（16）、7007（6）、7009（2）、7011（4）、7013（2）、7015、7017、7025、7121、7583

雉木　4179

雉肉　569、573（2）、4459、6613、7007（2）、7009、7505、7517

雉尾灰　1137

雉類　7005（2）、7015

雉屬　7011

雉鷹　7125

牏　7281

牑　7457

牦牛 7457（3）

牦牛喉脆骨 7459

牦尾 7151

稞麥 4161

稚木犀 5471

稚蕁 3959

稗 2909、4103、4231（8）、4233、
　4237

稗子 697、3855、4231（2）

稗米 4233

稗草 1251

稗根 1243

稠 4381

稠膏 4815

稠膏蕈 4813

稌麥 4163

筮龜 6743

筋 6017、6089

筋頭 1089、6089

節皮 2257

節皮 2257

節赤 3277

節草 1161

節華 2827（2）、4025、4063

節氣水 1375、1411

鼠 443、1075、1175、1233、1775、
　3277、4999（2）、6343、6403（2）、
　6453、6487、6569、7023（2）、7025
　（2）、7031、7051、7139、7217、
　7411、7415、7543（2）、7545（3）、
　7547、7553（3）、7565（2）、7577、
　7581、7593、7605、7607、7609
　（12）、7611（5）、7613（4）、7615、

7625（2）、7627（3）、7629（8）、
　7631、7633、7635、7637（3）、7639
　（5）、7641（3）、7655

鼠子 6547

鼠王 7627

鼠矢 523、5787、5805、7325

鼠印 7617

鼠母 7627、7629

鼠耳 2991、3169（12）、5485

鼠耳草 2905、3169

鼠灰 639、969、1321

鼠肉 793、845、971、1333、7243、
　7615（2）

鼠李 523、605、791、959、1151、
　5551、5727、5821（3）、5823（2）

鼠李子 1007、1203、5183

鼠李皮 1121

鼠李根皮 675、1225、1231

鼠坌土 7733

鼠肝 1065、4063

鼠尾 549、1579、2447、3223（3）、
　3687

鼠尾花 2889

鼠尾芩 2431

鼠尾草 749、755、781、951、1185、
　2371、3063、3213、3223、3225、
　3493、3687、5601、3225

鼠尾草花 3225

鼠尾草根 3225

鼠尾魚 6695

鼠妖 7609

鼠法 7057

鼠姑 517、541、2567、2623、2629

（3）、3807、5699（2）、6355（2）

鼠毒　1967

鼠韭　4039

鼠骨　1153

鼠負　525、537、761、909、1263、1267、
　　3287、6289、6355（5）、6357（2）、
　　6359

鼠負蟲　3091、6255、6269、6357（2）

鼠涎　7545

鼠屎　537、547、659、661、679、853、
　　939、941、1177、1185、1217、1221、
　　1259、1271、1273、1289、1301、
　　1339、1355、1549、2377、3359、
　　4279、5555、6067、6087、7321、
　　7549、7623（6）、7625（4）、7681

鼠莽　3583、3583、4311（2）、5701

鼠莽苗　4311

鼠莎　2717

鼠莞　3057

鼠脂　1063、7619

鼠狼　6537、6569（2）、7411、7635、
　　7637

鼠狼皮　7321

鼠梓　5551（2）、5821（2）

鼠梨　4939（2）

鼠粘　2979、2983、6355（3）

鼠粘子　575、581、779、1063、1101、
　　1175、1177、2259、2367、2979、
　　2981（3）、2983（2）、3235

鼠粘子根　2987、3307

鼠粘子葉　2987、2989

鼠粘根　2987

鼠粘葉　1219

鼠婦　523、605、1091、2629、6187、
　　6299、6355（4）、6357（2）、6359
　　（2）

鼠婦蟲　517

鼠鄉　1963

鼠細子　2921

鼠蓂　2785

鼠腦　1063、1245、1343

鼠膏　949

鼠櫨　4959

鼠櫨梾　4961

鼠齒莧　4647

鼠璞　7595

鼠頭　6087、7619

鼠頭灰　1075、1193

鼠膽　1049、1061、7617（2）

鼠膽汁　7617

鼠糞　523、5443

鼠藤　3875

鼠麴　519、3169（2）

鼠麴汁　3169

鼠麴草　519、525、3063、3167、3169

鼠類　7609

鼠壤土　625、1167、1183、1477、1507、
　　6359

鼠屬　7151、7633

鼠鬚　7637

催生草　4089

催風使　4027、4081

催歸　7111（2）

魃實　5805

魁　6839

魁陸　6839、6841

魁蛤　693、759、891、929、967、1225、6791、6821、6823、6839、6841、7051

魁蛤肉　1275

微莖　2599

鈷鎒　1647

鈷錭　1565

鉢怛羅香　2749

鉢擺娑福羅　1695

鈴下　7145

鈴兒草　2243、2245

鉤芙　2945（2）、5303（2）

鉤吻　287、395、539、603、621、847、1105、1187、1201、1243、1289、1977、2267（9）、2269（7）、2277、2831、3315、3541、3595（2）、3597、3603（3）、3605（10）、3607（10）、5383、7235、7451

鉤星　7143

鉤格　7135

鉤栗　697、4929、5061（2）、5063（2）

鉤蛇　6565

鉤鴿　7135（4）

鉤櫟　5063

鉤虁　3713（2）

鉛　715、957、1563、1575、1577（2）、1579、1585、1599（16）、1601（4）、1603（5）、1605（2）、1619、1627（2）、1631（2）、1633（3）、1733、1799、1985、3807、3909、5733、6535

鉛内銀　1579

鉛丹　485、1067、1565、1619、2135、2149、3105、6543、7053、7133

鉛白霜　1225、1601（2）、3523

鉛汞　1575、7737

鉛粉　1851（2）、1893、4465

鉛鉛　1601

鉛霜　863、879、881、1301、1349、1563、4695、4949

會及　3623

會州白藥　515、3613、3797

愛韭　3105

狟　7569、7573

貊　7569（2）

貚　7569

貚子　7569

貉　7409、7569（5）、7571

貉踰　7569

亂油髮　7677

亂髮　659、853、1207、1209、1215（2）、1261、1323、1337（2）、5697、5715、5867、5987、6023、6141、6355、6617、6619、6987、6997、7317、7613、7623、7667、7671（5）、7673、7675、7677（2）、7679（4）、7681（7）

亂髮灰　639、1113、1153、4083、7677、7679（2）、7681（3）

亂頭髮　5067、6385

餄　4357

飴　569、833、1093、2029、3739、3745、4381（3）、4383、4429、5263、7181

飴糖　539（2）、541、563、697、701、

983、1105、1281、1295、1297（2）、
2321、3479、3517、4383（2）、5545、
5647、6581、6955

飴錫 963、4381

飴餳 865、4321、4381（2）、4383
（2）

飴鹽 2029（2）、2047

腰子 2235、7181、7183、7185（2）

腰棗 4913

梟 699、701、6883、6891（2）、6913
（4）、6915（4）、6921、6923（5）、
6929、6933

梟公英 4671

梟肉 787

梟血 1293

梟卵柿 5149

梟苝 569、573、697、701、785、1291、
1297、1313、2393、2711、3051、
3055、5307（2）、5309（2）、5311
（2）、5313、7343

梟苝灰 1097

梟茨 5307（2）、5309（3）、6825

梟葵 891、3605、3955（4）、3957
（5）、3959（2）、4029、4031（2）

梟類 6925

膃肭 7603

膃肭臍 811、841、845、853、931、971、
997、4423、7605（5）

膃肭獸 7409、7603

腮 7281

腹蜎 6319（3）、6321、6323、6331

腦 387、1051、1053、1063、1101、
1229、2589、3447、5477、5483（4）、

5973、6427、6477、7385、7537

腦子 1535、1817、1855、2059、2077、
2099、2177、2239、3805、5479（2）、
5481、5623、5805、5829

腦油 5473、5475（2）

腦蓋骨 7749

腦膏 7685

詹香 5437

詹諸 6379

詹糖 6313（2）

詹糖香 661、849、1127、1153、1189、
5057、5331、5469

詹糖樹 5471

魥魚 6605

猿 7559、7651

猿猨 7655

猵狙 3033（2）

獅 7213、7409、7413（7）、7415、
7431、7435

獅子 7413、7439

獅子矢 5467

獅子屎 5467（4）

獅屎 853、965、7413（2）

獅頭柑 5015

鳩 699、711、837、1049、2799、
4567、5739、6879、6925、7027、
7043、7079（7）、7081（5）、7083
（5）、7087、7123（3）、7131、7133
（4）、7139（2）、7145、7627

鳩七咤 6945

鳩肉 7079

鳩血 1293

鳩坑 5221

鳩屎　1063、1065

鳩酸　4007

解池顆鹽　2027

解毒　3539、3783

解毒子　515、665、691、1289、3611、
　3791（4）

解梁　4215

解諸肉毒　7155、7405

解錫　1609

解離　3813、3815

解蠱　4241（2）

解鹽　2027、4675

試劍草　2507、3159

盧藥　4027、4077（2）

廉薑　671、687、699、707、719、985、
　2567、2641、2643（4）、2645、2659、
　2665、2697、6363、6365

麀　7485

麀鹿　7485、7517

麂　6569、7409、7527（9）、7529

麂目　515、2659、5075、5143（3）

麂皮　807

麂頭骨　851

新土盌　5483

新下烏雞子　6993

新井　1731

新井水　2131

新五味子　3627

新瓦　1535、2671、6279、6285、6335
　（2）、6345（2）、6803、6833、6859、
　6971、6973、7001、7055、7381、
　7425、7697、7713、7759

新瓦末　1089

新瓦盆　7259

新牛屎　7315

新牛糞　6337

新巴豆仁　5717

新水　667、731、893、897、913、1483、
　1667、　1831、　1851、　1913、　2115、
　2199、　2367、　2387、　2491、　2613、
　2621、　2725、　4047、　4157、　4273、
　4773、　4821、　5223、　5297、　5341、
　5739、5893

新艾茸　4953

新石灰　1891（2）、1895、4781

新布　4273、4275

新布囊　4287

新生松葉　5339

新生兒胎衣　7103

新生荷葉　5297

新生槐枝　5593

新生雞子　6989

新出蚯蚓屎　4637

新地骨皮　5865

新地黃汁　2835

新地榆　2731

新地榆根　2373

新芍藥　7419

新百合　4719（2）

新竹　1791

新竹筒　7681

新羊肉　7243

新羊血　7249

新羊屎　7277、7279

新米　4191

新汲　1403、1405

新汲井水　1409、4427、6143、4301

新汲水　705、735、749、893、1165、
1233、1287、1303、1319、1405、
1409（3）、1411（2）、1425、1429、
1491、1513、1517、1525、1527、
1541、1547、1583、1609、1621、
1623、1625、1643、1655、1743（2）、
1757、1793、1795、1815、1829、
1839、1913、1925、1929、1961、
1977、1979、2061、2075、2099、
2129、2135、2151、2153、2163、
2237、2387、2419、2423、2495、
2613、2703、2899、3147、3255、
3257、3259、3293、3301、3335、
3401、3453、3579、3703、3783、
3789、3819（2）、3927（2）、3935、
3937、3991（2）、4037、4041、4059、
4115、4183、4195、4301（2）、4333、
4373、4493、4499、4647、5129、
5171、5229、5267、5297、5381、
5383、5441、5451、5475、5519、
5527、5541、5587（2）、5607、5615、
5713、5789、5821、5875、5913、
5947（2）、5949、6101、6169、6203、
6211、6423、6433、6655、6767、
6817、6827、6863、6889、6905、
7069、7175、7233、7269、7287、
7327、7391、7453、7453、7569、
7697、7697、7701、7713、7735

新汲冷水　1407

新坑砂　1733

新豆豉　2983

新尿　7709

新采荆莖　5883

新采藕節　5287

新狗屎　6993

新狗腦　3269

新炊飯　4341

新茗　5225

新胡麻　4115（2）

新斫青桑葉　5743

新韭子　4453

新紅花　4093

新馬尾松　5951

新馬屎汁　7341

新馬糞　7341

新荷葉　4343

新茛菪子　3389

新殺豬肉　7161

新酒　3417、5083、7251

新酒糟　1211

新通草　3827

新剥羊肚　7263

新桑白皮　1057、5735

新桑根白皮　2013、5735（2）

新麥　4147

新麥門冬根　3111

新掘天門冬　3741

新麻布　6025

新鹿角　7501

新粟米飯　845、7697

新棗肉　4921

新黑牛屎　3307

新絮　7613

新絳　2919

新蒜薹　4503

新蓮肉　7203

新槐花　5587

新雉木　5931、6007

新鼠　7613

新鼠屎　7623

新粳　4191

新粳米　4337

新摘訶子　5637

新蜜　6113

新綿　5441、6027、6029、6715、7379

新綿灰　861、945、6167

新鞋　5227

新槲皮　5073

新豬屎　7211

新豬脂　7259

新熟酒　4187

新熟無灰酒　4399

新薄荷　2801

新磚　1107、1535、1537、5829

新磚白礬　2147

新鮮牛膝根　3097

新鮮百條根　3745

新濕鼠屎　7623

新縮砂仁　2669

新羅人參　2215、5051

新羅松子　4877、5107（2）

新羅荊芥　2785

新羅參　2217

新羅銅　1587

新羅銀　1577

新羅薄荷　2797、2803

新蠟　6123

新蠶絲　6029

慎火　3995（2）

慎火苗葉　3997

慎火草　521、1137、1289、3997（5）、
　　6195

慎火樹　3995

義竹　5981

粳糤　4243（2）

粳　459（2）、697、4103、4163、4177、
　　4179（2）、4189（8）、4191（2）、
　　4193（4）、4197（3）、4201、4205、
　　4207、4227、4337（3）、4341、4347、
　　4349、4399、4435、5127

粳米　493、569、655、659、731、751、
　　757、761、787、799、837、847、
　　991、1037、1059、1079、1285、
　　1317、1329、1579、1815、1831、
　　1845（2）、2239、2285、2415、2653、
　　2813（2）、3087、3885、4115、4139、
　　4177、4189（3）、4191（2）、4193
　　（4）、4195、4233、4239、4247、
　　4337、4343（2）、4345、4347、4355、
　　4365、4381、4423、4645、4651、
　　4665、4881、4937、4977（3）、5173、
　　5205、5281（2）、5307、5537、5735
　　（2）、5797、5867、6211、6611、
　　7183、7183、7185（2）、7189、7243、
　　7263、7513、7571

粳米白米　4193

粳米粉　871、4193、4357、4485、6305

粳米粉漿　3059

粳米飯　1583、1623、3971、4113、4257、
　　5539、7563

粳米飯漿　4881

粳米飲　3925

粳米粥　6951

粳米糊　6285

粳米饊　4357

粳米潘　4195

粳粉　6305

粳酒　4399

粳穀奴　1105、4195

粳稻　4191

粳饊　4357

秄秫　4359

粮罌中水　995、1377

粮罌水　849

煎（香）　5399

煎生薑　7071

煎香　5397（3）、5401

煎餅　7359

煎膠水　7371

煎澤　2759

煎澤草　2757、2759（2）

煎鹽　2033

慈石　523、549（3）、551（3）、553、
　　559、645、671、803、839、843、
　　929、931、941（2）、1047（2）、
　　1059（3）、1061、1155、1167、1173、
　　1183、1241、1253、1279、1293、
　　1297、1339、1351、1365、1573、
　　1579（2）、1585、1587、1603、1649
　　（3）、1651、1737（2）、1739、1751、
　　1761、1787（2）、1905、1913（3）、
　　1915（5）、1917（6）、1919（9）、
　　1921（6）、1983、2073、2121（2）

慈石毛　941、1157

慈石末　1921（3）

慈石湯　1323

慈母　5931

慈母枝葉　6009

慈竹　4823、5981、6313

慈竹蟲　1219

慈竹瀝　5989

慈竹籜　1221、5993

慈姑　521（2）、549、571、1279、1323、
　　1331、1587、2507、2509（3）、5233、
　　5309（3）、5311、5313（5）

慈姑汁　1297

慈姑葉　1135、1189、1259

慈姑葉汁　1139

慈烏　829、843、7075、7099、7101（4）

慈菇　4791

慈葱　4459、4487

慈鴉　7099

慈鴉卵　7101

慈謀勒　4605（2）

慈鰻鱺　6649

煤炭　1405、1409、1883（2）

煤焰　563

煙珠　1547

煙煤　4081

煙膠　1213、1219（2）、1479、1537

煉牛髓　7295

煉羊脂　7251

煉羊髓　7251

煉净白鹽花　5011

煉過蜜　6121

煍　7511（5）、7737

煉過豬脂　7169

煉豬脂　4273

煉蜜　2151、2233、2235（2）、2239、
　2241、 2273、 2303、 2311、 2323、
　2327、 2329（3）、2337、2357、2367
　（3）、2397、2427、2463、2579（2）、
　2589（2）、2607、2609、2679（2）、
　2691、 2695、 2725（2）、2731、2799、
　2817（2）、3047、3081（2）、3083、
　3113、 3155、 3207、 3279、 3665、
　3675、 3739、 3741、 3753、 3755、
　3809、 3905、 3945、 4081、 4093、
　4135、 4139、 4253、 4363、 4371、
　4455、 4555、 4605、 4629、 4665、
　4779、 4801、 4807、 4869、 4871、
　5053（2）、5171、5197、5199、5281、
　5341、 5343、 5381、 5403、 5413、
　5449、 5465、 5469、 5511、 5513、
　5547、 5613、 5625、 5759、 5773、
　5797、 5809、 5829、 5863、 5883、
　5945、 6117、 6123、 6165、 6203、
　6217、 6291、 6361、 6473、 6789、
　7055（2）、7251、7295、7331、7425、
　7455、 7495、 7513、 7525、 7681、
　7719

煉豬脂　7167

煨姜　5187

煨栗　4907

煨葱　639、1183、1347、2793、4287、
　4467、4469

煨蒜　1773、2419

煨熟肉豆蔻　2419

煨熟訶子肉　2419

煨薑　713、4565

煨鍼　1465（2）

煏岸　6805（2）

煅白礬　5697

煅紅新磚　7193

煅過古錢　1249

煅過牡蠣　3531

煅過寒水石　1331

煅過鹽　6619

煅雲母粉　1713

煅龍骨　6385

煅鐵家槽中水　5851

煅竈灰　6759

煖酒　2691、4009、4849、4855、5815、
　6055

煖湯　2089

黏　5103、5361（2）

溝中惡水　1229

塗中死蜣螂　6337

塗林　4985

溪水　2269、2325

溪狗　6297、6403（2）

溪狗蟲　1267

溪毒　6443（2）、6445、6447

溪砂　1735

溪鬼蟲　6297、6441

溪鬼蟲喙　1267

溪孫　3929

溪港年久螺蛳　6871

溪蓀　3917、3919、3929（4）

溪澗長流水　2199

溪鴨　6927

滄鹽　501、591、595、937、2039、
　2523、5789

澠油　5343

溜魚　6679

滾水　5351、5713、6173、7723

滾白湯　7381

滾酒　1813、1815、5129、6919、6981

滾湯　1549、1815、4183、4187、4317、
　　5719、6203、6211

滂藤　3859

溺　2869、7701、7707（2）

溺白垽　7669、7711

溺桶垽　7713

漫　2213

粱　697、4103、4199、4205、4213、
　　4215（11）、4217、4221（10）、
　　4235、4281

粱米　285、677、895、905、3131、3971、
　　4215（2）、4227、4349、4529、7241

粱米粥　4347

塞鼻力迦　4641

窠　733

窠中土　1267

窠中草　7003

窠幕　6265

窟莽　5129（2）、5131

裲襠　6031、6033

裩　6029

裩帶　6035

辟　6873

辟火　3995

辟邪樹　5463

辟毒鼠　7631

辟虺雷　291、661、691、1103、1257、
　　1289、2403、2561（2）

辟皋　7079

辟蛇雷　2561

辟暑犀　7449

辟寒犀　7449

辟塵犀　7449

嫁茄　4739

鳾鷞　7045

預知子　587、663、875、969、1061、
　　1199、1259、1265、1289、1323、
　　3611、3663、3665（2）、3667、4993

經死繩灰　881

經年葵根　3127

經芩　2429

經霜老茄　955

經霜青箬　3017

經霜青箬葉　1061

經霜茄連蒂　4741

經霜桐葉及子　5563

經霜桑　1235

經霜桑葉　873、3405、5743（2）

經霜黃桑葉　5743

經霜乾絲瓜　4779

經霜敗荷　5297

經霜蓖麻葉　3405

經辮　4067

絹　6015、6021（3）、6045

綌體　3733

彙　7639（2）

十四畫

駏　7355

駏驉　2841（2）、6699、7139

駁　4837

駁馬　5595（2）

駁鹽　2043

駁馬　6965

駁驢尿　7353

駃騠　7355

瑪瑙　1039、1523、1697

瑣陽　495、811、839、939、2185、
　7607

瑣蛣　6873（2）

瑣瑣葡萄　5253

碧　7745

碧玉草　3057

碧玉漿　1707

碧石青　1905、1955

碧竹子　3119

碧貝　6847

碧青　1949（2）、1953（2）、1955（2）

碧桃　4875

碧海　1417

碧海水　1199、1203、1375、1417

碧魚　6659

碧犀　6561、6563

碧蓮　5277

碧稜花　1783

碧潤明月　5219

碧霞石　2175（2）

碧蟬花　3119

碧蟬兒花　3121、4089

碧蘆　2649

葵　7213（2）

熬蜜　1735（2）

鴉　6905（2）

髦　3731

樅　4817

趙李　4837、5821

趕麥黃　4221

墟棗　4913

嘉草　3033、3037（2）、3809（2）

嘉魚　837、895、6573、6609（9）

嘉賓　7033

嘉慶子　4837（3）

截子馬腦　1699

榖玉　1689

榖　5113、5755（3）、5757（3）

榖子　5759（2）

榖木軟葉　5763

榖皮　5757

榖皮衣　5755

榖枝葉　5761

榖桑　5755（2）

榖紙　5755

榖葉　4085

榖楮葉　5761

榖實　5757

榖樹葉　5763

壽星草　4081

朅伽　7445

聚麀　7485

聚藻　3963（2）

蔛　4633（2）

菫菜　963

蓴　519、521、523、797、1175、1181、
　1291、3767、3831、3897、3939、
　3951（3）、3955、3957（5）、3959
　（4）、3961（8）、6613

蓴心　715、1275

蓴菜　3961（2）、4735、6601

蓴羹　3961

薫　3687

萑　2887（2）、2889、2891、2901（2）

萑臭穢　2887

薲　4613

蔓于　3283

蔓芋　4701

蔓竹　5981

蔓延　2381、2383

蔓青　6255

蔓青子　1071、1073

蔓荆　509、575、669、855、1023、5727、5875、5877（5）、5885（7）、5887（2）

蔓荆子　485、643、1037、1041（2）、1045、1053、1071、1127、1177、1947、2977、3629、5153、5189、5875（2）、5887（3）、6153、6165、6971

蔓荆子末　7469

蔓荆實　599、623、1023、1031、4633

蔓荆樹　5875

蔓菁　557、663、685、703、969、985、1043、1163、1175、1719、2389、2559、2879、2947、2953、3001（2）、3355、4081、4381、4441、4513、4519（8）、4533（7）、4535（6）、4537、4539、4547

蔓菁子　723、735、797、823、907、1045、1125、1129、1209、2273、3175、4115、4535、4539（2）、4541（4）、4543（5）、4627

蔓菁子末　4543

蔓菁子油　939、4543

蔓菁汁　857、1057、1263、4537

蔓菁苗　4533

蔓菁根　891、1183、1271、1655、3147、4513、4537（2）、4539（2）

蔓菁根并葉　4539

蔓菁菜　3913、4537、4539

蔓菁葉　4537

蔓菁蘿葍　4545

蔓椒　605、669、801、5159、5179、5181（4）

蔓椒根　945

蔓楚　515、3775

蓲　2877

蓲子　2681（2）

蓲葉　2681、2683、5121

蓲蒿　1285、2875（2）、2877（7）、2881（2）、4735、6673、6675

蓲藤　2681

蔣草　3937

薗　4689

舐甐　3697、3701

蓯　449

蓯蓉　425、441、449、539、585、743、927、931、2289、2291（3）、2295（2）、3093、3625、7607

蔦　3615、5965、5967、5969（5）

蔦木　5965

葑　4613（3）

葑菜　4613（2）

葡蘸　923

蘮草　817、3897、3907

蕲菜　3907（2）、4735

蕲荣　3907

蔡苴机粪　6571

蔡龟　6729

蔲　5215（2）

蓙　3057（2）

蔗　3939、5261（3）、5263（7）、5265（3）、5271

蔗汁　713、817、5265、5267、5269

蔗皮　5265

蔗浆　5039、5263（2）、5267、5271

蔗糖　5265

蔗饧　5267、5271

蔟蓤　2643

蔏　2875

蔟　4613（3）、4615

蔟茎　4615

蔟菜　685、693、985、4441、4613、4615（2）

蚕　6107、6129（2）、6321、6329

菱　4831（2）、5299（5）、5301（3）、5305

菱米　5303

菱花　5301

菱叶　5299

蔥　5275

蔢蒿　3811

蔻　2657

蓎　3713

蔤　5275（7）

蕉苏　4089

蔚　2883、2885

蔙　2947
蒖麻　2961

蓼　813、2895、2933、3065、3245、3247（2）、3261（8）、3263（4）、3265（3）、3267（2）、3269、3271（2）、3275（2）、4399、4415、4509、4637、5917（2）、6737、6857、6871

蓼子　659、729、781、1043、1049、1215、1267、2777、3189、3245、3263（4）、3265、7259

蓼末　6289

蓼汁　3265、4367、4389、4399

蓼汁酒　3265

蓼芽　4735

蓼花　5659

蓼根　3265

蓼叶　1273、3265（3）

蓼叶灰　1135

蓼渶　2711

蓼实　547、601、1161、3261（3）、3267、4801、5195、5807

蓼荞　4441、4487

蓼蓝　3245、3247（5）、3249、3285

蓼蓝实　3245

蓼螺　6857、6871（2）

蓼蠃　6791、6871

蓼类　3261（2）

蒸葵　4677

聬聽　6553

榛　5057

榛子　523、697、4861、4905、4929、5059（2）

榛子仁　5631

榛栗　4905

榛樹　5059

構　5145、5731、5755（3）、5757
　　（2）、6669

構子　2471、4971、5145（2）

構木　6307

構汁　3837、5765

構根白皮　5765

構葉　5761（2）

構膠　5765

構樹　5755

構樹枝汁　5767

椭木　5483

椰　5101（2）、5103（7）、5221

椰子　573、697、701、823、849、865、
　　903、973、995、1107、1113、1125、
　　1259、1291、3647、5103（3）、5105
　　（7）、5263

椰子皮　5103

椰子華　5107

椰子殼　4295

椰仁　3647

椰實　5075、5101（2）、5103（6）、
　　5105（2）

椰實殼　545

槠子　3661

槠藤子　747、941、943、1103、1279、
　　3611、3661（2）、3663（4）

樺　5689

樺木　523、5499、5689（3）

樺皮　523、797、1083、1177、1199、
　　1359、5623、5647、5691（2）

樺皮脂　849

榎　5553、5555（2）

榎葉　5555

榻桃　4875

榴　4985（6）、4987（4）、4989、5813

榴子　4985

榴末　4993

榴白皮　921

榴皮　437、749、757、941（2）、1183、
　　1203、1313、4989、4993、4995

榴灰　4989

榴花　857、1125、3029、4985、4995
　　（2）、5341

榴根皮　1291

榴棘　6185

槁竹　5991

槁桃　4889

榨油郎　7089

榕木　6507（2）

榕樹　6507

棚　4875（2）

棚梅　703、4873、4875

棚榆　5499、5673、5679（3）

棚榆皮　1343

棚樹　4875

槙櫨　705、725、731、757、811、1125、
　　4929、4945（2）、4947（2）、4955
　　（4）、4957（3）、4973

寠　5235

輕粉　505、563、591、639、693、707、
　　711、715、785、791、817、881、
　　1035、1053（2）、1063、1071、1073、
　　1075（2）、1077、1083（4）、1097
　　（2）、1121、1131、1133（5）、1141
　　（2）、1143、1151（3）、1153（2）、

1167、1173、1177、1179（2）、1183、
1185、1189（2）、1193、1195（6）、
1197（5）、1199、1203（4）、1205、
1213（7）、1215（8）、1217（15）、
1219（6）、1221（5）、1223（4）、
1225（4）、1229（8）、1231（2）、
1237、1269、1341（2）、1347、1351、
1355（2）、1365（2）、1459、1493、
1515、1521、1527、1529（2）、1537、
1573、1605、1617、1625（4）、1661、
1727、1741（2）、1761（3）、1763
（5）、1767（13）、1771（5）、1773
（2）、1775、1795、1803、1883、
1897、1901、1951（2）、2055、2133、
2163、2167、2177、2201、2343、
2409、2423、2591、2599（2）、3033、
3059、3175、3345、3357、3377、
3493、3655、3679、3695、3767、
3769（4）、3771（3）、3775、3803、
3813、3911（2）、4005、4183、4389
（2）、4611、4613、4741、4859、
4867、4919、4941、5055、5353、
5359、5441（2）、5443（2）、5515、
5629、5721（2）、5897、5993、5999、
6043（2）、6047、6061、6203（3）、
6239、6259（2）、6309、6345、6409、
6429（2）、6433、6493（2）、6619
（2）、6691（2）、6737、6839、6865、
6991、7001（2）、7209、7247、7253
（2）、7275、7277、7287、7297、
7315、7351、7391、7499、7549、
7625、7693

輕粉末　1511、5121、5715、6327、7185

輕虛白浮石　1901

蜃熏　4071

歌女　6419（2）

蜃蚕　6419

緊炭　1461

酵糟　4361、6173

酸　5145

酸石榴　647、921、1127、4987（2）、
4989（4）、4991

酸石榴皮　6655

酸母　521、3913（2）、4007

酸母草　4009

酸杖　3277

酸角　5159、5211（2）

酸泔　1219

酸泔及澱　4225

酸草　913、1115、1141、3977、4009
（4）、4509

酸砂　2105

酸笋　703

酸酒醇　4407（2）

酸桶　5211（2）

酸惡　3897、3907

酸粟米泔清　2927

酸棗　543、599、673、841、855、875
（2）、887（2）、889、1045、3453、
4913（2）、4961、4963、5727、5791、
5793（9）、5795（3）、5807、5853、
7689

酸棗仁　489、587、843、871、879、885、
1241、1245、3269、3563、3839、
5087、5153、5549、5563、5677、
5795（3）、5797（5）、6289、7331、

7491

酸棗仁粥 4353

酸棗核 5797

酸棗核仁 4109

酸棗根 2939

酸棗樹鍼 5797

酸筍 4619、4731（2）

酸模 521、527、1201、1209、3319、
　3897、3913（3）、4533（2）、4735

酸模 3913

酸模葉 3915

酸榴 757、4989

酸榴皮 693、741、757、959、1037、
　1215、1305、4989、4993、6173

酸榴枝 7753

酸榴東行根 4993

酸榴根皮 1119

酸箕 4007

酸箕草 4009

酸赭 2369（7）、2371

酸醋 2899、4397、5435

酸漿 517、601、673、711、883、889、
　905、1227、1259、1431、1657、3009
　（2）、3011、3063、3143、3151（7）、
　3153（9）、3155、3159、3189（4）、
　3525、4007（2）、4335、4337、5025、
　5633、6983、7683、3149

酸漿子 841、1043、1207、1323

酸漿水 731、3379、3639、7369

酸漿汁 911

酸漿草 515、4009、4013

酸漿葉 3155

酸漿實 3155

酸頭草 2513

酸嬭漿 7369

酸薑水 5243

鹹 2027

鹹鹵 6197

碩鼠 6343（3）、7629

碻石 1703（2）

瑜石 3909、4007

碙石 1591

磁 1599

磁毛末 4597

磁石 381、435（2）、445、585、601、
　633、1433、1719、1921、2253（2）、
　4413、4419、6513、6897、6905、
　7037、7271、7643

磁石毛酒 1921

磁石末 7347

磁石 1435

磁器 7521

豨 7157（2）

豨首 3001（3）

豨椒 5179、5181

豨薟 617、621、1159、1181（2）、
　1183、1227、1263、1265、1271、
　2825、3001、3003（2）、3009（6）、
　3011（8）、3013、3015、3159

豨薟草 3015（2）、4821

豭 7157

鳶 7061、7133（3）

鳶尾 287、527、539、603、841、847、
　973、995、1289、2299、3313、3511
　（2）、3547（5）、3549（4）、3553
　（2）、3729

鳶尾根　3511、3553

鳶根　3553

鳶頭　3511（2）、3547（2）、3553（4）

蜚零　6133

蜚厲　6297

蜚蝱　6295

蜚蠊　605、525、553、557、559、561、
　595、1839、2349、6301、6361、6363
　（2）、6365（4）、6733、7385

蜚虻　557、605、6371（3）、6373（4）

翡　6941

翡翠　1571、6883、6939、6941、7027、
　7449

翡翠石　549、1279、1983

雌　447、1797、2921、4041、4595、
　4649

雌黄　381、383、447、531、533、537、
　539、545、549、551、567、601、
　643、713、817、825、897、917、
　1063、1143、1157、1191、1199、
　1203、1221、1229、1327、1573、
　1599、1611（2）、1727、1729、1787、
　1795、1797（6）、1799（4）、1801
　（8）、1803（2）、1823、1935、2485、
　2585、2893、2975、3337、3549、
　3567、3585、3929、4621、4695、
　5313、5873、6349、6571（2）、3159

雌黄末　1801、1803

雌黄金　1571

雌黄粉　1803

雌黄銀　1577

雌象　7439

雌麻　4131

雌雄　4011

雌雄檳榔　7593

雌犀　7445

雌雉　7031

雌鼠屎　5073、7625

雌蟬　6321（2）

雌雞　6965、7003

雌雞矢　6985

雌雞屎　1325

雌雞糞　6985

雌鷄　1743

對節　3091

對節菜　3091

對廬　2823

對鰕　6703

弊帛　6097

弊帚　1141、6017、6095、6097

弊帚紮縛草　6095

弊算　447

弊箅　5153、6093

嘖嘖　7085

閩茶蠟茶　5219

閩廣蜜　6117

閫　7477（2）

嗽藥　2553（2）、3743

蜻　6227

蜻虹　6227

蜻蛉　929、6221、6227（3）、6229
　（6）、6703

蜻蚓　6365

蜻蜓　6227（2）、6371、6449

蜻蝏　6221、6227

蜞　6275、6281

蜡　6699

蜥蜴　517、557、567、911、1007、1157、1327、1351、1365、6181、6463、6483、6495（9）、6497（5）、6499（3）、6501（3）、6507、6553、6565、6631、6683

蜥蜴肝　6499

蚣蛸　6367

蛾　6441、6443（3）、6903（2）

螺蠃　6149

蜴　6495

蜴蜥　6405、6407

蜵　4801（2）、6845

蝸　6269、6437、6439、6845

蝸牛　525、557、619、859、893、943、1129、1153、1261、1263、1267、3285、6297、6301、6431（6）、6433（8）、6435（9）、6437（8）、6439（5）、6441（3）、6545、6861、6867、6871（2）

蝸牛水　1377

蝸牛殼　1149、6437（2）、6503

蝸殼　6435

蝸螺　6867

蝸蠃　525、705、751、893、6431、6791、6867

蜦蝶　6225

蜘蛛　557（2）、567、619、767、943、1007、1065、1109、1121、1133、1149、1153、1155、1157、1177、1179、1185、1191、1223、1241、1259、1261、1263、1355、2603、4539、4595、6133、6147（2）、6151、

6199、6221、6251（2）、6253（11）、6255（7）、6257（9）、6259（7）、6261（3）、6263（2）、6267、6357（3）、6405（3）、6407（2）、6873、7055、7559

蜘蛛香　661、847、993、2567、2603（2）

蜘蛛殼　6259（2）

蜘蛛絲　6261

蜘蛛膜　6261

蜘蛛網　859、1147、3661

蟋蟀　6355

蜺　6323

蠵　7653（4）、7655

蟬　6291

蟬麻子　6291、6671

蟬蛸　6179（2）

蜦　6403（2）

蛖　6107、6129、6319、6321（5）

蛖蟬　6225、6371

蛖蛆　6779

蜻蚔　6417

蛹　6845

團面　5219

團魚　5093、6757、6767（2）

團參　2363

團慈姑　2507

團鋼　1653

鳴鳩　7075、7079、7083（2）、7087

鳴蛖　6443

鳴蟬　6321

噉蛇牛　7283

幘　6035

舞草　4079

犕　7281

犒　7281

種鹽　2027

犛　7281（4）、7283、7289、7361（3）

犛牛乳　7289

犛牛屎　7315

犛特牛　7383

犚　7281

熏黄　823、831、1191、1205、1211、
　1781（4）、1783、1797（5）、3387

熏黄末　1797

箸　6089（2）

箕舌灰　1089

箬　2825、3017（3）

箬葉　865、913、953、1161、3017、
　3021、3059、6039、6533

箬葉灰　1043、1103、3019（2）

箬葉魚　6679

箜　6075（3）

箘　5383

箘桂　5329、5365（2）、5367、5383
　（2）、5385（6）

箘桂葉　5389

劄耳草　4027、4087

箔　6079（2）

箔經繩　1169、6079

管仲　2339

管松　3731

僎蟾　6505（2）

僕公嘼　4671（2）

僕壘　3105

僞地膽　6237

僞蜜　6113

僞鋼　1653

僧伽彼　7413

僧娑　6905

瓠瓠　6135（2）、6137

瓠瓠蜂　6135（4）

䗍　5283

鼻木　7281

鼻津　1367

鼻拳　7319

鼻涕團　4961、4963

鼻涕蟲　6437

魁　7661

銜銀鉛　1599

艙船灰　1205、1215、1895

艙船油石灰　1895

銅　1097、1387（2）、1569、1575、
　1579（4）、1581、1585（4）、1587
　（10）、1589（9）、1591（4）、1593、
　1595（8）、1599（2）、1617、1625、
　1627（2）、1637（2）、1639（2）、
　1649（2）、1685、1709、1733、1741、
　1747（2）、1751（2）、1753、1757、
　1785（2）、1797、1849、1883、1915、
　1921（4）、1941（5）、1943（6）、
　1945（5）、1947、1949（6）、1953、
　1955（2）、1957（7）、1959、1973、
　1975、1999、2021、2063、2099（3）、
　2107、2113、2127、2139、2149、
　2171、4769、5051、5447、5659、
　6831、6921、7231、7245、7293

銅刀　2359、2363、2529、2625、5607、
　5619、5665、5733、5959、5961、

5967、7327

銅牙　1995

銅末　1585、1589

銅石　6165

銅芸　2459

銅花　1585、5423

銅青　949、989、1039（3）、1041、
1165、1191、1195、1217、1223、
1225（5）、1229、1231、1241、1269、
1483、1563、1585、1595（4）、1597
（5）、1629、1943、1947、2149、
2175、3805、4289、4611、5351、
5441、6167、6169

銅青末　4567

銅金　1571

銅弩牙　1297、1301、1321、1565、1639、
1645（4）

銅砂　1585

銅盆　1565

銅䱱魚　6635

銅秤錘　1647、5589

銅釜　5947

銅粉　1585

銅屑　1131、1241、1249、1589、1593

銅勒　1955

銅黄　3891

銅匙　1039、1565

銅匙柄　1469、1647

銅壺滴漏水　1377、1433

銅落　1585

銅鼓草　4027、4089

銅碌　6691

銅暈　7313

銅照子鼻　1639

銅筋　6453

銅鈷鉧　1249、1647

銅銚　7441

銅銀　1577

銅緑　591、1041（2）、1051、1097
（3）、1131、1147、1215、1223（2）、
1595、1597（6）、1609、1795、1979、
4857、5351（2）、5513、6175、6257、
6863、7713

銅緑末　1131

銅薄　1571

銅器　685、737、813、987、1587（2）、
1595、1645（2）、1649、1661、2365、
2417、2523、4397、6119、6719、
6817、6955、7171、7237、7259、
7311、7313（2）、7337（2）、7349、
7367、7473、7729

銅器汗　1565

銅錢　1179、1339、1643、1767、1891、
2501、4225、5053、5055、5311、
7197

銅錢衣　1597

銅錢青　1643

銅錢鏽　1129

銅甑　1565

銅鎚　5583

銅礦石　1183、1563、1593、1595

銅鏡　6583

銅鏡鼻　851、967、1301、1349

銅鐵　5635、7431、7435（5）、7437

銅鐵落　1661

銅鐵器　3071

銅鐺　2765、7241

銅鑛石　1131

鋌　2613

鋯石　1589、1591（3）

銚芅　3849

銃楔　849、6017、6065

銃楔灰　1321

銀　1143、1157、1205、1317、1449
（2）、1563、1569、1573、1575
（12）、1577（5）、1579（9）、1581
（5）、1585、1587、1591、1599（4）、
1617、1627（11）、1629、1631（2）、
1633（3）、1649、1683、1733、1735、
1749、1751、1753、1757（2）、1763、
1785、1793、1849（3）、1851、1881、
1955、1961、2107、2959（2）、3833、
4471、6279、6543、6687、6733、
6921、7245、7479

銀刀　2449

銀牙　1575、1995

銀牙石　1995

銀石器　2199、2227、2801、6117、
6509、7727、7753

銀朱　693、771、791、975、1107、1137、
1173、1183、1191、1195、1197、
1205、1207、1213（2）、1221、1237、
1269、1351、1365、1471（2）、1727、
1759、1763、1771（2）、1773（8）、
1775（13）、2747、3655、3769（3）、
6293（2）、6535、6687

銀州柴胡　2235、2449

銀杏　571、693、701、703、815、821、
903、919、933、955、1071、1077、

1083、　1119、　1175、　1183、　1203、
1229、1233、4929、5041（4）、5043
（3）、5045（5）、5631、6293、6645

銀杏仁　1617

銀盂　6533

銀茄　4737

銀泥　1591

銀星石　1981（3）、1983

銀星礜石　1969、1983（2）

銀桂　5385

銀桃　4875

銀柴胡　2447、2453（2）

銀笋　1575

銀脆　1583

銀瓶　7519、7525

銀粉　1761

銀屑　643、879、881、1047、1225、
1575、1577、1579（3）、1581

銀硃　1469

銀匙　6533

銀蛇　1279、6463、6541、6543（3）

銀釵　4123

銀魚　4547

銀魚　6573、6633、6637

銀液　1577

銀貂　7633

銀鼠　7635

銀麂　7529

銀膏　877、879、881、1047、1123、
1563、1583

銀精石　1983、2175

銀薄　485、877、1363、1577（3）、
1579、1583

銀器　1579、4463、5745、7291、7605

銀器物　7419

銀鍋　5861

銀礦　1563

銀塵　7529

貍　7409、7413、7417、7541、7543
　　（4）、7545（2）、7553（6）、7555、
　　7561（2）、7569、7581、7605、7637、
　　7655

貍子　7553

貍肉　7545、7639

貍全身　7557

貍豆　4259、4319（3）、5387

貍骨　7557

貍首　5235

貍腦　7565

貍膏　7639

貍頭　5305、7557（2）、7565

貍頭蹄骨　7557

貍蟲　6419

貍類　7553

餌　4357（3）

蝕肒　6179（2）

餅　683、687、695、713（2）、753、
　　757、775、789（3）、815、821、869、
　　871、945（2）、1017、1029（2）、
　　1035、1065、1079、1131、1151、
　　1163、1171、1191、1215、1229（2）、
　　1271、1285、3569、4237、4361、
　　4691

餅子桃　4875

餅子酒　4399

餅臛　2951

餅爐中灰　1555

餅鑪灰　1237

領石　3851

脃　7281

脃脛　6971（2）

脃脛裏黄皮　6971

蜑　6363

蜑蟧　6299

鳳　6891（2）、7115、7117（7）、7119
　　（3）

鳳仙　3313、3557（2）、3559

鳳仙子　709、965、1293、1297、1319、
　　1335（2）、3559

鳳仙花　999、2735

鳳仙花子　3559

鳳仙花葉　1249、1253、3561

鳳仙根　1295

鳳尾　2339、4683

鳳尾竹葉　5981

鳳尾草　519、2339（3）、2343、3209、
　　3989

鳳尾草根　2343

鳳尾蕉　5129、5131

鳳眼草　2925、5543（2）

鳳鳥　7119

鳳凰　7075、7117（3）

鳳凰芝　4797

鳳凰皂隸　7089

鳳凰胎　6993

鳳凰蜕　6999

鳳凰臺　645、883、7117

鳳頸　3211

鳳頸草　3211

鳳翼　3545（2）、3547

鳳髓　7119（2）

鳳屬　6933

鮁魚　6707

獅𤟥　7647

獅猢　7411、7655（2）

猣　7213

獐　571

獐耳細辛　527、2543（3）

獐肉　573、901、1145

獐首　523

獐頭　523、4819（2）

獉子薑　2643、2645、2647

裹脚布　6039

裹鹽荷葉　4757

豪　7465

豪猪　6439、6697

豪猪肉　677

豪猪肚　775、787

豪猪屎　797

豪豬　7409、7465（5）、7467、7641

膏　6067（2）

膏石　2171

膏油　5493

膏香　5473

膏莓　3011

膏魚　4073

膏粱　4695

膏環　4359

膏藥盤　6873

膏露　1385

廣木香　2411、2419、2629、2635、2637、
　2757、3363、5577

廣西蛇酒　4421

廣茂　2451、5411

廣南漆　5545

廣陳皮　5005

廣零陵香　2753

廣膠　387

廣錫　1633

腐　4113、4251、4261（3）、4279、
　4303（2）、4335（2）

腐木　6003

腐朽棘鍼　5799

腐竹根　5999

腐草　6349（2）

腐婢　537、605、703、783、893、943、
　1045、3469、4259、4291（6）、4293
　（3）

腐腸　2429、2431（2）

瘧龜　767、6727、6753

瘟魚　6607

瘦犬　7215

瘦客　3697

瘖蟬　6323

瘙樝　4955

塵　2373

辣子　5159、5207（2）、5209

辣灰　4425

辣米油　5209

辣米菜　4613、4615

辣米粥　4353

辣芥子　4527

辣桂　1247、2695、5383

辣菜花　4081

辣蓼　1269

辣蓼末　4367

竭　5459

韶子　757、5075、5149（2）

韶州鍾乳　1867

韶粉　1609、1611、1615、1617、4863、
　6779

韶葉　5149

韶腦　1151、2127、5481、5485（2）

端　2363

端午糉尖　767

齊女　6319（2）、6321

齊州半夏　3531

齊蛤　529、555、2349（3）、6123、
　6805（3）、6807（2）

齊墩果　5075、5149（2）

齊墩樹　5149

齊頭蒿　2885（3）、4735、7505

齊頭蒿根　2885

慢水　3609

羯羝　7233

羯羝羊　7235

精　2271、7737（2）

精羊肉　1719、2291、5617、5945、7241

精猪肉　5465、7097

精豬肉　7059、7161

精鐵　1653（2）

粽　2671、2673、4359、5095、5139、
　5575

粽子尖　7565

粽子角　6415

粽心草　3051、3055、3057（2）

粽尖　7427

鄭蟹　5837

熇尾蛇　6547、6565

煻火　2301、5747、6995、7187、7393、
　7395、7421

煻灰火　5173、7751

榮　5559

榮目　4631

榮合　2767

榮莫　3767

榮桐　5559（2）

臀石　1823、1825

熒　2273（2）

漬牡荊子　4407

漢竹　5981

漢防己　781、2095、3605、3657、3789、
　3817（2）、3819（2）、3949、6825

漢防己末　787、3199、6917

漢帝杏　4843

漢麻　4129、4131

漢葱　4457、4459（3）、4477

漢椒　547、3587、4153（2）、5165、
　5173、5175、5183、5541、7607

滿冬　3731

滿江紅　4027、4093

滿江紅草　4013

滿陰實　4025

漆　2215、4133、4379、4751、4761、
　5499、5533、5543（6）、5545（5）、
　5547（3）、5551、5689、5997、6035、
　6037、6781（4）、6783（2）

漆子　5551

漆灰　643

漆朱　6079

漆花　1343、5551

漆枋　4981（2）

漆姑　3145、3157（5）

漆姑草　543、3145、3157（3）

漆姑草汁　3157

漆姑草湯　5545

漆草　795、3157

漆柿　523

漆莖　3365

漆紗　6037

漆紗帽灰　6037

漆葉　2279、5549（3）

漆椀　6137

漆箭　1107、6089

漆樹　5533、5543、5545（2）

漆器　1313、1329、6017、6079

漆器灰　1313、6079

漚麻汁　891、4147

漚麻湯　1377

漂搖豆　4689

漂搖草　4687

漫黃　7383

漫畫　6897

漳蘭　4075

滴乳　5447、5451

滴乳香　5415

滴滴金　2915

滴滴金根　2885

滴露　4723

漏天機　6731

漏胎　7729

漏蔻　2657（2）

漏盧　1305、2947（7）、2949（10）、
　2951（6）、2953

漏盧草　2951

漏盧葉　2951

漏藍子　1155、3313

漏蘆　519、525、527、531、535、555、
　599、669、751、801、901、917、
　923、1133、1145、1161、1187、
　1243、1335、1355、2031、2485、
　2823、2945、2953（7）、3425（2）、
　4087、5869、7205

漏蘆末　7317

漏蘆湯　1335、1871

漏籃　3431（2）、3473、3475

漏籃子　751、1187、3429、3473、3475
　（4）

賓門　5111

賓雀　7033（2）

賓鐵　1649（2）

寡婦木梳　711、6073

寡婦牀頭土　1223

寡婦牀頭塵土　1479、1551

寡婦薦　731、6077

蜜　387、391（3）、411、417（6）、
　425、443（2）、563、571、573（3）、
　617、621、627、629、651、653、
　663、667、679（2）、683（3）、687、
　695、709、713（2）、715（2）、717、
　727、729、745（3）、747（3）、749
　（2）、751、757、763、767、783、
　787、791（2）、793、803、805、813
　（2）、815（4）、819、821（3）、823、
　825（5）、827（3）、833、835、841、
　845、857、859（2）、863、865、869、
　873、881、895（2）、905、907、909、

911、913（2）、921、923、929（2）、
939（2）、941（2）、943、945（2）、
947、953（2）、955、957、971、971、
993、995、1001、1005、1023、1025、
1027、1031（3）、1039（4）、1041、
1047、1053、1069、1071（3）、1073
（2）、1075、1083、1091、1093（2）、
1095（2）、1097（3）、1099、1101、
1105、1107（2）、1109（2）、1113、
1121、1123、1125、1129、1131、
1135（2）、1137、1139、1143（2）、
1145、1165（2）、1167（2）、1177、
1181（3）、1183、1185、1189、1205、
1215（3）、1221、1227（2）、1231、
1235（2）、1243、1259、1295、1325、
1341（3）、1345、1347（2）、1349、
1357、1359（2）、1363、1365、1367、
1377、1411、1459、1491、1525（2）、
1547、1573、1605、1607、1617、
1623（2）、1625、1643（2）、1709、
1743（3）、1745、1757、1763、1791、
1795（2）、1801、1813、1827、1829、
1845、1847、1855、1869、1893、
1899、1919、2013、2035、2037、
2065、2075、2115（2）、2145、2149、
2197（2）、2201（2）、2211、2237
（2）、2239（2）、2251、2261、2265、
2281、2287、2291、2297、2303（2）、
2313、2331、2351、2369、2411（2）、
2415、2417、2419（2）、2427、2429、
2437、2459、2467、2481（2）、2483、
2487、2491、2505（3）、2511、2521、
2547、2579（2）、2581、2589、2597、

2609（2）、2611、2629、2645、2667、
2671、2681、2699、2705、2723、
2805、2813、2833、2835、2859、
2895、2919、2925、2931、2939、
2951、2963、2975（2）、2977、2983、
2987（2）、2995、2997、2999、3007
（2）、3013（3）、3015、3025、3027、
3029、3047、3051、3077（2）、3079
（2）、3081（2）、3083、3085、3095、
3101（3）、3103、3111、3113（2）、
3121、3133、3167（2）、3185、3193、
3199、3201（2）、3205、3207、3209
（3）、3263、3293（3）、3327（3）、
3329、3333（2）、3345（4）、3353、
3367、3375（2）、3379（2）、3389、
3393、3401、3405（2）、3413、3415、
3417、3423（3）、3443、3451（2）、
3453（2）、3457、3489（2）、3507、
3515、3529、3539、3545、3553、
3555、3563、3577、3589、3619、
3621、3623、3627、3637、3639、
3649、3669、3677、3679、3701（2）、
3703（3）、3709（2）、3711、3719、
3721、3737、3739（2）、3741（2）、
3745（2）、3775、3777、3785、3791、
3795、3797、3803（2）、3805、3857、
3861（2）、3917、3931、3935、3941、
3955、3971、3985、4005、4055（2）、
4057、4091（2）、4123、4139、4141、
4143、4161、4175、4181、4195、
4209、4251、4253（2）、4255（5）、
4257、4279、4289、4297、4315、
4317、4343、4357、4363（3）、4371、

4379、4381、4387、4399（2）、4409、
4415、4427、4435、4445（2）、4459
（2）、4465、4467（2）、4469（2）、
4471、4475、4483、4485、4497、
4513、4527（2）、4531、4551（3）、
4553、4555（2）、4559、4563、4565、
4567、4577、4639（2）、4641、4651、
4653（2）、4659、4709、4717、4719、
4723、4755、4761、4769、4773、
4781、4839（2）、4851、4853（3）、
4863、4867、4869、4871、4873（4）、
4875、4879、4893、4901、4909、
4915、4917、4919、4927、4931、
4933、4937（2）、4947（3）、4949、
4955、4961、4963、4973、4977（2）、
4987、4999、5005（2）、5007、5019
（3）、5023、5027（2）、5031（2）、
5033、5037（2）、5043、5047、5053、
5079、5085、5089（2）、5091、5097、
5101、5105、5121、5137、5143（2）、
5145（2）、5151、5153（3）、5191、
5229、5237、5239、5249、5261、
5273（7）、5283、5285、5287、5297
（2）、5301、5307、5317（2）、5337、
5341（2）、5349、5363、5415、5469、
5481、5485、5503（3）、5505、5507、
5511（2）、5513（3）、5515、5525、
5529、5537、5549、5567、5579、
5585、5607、5611、5613（3）、5615
（4）、5617、5619、5643、5677、
5683、5695（2）、5739（3）、5745、
5747、5757、5769、5771、5789、
5791、5815、5817、5829、5901、

5903、5909（2）、5943、5949、5955、
5995、5999、6023、6113（5）、6115
（7）、6117（7）、6119（3）、6121
（8）、6123（3）、6125（4）、6129、
6131（2）、6133、6143、6145（5）、
6157、6169（2）、6175（2）、6183、
6193、6195、6197、6201、6207（2）、
6241、6255、6311、6317、6327（2）、
6411（2）、6423、6425、6427（2）、
6441、6481、6499、6503、6505、
6507、6509、6513、6531、6687、
6711、6743、6763、6785（2）、6797、
6799（2）、6817、6825、6847、6857、
6859、7001（2）、7039、7043、7053、
7091、7127（2）、7133、7135、7179、
7255、7261（2）、7265、7301、7327、
7375（2）、7377、7387（2）、7421、
7479、7491、7493、7495、7503（2）、
7509、7523、7541、7609、7689、
7697、7701、7705、7707、7713、
7753、7767（3）

蜜丁　6839

蜜人　7767

蜜丸　757

蜜父　4931

蜜水　935、939、1061、1103、1183、
1551、1623、1743、1813、1929、
1961、2077、2195、2203、2237、
2277、2615、3227、3441、3459、
3947、4217、4721、4775、4869、
5029、5225、6241、6327、6399、
6825、7387、7549、7693、7697、
7699

蜜甘　2187

蜜母　6115

蜜佗僧　3343

蜜陀僧　745、765、825、893、1053、
　　1069（2）、1071、1077、1083（2）、
　　1097（2）、1099（2）、1101、1113、
　　1131（3）、1133、1143（2）、1157、
　　1167、1173、1629、2177、5459

蜜林檎　4971

蜜炙附子　3437

蜜炙黄蘗　1229

蜜炙蘿蔔　4553

蜜屈律　5151

蜜草　2187、5273

蜜香　515、517、661、849、995、2629
　　（3）、5329、5397（2）、5405（4）、
　　5407（2）

蜜香草　3407

蜜香樹　5397

蜜香樹皮紙　5405

蜜馬莧　4653

蜜栗子　1241、1251、1727、1859（2）、
　　1995

蜜唧　7609

蜜酒　4399（2）

蜜桶藤　3865（2）

蜜筒　5235

蜜脾　5085、5397、6129、6131、6139

蜜脾底　6123

蜜湯　717、913、1193、2035、2311、
　　2425、2961、3007、3331、3679、
　　4115（2）、4255（2）、4807、4871、
　　4935、5119（2）、5405、5511、5759、

6165、6335

蜜蒙花　1051

蜜蒙花樹　5407

蜜楂橄　5151、5153

蜜當歸　2577

蜜蜂　1217、6109、6129、6133（2）、
　　6135、6137（2）、6371、6373

蜜蜂子　1199、1309、1335、6129（2）、
　　6133（2）、6135、6137

蜜蜂草　2775（2）

蜜箭　5021

蜜煎　6787

蜜煎果　5025

蜜煎荔枝肉　5079

蜜煎烏頭　3437

蜜漿　4191、5077、5081、6119（2）

蜜樹　5407

蜜劑　7767

蜜蹠　6123

蜜蠟　555、599、631、637、733、813、
　　829、1167、1173、1209、1215、
　　1233、1241、1267、1317、1341、
　　1473（2）、4139、4651、5337、5905、
　　6109、6115（2）、6123（4）、6153
　　（3）

實中竹　4725、5979

實心竹　5981

實竹　5981

褐纈　7397

褐色壁虎　6503

褐衣灰　6285

褌　6029（2）

褌襠　651、659、6015、6029

襌襶汁　1241

褊苣　4655

䵨　7659

曁石　1721

曁居　7641

鳲鳩　889、7083（4）、7123

墮羅犀　7447

隨風子　5637

隨脂　3105

隨陽　7015

嫩艾　2849（2）、2851

嫩生薑　2267

嫩松梢　2289

嫩肥羊　7239

嫩肥羊肉　4423

嫩卷荷葉　1319、5297

嫩胡荾　3999

嫩胡椒　5189

嫩柏葉　5341

嫩柳葉　5653、6283

嫩荷葉　5297

嫩桑枝條　3921

嫩黃荊葉　6555

嫩莇　5277

嫩鹿茸　7491、7493

嫩楮枝　5763

嫩紫蘇葉　2811

嫩蒜　2527

嫩蒼耳　2997

嫩蒿　2889

嫩蒲　5313

嫩楸葉　5559

嫩薑　2265

嫩橘葉　3097

嫩鵝　6901

頗兒必　7271、7273

頗黎　1701（2）、1703

頗黎鏡　1701

熊　　1055、7409、7435（4）、7467
　　（13）、7469（4）、7597、7785

熊白　7469（4）

熊肉　443、803、1251、7471（4）

熊脂　599、625、721、845、855、967、
　　1073、1077、1127、1193、1217、
　　5645、5887、7469（2）

熊掌　7471

熊腦　1033、1063、1221

熊舘　7467

熊膽　561、647、675、751、851、941、
　　943、949、997、1041、1055、1121、
　　1223、1225、1267、1343、1349、
　　1355、1367、1521、2177、3655、
　　4003、4755、4899、6593、6903、
　　7009、7443（2）、7471（3）、7473
　　（9）、7617

熊蹯　7467

鄧州白　2829

鄧州黃　2829

翟雉　525、7005

翠　6941

翠鳥　6939（2）

翠碧鳥　6939

斲木　6373、7097

綟　6935

䋷　6935

緋　3389

緋帛　769、1183、1243、3403、3509、
　4077、5353、7555、7563（2）、6023

緋帛灰　1347

緋桃　4875

緋絹　6023

緋繒　5867

綽菜　4791（2）

網　6099

網巾　6035

網巾灰　995

網罟　6099

綿　5911、6015、6027、7711

綿緾菝　6157

綿大戟　3359

綿子　6029

綿灰　859、1347、6027

綿羊　7235

綿羊腦　1137

綿花　5911

綿花子　1313

綿花子油　1469

綿桃　4875

綿烏頭　3447

綿紙　1243

綿黃芪　2577、5625

綿黃耆　2203、2209、2211（2）、2213

綿梨　4931

綿絮　731、813、6027（2）、6975

綿裹落下臍帶　7763

綿燕脂　2935

綿薑　2429

綿橘　4999

綸　3965（4）、3969（5）

綸布　3969（2）

綬貝　6845（2）

緑木　5501、5691（2）

緑　1099、3287

緑毛龜　837、6727、6751（2）

緑玉　1691

緑石礦　1949

緑衣使者　6751

緑李　4837、5041

緑豆　537（2）、545、555、571、573、
　627、697、703、735、747、753、765
　（2）、783、787、803、855、893、
　907、991、1029、1069、1115、1135、
　1249、1275、1279、1281、1285、
　1343、1357、1369、1975、1977、
　1979（2）、3241、3339、3433、3447
　（2）、3759、3793、4141、4155、
　4175、4259、4281（2）、4293（2）、
　4295（2）、4297（12）、4299（2）、
　4301、4303（2）、4335、4367、4401、
　4691、4773、5027、5185（3）、5187
　（2）、5449、6291、6671（2）

緑豆末　1979

緑豆汁　1277（2）、1287、1977、3383

緑豆皮　1045、1049、1051、2835、4177、
　4301

緑豆青　2913

緑豆粉　717、731、1139、1163、1183、
　1223、1229、1231、1235、1251、
　1253、1283、1287、1515、4113、
　4251、4297、4301（11）、4401、
　4425、5589、6211

緑豆酒　4401

綠豆葉　731

綠豆湯　6291

綠豆粥　4349

綠豆麵　5749

綠青　523、1905、1949（4）、1951、
　　1953

綠柿　3029、4981

綠奈　4967

綠梅子　4477

綠葉綠花草　3365（3）

綠萼梅　4863

綠葡萄　5253

綠葵　3959

綠滑石　1825

綠蓐草　3287

綠節　4237（2）

綠鳩　7081

綠膚青　1905、1955

綠橘　4999

綠橘葉　5013

綠頭鴨血　781

綠頭鴨血及頭　3199

綠頭鴨血同頭　6917

綠礬　297、555、591、673、693、709、
　　715、 765、 779、 799、 949、 959、
　　971、 1065、 1077、 1107、 1121、
　　1129、 1191、 1195、 1205、 1211、
　　1219、1223、1355、1657、1761（2）、
　　1769、2025、2139（2）、2141、2159
　　（6）、2161（4）、2163（3）、2165
　　（6）、2167（3）、3237、6615

綠礬水　1269

綠礬末　2165（2）、6617

綠礬石　2165

綠鹽　523、1039、1053、2025、2063
　　（3）、2065

綠欖　5091

綠鸚鵡　7115

十五畫

慧貝　6847

鴠日　7141（4）

犛　7455（4）

犛牛　7361、7409、7449、7455（5）、
　　7457

犛牛角　647

犛牛乳　7363

犛牛黃　883、7385

犛牛酥　965、1251、7363

氂　7455

鴉　6929（2）

髮　1147、2369、4799、5569、6027、
　　6125、 6717、 6997（2）、 7671（2）、
　　7673、7675（9）、7677（2）

髮鬆　7671

髮灰　581、 755、 861、 871、 909、 915、
　　921、 923、 925、 937、 959、 1065、
　　1081、 1089、 1091、 1093、 1127、
　　1137（2）、 1175、 1185（2）、 1193、
　　1213、 1215、 1231、 1249、 1271、
　　1309、 1311、 1321、 1337、 3129、
　　3811、 3935、 5287、 6035、 6125、
　　6711、7497、7677（4）、7679（3）、
　　7681（2）

髮根　7671

髮烟　1267

髮髢　7671

髮髮　603、797、1349、1367、7667
　（2）、7671（9）、7673（3）、7751

髮髮灰　639

髮髮根　7671

髯　7747

髯髮　7675

髮　7671（4）

髮髢　7671

駒　7321（2）

駒衣　7349

駒胞衣　7327

駝　7121、7123（2）、7155、7237、
　7357（5）、7361（2）、7371、7399

駝毛　1307

駝羊　7237

駝屎灰　861

駝峰　7359

駝脂　561、839、975、7359

駝黄　1349、1367

駝鳥　7075、7121、7123（2）

駝鳥卵　7123

駝鹿　7487

駝絨　1229、7361

駝蹄鷄　7121、7123

駝鶴　6897

賣子木　1249、1317、5729、5915（2）

熱土　1497（2）

熱小便　1543

熱木瓜酒　5355

熱瓦　667、1075、1535

熱牛屎　7317（4）、7685

熱水　1037、1489、1543、1977、2039、
　2061、2075、2323、3751、4171、
　4759、4809、5611、5701、5713（2）、
　7685、7741

熱甘草湯　1131

熱白馬尿　7337、7341

熱灰　1555（4）、3849、6859

熱灰火　2705

熱血　5463

熱羊血　7249

熱米飲　7643

熱米湯　2727、2757、2969、5819

熱豆腐　4337

熱尿　6571、7709（2）

熱乳　7727

熱泔　1439

熱茶　723、2509、2541、3647、3679、
　5703

熱屎尖　7699

熱酒　625、635、637（3）、651、801、
　907、925、1009、1165、1177、1195、
　1263、1283、1389、1499、1521、
　1529、1543、1603、1791、1843、
　1857、2109（2）、2125、2129、2155、
　2199、2377、2541、2635、2637、
　2653、2669（3）、2695、2709、2729、
　2779、2871、2925、2981、2987、
　3015（3）、3047、3053、3083、3127、
　3191、3271、3281、3341、3415、
　3483、3491、3495、3565、3629、
　3651、3663、3705、3803、3827、
　3845、3871、3935、4013、4047、
　4141、4257（2）、4273、4379、4527、
　4575、4597、4605、4665、4757、

4779、4781、4807（2）、4809、4855、
4899、5055（2）、5119、5285、5287、
5291、5381（2）、5451、5455、5479
（2）、5489、5543、5547、5549、
5577、5617、5741、5789、6029、
6083（2）、6127、6129、6207、6259、
6273、6279、6335、6377、6411、
6617、6783、6863、6965、6967、
7041、7057、7069、7071、7103、
7169、7197、7203、7223、7269（2）、
7327、7377、7381、7615、7643、
7683、7689、7749

熱葱 4469

熱葱酒 7391

熱葱粥 2609、5579

熱飯 1209、4341

熱童尿 2085、7711

熱童便 3505

熱湯 387、649、667、693、731、813、
1039、1165、1209（2）、1233、1245、
1275、1377、1425、1427（8）、1429
（6）、1441、1485、1545、1555、
1851、2035、2037（2）、2053、2075、
2131、2145、2695、3047、3341、
3373、3531、3703、3849、3923、
4127、4651、4807、5243、5655、
5711、5749（2）、5805、6167、6391、
6491、6539、6571、6691、6715、
7001、7617、7703

熱蒸餅 1629

熱餅 3653、4583、4585

熱麵 571、4897、5029、5539、5825、
7187

熱麨餅 759

熱醋 651、1253、1439、1655、1657、
1927、4451、4787、5617、6083

熱醋湯 6121

熱豬血 7555

熱漿水 6181

熱薑酒 715、7679

熱糞 6983

熱雞血 1253、5735、6965、6967

熱羹湯 2951

熱麵 5535

熱蠟 6127

熱鹽 6205

赭 1929

赭石 1925、1927

赭魁 973、975、3611、3777（5）、
3779（2）

穀 2243、3799、4189、4375、5755

蔮 6341

穀玉 1687、1689

穀芒 4187、4189

穀芒熱灰 6491

穀芽 4321、4377、4379、4381、5219

穀殼 4211、4435

穀精 1051、3295

穀精草 487、551、591、865、1027、
1039、1049（3）、1103、1201、1751、
1855、2835、3065、3295、3297（7）、
3299、3661、3899、4301、6723、
6821

穀精草子 3783

穀精草末 1055

穀稻 4189

穀穎　797、4189

穀穅　5621

穀蘗　4377

稗耳　6687

蘢　4533（3）

蘢花　525、603、653、695、709、767、789、815、823、847、935、1105、1289、3315、3579（4）、3581（3）

藸　2709

藸草　2711

藸根　2711

蕡　4105、4125、4131（6）、4133（4）、4135（2）

蕡麻子汁　4143

靳　4589

鞋　6043（3）、6045

鞋鞴　6045

鞋底下土　1477、1499

鞋底灰　1151、1253

鞋底魚　6679（2）

鞋履　649

蕙　2753（6）、2757、2759、2761、2763、3283

蕙草　653、751、847、985、1003、1125、1227、2751、2753（3）、2755（2）、2761

蕙草根　2753

蕙草根中涕　941

蕙香　993

蕙實　2753、2757

鞍下肉　7325

蕈　1165、4037、4801、4803、4813（4）、4815、4819、5183
蕈耳　4803、4807

蕈灰　549、1579

蕈菌　6875

蕈類　4815

藒車　2745（2）

藒車香　2567、2745

蕨　573、2339、3601、3991、4617、4683（10）、4685（8）

蕨花　955

蕨根　1259

蕨萁　905、4683

蕨菜　887

蕨菜花　4685

蕨薇　4687

蓤葉　3017

蓤縷　4633

蕤子　447

蕤仁　1053（2）、1055（2）、1945、2063、2065、5805（7）、6245、7189

蕤仁膏　5805

蕤核　599、691、771、859、887、889、1045、1051、1081、5727、5801（2）、6007

蕤核仁　1039、5803（2）

蕓薹　555、801、1135、1163、1209、2113、4441、4509、4511（4）、4513（5）、4515、4517

蕓薹子　1029、1115、1173、1217、1253、1261、1329、1353、4515（6）、4517（2）、4607、4627

蕓薹子油　1125、1201

蕓薹汁　1133

蕓薹苗葉根　4513

雲薹菜　1187、4515

雲薹葉　4513（3）

蔵　3273、3591、4679（2）、4681

蔵菜　941、1163、1183、1189、1221、
　2675、4593、4617、4679、4681

蔄　5319

蔄子　5233

蔄根　519、2459

蔄蘭　2459

蒱　2757、2759（2）、2763

蕡　3907

蓽　3195、4631

蓽蒿　3195

蕪荑　535、537、557、601、743、947、
　957、967、1113、1121、1203、1205、
　1207、1337、1351、1363、1719、
　1759、2723、3071、3085、3351、
　3359、4389、4735、5105、5499、
　5673、5679（4）、5681（5）、5683
　（4）、5685、5863、6497、6769

蕪荑仁　3131、5683

蕪荑醬　4321、4389

蕪根　4533

蕪菁　699、701、1183、2245、4441、
　4517、4519（2）、4521、4533（7）、
　4535（5）、4545、4547（2）、4549

蕪菁子　4519、4541（4）、4543（4）、
　7189

蕪菁子末　4543

蕪菁子油燈　4541

蕪菁根　4535

蕪菁葉　1221、4539

蕎　3357、4171

蕎子　4581（2）

蕎麥　555、567、569、569、571、573、
　683、701、789、937、1127、1235、
　1305、1369、2121、2501、2805、
　2971、3319、3667（2）、3747、3759、
　3787、3841（3）、4103、4171（4）、
　4173（2）、4175（3）、4177（2）、
　4595、4679、6657、7007、7011、
　7159

蕎麥麪　6163

蕎麥仁　4175

蕎麥灰　1155、1737

蕎麥花　3319

蕎麥粉　743、745、815、871、901、991、
　1163、2135、4173（2）、4175、5173

蕎麥稈灰　551、1771

蕎麥粥　1621

蕎麥稭　947、1269、4177（2）

蕎麥稭灰　663、709、1145、1173、1893

蕎麥麪　789、969、1029、2109、4173
　（5）、4175、5489、6171、6175、7585

蕎麥糊　6171

蕎麪　709、815、965、1135、1191、
　1657、3967、5489、7239

蕎麵　387

蕉　3027（4）

蕉子　677、703、1239、3027、3029（2）

蕉花　5131

蕉油　3031

蕉根汁　1275

蕉葛　3027

薁　4455、5257、5817

薁李　5817（2）

蕧　2915
蕃荷　2795
蕃荷菜　2795
蕃踰魚　6693、6695
蕣　5895（2）
蕕　3283（6）
蕕芋　4489
蕕草　671、803、891、909、3065
蕫蓈　4233（2）
蕅　3285
蕍　3899
蕊　4679
蕿蔞　4633、4635
蕁麻　539、1259、2957、3315、3599（2）
蕸　5275（2）
槿　5895（2）
槿木　2543
槿皮　941、1203、1205、5897（2）
槿芽　4735
槿根皮　5895
槿樹皮　5897
槿樹皮末　2165、6865
橫文甘草　2199
橫行介士蟹　6777
橫行甲蟲　6777
橫唐　3381
槽下泥　1515
槽頭肉　7165
樞　5673（2）
樗　5063、5207、5533（11）、5535（5）、5645、6231
樗木　5533（3）5535
樗木根葉　5535
樗白皮　749、843、849、1227、5539
樗汁　2835
樗皮　1573、2371、5537（5）
樗血　1709
樗枝　5541
樗莢　5535
樗根　5535（3）、5539（2）、5541
樗根白皮　909、935、1203、5539、5781
樗根皮　955、1225、1291、1355
樗根濃汁　5539
樗葉　1127、5535
樗蒲子　5533、5783
樗蒲魚　6699
樗樹　6229（2）
樗雞　567、605、929、1055、1157、1301、3249、5533、6221、6229、6231（2）
樗櫟　5069
樗鷄　1055
樝　4945、4955（5）、4957、4959（4）
樝子　689、703、705、725、731、811、3893、4929、4945（2）、4953、4955（2）、4957（2）、4959、5139
樝子樹　5831
樝梨　4945
樝糕　4961
樝類　4957
樓　3699（2）
樓子　885
樓葱　4459、6341、6623
樓葱管　7345
樚子皮　1029、1045、5631

槵子肉 5631

樅 5335

椴 5181、5207（3）

椴子 5207（2）

椴屬 5207

樊山 5221

樊桃芝 4795

樊槻 5597

樊槻皮 5599

麩 801、873、2233、2243、2311、
2315、2463（2）、2491、2505、2637、
2951、2969、3375、3651、3677、
4147、4151（2）、4153、4159、4163、
4375、4377、4605、4801、5053、
5541、5585、5625、5627、5705、
5771（3）、5777、5779（4）、5791、
6029、6143（2）、6239、6385（3）、
6539、6707、6723、7707

麩皮 4153

麩皮麴 4367

麩金 1567、1569（5）

麩炭 933、1461

麩豉 4325

麩麴 4159、4399

麩醬 4385（2）、4387

麪 3077、3079、3265、3281、3287、
3371、3375（2）、3377、3403、3457、
3459、3463、3531、3639、3679、
3789、3805

麪燒餅 3653

麫 773、1385、1511、1979、2211、
2239、2325、2327（2）、2333、2419、
2421、2429（2）、2465（2）、2621、
2631、2641、2643、2653、2659、
2661（2）、2663（3）、2687（5）、
2707、2723、2729、2793、2899、
2915、2975、2983、2987、3087、
3363、3375、3465（2）、3487、3531
（2）、3539、3665、3701、3703、
3803、3869、4035、4127、4147（2）、
4149、4151、4153（3）、4155（9）、
4157（4）、4159（2）、4163（5）、
4165（2）、4169、4171（3）、4175、
4231、4243、4245、4257、4275、
4295、4317、4359（2）、4361（2）、
4367、4371、4379、4385（6）、4397、
4411、4565、4567、4691、4857、
4883、4891、4893、4937（2）、4943、
4993（2）、5007、5133（2）、5135
（3）、5163（2）、5171、5173、5187、
5199、5287、5291、5351、5355、
5417、5461（2）、5489、5491、5495、
5511、5515、5541、5547、5577（5）、
5643、5655（2）、5683、5713、5761、
5819、5857（2）、5997、6061、6085、
6231、6245、6289、6387、6389、
6399、6427、6435、6799、6819（2）、
6973、7225、7271、7273、7315、
7349、7353、7355、7369、7373、
7381、7585、7739

麫木 5131

麫皮 7009

麫食 4021

麫筋 4159（2）

麫湯 565、3799

麫粥 5359

麨煨檳榔　5119

麨餅　5819、5897、7259

麨麩　4153、4845

麨糊　779、3451、3453、3455、3485、
　　3757、5083、5413、5777（2）、5779、
　　6029

麨餛飩　6957

麨醬　4385（2）、4387

麨麴　541、3431、4367、4369、4389、
　　4407、4415、5339

麨餻　5061

麨　885、4113、4165、4321、4355
　　（4）、4845

橰　5533（2）

橡　3513、4911、5063、5065（3）

橡子　697、945、1165、4905、4905、
　　5059、5061、5067、5069（2）、5129、
　　7461、5065

橡子粉　5065

橡木　5069

橡斗　757（2）、941（2）、1127、
　　1225、1307、3565、5063（2）、5067

橡斗子　741、5065

橡斗子殼　5067

橡斗殼　959、1313、5085、5067（2）

橡實　757、4929、5063（2）、5065
　　（2）、5761、7143

槲　5063（2）、5069（3）、5645、5965

槲子　5061

槲木北陰白皮　5073

槲木皮　5073

槲白皮　757、925、1171、4807、5073
　　（2）

槲皮　1149、1227、5071（3）、5647

槲若　863、871、913、945、1071、
　　1083、1131、4929、5069、5071

槲葉　1083、1269、1889、5069、5071
　　（8）、5521（2）

槲葉灰　5071

槲實　4929、5069

槲楸　5069（3）

槲樹　5069

槲樹北陰白皮　5071

槲樹皮　1291、5073

槾木　3581

樟　385、5329、5425（2）、5429（4）、
　　5431、5635

樟木　649、737、2647、5425、5427、
　　5429、5481（2）

樟木香　2641、2657

樟木屑　5427（2）、6457

樟木盒　6479

樟木節　841

樟木瘤節　5427

樟材　701、705、735、805、987、995、
　　1203、5427

樟寄生　523

樟腦　661、671、685、735、807、849、
　　1071、1121、1133（2）、1203、1219、
　　1269、1449（2）、1911、2097、2111、
　　2643、2795、3377、5331、5475、
　　5481（2）、5483（4）、5485、5703、
　　7607（3）、7621

樟腦香　987

樟樹上寄生　5975

樟樹脂膏　5481

槿子　5233、5317

橄欖　559、681、697、703、885、959、967、1085、1099、1103、1225、1229、1233、1285（2）、1287、1295、1357、4965、5075、5089（4）、5091（5）、5093（8）、5095（4）、5097（3）、5103、5317、5453、5637、5845、6627、6675（2）

橄欖子　5111

橄欖木　5093、6675

橄欖仁　1085

橄欖金　1569

橄欖核　1007、5093（3）、5103、6627

橄欖渣　6637

橄欖樹　6225

樛　5161

樛子　5181（2）

樛樹子　5161

敷常　6179

輪下土　6083

輪迴酒　7701

輪迴酒　7701

豌豆　523、697、717、731、749、775、847、855、893、995、1163、1333、1369、1833、3289、3623、4259、4305（2）、4307（10）、4309（5）、4335、4385、4687（2）、4689、4691、5837、5885

豌豆花　3721

豌豆醬　4385

豌巢　4689

遷　4983

醋　391（2）、533（2）、537、539、547、555（4）、557、565、569、617（3）、619（3）、623（2）、645、647、669、683、691（2）、693（2）、701（2）、703、705、709、711、713（2）、715、717、721、723、727（2）、731（3）、733、735、739、741（2）、745、749（2）、751（3）、753（2）、755（2）、757（3）、759、763（2）、765（3）、771、787（2）、789、791、793（2）、795、799（3）、807（2）、811（2）、825、827、829、847、857（2）、863、867、869、877、881、899、901、903、907（2）、913、919、923、925、941、949、951、953、955（3）、959（2）、961、965（4）、967（3）、969、971、975、983（2）、985（3）、987、989（7）、991（4）、995、999（3）、1005（2）、1009、1021、1029、1039、1045（2）、1055、1061（2）、1069（2）、1073、1075、1083、1087、1089（4）、1091（2）、1093（2）、1095、1097（3）、1099（3）、1101（2）、1103（3）、1105（3）、1107（2）、1115、1117（3）、1119（2）、1121、1127、1129（2）、1131（5）、1133（3）、1135（5）、1137（2）、1139、1141（2）、1143（4）、1145（2）、1147、1149、1151（2）、1161（4）、1163（8）、1165（10）、1167（9）、1169（3）、1171（2）、1173（2）、1175（4）、1177、1179（5）、1181（4）、1183（3）、1185（2）、1189、1191、1195、

1201、1203、1205、1207、1209（3）、1211、1213（2）、1217（3）、1219（2）、1221、1223（2）、1227（3）、1239、1245、1249（2）、1251（4）、1255、1261（2）、1263、1265、1267（2）、1275、1285、1293（5）、1295（3）、1299、1305（2）、1309（2）、1311（2）、1313、1317、1321、1325、1329（5）、1331（5）、1343、1353、1355、1365、1377、1381、1403、1405、1413、1433、1459、1473、1485、1487、1489（2）、1499、1505（4）、1507（3）、1509、1511、1513、1523（2）、1527（2）、1539（2）、1541（2）、1545、1547、1549、1551、1553、1555（2）、1557（2）、1587、1591（2）、1593（2）、1595、1597（2）、1603、1605、1607（3）、1609、1611、1615、1619（2）、1625、1629（4）、1637、1641（2）、1643（2）、1645、1655（2）、1657（3）、1659（2）、1661（2）、1663、1665、1669、1673（2）、1719、1721、1723、1775、1777（2）、1781、1783、1793、1795、1797、1801（3）、1803（2）、1813（2）、1845、1851、1853、1857、1887、1891（3）、1893（2）、1895（2）、1901（2）、1915（2）、1919（2）、1925（2）、1927（5）、1933（3）、1937、1943、1947、1957（2）、1959、1961（2）、1963、1975（2）、1979（3）、1983、1993、2003、2005（2）、2013、2015、2019（2）、2021

（3）、2037、2043、2063、2103、2121、2129（3）、2133、2147、2149、2151（2）、2153（2）、2155、2161（2）、2163（3）、2165（2）、2169、2211、2325（4）、2327、2329、2331、2341、2345、2377、2407、2419、2439、2475、2483、2487、2489、2499、2507、2509、2537、2561、2565（2）、2611（3）、2615、2643、2651、2677、2687（2）、2703（2）、2705（3）、2707（3）、2711、2713、2715（2）、2719（2）、2721、2723、2729（6）、2731、2773、2787、2817、2847、2851、2853（2）、2899、2925、2927、2973、3005、3015、3099、3143、3147、3155、3241、3271、3285、3295（2）、3305、3329、3331、3333、3335、3339、3343、3379、3389、3407、3413、3431（2）、3447、3451、3455（2）、3457、3459（2）、3463、3465、3469、3483、3485（2）、3489（5）、3491（2）、3493、3505（2）、3509（2）、3511（2）、3531、3533、3537、3551、3571（2）、3577（3）、3579、3585、3627、3629、3649、3651（2）、3653、3655、3711、3783、3785、3803（2）、3805、3841、3843、3887、3909（2）、3911（2）、3927、3931、3941、3961、4007、4089、4091、4117、4133、4149、4151（3）、4155（2）、4157（3）、4171、4175（2）、4183、4187、4207（2）、4223、4253（2）、4255（5）、

4257、4269、4275（2）、4279、4289、
4297、4303、4313、4315、4317、
4321、4325、4337（2）、4373、4391
（6）、4393（5）、4395（7）、4397
（10）、4413、4429、4445（10）、
4463、4467、4487（2）、4515、4517
（2）、4525（4）、4527（2）、4529、
4533、4539、4543、4547、4553、
4563、4565、4577、4581、4587、
4591、4599、4613、4627、4651、
4653、4661、4683、4697（2）、4703、
4721、4723、4731、4739、4745（2）、
4771、4773（3）、4789（2）、4791、
4805、4811、4821、4853、4867、
4869（2）、4871、4893、4899、4921、
4941、4971、5005、5009（2）、5011、
5019、5067、5071、5083、5121、
5139、5163（2）、5165、5173（2）、
5175（5）、5177、5179、5185、5187、
5193（2）、5197、5199（2）、5203
（3）、5205、5211、5213（2）、5215
（3）、5221、5225、5227、5281、
5307、5391、5421、5451、5461、
5483、5489、5491、5511、5539、
5541（2）、5547、5563（2）、5595、
5611、5613（2）、5615、5617、5621、
5637、5643、5667、5677、5695、
5705、5753、5773、5777、5815（2）、
5825、5851、5865、5887、5893、
5897、5903、5987（2）、6003、6045、
6121、6123、6133、6135、6141、
6163、6165、6171、6175（2）、6183
（2）、6211、6239、6241、6259（2）、

6273、6311、6327、6331、6335、
6361（2）、6385、6411、6413、6427、
6429、6469、6487、6493、6497、
6513（2）、6515、6519（2）、6531、
6543、6549、6557（3）、6561、6579、
6581（2）、6617、6637、6647、6685、
6693（3）、6699、6701、6713、6715
（2）、6733、6735、6737、6739、6759
（2）、6761（2）、6763（4）、6781、
6783、6799、6801、6803、6805、
6817（2）、6823、6837（2）、6841
（2）、6847、6871、6875（2）、6927、
6957、6979、6987、6989、6991（3）、
6993（2）、6995、6997、7009（2）、
7031、7037、7055、7067（3）、7069、
7105、7127、7131、7161、7167、
7169、7177（3）、7183、7185、7191
（2）、7195、7197（2）、7223、7225、
7227、7229、7239、7249、7253、
7255、7261（2）、7271、7275、7287、
7293、7297、7299（2）、7301、7303、
7305、7319、7329（3）、7347、7351、
7369、7395、7417（2）、7469、7471、
7483、7493、7495、7499（2）、7501、
7529、7539（2）、7555、7563、7569、
7587、7601、7699、7765、3081

醋石榴皮　7127

醋汁　2337

醋母　4007

醋林子　703、757、945、5159、5215
（2）

醋泔　4059、7031

醋泥　4393、4397

醋草 1259

醋酒 4391

醋黃子 4377

醋梨 4933

醋腳 6171

醋淀 2999

醋啾啾 4009

醋筒草 4017（2）

醋飯 5819

醋湯 1209、1319、1621、2107、2131、
　2161、2327、2653、2699、2725、
　2727、2729、2769、3453、3629、
　4013、4183、4395、4467、5173、
　5175、5177、5187、5577、6783、
　6799、6987、7679、7721

醋榴皮 4991

醋䗖 3445、3451、2597、3453、3461、
　3483、3487、3491

醋醋 3431

醋漿 1895、3105、3151、4565

醋漿水 2703

醋澱 4335

醋糟 1649、4429

醋藥 2489

醋麵 7699

酥 4979

酥柿 4973、4979

醃魚 6707

醇 4399

醇酒 995、1257、1263、1265、1271、
　1273、1279、1449、1741、2219、
　2729、3281、3327、3711、3891、
　4275、4399、4405、4407（2）、4421、

4755、5379、5511（2）、6209、6555、
　6739、6783、7203

醇酢 4395

醇醋 2327、2729、4123、6097、6987

醉草 4791

醉魚花 765

醉魚兒草 3581

醉魚草 1295、3315、3581（2）

醉魚草花 819

醉醒草 4027

醅 4399

醅酒 6289

遼東赤粱 4215

遼東參 2217

遼參 2217（2）

鴈（雁） 6883

豬（猪） 871、2915、3009、3245、
　3949、4853、4897、7157（7）、7159
　（2）、7161、7173、7175、7177、
　7189、7199（2）、7205、7281、7325、
　7371、7387、7399、7445、7461、
　7465、7467、7545、7627、7643

豬大腸 7191

豬大臟 7193

豬子 7157、7203

豬犬脂 1279

豬牙 7547

豬牙石 2175

豬牙灰 7405（2）

豬牙車骨 7171（2）、7203

豬牙皂 5615

豬牙皂角 4867、5617（2）、5619

豬牙皂莢 1549、3293、5607、7555

豬牙草　3229

豬毛　7209

豬爪甲　7207

豬爪殼　1359

豬心　871、1351、1367、3375（2）、
　　7175（3）

豬心血　1321、1359、1367、1789、6751、
　　7173（3）、7175

豬石子　7203（2）

豬矢　5957

豬皮　2463、7199

豬耳　2989

豬耳垢　1259

豬肉　1277、1279（3）、1287、1605、
　　1795、1829、2407（3）、2415、2419、
　　2427、2439、2521、2555、2975、
　　2991、2993（2）、2995、3405、3651
　　（2）、3681（2）、4865、5149、5535、
　　7157、7159（4）、7161（5）、7163
　　（4）、7257、7259、7283、7323、
　　7405、7441、7517、7587

豬肉汁　1369、6797

豬肉湯　7159

豬血　1277（2）、7173（5）

豬羊心肝　7401

豬羊血　7247、7249

豬羊脂　7247

豬羊腎　7183

豬羊臛　7265

豬肝　1293、1307、1337、1523（2）、
　　2963、3089、4885、7059（2）、7177、
　　7179（6）

豬肝尖　7179

豬肝肺　2261

豬肝湯　7159

豬肚　1197、2155、2253、2409、2415
　　（2）、2491（2）、5619、7189、7191
　　（5）、7193

豬肚尖上涎　7191

豬卵　1351

豬尾　7175

豬尿胞　7193

豬尿脬　2047

豬苓　1095、1305、3373、5765、5929、
　　5947（2）、5957（3）、5959（5）、
　　5961（4）

豬苓末　3199

豬苓湯　3375

豬乳　1367、6257、6409、7205（3）、
　　7347、7387

豬肺　871、3701

豬肪　1573、4265、5149、7167（2）

豬油　3345

豬骨　1277

豬骱骨中髓　1615、7171

豬骨灰　1283、1289（2）、7405（2）

豬骨髓　7277

豬後蹄甲　7207

豬胞　7193（3）

豬神　7455

豬退　7207

豬屎　5957（2）、7211（5）、7337、
　　7405

豬屎汁　1279、1293

豬屎灰　1287

豬氣子　7201

豬胰　2499、7263

豬脂　1057、1075（2）、1175、1177、
　　1181（2）、1193、1203、1277、1289、
　　1347、1503、1513、1547、1615、
　　1617、1673、1675、1767、1827、
　　2521、2599、2765、3127、3129（2）、
　　3225、3333、3357、3937、4883、
　　4891（2）、5065、5067、5093、5103、
　　5175、5441、5513、5581（2）、5611、
　　5677、5683、6049、6303、6433、
　　6549、6985、7161、7167（6）、7169
　　（5）、7209、7229、7245、7249、
　　7269、7277、7293、7305、7307、
　　7333、7339、7371、7397、7405、
　　7421、7499、7515、7611、7623、
　　7625、7627

豬脂油　7167

豬脊肉　7161

豬脊骨　7203

豬脊髓　6735、7171（2）

豬脬　7193（4）

豬麻　2887（2）

豬婆蛇　6495（2）

豬椒　5161、5179

豬腎　1167、1307、1311、1333、2253
　　（2）、2639、2655、3623、3681、
　　3985、7181（3）、7183（7）、7185
　　（7）、7203、7223

豬腎脂　7187

豬腎粥　4909

豬喉　7201

豬脾　7179、7181

豬零　7209（2）

豬腰子　3375、3651、3675、3679、
　　5501、5585、7183（3）、7185（2）

豬腦　1167、7169（2）

豬腦髓　7169

豬窠中草　7213

豬窠草　1345、4023、4059

豬蓴　3957（4）、3959

豬膏　1095、1157、1277、1295、1321、
　　1483、1803、2951、3009（2）、3011
　　（2）、3085、3219、7167（4）、7169
　　（7）、7277、7317、7679、7747

豬膏草　3009、3011（2）、3017

豬膏莓　3009（3）、3011（6）

豬廣腸　6387

豬熊　7467、7469

豬槽上垢土　1479、1515

豬槽中水　1377、1437

豬齒　1359

豬齒灰　1259

豬膚　7199（2）

豬膘　1359

豬頭　7163

豬頭汁　4877

豬頰車髓　1343、1347、6517、7171

豬頰骨　1193

豬頸上毛　7549

豬頸骨髓　7171

豬蹄　1335、7205、7207、7641

豬蹄爪甲　7207

豬蹄甲　7207（2）、7209

豬蹄湯　2505、7265

豬蹄羹　3191

豬藍子　4027、4091

豬膽　1167、1197、1337、1341、1353、
　　1355、 2531、 2653、 2871、 2935、
　　5007、7159、7195（2）、7197（12）、
　　7683

豬膽汁　1529、1793、2079、2197、2407、
　　2409、 2427、 2429、 2433、 2531、
　　2653、2871、5515、5579、5683（2）、
　　7171、7195（6）、7197（2）、7473
　　（2）、7503、7705

豬膽連汁　7197

豬糞　7699

豬鬃　6739

豬檳榔　5111（2）、5113（2）、5121
　　（2）

豬懸蹄　1055、1175

豬懸蹄甲　1181、7207

豬獾　7571（2）、7573

豬髓　1097、1193

豬臟　5511、5527、7191（2）

豬靨　7201（2）、7265

豬狄　7571

豬胘　1287、7187（5）、7189（3）

豬胘子　7189

豬胘酒　7187、7189

猭　7157

震肉　879、7155、7395

震燒木　643、879、5929、6005

撒法即　879、2933、2931

撲落酥　4913

撮石合草　4027、4085

撫芎　431、577、681、713、1059、2465、
　　2583、2587（2）、2591

播羅師　5045

撒八兒　6727

撥刀　2661

撥火杖　1243、1263、6017、6063

撥棹子　6777

撥穀　7083

鴉　1245、6935、7097（2）、7099、
　　7101（3）、7107

鴉片　4255、4257

鴉右翅　1247

鴉豆枕　6139（2）

鴉骨　7103

鴉翅　965

鴉烏　7101（3）

鴉銜草　2385（2）

鴉鶻石　1699

鬧羊花　3565、4021

鬧魚花　3581

齒　7691（2）

齒中殘飯　1263、4343

齒垢　1245、7741

齒莧　4655

齒垽　7669、7741

劇草　2971

膚木　5211、6159（2）

膚木葉　6159

膚如　3317

膚青　557、601、6239

嵩　7137

暴節竹　5981

瞎撞　7635

瞑菜　4791（2）

嘶那夜　7123

遺香　7533

蠕蜍　6253
蝶　6225（10）、6227
蝴蝶　6225（2）
蝒　6321（2）
蝛　6835
蝛蛤　6807
蝛雌　6791、6807（2）
蝘　6321、6327
蝘蜓　6495（7）、6497、6499（4）、6503
蝠　7051（4）、7061
蝹　7663
蝎　623、647、671、1365、1367、6287、6299（3）、6301（3）、6305（4）、6307、6331、6341（2）、6431、6449、6499、6501
蝎尾　779、973、1061
蝎虎　6499（2）、6503、6505（2）
蝎梢　637、705、5907
蝎稍　591、1115、6493、6537
蝎薑　6501（2）
蝎蠹　6309、6339
蝟　6457（3）、7639
蝟皮　7639
蝟皮灰　6491
蝟刺　5305
蝟刺香　5401
蝟喙　5305
蝟鼠　7639
蝟簪　6439
蝟蠌　6777
蝌斗　6297、6399、6401（6）、6839
蝌蚪　6845
蝮　6551（2）、6553（6）、6557（5）、6559
蝮虺　6553
蝮蛇　1199、1205、1227、1291、3343（2）、6247、6465、6535、6551（4）、6553（3）、6555、6557、6563、6565、6641、6645、7143
蝮蛇皮　1191
蝮蛇皮灰　1185
蝮蛇骨　753
蝮蛇腹中鼠　6547
蝮蛇膏　1061
蝮蛇膽　1157
蝮蜕　6547
蝮類　6557
蝡螿　6445
蝗　6365、6367（2）、6405
蝗蟲　6367
螝　6187
蝯蜼　7655
蝏螆　6805、6807
蝤蛑　975、6777（2）、6781
蝤蠐　6299
蝤蠐　6299（2）、6301（2）、6305（2）、6313
蝭　6227（2）、6229
蝙蝠　817、821、1133、1239、1451、6375、6569、6623、6943、7049、7051（2）、7053、7055（9）、7057、7059、7061（2）、7547、7597、7603
蝙蝠血　1269
蝙蝠刺　2979、2987
蝙蝠屎　7569

蝙蝠腦　1073

蝙蝠糞　7059

蝭母　517、2281、2283（2）、5797

蝦　569（2）、4021、5509、6699（2）、
　7505、7517、7531、7609、7661（2）

蝦子　571、6223

蝦汁　695

蝦米　6637

蝦蟆　567、605、711、767、775、
　1153、1161、1215、1219、1223（2）、
　1229、1259、1355、3077、3147、
　6285、6297、6379（3）、6383（2）、
　6385（4）、6391（12）、6393（7）、
　6395（3）、6397（2）、6401（2）、
　6403（6）、6407、6439、6451、6507、
　6569、7023（2）、7025（2）、7093、
　7733

蝦蟆皮　943

蝦蟆灰　759、6385

蝦蟆肉蛆　6285

蝦蟆衣　1105、3203（2）、3209

蝦蟆兒　6401

蝦蟆草　1003

蝦蟆草連根　3209

蝦蟆後足　6387

蝦蟆腹　7591

蝦蟆臺　6401

蝦蟆藍　2999、3001

蝦蟆膾　1273、6383、6387

蝦蟆膽　1111

蝦蟆護　6929

蝦蟆蠱蟲　6455

蝦蟆　6391、6395

蝐　6873

蝑　6783

蝑蟹　6779

數低　4441、4607

幞頭　6015、6037（3）

幞頭灰　1313

幡紙　6053

墨　753、923、985、995、1029、1165、
　1479、1537、1539（2）、1541（3）、
　3227、6053、7539

墨石　5633

墨石子　1855、5633

墨汁　1057、1143、4183、4977、6653

墨記草　3267（2）

墨菜　3229

墨魚　6683

墨飯草　5839

墨煙草　3227

墨頭草　3227、3231

墨頭魚　6573、6601

氎褐　7399

鋥　7455

䩄　7359

鏑　7281

䅩　7281

稷　697、4099、4103、4199（19）、
　4201（15）、4203、4205、4207（2）、
　4211（2）、4227（2）、4281、4399

稷牛　7281

稷米　565、667、4199（2）、4201
　（2）、4203、4221、6613

稷米汁　1281

稷粟　4103

稻　4103、4105、4155、4163、4177
（8）、4179（15）、4189（3）、4199、
4201、4205、4207、4227、4231、
4281、4375、4401、4435、4831、
7321

稻上花蜘蛛　6263

稻灰　4863

稻米　865、919、1685、4075、4177
（2）、4179（4）、4185、4455、7579

稻米粉　5133

稻花　6363

稻尾　4205

稻秆灰　1065

稻草　901、1237、1359、2719、4187、
5619、6173、7243

稻草灰　4187

稻草燒取墨烟　4187

稻根　4887

稻秫　4227

稻稈　4187

稻稈灰　4187（2）

稻稈灰汁　4187

稻餅　4179

稻藁　4187、6075

稻藁灰汁　947

稻糠　2119

稻糠火　7681

稻糠色犬　7219

稻屬　4179

稻藁　4375、4377

稻穰　1105、1251、4187

稻穰中心　4187

稻穰心灰　895

稻穰灰　4187

稻穰稻稈　4185

黎豆　4259、4319（3）

黎蘆　591

䉑竹　5981

箷魚　6635

箟竹　4729

箟簩　5981

篁竹　4725、5979

箭　6067

箭下漆　6067

箭竹　4557、5981

箭竹筍　4729

箭筍　1339

箭筍及鏃　6017、6067

箭筍茹　1183、6067

箭筍漆　639

箭搭草　5313

箭幹　1321

箭頭草　1105、3305（2）

箭頭草葉　3307

箭簳　3747、6069

箭簳内蛀末　6315

箭鏃　1565

箭鏃砂　1731、1733

簀竹　5981

筹　5981

僵蠶　485、541、1067、1075、1103、
1109、1111、1147、1185、1347、
1365、3551、3691、3981、4507、
5295、6193、6197（3）、6327、6353、
6441、7199、7321

僵蠶末　1107、7337

質汗　963、1243、1251、1303、1331、2887、5331、5461、5463（2）、5661
德慶果　5075、5149（2）
衛矛　601、963、5727、5831、5833（2）
衝洞根　3613
盤桓　7485
銷金銀鍋　1529
劍脊烏稍　6537
鴧　7013
霘　6035、6037
虢丹　1759、1857、1929
貓（猫）　2799（2）、7051、7409、7415、7543（6）、7545（6）、7553（3）、7655
貓牙　1359、7549、7693
貓牛　7455（2）
貓毛　7551
貓皮毛　1177
貓肉　7545（3）
貓兒　3365
貓兒毛　7551
貓兒皮　7549
貓兒卵　3773（2）
貓兒刺　5831
貓兒屎　7551（2）
貓兒眼　3365
貓兒眼睛草　3365（2）、3369（4）
貓兒腹下毛　7549
貓兒頭上毛　7551
貓骨　7557
貓屎　1005、1359、7551
貓屎灰　821
貓眼睛草　3367
貓貍　7553（4）
貓豬　7455
貓薊　2935
貓薊根　2939
貓頭　1359、7547（3）
貓頭骨　7547（3）
貓頸上毛　7549
貓糞　7551
貓鬚　7551
貄　7553
貗　7649
餔　4381
餘甘　5095、5097（4）、5099
餘甘子　549、555、827、1127、1275、1277、1279、1571、5095（2）、5097、7115
餘甘子湯　2121
餘泉　6845
餘容　2613
餘貾　6845
餘粮　1929、1931、1935（2）、1937（6）、1939（6）、2265、3777、3105
餘算　3973
鴝鵒　7085
鴮鴟　7087
膝垢　1085、7669
膝頭垢　7687
膒脂　7165
膠　747、1403、2417、2855、2965（2）、3577、4901、5737、6071、7349、7371（7）、7373、7375（2）、7377（2）、7381（2）、7383、7397、7493、7499（3）、7501、7507

膠艾湯　2895
膠棗　3403、4915（2）
膠飴　491、4381（2）、4383
膠漆　5091、5673、5765
膠墨　7593（2）
鴇　6883、6911（4）、6913（3）
鴇肪　1167、1127
鴇奥　6913
魯果能　3591
魯國女葳　3777
鲱魚　6673
魶　6669、6771
魶魚　6669（2）
魿　6679（2）
鮫　6679
鮈　6719
魧　6845
魴　699、6587、6599、6607、6623（4）
魴魚　6573、6623（2）
魿　6717（2）
魷　6719
獖猪血　7105
獖猪尾血　7105
獖猪屎　1175、2019
獖豬血　7693
獖豬肚　7189
劉子樹　5143
劉寄奴　639、733、747、793、921、953、961、965、989、1237、1241、1245、1303、1331、1345、2399、2771、2909、2911（7）、2913
劉寄奴草　2823、2909（3）、2911
劉寄奴穗　777
劉儘草　3001（2）
皺子皮　4999
皺面地菘草　3005
皺面草　3001、3005（2）、3007、4681
皺面還丹　2213
皺葉芥　4521
皺葉菘芥　3003
諸心　7403
諸石末　6957
諸朽骨　845、1119、1143、1205、1251、7155、7393、7395
諸肉　7403、7407
諸肉有毒　7155、7401
諸竹筍　4727
諸血　2323、2689、3751、7155、7393、7403
諸花　4347
諸肝　7033、7403
諸果仁　5269
諸果有毒　5233
諸乘　6227（2）
諸脂　7403
諸畜血　887
諸蛇　6465、6563
諸鳥有毒　7077、7149
諸魚有毒　6575
諸魚鱗　6721
諸葛韭　4457
諸葛菜　4533（2）、4535、4537
諸葵　4735
諸蛤之殼　6821
諸蛤爛殼　6821、6823
諸黍米　4207

諸筍　4727

諸蒿灰　1155

諸腦　7403

諸銅器　1565、1645

諸醋　4393

諸慮　4319（2）

諸膠　7371（3）、7373

諸膽汁　4263

諸獸脾　7179

諸鐵　549

諸鐵器　989、1321、1565、1667

諸雞肉　6947

諸鹽水　1291

諸藤　2941

談垫翁　6905

熟　5401

熟大蒜　4503

熟犬肉　7217

熟水　449、1171、1793、2015、2145、
　2147、2157、2415、2459、3081、
　3193、3445、3521、3523、4281、
　4385、4415、4543、4853、5197、
　5453、5509、5749、5843、5961、
　6121、6193、6769、6821、7057、
　7071、7537、7731、7761

熟甘草　3853

熟甘草湯　2119、5857

熟艾　743（2）、1203、1797、2419、
　2423、2729、2847（2）、2851（5）、
　2855（3）、2857、4759、4857、5043、
　6493、7643

熟艾葉　751、2623、7377

熟瓜蔞　3701（2）

熟地黃　433、485、489、495、581、
　587、679、799、927、953、1041、
　1059、1303、1317、1603、2253、
　2265、2331、2333、2363、3073（5）、
　3075（6）、3079、3081、3083（4）、
　3171、3207、3619、3739、3881、
　5863、6539、6735、6763、7259、
　7525

熟地黄末　3081

熟苄　3079

熟羊肺　7253

熟羊眼中白珠　7267

熟米飲　6811

熟米粥　4873

熟苄　575、579

熟附　3043、3433

熟附子　733、763、819、959、2233、
　2661（2）、2687、2971、3373、3453
　（2）、3455、3457、3459、3461（4）、
　3463（3）、3775、3937、4807、5525、
　7523

熟附子末　2163、7525

熟栟　4979

熟油　4117

熟草　3057

熟柰　4967

熟柿　3699

熟栝樓　6831

熟速　5401

熟桑椹　2327

熟乾地黃　3081

熟猪心　2213

熟猪肝　2153、6689、7073

熟豬肺　4247

熟麻油　4125

熟參　2223

熟雄　449、3471

熟黍米　3925

熟湯　2807、3141、4385、5819、6233、6245

熟結　5399

熟椹　3633

熟鉛　1599

熟銅　2139

熟銅器　2063

熟銀　1575（2）

熟蜜　1989、2347、2361、3455、3677、3745、3923、5109、5255

熟豌豆　5633

熟醋　4497

熟豬肝　2439、5711

熟雞子　6999、7115

熟雞子黃　6999

熟鯽魚肉　2679

熟蘄艾　2857、3483

熟蘄艾末　1465

熟糯米　5511

熟鐵　1647、1649、1653

熟鐵金　1571

熟蘿蔔　3701

熟菰蔣實　3705

摩牛　7455（2）

摩由邏　7119

摩勒香　5445、5453

摩勒落迦果　5095

摩挲石　1985（2）

摩斯咤　7647

摩厨　5147

摩厨子　697、5075、5147（2）

摩羅　4713

摩羅迦隸　1697

鴯　7023、7025

瘑疥　3747（2）

獏　7515

麃　7011、7529（2）、3633（3）、3641

慶　4025

鳩　6929（2）

蟊蟲　6295

羬　7475

羯　7233（2）

羯布羅香　5475

羯羊肝　1227、7259

羯羊屎　5555、7277

羯羊膽　7261（2）

羯婆羅香　5473（2）

羭　7233、7477

粳　4177

粳米　4181（2）

糊　1779、2393

糝　4205、4321、4359（3）、6467

糝心　447

糝心草　2825

糝尖　2239、4359

糝箬　3019

糝箬灰　1175

遵　4913

熠耀　6347（4）

䬃糕　4227

潛牛　7457

潩　1747、1749

潩粉　6535

潦水　697、1375、1381（2）

鋬　1575（2）

潼　7361

澄水砂　1731

澄茄　5189（2）

窳盤　6369

窳盤蟲　6365（2）

鳸　7025（2）、7085（2）

鳸鳥　7085

鳸類　7085

褋襪子　6039

鳩　6569、7075、7141（5）、7143（3）

鳩毛　7141

鳩羽　7141、7451

鳩毒　1861

鳩酒　4301、7141

鳩鳥　6569、7141（2）

鳩鳥威　4075

鳩鳥漿　4025

鳩喙　1261

憨葱　3417（2）、3421

蟲　6291（2）、6293（7）、6377（2）、
　7769

蟲血　6293

蟲建草　6293

熨斗　1647

劈開巴豆　2147

礫　6041

履　6043（4）

履底　6097

履鼻繩　1107、1113、6047

履屧鼻繩　6015

履屧鼻繩灰　995

層青　1945、1947（2）、1953

鴆　523、7085、7087（4）、7113

遲粳　4193（2）

彈丸　1321

彈丸土　1479、1521

漿　657、3623、4423、4801、4819

漿水　387、555、571、641、661、701、
　707、733、751、755、829、831、
　905、953、1071、1073、1213、1229、
　1323、1377、1431（2）、1433（5）、
　1547、1629、1713、1757、1791、
　1815、1891、2063、2065（2）、2103、
　2189、2241、2377、2407、2417、
　2429、2505、2613、2703（2）、2729、
　2995、2999、3189、3353、3359、
　3363、3375、3377、3411、3415、
　3523、3525、3717（2）、3775、3791、
　3795、3819、3997、4091、4139、
　4141、4155、4175、4219、4223、
　4257、4287、4539、4555、4575、
　4839、4871、4989、5007、5171、
　5355、5391、5395、5419、5443、
　5519、5575、5585、5593、5631、
　5635、5655、5667、5717、5865、
　6077、6127、6167、6241、6325、
　6327、6535、6815、6823、6849、
　7069、7161、7187、7263、7309、
　7369、7519、7685

漿水馬腦　1699

漿水脚　1293、1433（2）

漿水濃脚　3525

漿衣　4159

漿粉　4159

漿飲　7593

漿粥　4807、5053

駕梨　7087（3）

駕鵝　6907

瓹月砂　7591（2）

鼏雉　7005

螲　1149、1273、4185（2）、4899、

　　4919（2）、5577、6243、6251、6253

　　（2）

搫　6233

豫　5425、5427、5429（4）

豫章　5423、5553

魦　7581

樂平鉛　1599

緗桃　4875

練　6021

練石草　2881（2）、2883（3）

練鵲　633、7075、7093（3）

緹　2715

線香　1195、1201、1217、1471、2567、

　　2747（3）

線粉　6831

編薦索　6077

緣桑螺　943

緣桑蠃　6297、6441

靛汁　557、6239

靛花　3253、3255（2）、4653、6505、

　　3259

靛花末　7173

螯　6837

螯　6837

璚田草　3539（2）、3541、3545

璚茅　2519

璚枝　4789

璚枝菜　517

璚漿　1683

髭　7675、7747（4）

髭鬚　7669、7747

鴣鷗　6913（2）

墙上朽骨　7395

墙衣　5605

墙頭苔　4047

墙頭腐草　1337

墙頭爛草　933

墙蘼　517

駣　7321

駱駝　1571、7357（2）

駱駝毛　7399

駱駝脂　943、4181

駱駝黃　7361、7385

駁　7415、7417（3）、7431

駁馬　7409

駭雞犀　7445

駢白　4913

擂黃土水　6277

據　3355

據火　3995、6347

穀　3833

十六畫

耩耨草　4671、4675

璞玉　1687

靛　3253

靛子　1699

穀菜　3833

頳桐　5561、5571（2）

擔羅　683、6791、6835

擁劍　6777（2）

磬口梅　5905

薔　3265

薔薇　2629、3691（2）、3693、3697（2）、5813、5845（2）

薔薇水　2735

薔薇汁　749

薔薇皮　3695

薔薇根　895、919、921、953、1095、1101、1115、1171、1187、1193、1201、1223（2）、1225（2）、1231、1239、1245、1293、1355、3643、3695（9）、5601、5825、7397

薔薇根汁　1085、5515

薔薇根皮　3695、7109

薔薇露　1385、3693

蘷　4657

燕　6467（2）、6569、6609、6907、6939、6943、7043、7045（7）、7047（11）、7049、7051、7089、7117

燕口　5401

燕子　447、6469、6481、7129

燕子屎　7049

燕玉　1681

燕肉　6467、7047（2）

燕卵　5085

燕尾草　521、5313

燕尾香　2757、2759

燕草　2751、2753（2）

燕面　2905

燕胎芝　4797

燕屎　553、605、769、1121、1841、7047（2）、7049

燕脂　1063、1065、1097、1175、1189、1229、1359、2823、2933（7）、2935、4679

燕脂水　1369

燕脂坯子　6439

燕脂粉　2933

燕脂菜　4677

燕烏　7101（2）

燕麥　3137、3183（3）、3931（2）、4103、4169（3）、4171、4239

燕魚　6875

燕蓐草　723、891、921、1185、4023、4059（2）、7049

燕窠土　1137、1139、1203、1209（2）、1217、1219、1265（2）、1503、1505（2）、6419、7041、7287

燕窠中土　1503

燕窠中草　4059（2）

燕窠中糞　7049

燕窠内外泥糞　1505

燕窠泥　1503（2）

燕薁　5257

燕齒　4025、4067

燕盧　4067

燕頷　4205

燕覆　297、3821

燕覆子　1109、3821、5233、5871

薤韰　4479

薤　459（2）、569、573、601、699、717、725、735、929、1001、1223、

1569、2515（2）、2717、2797（2）、2973、3149、4327（2）、4381、4437、4441、4443、4447（3）、4479（4）、4481（5）、4483（8）、4485（2）、4487、4581、5539、7161（3）、7241（3）、7255、7261、7271、7283

薤牛肉　4481

薤白　415、639、655、689、707、711、713、741、753、763、771（2）、811、835、853、883、985、1235、1237、1239、1259、1271、1273、1297、1317、1327、2231、3219、3703、3947、4123、4229、4327、4447、4481、4485（9）、4487（5）、5531、5747、5771、6119、6571、6621、7183、7233、7753

薤白汁　1005

薤白酒　4481

薤白粥　4353

薤汁　647、4381、4485（2）

薤根　1107、4485

薤葉　1203、4481（2）、4485

薤露　4481

薑　391、403、429、439（2）、623、651（2）、659、669、687、695、701、705、707、713（3）、719、729、733、739、757、763（3）、773、775、783、825、837、915、971、987、1009、1017、1027（2）、1037、1079、1085、1091（2）、1109、1113、1117、1125、1143、1165、1175、1179、1181、1187、1251、1299、1329、1513、1769、2161、2231、2259、2277、

2285、2305（2）、2313、2419（2）、2421、2455、2479、2577、2609、2617、2619、2641、2643（2）、2645（3）、2647（4）、2649（3）、2651、2653、2661、2675、2687、2695（2）、2697、2701、2727（3）、2731、2785（4）、2813、2855、2911、2951、3001、3035、3043、3101、3315、3325、3443、3445、3451、3455（3）、3457、3463、3471、3483、3487、3489、3507、3525、3527、3529、3531（2）、3537、3597、3683、3845、3875（2）、3905、3971、3983（3）、4013、4087、4139、4255（2）、4271、4325（2）、4405、4415、4425（2）、4447（2）、4465、4515、4531、4557（4）、4559（10）、4561（2）、4563（6）、4565（2）、4567、4569、4571（2）、4577、4579、4651、4701、4707、4779、4789、4823、4853、4917、4923、4947、5019、5031、5043、5051（2）、5087、5123、5185、5187、5209、5221、5223（2）、5377（2）、5419、5433、5521、5525（2）、5917、6175、6429、6489、6581、6615、6637、6685、6693、6699、6703、6713、6715、6765、6801、6871、6917、7019、7125、7169、7177（2）、7223、7241、7245、7261、7263、7287、7289、7299、7319、7323、7529、7551、7583

薑片　711、827、1091、1631（2）、4567

薑水　2287、5527

薑末　697、2421、2651（2）、4567

薑石　1177、1183、1331、1369、1873（3）、1901、1905、2001（2）、2003（2）、5493

薑汁　391、535、545、549、619、627、635（2）、637、639、643、677、679、681、683、685、687、689（2）、693、709、713（3）、715、717、719、721（2）、723、727、731（3）、753（3）、763、769、773、775、807（2）、813（2）、817、825、831、833、839、861、867、873、895、903、907、921、957、959、991、997、1021、1035、1039、1065、1067、1069、1071、1075、1097（2）、1109、1111（2）、1127（2）、1129（2）、1131、1133、1141（4）、1143（2）、1161（2）、1169、1199、1213、1233（2）、1249、1253、1255、1259、1283、1287、1319、1325、1329、1345、1483、1493、1633、1773、1779、1893、1901、2057、2153、2167、2229、2231（2）、2239、2407、2411、2415、2457、2505、2609、2611、2635、2665、2675、2679、2687、2701、2721、2727（2）、2779（2）、2801、2943、3025、3071、3075、3077、3081、3257、3333、3363、3433、3443（2）、3447（2）、3449、3453、3457（3）、3465、3467、3483、3485（2）、3495、3501、3503、3505（3）、3509（2）、3511、3517（8）、3523、3525（4）、3527（4）、3529、3531（4）、3679、3701（2）、3703、3757、3805、4011、4165、4183、4217、4377、4401、4415、4431（2）、4447、4451、4553、4555（2）、4563（2）、4567（3）、4577、4661、4663、5029、5053、5073、5119、5191、5245、5265、5269、5285、5381、5383、5413（2）、5415、5441、5451、5521、5525（3）、5527（2）、5613（3）、5615、5617、5621、5653、5655、5713、5883（2）、5893、5905、5989（2）、5991（2）、6119（2）、6121（2）、6175、6191（2）、6193（2）、6427、6833、6999、7021、7073、7167、7197（2）、7241、7243、7245、7291、7295、7353、7381、7509、7693

薑汁半夏餅　6427

薑汁酒　813

薑汁麯　2315、2505

薑汁麯糊　2727

薑汁麵糊　3509

薑皮　727、771、777、791、1127、4563、4569

薑朴　5525

薑自然汁　3483

薑芽　3033

薑芥　2785（2）、2789

薑苗　2649

薑制南星　7689

薑制厚朴　577、2505

薑制厚朴末　7273

薑茶　2357、4125

薑桂　5365

薑酒　763、985、4013、4399

薑屑　4561、4821

薑黃　631、683、847、869、983、989、
　993（2）、999、1019、1161、1201、
　1303、1329、2567、2695（4）、2697
　（9）、2699（4）、2701、2707、5297、
　5463、6571、7567

薑黃末　2699

薑豉　5197

薑葉　969、4569

薑棗湯　3589、5779

薑湯　723、725、733、773、827、925、
　987、1321、1483、1547（2）、1603、
　1659、1779（2）、1835、1837、1845、
　1891、2131、2153（2）、2163（3）、
　2165、2231、2241、2287、2421、
　2653、2665、2675、2679、2687、
　2713、2723（2）、2727（2）、2789、
　2971、3167、3363、3445、3487、
　3491、3495、3505（2）、3507、3509
　（3）、3523（2）、3525（4）、3527
　（6）、3531、3677（3）、3679、3701
　（2）、3703、3705、3755、3805、
　3989、4257、4341、4359、4531（3）、
　4587、5053、5187、5191（2）、5199、
　5413（2）、5415、5453、5621、5711、
　6183、6193、6389、6545、7301、
　7497、7515

薑絲　4323

薑彙　2643

薑蜜水　2211、3947

薑蜜湯　2723、6195

薑醋　749

薑屬　4581

薑薤　7345

薑鹽湯　5433

蘸蕪　3913（4）、4533（5）

蕗草　2187

薯預　3275

薯蕷　529、537（2）、539、549（2）、
　561、597、633、2355、3273、3359、
　3367、3617、3619、3667、3683、
　3743、3747、3759、3767、3893、
　4617、4699、4705（5）、4707（2）、
　4711、4713（5）、4799、5947、5989、
　7215、7373

薯蕷粉　4413

薯蕷粥　4349

薯藥　4705

薂　5277

薇　635、669、783、937、3069、4617、
　4685（2）、4687（10）

薇草　2549、4687

薇銜　525、601、807、965、1161、
　2901（3）、4079

薇衘　643、801、1325、1335、1351、
　1361

薇蕪　2591

薇蘅　515、535、567、2823、3159

薟　4455

薉　3019、3021、4489

薉子　4489

薊　2933、2935、2945

薊根　915

蒼蔔　5783（4）

薜茞　3171（2）、3173、5299（2）

鼇　6707

鼇魚　6575、6707

蕛　3021

薦　4235、4237、6075（7）

薏　2837（3）、5275（4）、5279（2）

薏苡　517、521、533、541、623、669、697、805、831、833、2839、3443、3759、4103、4209、4213、4241（2）、4243（3）、4245、4247（3）、5629、5821

薏苡子　909

薏苡仁　405、493、567、599、655、667、671、739、741、783、801、831、893、1017、1087、1169、1179（2）、1193、2261、3025、3161、3563、4243（3）、4245（3）、4247（12）、4249（3）、4419、5573

薏苡仁末　871、7181

薏苡仁粉　3459、4411

薏苡仁飯　4247（2）

薏苡仁粥　4247、4349

薏苡根　797、911、995、997、1115、1119、1301、1325、1641、4249（4）、7247

薏苡酒　4401

薏苡實　4245

薏珠　4245

薏珠子　4241、4243

蕹菜　3609（2）、4617、4623（4）、4625

蕹菜汁　1281

薄　1147

薄泥　4005

薄荷　383、427、455、469、485、493、501、565、571、575、591、593、641（2）、651、681、687、699、729、763、773、815、835、861（2）、1023、1031、1035、1059、1063、1077、1079（2）、1083、1085、1091（2）、1095（2）、1099、1101、1109、1113、1117、1129、1133、1195、1201、1233、1237、1259、1263、1271、1343、1351、1353、1361、1365、1429、2167、2235、2281、2569、2591、2689、2767（2）、2795（3）、2797（5）、2799（7）、2801（2）、2803（4）、2807（2）、2815（2）、2913、3003、3081、3309、3449、3755、3787、3797、4723、4727、4735、4853、5269、5483（2）、6193、6273、6531、6765、7199、7545

薄荷末　2799

薄荷汁　653、673、1065、1109、1363、1513、1951（2）、2511、2801（2）、3031、3465、6423、6775

薄荷自然汁　1989、2801、2895、5779、6187

薄荷枝　6255

薄荷茶　2133、3451、5035

薄荷酒　635、1597（2）、2021、2903、5919、6195

薄荷葉　897、1067、2443、2801（2）、5191、6271、6327、6407

薄荷湯　1347、1355、1653、1743、1757、1771、1773、2021、2197、2487、2511（2）、2609、2897、2981、3047、3215、3375、3465、3485、3487（2）、3495、3525、3539、3565、3947、4343、4977、5525、5997、6271（2）、6325、6425（2）、6503（3）、6751、7687

薄酒　1413、3281、4274、7127

薄紙　7539

薄豉湯　7379

薄飲　4209

薄粥　4207、4219

薄醋麪　3231、3379

薄豬肪　7167

薄糊　3413、3527

薄麪　6503

薄鹽湯　5821

蔰　2715

蕿蒲　5679（2）

蕭　2875

蕭折　6707

蕭折魚　6707

蕭繭　6189

蕳茹　533（2）、537、567、603、965、1033、1105、1171、1185、1201、1223、1325、3353

韓　6231

薜　2571（3）

薜荔　3851、3855（4）、3857（3）、3865、5969

薩闍羅婆香　5439

檝木　5361

樲　4913、5791

樲棗　5793

樲棘　5793

樹上　4887

樹上自乾桃子　4887

樹上青胡桃　5055

樹上乾桃子　4887

樹小兒　6147

樹孔中草　1347、4023、4059

樹孔中蚰汁　1141

樹衣　4053

樹莓　3631、3639、3641（2）

樹梨　4939

樹蛺蝶　6147

樹蜜　5153

樹頭酒　5125、5127（2）

樹雞　4801、4815

樹鹽　2027

樟木　7439（2）

橝木　5697

樸楸　5069（3）

檇　5925

螆　6305

橘　5533

橉木　5501、5697（2）

橉木灰　967

橉筋木　5697

樾　4939（4）

橰　5689（3）、5691

橰皮　1129

橞木　5597

橙　571、1145、1149、4929、4997（3）、5017（4）、5019（2）、5021

（8）、5023、5025（2）、5027、5419、
5767

橙丁 5019（2）

橙子核 5021

橙皮 683、689、701、703、725、1099、
1287、5019（2）

橙柚 287

橙核 1003、1071

橙膏 5019

橙橘皮 5269

橘 429、447、571、669、729、3971、
4323、4845、4929、4955（3）、4997
（16）、4999（6）、5001、5009、5015
（9）、5017（2）、5019、5021（8）、
5025、5027（5）、5079、5161、5251
（2）、5399、5413、5419、5471、5767
（5）、5781、5965、7583

橘子 571

橘火 1463

橘皮 389、409、429、431、491、493、
505、507、547、569、655、661、
681、683、687、689（2）、697、701、
703、705（2）、707、713、719、721
（2）、725、727（2）、733、735、
741、751、763、771（2）、773（3）、
777、785、789、799、801、805、
809、813、815（2）、823（2）、827、
831（2）、973、983（2）、987（2）、
997、1019、1023、1033、1099、
1113、1239、1285（2）、1295、1323、
1355、2229（2）、2231（2）、2235、
2311、2315、2633、2809（3）、2813
（2）、3023（2）、3343、3363、3507、

4253、4297、4379、4597、4599、
4767、4853、4953、4997（3）、4999
（3）、5001（5）、5003（6）、5005
（7）、5007（2）、5015、5017、5021、
5023、5117（2）、5121、5161、5199、
5207、5435、5523、5639、5983、
6581、6615、7009、7197、7671

橘皮末 7217、7241

橘皮灰 1063

橘皮湯 707、903、1211、2637、2653、
3785、4279、4575、4859、5187、
7421

橘花 5405

橘柚 295、599、4997（2）、6157

橘品 4997

橘紅 619、985、989、1293、1295、
1299、2499、2729、3453、4999、
5007、6175、7201

橘核 955、1003、1005、1083、5013
（3）、5055

橘葉 831、1175、3851、4973、5397、
5907

橘絲 4325

橘實 4999

橘屬 5019、5021

橘囊 5137

橘穰上筋膜 5011

橘蠹 6225

橐吾 545、3163

橐蜚 7147

橐駝 7123、7357

頭上白屑 7685

頭巾 661、6015、6035

頭中枕 6593

頭生女乳晒粉 7719

頭生男乳晒粉 7719

頭生乳汁 1795

頭生雞子 6991

頭白麴 5945

頭垢 661、707、711、765、767、853、
909、1041、1085、1215、1229、
1259、1261、1265、1267、1271、
1283、1287、1289（2）、1293、1893、
7071、7405、7669、7677、7681、
7683（8）、7685（7）

頭紅花 3789

頭番殭蠶 6189

頭痛花 3569（2）

頭髮 1201、1321、6517、7645、7679
（2）、7681（3）、7689

頭髮灰 4145、4309、4803

頭髮結 7673

頭髮 7659、7671

頭醋 2111、2855、3331、3381、4871、
5227、6759

頭蝨 6293

頭燒酒 4427

頭繒 731

頭顱骨 7749

瓢 4747（4）、4757（2）、4759、6087
（2）

醒 4399

醒醐 631、677、833、839、865、879、
1049、1081、1223、1879、4697、
7155、7365、7367（10）

醒醐菜 1301、1313、4617、4697

醒心杖 2347

醒醉草 4093

醜草 4009

醛 4399

醋 4399

璺 967、1053、5929、5955（3）、
5957、6795（2）

璺珀 5951（2）、5955（2）、5957

瞖子草 4609（2）

磚 1535、6047

曆日 767、6017、6057

貒 7157（3）

貒豬屎 1215

貒鼠屎 661（2）、4449、7623

貒熊 7469

貒豬 7163

貒豬肉 7157、7159、7161

貒豬血 7173

貒豬屎 5957、7209、7211

貒豬屎汁 1277

貒豬頭肉 7163

磬 5955

貕貓 7415

頻婆 4967（2）、4969

頻婆粮 4967

盧 4745

盧氏鉛 1599

盧鬼木 5629

盧都 5811

盧都子 5809（4）

盧會 885、949、997（2）、1047、1059、
1083、1093、1121、1155、1195、
1203、1223（2）、1225、1283、1349、

1353、 1355、 3647、 4773、 5331、 5491（3）、5493（3）

盧蜑　6363（2）

盧精　4025、4071

盧橘　1099、5025、5027（4）、5029

喋婁　5629

鴉　6931、7075、7087、7137（5）、7139（14）、7143

鴉肉　645

鴉頭　1359

鴉鵬　7139

蹄　1229、3173

蹄肉　7281

蹄水　6601

鴨　383、571、3559、6399、6443、6883、6913（6）、6915（2）、6917（4）、6921、6923、6927、6929、6933、6937、7553、7577

鴨子　569

鴨爪稗　4231

鴨汁　555

鴨汁粥　4355

鴨肉　571、677、907、1275、1277、1367、6765、6915、6921、7631

鴨舌草　3177（2）

鴨血　1267、1277、1279（2）、1281、1351、7425

鴨尿草　3405

鴨肫衣　1295

鴨涎　637、645、6919

鴨屎礬　2141

鴨脂　1153、6915

鴨通　1267

鴨通汁　1279（2）

鴨脚　5041（2）

鴨脚子　5041

鴨脚青　4027、4089

鴨脚葵　3121

鴨掌　3859、5041

鴨喋草根　2645

鴨跖　3119

鴨跖草　517、641、689、747、781、853、881、1103、1161、3063、3119

鴨跖草汁　3121

鴨觜青膽礬　1961

鴨觜膽礬　1961（3）

鴨腦　1233

鴨膽　949、1041

鴨糞　1207

鴨羹　2121

蝽　6321、6323

蟒　6569（2）

蟒蛇　6569

蟆　6375、6401

蟆子　6375

蟉蟢　6179（2）

螳　6281

蜊　6801

蝿　3393（2）、6291（2）

蜆蝓　6431、6437、6439（3）

蝬蚚　6367

蝬蝼　6323

螭龍　6481

蟯　6321、6329（2）

蟯蛔　6321、6327

螃蟹　571、4999

螃鮞　6777（2）

螟　6453

螟蛉　6149（4）、6151（2）、6307

螟蛉窠　1507

鴦　6755、6925

鴦龜　6755（2）

還元水　7695

還元湯　2441、7701（2）

還丹金　1569

還同子　2303

還味　4913

還筒子　2299、2303

翼　6099

黔蛇　6529（2）

黔犀　7447

磏礜　7397

積石之桃　4877

積雪草　525、533、601、673、853、
　　1115、　1133、　1149、　1155、　1161、
　　1187、　1201、　1207、　2569、　2801（4）、
　　2803（2）、2805（2）

積雪草汁　1037

醐齊　5233、5273（2）

醐齊樹　5273

穄　4199（8）、4235

穄米　663、1233、4199、4201、4203、
　　4641

穄穀　7163

穄穰　4211

穆　4231

穆子　4103、4231（3）

篤迦　4905

篤耨香　1071、5331、5467、5471（2）

篔簹竹　5981

篠　5981

箟　6071

篰　6099

篗　6099

篍　3017、4725

貐　7417、7629（2）

貐鸓　7641

貐鼠　7431、7629、7641（2）

舉父　7649

舉岩　5221

舉卿古拜散　2789、2791

興渠　4487（2）

學木核　5931、6007

雗由　6189

鴕鳥屎　1297

駒鵝　6907

蟞蜉　6235

蟞蜉蟲　6235（2）

錯落　6891

錢　1641、1643（2）、1645

錢蒂　5297

錢蒲　3919

錢窠　1121

錫　549（4）、1191、1195、1387（2）、
　　1565、　1571、　1575（2）、　1577、　1579
　　（2）、　1585、　1597、　1599（2）、　1603
　　（2）、　1609（2）、　1611（6）、　1619
　　（2）、　1631（10）、　1633（11）、　1637
　　（4）、　1639（4）、　1649、　1693、　1753、
　　1799、　1887、　1941、　1975、　2107、
　　3337、4847、7267

錫灰　5685

錫坑銅　1587

錫怇脂　893、1053、1363、1563、1583
　（2）

錫粉　305、567、1609

錫蛇　6543（2）

錫銅鏡鼻　1633、1637（2）

錫薄　1577

錫器　1631、1633

錫礦　1633

錫鏡鼻　603

鋼　1653（3）、1657、1661

鋼鐵　779、1565、1647、1647、1651、
　1653（5）

鍋上黝　1529

鍋底土　649

鍋底煤　4939

鍋底墨　1541、1543、1547

鍋底墨煤　1543

鍋底墨煙　1543

鍋焦飯　789

鍋蓋　6017、6093

鍋蓋垢　1225、1229

鍋煤　655

鍋臍墨　1543

錐栗　4905（2）

錦　6015、6021（2）

錦地羅　665、1289、2403、2561（2）

錦灰　1347、6199

錦荔枝　4785（2）

錦紅馬腦　1699

錦被花　4251

錦紋大黃　3327、3329、3331

錦帶　3959

錦葵　3131（2）、3121

錦鳩　7079

錦襖子　6393

錦雞　6943、7011（5）、7013（3）、
　7015

錦囊　7013

鋸　1649

鋸沙　6681

歙术　2307（2）

獩貐　6439

貒　7409、7569、7571（7）、7573
　（2）、7641

貒子　7571

貒肉　7571

貒骨　819、831

貒膏腦　1293

貐　7651

餒餫　4381（2）

餡　4357

餛飩　753（2）、755（2）、763、775、
　4315、4893、5489、5635、6951、
　6957、7009（3）、7181、7185

餛飩子　7241

餛飩餡　4281

膩粉　595、637、745、829、935、973、
　1037（2）、1051、1077、1081、1097、
　1149、　1203、　1365、　1547、　1751、
　1761、1763（2）、1765（6）、1767、
　1951、　1961、　2165、　2639、　3379、
　3475、　3691、　4149、　4331、　4695、
　4857（2）、4889、4937、5243、5363、
　5443、　5611、　5629、　5651、　5715、
　5805、　6169、　6187、　6257、　6315、

6453、6503、6535、6583、6787、6839、6999（2）、7053、7171、7187、7301

膩粉末　1767（2）、7161

膅　6453

膅蛇　6405、6565

雕胡　4235（2）

鷗　7061、7075、7131、7133（6）、7135（3）、7137（2）

鷗脚莎　3287（2）

鷗腦　7133

鷗頭　645、1033、7133（2）、7135

鷗頭酒　7133

鷗鶋　767、6879、7087

鷗鶄　7075、7135（2）、7137（3）

鷗類　7133

鷗鷹　7135

鮇魚　6609（2）、6709

鮚　6679（2）

鉗　6839

魺　6693

鮎　6599、6645、6663（2）、6665（8）、6667（2）、6669（3）、7457

鮎魚　569（2）、571、6575、6663（3）、6665、6669、6677、6695（2）、6711

鮎魚肝　1293、4909、6667

鮎魚尾　619

魶　7215

鮬魚　4621

鮬鮓　4635

鮰　6605

鮰魚　6633

鮓　3123、3281、4625、4771（2）、6117、6591、6599、6605、6609、6625、6631、6657（2）、6659、6661、6665、6681、6717（7）、6719、6809、7115、7649

鮓皮　6719

鮓羊心　569

鮓苔　647、7387（2）、7389（5）、7723

鮓菹　6633（2）

鮓答　1349、1367、7155

鮓腊　6635

鮓醢　4373

鮓醬　6787

鮓蛇　6699

鮒　6611、6697

鮒魚　3961、6611

鮊　699、6597（2）

鮑　6707（2）、6709（3）

鮑魚　383、1247、1311、6575、6589、6707（2）、6709（5）

鮑魚汁　1303、1333、6689

鮑魚灰　987

鮑魚頭　1057、1185、6711（2）

鮑魚頭灰　663

鮀　6483、6629

鮀甲　551（2）、1709、1721

鮀魚　6483（2）、6629

鮀魚甲　603、6483

鮍　6589

鮍魚　6589

鰓　7305

鴝鵒　7013、7085、7087（5）、7091（3）、

7093（3）、7135、7137、7139（2）

獲穀　7083（2）

獨　7411、7595、7647、7651（2）

獨子肥皂　5627（2）

獨子葫　4495

獨夫　7651

獨占缸　3173、3175

獨生菖蒲根　3927

獨白草　3475、3477（2）

獨用將軍　751、961、1163、3065、3307

獨行　3657

獨行虎　3305

獨行根　847、935、973、1259、1289、
　3657（3）、3659

獨行散　2791

獨足　7075、7145、7661

獨足鳥　7145（2）

獨肝牛　7405

獨角仙　6339（3）、6341（2）

獨角犀　7447

獨茅　2357

獨空　5927

獨帚　551、555（3）、1799、1975、
　2103、2121、2785、3177（4）

獨帚苗　4735

獨科掃帚頭　1141、3911

獨科蒼耳　4087

獨活　443、485、489、491、497、511、
　573（2）、593、597、1031、1165、
　1997、2263、2265、2389、2465（7）、
　2467（14）、2469（5）、2471（6）、
　2473（3）、2535（2）、2747、3587、
　4269、5891、5893（2）、6531、6715、

7689、3219、3241

獨活羌活　2403

獨活湯　4257

獨莖狼牙　3353

獨荷草　3539、3543

獨核肥皂　5629

獨根土牛膝　3097

獨根羊蹄　3911

獨栗　1243、1271（2）

獨栗子　1245

獨峰駝　7359

獨豹　6911（2）

獨舂　7063（3）

獨腳仙　4027、4085

獨腳鬼　7661

獨腳蓮　551、1751、3539、3543

獨腳蜂　1167、1185、6111、6147

獨腳蟻　1185、6147、6281、6283

獨將軍草根　3307

獨殼大栗　4909

獨蒜　553、635、763、765、955、969、
　1107、1119、1181、1259、1261、
　1347、1623、1773、1863、2077、
　2843、4357、4503、4505（3）、7047

獨蒜頭　2161

獨椹　2201

獨搖　523、2295、4079、5663、5669
　（2）

獨搖芝　2295（2）、2299、4795

獨搖草　515、515、2465（2）、2543

獨蜂　6139、6147

獨蜂窠　6139

獨頭蒜　1353、1513、2421、3803、4369、

4501、4503、4505（6）、4507（3）、
4509（3）、5789、6141、6341

獨顆栗子　4909

獨顆蒜　3269、4501

獫　7577

獢　7213

獬豸　5575

鰕雞子　1167、1293、5949、6993

鴛　6925、7117

鴛鴦　947、1157、1205、6443、6883、
6925（4）、6927（3）

鴛鴦菊　3477（2）

鴛鴦梅　4863

鴛鴦藤　3865、3871

諫果　5089（2）

諼草　3113

凝水　2057

凝水石　523、541、555、601、657、661、
675、785、885、893、967、1297、
1351、1361、1803、1811、1983、
2025、2053（2）、2055（4）、2057、
2093、3251、3403、3981

凝水石屑　2091

磨簒　1731

磨刀水　657、1063、1137、1257、1323、
1377、1435（2）、1655、1757

磨刀石　1905、2001

磨刀交股水　1435

磨刀埿　1151、2001

磨刀鐵漿　1435

廩米　753、4189、4337（2）

廩米飯　4339、5511

麇　7485

麈　7529

麇　7487

麐　7485

龍　383、1099、2913、6407、6453、
6467（9）、6469（7）、6475、6477
（4）、6479、6481（2）、6483、6511、
6513、6567、6657、6729、6859、
7047、7117、7439、7485、7641、
7663

龍子　6419、6495（3）

龍子皮　6513

龍子衣　6513

龍牙　1577、3063、3211（3）、3217

龍牙草　747、3211、3213、3215（2）

龍手　3891

龍爪葱　4459

龍爪粟　4231

龍公竹葉　5981

龍火　6467

龍石膏　1727、1817

龍目　5077、5085（3）

龍仙石　2175

龍仙芝　4795

龍白泉粉　2001

龍皮　2297

龍耳血　4843

龍芝　4797

龍肉鮓　6469

龍舌　3915

龍舌草　1175、1237、3897、3915、3917

龍舌粆　3169

龍芽　4695

龍花　6009

龍豆　2941

龍肝　5235

龍角　557、645、1365、4459、6475、
　6683

龍角葱　4459

龍沙　3037、3039

龍尾　3843

龍尾蒿自然汁　2119

龍荔　5075、5087、5089（2）

龍挂香　2747（2）

龍骨　383（2）、437（2）、485、507、
　529、531（2）、557（2）、561、565、
　585（2）、599、645、657、733、741、
　743、759、763（2）、817、851、859、
　873、875、879、887、889、897、899
　（2）、903、919、921、923、929、
　935、941、967、1065、1173、1179、
　1215、1231、1249、1253、1307、
　1315、1317、1347、1349、1365、
　1713、1739、1817、2349、2407、
　2417、2419、2431、2565、3053、
　3409、3415（2）、3461、3471、3853、
　4253、4453、4517、5281、5719、
　6163、6181、6183（2）、6361、6467
　（2）、6469（3）、6471（3）、6473
　（6）、6475、6481、6723、7385、
　7691、7755、3191

龍骨末　6171、6473（5）

龍修　3053

龍胞　6477

龍胎　1301、1331、6477（2）

龍涎　6477（2）、6479

龍涎石　1983、2175

龍退　6513

龍珠　519、1123、3053、3063、3145
　（2）、3149（5）、6813

龍華　3053

龍蚝　6235

龍芻　3055（5）、3057（2）

龍掛香　1471、1775

龍常　669、3057

龍常草　803、2825、3057

龍眼　529、601、697、875、1291、
　2657、2671、5029、5033、5075、
　5085（7）、5087（5）、5089、7061

龍眼子　2657

龍眼肉　5087

龍眼錦　5087

龍移草　3243

龍脛骨中髓　7389

龍葛　3843

龍葵　515、625、863、889、1161、
　1181、1207、1269、1719、2527、
　3011、3063、3143（4）、3145（5）、
　3147（2）、3149（3）、3153（4）、
　3157、3159、4735、4791

龍葵子　3149、3153、3835（2）、3843

龍葵苗葉　3147

龍葵莖葉　3147

龍葵根　905、3147

龍葵菜　3145

龍棗　2765

龍須草　3991

龍絲竹　5981

龍蛻　6467

龍銜　517、2265、3217（2）、3221

龍銜根　3221

龍銜藤　3219

龍腦　381、387、417、489、617、635、669、901、941、949（2）、1025、1033、1039（2）、1045、1053、1061、1065、1077、1083、1093、1095、1117、1223、1319、1339、1349、1363、1527、1655、1663、1813、1883、1945、1983、2061、2063、2077、2097、2813、3443、3495、3507、3523、3795、5281、5295、5469、5473（3）、5475（5）、5477（4）、5479（6）、5481（5）、5805、5819、6133、6417、6425、6439、6477、6503、6505、6675、6689、6707、6847、6911、7099、7173（2）、7175、7207、7331、7391、7697

龍腦末　5479（2）

龍腦油　5475

龍腦香　387、629、987、1051、1071、1079、1081、1089、1103、5331、5473（2）、5475（3）、5481、5723、6503

龍腦香樹　5473

龍腦烟　1029

龍腦漿　5475

龍腦薄　2819

龍腦薄荷　525、1043、2797、2813、2815（2）、2817（2）、2861

龍腦樹子　685

龍駒　3055

龍齒　557、585（2）、637、645、699、851、855、879、881、1291、1365、

1723、2235、6475（2）

龍齒末　1057

龍膽　503、529、531、547（2）、561、599、641、673、747、791、795、797、853、873、877、879、889、927、997、1009、1035、1059、1063、1093（2）、1103、1161、1195、1361、2257、2267、2281、2403、2489、2527（2）、2529（3）、2531（6）、3417、4263、4279、5965、7385（3）

龍膽草　487、577、653、657、671、883、921、933、1019、1289、1349、1653、2409、2531（3）、3607、6435、7301

龍鯉　6487（2）

龍類　6483、7785

龍鬚　521、1577、3053、3055（6）、3057（4）、4021、5309（2）

龍鬚草　2825、3055、6075

龍鬚菜　1145、4733、4791（2）

龍鱗　5399（2）

龍鱗薜荔　527、863、3861（2）

鴳　6939

羱　7477

羱羊　7475、7477（2）、7483（2）、7485（2）

糙米　6247、6539

糙糯米　4183

糗　3171、4159、4355（3）、4433、4979

糖　417（2）、425、571、769、823、1263、1807、1815、2937、4227、4229、4357、4547、4555、4771、

4839、4863、4915、4917、4961、5019、5027、5125（2）、5263、5267、5619、6357

糖水　4089

糖餅　5265

糖蜜　5235

糖霜　5265、5267、5269、5271（2）、6157

糖纏　2667、5269

糕　3465、4209、4211

甑　6017、6089（3）

甑中氣垢　449、6089

甑垢　1097、6089

甑氣水　1377、1433

甑帶　555、767、849、913、939、941、1057、1141、1243、1305、2113、6091（9）、6093、6097

甑帶灰　959、1089、1097、1137、1297、1347、6091（2）

甑蔽　6093

甑蔽灰　873

甑箅　3971

燒人灰　649、1501

燒人場上黑土　767

燒人塲上土　1501

燒尸場土　1347

燒尸塲上土　649

燒尸塲土　1501（2）

燒尸塲上土　1477、1501

燒白羊脛骨灰　7273

燒白糖灰　5791

燒灰酒　799

燒竹及木鹽　2027

燒赤黃磚　1535

燒車缸脂末　6083

燒車釭頭脂　6083

燒金草　4673

燒弩牙　6069

燒屎灰　7699

燒荷葉　5299

燒酒　665、671、689、699、709、721、725、735、741、823、909、973、975、983、985、1007、1037、1061、1119、1201、1211、1405、1449、1581、1597、1605、1911、1977（2）、2109（2）、2589、3707、3771、4021、4301、4321、4337、4423（2）、4425（3）、4427（6）、4429、4431、4777、5355、5739、6163、6335、6481、7297（2）、7359、7393、7637

燒豉　4327

燒過人骨　7749（2）

燒過酒糟　4431

燒過童子骨　7749

燒葱　4459

燒飯　2315、5293（3）

燒鼠　7615

燒滾水　5655

燒餅　727、3677、4611、6085、7355

燒鍼　1465（2）、1467（2）

燒雞矢白　6983

燒鹽　639、4157

燔鍼　1465（2）、1467（4）

燐　7735、7745

燧火　1445、1455

螢　6347（3）、6349

螢火　535、605、1047、1049、2517、6295、6347（2）、6349（2）、6351、6375、3093

螢火芝　4797

螢火蟲　521、6351、7225

螢蛆　6349

營實　517、601、889、1043、3691（3）、3693（2）、3695、3731、5813（3）

營實根　671、755

營實墻蘼　3691、3611

燖豬湯　891、2239

燖雄雞水　7003

燖豬湯　1193、1377、7159

燖雞湯　891、1211、1377、7005

燈火　949、1029、1261、1351、1363、1445、1467、1469（2）、2513

燈心　673、737、873、907（2）、1065、1103、1251、1469、1605、1745、1961、2041、2265、2515、3059（6）、3187、3459、3771、3905、4213、4225、4275、4299、4659、4783、4887、4977、5119、5447、5479、6239、6287、6425、6655、6763、6825、6839、7493

燈心灰　3059

燈心苗　4455

燈心草　515、781、865、887、891、905、1103、1359、2825、3017、3057（2）、3059（2）、5259

燈心根　795

燈心湯　923、1471、1813、2673、4257、4507、5281、5713、5955

燈花　291、1243、1345、1445、1471（4）、5451、7687

燈花燭燼　1471

燈花燼　3061

燈油　1131、1219、2807

燈草　509、863、1229、1465、1469、2117、3059、3187、3523（2）、3823、3827、4781、6975、7691

燈草根　3061

燈草湯　1833、6177

燈盞　6017、6081

燈盞內油　4047

燈盞內油脚　6081

燈盞油　1177、5651、6017、6081

燈盞殘油　4119

燈蛾　6359

燈窩油　4117、6081

燈臺草　2555

燈籠　3153、3151

燈籠草　517、673、689、825、855、1101、1109、3063、3145、3151（2）、3153（2）、3155（3）、3171、3189、4007、3151

燈籠草子　3189

濃米汁　3523

濃米飲　4057

濃米醋　5297

濃茶　5225（2）、6037、6863、7727

濃茶湯　3701

濃酒　4423

濃醋　1951、2005、3463、4493、7381

濃墨　1541（3）、1981

濃墨汁　1539

濃藍汁　2595

澡豆　2753、4307、4765、5721、6195

澤　2759、2761

澤芝　3903、5277

澤衣　6031

澤州白石英　1717

澤芷　2769

澤芬　2603（2）

澤乳　1963

澤姑　3697（2）

澤柳　5649

澤敗　3159

澤葵　4029（2）、4031

澤蒜　4489（2）、4493、4495（4）

澤虞　6929

澤蓼　3265

澤漆　537、595、603、767、771、789、
　815、1289、3313、3365（6）、3367
　（5）、3369（2）、3379、4795

澤龜　6743（2）

澤瀉　433、481（2）、483、487、489、
　493、495、509（2）、541、543、551、
　553、579（2）、581、585、595、599、
　653、667、671、675、679、687、
　691、707、717、729、737、769、
　773、775、781、785、797、803、
　807、891、901、905、913、923、
　925、935、1009、1033、1195、1303、
　1323、1333、1335、1709、1911、
　2311、2313、2461、2903、3059、
　3205、3459、3823、3897、3899（2）、
　3901（6）、3903（9）、3905（6）、
　3907（3）、4801、5199、5309、5313
　（2）、5507（2）、5521、5959、5961、
　6241、6825

澤瀉葉及實　3905

澤瀉湯　3905

澤蘭　517（3）、523、533、601、793、
　837、861、961、965、1003、1023、
　1035、1161、1243、1247、1299、
　1327、1337、2569、2729、2759（4）、
　2761（4）、2763（5）、2765（3）、
　2767（5）、2769（5）、2771（4）、
　2773、2775

澤蘭子　1305

澤蘭心　2771

澤蘭根　4735、7405

澤蘭飲　2639

澤鹽　2027

濁水　6989

濁酒　7323

濁酒并糟　6533

澱　3245（3）、3247（2）、3249、3253
　（2）、3255

澱水　3255

澱汁　1135

澱花　6799

褰鼻白花蛇　6529

褰鼻蛇　6147、6527

禪友　5783

闍莫迦　2583

閹鷄　6947

壁土　713、1139、1493、6607

壁上白螬窠　6265

壁上陳白螺螄　6869

壁上掃土　1549

壁上塵土　1117

壁水㺤　6439

壁虎　711、1149、6499、6503（3）、
　　6505（3）

壁虎後半截　6501

壁虱　4175、7019

壁虱胡麻　4101、4129（2）

壁宮　6499

壁魚　6351（4）

壁魚兒　6353（2）

壁間敗土　1491

壁蝨　4109、6221、6289

壁錢　1109、1225、6221、6263（2）、
　　6265

壁錢窠　859、1173、1241、1333

壁繭　6263

壁蟲　6265

壁鏡　6263

避年　7729

避役　6499

避株　7011、7013

避陰槐枝上皮　5593

隱忍　2249（2）、2251（4）

隱忍　2251

隱忍草　2251

隱忍葉　2253

隱飛　7143

隱鼠　7411、7625（4）、7627（2）、
　　7629（2）

隱鼠膏　1193

醬醯　4389、5673

鶡　7115

縉雲草　3053

縛豬繩灰　1345

縛豬繩　6019、6101、7213

縛豬繩灰　1361

縑　6023

縑絲草　2989

縑絲草子　2993

十七畫

駿騻　7417（2）

駿馬肉　7323

璡珠　6813

環　5235

環腸草　4027、4087

環餅　4359（3）

黿　6727、6745、6749、6759、6773
　　（4）、6775（2）、7785

黿甲　1149、1191、1205、1279、5571

黿脂　1191、6759、6775

黿膽　1109

髥　7671

戴篤　7109

戴星　3295

戴星草　3295

戴勝　7083、7087、7089、7111

戴椹　519、557、2201、2915

戴鵀　7109

戴糝　2201

鴲鶴　7083、7087

鴛鴦　6699

螫休　3535（2）

螫烈　4069

螯蛜　6667

縠　7157、7417

縠輷鷹　7135

藉姑　5309（3）、5313（3）

聯步　3377、3379（2）

聯貼　7179

臺　2715（2）

臺子　4535

臺芥　4511（2）

臺菜　4511

鞠窮　2583、2587

藍　1219、1233、1237、1275、1437、
　　2927、2933、3001、3065、3245（4）、
　　3247（4）、3249（3）、3251（2）、
　　3253（4）、3257、3259（2）、3617、
　　4033、4073、4643（2）、5273

藍子　3249

藍水　1437

藍汁　595、747、861、879、1085、1087、
　　1209、1255、1263、1277、1279、
　　1281（2）、1285、1287、1343、3249
　　（3）、3251（3）、3481、7217

藍青　1263、3251

藍青汁　1277、3251

藍姑草　3119、3121

藍根汁　4301

藍菜　3259

藍蛇　6465、6559

藍蛇尾　1287

藍葉　817、1035、1051、1135、1207、
　　1351、1361920、2075、3231、3251
　　（2）、3253（2）

藍葉汁　3247

藍葉并根　3841

藍實　599、847、1279、3245、3247（4）

藍靛　6027

藍靛花　3255

藍澱　1223、3065、3253、3255（4）

藍藤　3893

藍藥　3833、6559

藏瓜薑糟　4431（2）

藏柿　4979

薷　2775

藤姑　3713

藋　3837、4823（2）、7135（3）

藋苟　5661（2）

藋菌　529、539、549、561、603、2339、
　　3617、4735、4825（2）、7449

藋蘆　4823

藊豆　697、3667（2）、4259、4313
　　（2）

薰　2753（2）、2763、3283

薰草　835、901、961、1081、1115、
　　1493、2569、2751、2753（10）、2755
　　（2）、2757、3931（2）

薰陸　2749、5401、5445（11）、5447

薰陸香　1141、5331、5345、5415、
　　5445（2）、5447、5449、5451、5453、
　　5469、6895、7053、7559

薰桑　3837

薰渠　5485（2）

舊木梳　6073

舊皮鞋底　6043（2）

舊皮鞋面　6043

舊皮鞋履　7371

舊坑砂　1733

舊青布　4331、7539

舊板　6103

舊底　6043

舊炊箅　6029

舊油紙繖灰　1183

舊革鞍靴　7371

舊屋瓦上刮下青苔屑　4041

舊屋陰處瓦花　4043

舊梳屑　7439

舊敗蒲席　6077

舊筍鬚　6099

舊麻布　6025

舊麻鞋灰　1123

舊麻鞋底　6985

舊麻鞋底繫　6095

舊壺盧瓢　4759（2）

舊黑傘紙　6057

舊靴鞋底灰　1205

舊箍　6103

舊銃　1669

舊漆紗帽　6037

舊漆碟　4045

舊綿絮　6029

舊幞頭　6037

舊錦灰　2565

舊甑中箅　6093

舊糟　6347

舊簟灰　1263、1265

舊韡底　6043

舊鐵鏵　877

舊籬篾　7159

鶏　7043

藐　2385

藁　5673

藁本　533、535、601、621、641（2）、
　　661、669、739、783、805、847、

983、995、1003、1009、1023、1031、
1067、1077、1171、1239、1337、
1351、1361、2461、2535、2567、
2583、2593、2595、2599（7）、2601
（5）、2603（2）、2741、2747、3813、
5295、3101

藁本香　931、1067、1187、2599

藁本湯　2601

藁茇　2599（2）

薖　3019

薔　3195（2）、3593、4013、4241、
　　4593、4617、4629（8）、4631（5）、
　　4675、5217

薔薇　387、517、525（2）、653、825、
　　879、891、931、1043、1075、1257、
　　1279、1281、1289、1719、2185、
　　2217（4）、2245（2）、2249（14）、
　　2251（5）、2253（6）、2255（11）、
　　2263、3481、7505

薔薇汁　1181、1275、1277、1281、2251

薔薇自然汁　3371

薔薇苗　2251（2）

薔薇根　2253

薔薇湯　3359

薔枝　1269

薔根　749、1051、3189

薔菜　695、775、1037、1045

薔菜根　4629（2）

薔菜粥　4351

薔實　1051、4631

薔蕪　705、1155、2569、2815（5）、
　　2819（4）

薔類　4629（2）、4631

蕡　3949（2）

蓋草　537、605、813、817、1187、1201、
　　1221、3065、3287（2）

蕢　2889、2891、2901（2）

蒚茹　2211、2573、3313、3343、3353、
　　3355（2）、3357（4）

檉　5633、5649、5657、5659（3）

檉乳　1243、5463、5661

檉柳　1273、5499、5649、5657、5659
　　（2）

檉葉　627、5659

橿　5135

櫃　4659、5215（2）、5217、5551（2）

櫛　6071（2）

櫛魚　7627

橾　5161（3）

檜　3993、5335（2）

檜花蜜　6115

檜柏　5335

麯　3265、7707

粦　4147、4161

檀　383、1457、5401、5417（2）、
　　5499、5583、5595（7）、5597（2）、
　　5599（2）、5627、5645（2）、5877、
　　6009、6859

檀木　5417

檀皮　1203、5675

檀胡　3913

檀胡魚　3913

檀香　493、543、661、683、685、697、
　　701、709、713、721、849、987、
　　995、1101、1359、2721、4425、
　　5329、5401、5405、5417（3）、5419、

5447、5595、7751

檀香末　5011、5019

檀香梅　5905

檀香飲　2639

檀香湯　7751

檀桓　5499、5503、5515（2）、5517

檀桓芝　5515、5517

檀葉　5221

檀樹　5595

櫻莖　6787

轄脂　6083

檗木　5689

檗迷　5597

檗梅　4959

擊正　7133

彈豆　4305

醯醬蚊　6787

醨　4399

磷石　1705、1707（2）

鵁鸍音戶澤　6895

鵁鶄　6897

獱獺　7465

豀　7157

殭蠶　637、923、1351、6191（3）、
　　6195、6205、7127（2）

殭蠶末　971

鴛　7097（2）

鴜魚　6605

霜　1547、5203、5271（2）、7501（3）

霜後荷葉貼水紫背者　5295

霜後乾絲瓜　4777

霜桃　4875

霜梅　873、1105、3509、4865、4887

霜梅肉　3209

霜葵　3123

霜楓　5471

霞貝　6845（2）

鶒　7061

鶯鶒　6893（3）

鰵魚　6605（2）

鰵鮓　1157

顆凍　3163、3165

顆塊金　1569

顆鹽　2029

嬰舌　5257

嬰桃　5039（3）

蟥　6845

蟪蟧　6419（2）

蟥蚸　6369

蟛　6453

螵蛸　387、531、537、1309、2493、
　3185、6155、6179（5）、6181、6183、
　6185（2）、6441

蟘蠣　6795

螳蜋　1351、1365、6179（5）、6181
　（5）

螳蜋子　6179

螳蜋卵　6179

螳蜋桑螵蛸　6177

螳蜋螵蛸子　6157

螳螂　1147、6111

螺　6179、6181、6397、6589、6855、
　6857（4）、6861（2）、6863（2）、
　6869（2）、6871、6873、6875

螺子　6857

螺內水　6865

螺汁　6865

螺青　3385

螺兒蚌粉　6805

螺粉　6713

螺殼　6873

螺蛤　6871、6873

螺螄　525、863、937、1055、1137、
　1205（2）、1515、2165、6865、6867、
　6869（3）

螺螄水　1377

螺螄肉　6869

螺螄泥　717、1479、1515

螺厴　4005

螺厴草　805、863、3977、4003

螺靨草　1163

螻　6343（2）

螻蛄　525（2）、567、605、785（2）、
　905、911、915、935、1151、1325、
　4755、5255、6295、6341、6343（2）、
　6345（6）、6347（6）、7061、7631

螻蛄螻　6343

螻蟈　6341、6343（2）、6391（2）、
　6393

蟋蟀　6231、6365（2）、6405

蟓　6481（2）

蟭　6189（2）

蟭蚷　6227

螫蟜　1145、1173、1185、6221、6265、
　6267（2）

蟥　7005（2）

雖貝　6847

牆上白蛛窠　6265

牆上白螺螄殼　6869、6871

牆上壁錢 6265

牆蝎 6453

牆頭爛茅 2523

牆蘼 2595（2）

點椒 5165

氈 7155、7397（2）、7399

氈屜 6015、6041

氈毯 7397

鵠 6891

鵠鹿 6891（3）

穉蜂 6151

魏鹽 6205（2）

簹 6095（2）

簹竹 5979（4）、5989

簹竹根 1339、5985

簹竹葉 1107、3549、5981

簹竹筒 6277、6823

簹竹筍 4729

簹竹瀝 3183、5989

繁縷 295、947、963、1125、1225、
1329、1335、1889、4001、4633（3）、
4635（5）、4637（7）

繁縷汁 1187

繁縷灰 1229

繁縷草 4637

繁露 4677（2）

鶺鴒 7135、7137（4）、7139（4）、
7147

懂 6407

優殿 4617、4699

優曇鉢 5137（2）、5139

獣 7609

黔鼠 7411

鼢 7627（2）、7629

鼢鼠 6613、7625（2）、7627、7629

鼢鼠壤土 849、1477、1509

鼢鼠鱗鱗 6613

貚 7609

黛 3119

鰷 6633、6635

龜 567、1451、2843（2）、4421、
6375、6381（3）、6725、6729（7）、
6731（7）、6735（3）、6739（3）、
6741、6743、6745（2）、6747（4）、
6749、6753（4）、6755（2）、6757
（2）、6761、6837、6845（2）、6861、
6885、7159、7485、7503

龜下甲 6735（2）

龜王 6731（2）

龜甲 529、535、539、549、559、599、
683、743、755、829、855、963、
967、1001、1089、1197、1223、
1307、1321、1339、2205、3517、
5731、5937、6183、6729、6731（2）、
6733（2）、6735（2）、6737（2）、
6753、3093

龜皮 6745

龜肉 1251、6739

龜血 619、943、1249

龜尿 1061、1113、1129、1345、3757、
6279、6741（4）

龜板 1167、1195、6535、7503、7759
（2）

龜版 837、1177、1271、1275、1767、
6733、6737

龜版骨 6737

481

龜相　6731

龜殼　763、1579、6735、6795、6873

龜脚　6791、6819、6853（2）

龜將　6731

龜筒　1239、1279、1291、6745（2）、
　6747、6749

龜腦　5385（2）

龜蕈　3957、3959

龜雞　7117

龜類　6741、6747

龜鹿　755

龜鼈　567

蟠蒿　2875（2）、2877（2）

魖　7663

魖魖　7663

魋　7469（3）

禦兒梨　4931、4933

鍊　4333

鍊成牛脂　4695

鍊成松脂　5351

鍊成松脂末　5351

鍊成鍾乳粉　1871（2）

鍊成雞肪　6967

鍊松脂　5351

鍊過松脂　5109

鍊過香油　7001

鍊酥　5351

鍊蜜　2145、5349、5351、5861、7509、
　7511

鍊鹽黑丸　937

鍼　1649

鍼石　1999

鍼沙　1145

鍼砂　759、799、807、969、1473、1649、
　1651、1653、1655（6）、1657（4）、
　1659（2）、6175

鍼線袋　6017、6073

鍾乳　563、585、743、899、1025、
　1415、1717、1787、1861（5）、1863
　（2）、1865、1867（3）、1869、1871
　（6）、1873（4）、1875（5）、1877
　（4）、1879、1941、1965、2011（2）、
　2125、2341、2361、3365、3451、
　4401

鍾乳末　1865

鍾乳石　823、1047

鍾乳石汁　517

鍾乳仙茅　1867

鍾乳粉　743、753、829、831、865、
　1867、1869（2）、1871、1913、3451、
　4841、6435、7291

鍾馗　767、6017、6059

鍾馗左脚　1321、6059

鍛石　1887

鍛鐵屎　1659

鍛鐵精　1137

鍛竈灰　969、1479、1553

鍮石　1581（2）、1751、1849（2）、
　1943

鍮石金　1571

鴿　1205、3559、6943、7027（4）、
　7031、7133

鴿子糞　7031

鴿肉　677

鴿屎　659、701、1191、1221、7031

鴿屎白　7031

鴿糞　971、7031

戴　4455（2）

爵耳　2989（2）

爵李　5817

爵牀　517、601、961、1005、2569、2781（4）、2783

爵麻　2781（2）

爵犀　3539

爵離　3347

貘　1649、6403、6569（2）、7409、7431（3）、7433、7435（6）

貘皮　665、671

貘骨　7477

貘屎　1279、1297

貘膏　1169、7435

貘類　7435

貔　7413

貔貍　7635（3）

谿鵙　6927

錫　417（2）、655、823、1267、3345、4159、4179、4181、4205、4215、4379、4381（6）、4391、4429、4433、4563、4919、5273、6691、6987

錫醋　4391（2）

錫糖　3529

錫鑞　1377、2555、4381

錒　4359

錭鉀　7755

餛飩　749

臊陀　7113

膾　7181、7541、7563

膾醋　5027

膽　865、1057、7383

膽八香　5331、5471

膽八樹　5471

膽子礬　1959

膽子礬末　1961

膽汁　2653、7197、7261

膽皮　7199

膽星　3501

膽瓶蕉　3029

膽礬　591（2）、1097、1133（2）、1143、1219、1273、1529、1905、1955（2）、1957、1959（2）、1961（6）、1963（2）、2111、2613、2703、3655、3959、4047、4393、4755、5453、6241、6593（2）、7617

膽礬末　617、1959、1961（2）、1963

膽礬銀　1577

夒　7581

鮭　6675

鮭肝　6675

鮭魚　445、3281、3913（2）、6673、7223

鮪　6657、6659

鮪魚　6659

鮪鮰鱣　6659

鯦　6663、6667

鯦魚　787、915、945、6575、6663、6667、6709（2）

鮦魚　6641（2）

鮰魚　571、6575、6663（2）、6665

鮑　6663（4）、6665（5）、6667（2）

鮑魚　569、6575、6661、6663、6709、7505

鮑魚鱠　6663

鮥子　6659
鮫　6679（3）、6681
鮫珠　6815
鮫魚　525、6575、6679、6681、6697
鮫魚皮　851、1055、1285、1291、6683（2）、6749
鮫魚膽　1109
鮫淚　5085
鮢鱵　6721
鮮支　5783（3）
鮮白蒼术　2325
鮮蛤糞　6823
鮮鯽魚　6617（2）
鮮蟹　6783
鮮鰕　6701
獴　7213
獱　5019、7595、7603
獱肉　5019
獱狙　7651
獱獺　7597（2）
螽　6367
螽斯　6367（2）
謝婆菜　4667
褻衣　6029
襄陵酒　4401
氈屜灰　1149
氈襪　949、6041
氈襪後跟　6041
氈襪跟灰　995
䗪蟲　547、557、567、605、759、1249、1253、1301、1325、1339、2017、3717、4133、5785、6295、6359、6361（3）、6363
糜　4181、4199、4203、4209、4347（3）、4385、4423
糜飲　3725（2）
糜銜　2901
糜餻　3279
糜羹　5673（2）、5679
應條　6299
應龍　6481
鵁鶄　1287、6883、6929（5）、6933、7121
瘵愁　3113（2）
麐　7527
麋　2901、7061、7151、7409、7489（4）、7503（3）、7515（6）、7517（8）、7519（2）、7521、7529
麋肉　7531
麋角　633、811、841、929、995、1001、1307、1317、7489、7493、7499、7501（2）、7503、7519（4）、7521（3）、7523（2）、7525（4）
麋角屑　7525
麋角膠　7519
麋角霜　7519
麋茸　839、7489、7501、7503、7519、7521
麋骨　4423
麋脂　561、603、803、855、1073、1169、1193、7507、7517、7519
麋鹿　567、569、6527、7531
麋銜　1155、1211、2901、2903（3）、3903
麋膏　7517
麋鴰　6891

麋髓　1073

鶓鷑　7087

鰲　　6601（3）、6603、6605、6683、
　　6709

鰲魚　6601

鰲魚鮸　1277、1291

鰲腊　6595

糟　　697、701、1077、1181、3431、
　　4153、4179、4187、4321、4391、
　　4423、4429、4433、4563、4643、
　　4663、4771、6357、6607、6675、
　　6739、6779、6867、7359、7437、
　　7553（2）

糟下酒　4399、4557

糟生蜆　6809

糟決明　6819

糟茄　4743

糟底酒　4403

糟粕　4429

糟筍中酒　725

糟筍酒　4397

糟筍節中酒　4403

糟醋　4391（4）、4393

糟薑　4559、7265

糟醬　4773

糟醬茄　1103

糟麴　3431

糞　7695

糞下土　1183、1517

糞中蛆　6285（2）

糞中蛆流水　6287

糞汁　559、4703、4819、6675、7695、
　　7701

糞坑土　1167

糞坑中蛆　6285

糞坑底泥　1479、1517

糞坑泥　1189

糞桶箍　869

糞桶箍灰　1211

糞蛆　1355、6285（2）

糞清　7695（2）

糞藍　3253、4025、4069

糠　　1461、2243、4391、4433、4435
　　（3）、6415（2）

糠火　1719、3789、3869、4275、4435、
　　4849（2）、4937、5883、6555

糠缸　6173

糠莧　4643（3）

糠鳩　7079、7081

糠醋　4391

糠頭　6415

糠覈　4433

糝　3971

豋　4689

豋豆　4281、4305（2）、4689（4）、
　　4691

燭　　2927、4131、5059、5689（2）、
　　5699、5919、6153（2）、6481

燭火　637、1463

燭夜　6945

燭燼　1155、1183、1445、2599、4133

醤貝　6847

鴻　6891、6905（4）、6907、7117

鴻毛　6909

鴻雁毛　6909

鴻薈　4479

鴻頭　5303

鴻藏　4105

鴻鵠　7129

鴻薦　3267

濕土瓜根　3717

濕牛屎　7317

濕牛糞　7315

濕生蟲　6355（3）、6357（3）、6359、
　6415

濕地龍糞　1515

濕青布　6171

濕香　4957

濕馬齒莧　4651

濕紙　2301、7183

濕豉　4329

濕漆　5543、5545、5547

濕綿紙　4431

濕麪　533、565、2573、3485、4017、
　4019、5539、7329

濕饊　4381

濯貝　6847

澀器　7453

賽牡丹　4251

禮鼠　7635（2）

襁褓　6041（2）

蟗　6281、6283

檗木　5499

檅李　4839

屨　6043、6045（2）

蟲　6371（2）

嬭汁　6389、7725

鵝　6397、6879、7023、7025（9）、
　7625、7627（3）

鵓母　7025

蠨蟲　6305

繈　287

繜膠　6713

縮砂　493、535、647、667、685、699、
　703、707、713、719、727、739、
　771、777、811、821、847、899、
　923、985、993、1007、1085、1099、
　1101、1295（3）、1311、1315、1319、
　1353、2343、2373、2659、2669（4）、
　2671（2）、2793、4145、4379、4557、
　5269、5419、5815、7035

縮砂仁　491、705、719、751、815、983、
　1115、1285、1315、2657、2663、
　2665（2）、2669（5）、2671、2675、
　2725（2）、2731、3073、3127、5065、
　5465、5945

縮砂末　755

縮砂没灰　1095

縮砂殼　1087、2671（2）

縮砂湯　2671、6811

縮砂蔤　721、733、775、1293、1297、
　2567、2665（2）

縮砂蜜　533、695

繰絲湯　1377、6205

十八畫

騏　7459

騏驎竭　543、683、963、1353、2399、
　5331、5457（4）、5459（3）、5461
　（2）

騏驎竭末　5461

騏麟竭　989、1189、6155、6157（3）、

6159

騏驎竭樹　6157

騏驥　6915、7637、5457（2）

騑　7321

騥　7321

駋　7321

駒騋　7459

鬈　7671（3）

鬌　7671（3）

鬌髮　7671

𪕏鼠　7641

翹車　4687

翹根　601、795、3233、3237（2）

翹軺花　4083

翹　搖　761、797、4307、4617、4687
　（4）、4689（2）

翹搖　1045

黿　6379

黿醢　6379（2）

藕　697、703、835、885、963、1233、
　1769、2383、3939、3953、3961（3）、
　4397、4791、4883、5273（2）、5275
　（7）、5277（4）、5279、5283（4）、
　5285（2）、5287、5293、5299

藕汁　691、731、869、895、953、1057、
　1281、1285、1321、5285（3）、5287

藕皮　399、5283

藕伏　5279

藕芽　5275

藕荷　1737、5275、5293

藕根　2293

藕梢　5285

藕絲　4735

藕絲菜　5275、5285

藕　節　645、925、937、1079、1243、
　1757、2805、5285、5287（5）、5307、
　7375

藕節汁　955、4155

藕蔤　5285

藕實　5277（2）

藕實莖　599、5275

薪　4589

鞭皮末　6067

鞭稍　6067

鞭筍　4725、4729

蘆茹　3355、3357（3）、6689、7037

蘆藜　3353

蠆　6267、6269（2）、6499

蠆尾蟲　6267、6269

繭　6187

繭中蛹汁　6197

繭耳　7279

繭耳羊　7279

繭栗　5401

繭黃　6199

繭鹵汁　1205、6197

繭絲　6027

繭甕　6197、6199

藜　521、1289、3137、3179、4617、
　4691（2）、4693（2）、4695（3）

藜莧　4813

藜葉　1203、1259、1263（2）、1269

藜蒿　4239

藜藿　4695

藜蘆　431、491、519（2）、529、531
　（4）、537、539、543、563（2）、

567、591、603、617、641、693、745、767、795、819、975、1027、1047、1081、1105、1151、1185、1201、1221、1269、1325、2219（4）、2245、2349、2365、2375、2393（3）、2431、2449、2457、2461、2485、2535、2617、2703、3313、3417（2）、3419（2）、3421（7）、3423（13）、3479、3775、4471、5707、5873、6283、7553

藜蘆末　693

藜蘆灰　1145、3423

藜類　4695

藘子　4441、4477、4479（2）、4581（2）

藤　1199、3885

藤天蓼　5917、5919、5921

藤生女青　3839

藤汁　891

藤弘　4105（2）

藤花　3571

藤茄　4737

藤兒菜　4677

藤紙　6053

藤紙灰　859

藤黄　1119、3613、3891

藤菜　4617、4677

藤梨　5233、5259

藤葵　4677（2）

藤蓼　5917（2）

藤韶子　5149

螰蟆　6391（2）

藷　4705、4707、5261（2）

藷粮　4713

藷薯　4705

藷藇　4705（2）

藁本　509、511、575、581

贑米　4241（2）

蔗子　3641

蔗草　4231

藙　5207（5）、5209（2）

藩蘺草根　5897

藩籬草　5895

薄　3963、4029（2）、4031

韚　7109

蘭蕩　3381

豒子　4363、4365

蘊　3949、3963（2）

藥　6077

藥子　3787（3）、3789、3793（4）

藥王草　4027、4077

藥沈　5401

藥杵　1669

藥酒　2471、3803、5849（2）、7513（2）、7749

藥壺盧　4747

藥銀　1575

藥實　519、2501（2）、3791

藥實根　605、3611、3787（2）、3793

藥醪　4229

藥藻　2339

藥麴　4401

蘊　2877

橚　4819

櫚木　963、1331、5501、5693

樐　5533（3）

櫋　5399、5401

櫋香　5397、5401（2）

櫋香皮紙　5407

檕　4913

檳　5111（3）、5113（2）

檳榔　507、571、579、581、595、629、
655、665、681、683、689、697、
701、703、705、707、709、713、
721、725、735、745、757、763、
765、771、777、791、793、801、
815、827、841、911、913、925、
939、945、969、991、997、999、
1003、1007、1021、1057、1063、
1073、1083（2）、1087、1097、1135、
1171、1175、1217、1239、1243、
1291、1315、2075、2109、2425、
2549、2621、2633、2637、2681（3）、
2685、2713、2715、3331、3409、
3411、3413、3415、3473、3527、
3675、3679、3777、3989、4053、
4255、4891、5019、5047、5075、
5085（2）、5087、5111（4）、5113
（7）、5115（3）、5117（10）、5119
（8）、5121（9）、5123（2）、5125、
5133（3）、5189、5397、5433、5629、
5693、5701、5779、5799、6273、
7069、7211、7523

檳榔子　5113

檳榔仁　5119

檳榔末　1601、5119、5121（2）、5513、
6981

檳榔皮　5119、5123

檳榔孫　5111

檳榔殼　5119

檳榔湯　5433、5641

檽　5527、5529

檽芽　803、945、5529、5533

鵏　7079

鵏鳩　7079

鵏鴣英　4671

鵏鴿　7027

鵏鴿屎　7031

轉丸　6151、6321、6329、6337

轆轤棗　4913

覆苴　3033（2）

覆盆　445、497、3629（4）、3631
（10）、3633（6）、3635（4）、3637
（7）、3641（2）、3643（2）

覆盆子　529、585、633、811、829、839、
895、899、917、927、1043、1119、
2345、2357、3039、3593、3611、
3631（4）、3633（2）、3635、3637、
3639（2）、3641、3643（2）、3685、
5233

覆盆子根　1049

覆盆子葉　3639

覆盆子嫩葉　3639

覆盆苗　3631

覆盆草汁　1037

覆盆葉　1213、3639

覆盆膠　7371

覆葅　3033

覆閭　2839

醪　1403

難火蘭　3611

醫草　2845

礐石　555、825、1365、1905、1981、
　1987（3）、1989（5）、2097（2）

礜砂　2101

㩻桑　5731（2）

礓礰　2001（2）

鼫　7611

鼫鼠　7411、7611（2）

貜　7157

玃　7157

豐本　4443

豐蘆　3417

鶌鳩　7415

叢竹　4729

叢柏葉　5333（2）

叢蘭艾　2913

題肩　7133

鼂　6727、6747（2）

瞿陵　3687（2）

瞿麥　485、509、535、537、551、567、
　601、675、905、911、1043、1057、
　1123、1143、1147、1169、1185、
　1241、1275、1293、1303、1323（2）、
　1325、1327、1337、1737、2879、
　3063、3183（3）、3185（2）、3187
　（8）、3237、3285、3687（3）、3823、
　4169、6785、3185、3101

瞿麥子　3185

瞿麥汁　1037

瞿麥根　3687

瞿麥湯　2125

瞿麥穗　2549、3187、3191

瞿摩帝　7281

瞿盧折娜　7383

鵙　6569（2）、7085（4）、7087（10）、
　7091

曠石　4025、4069

蟯蟲　6451

蟦　6299、6301

蟦蠐　6299（2）

蟢子　6253

蟛蜞　6777（2）、6779（2）、6781

蟛螖　6777（4）、6779

蟪蛄　525、6321（3）、6323、6341、
　6343

蟫魚　6351

蟲白蠟　843、1173、6111、6153（3）

蟲鬼　6455

蟲造白蠟　6123

蟲漏　5401

蟲蟬　2275

蟲蠟　1473

蟬　443、525、6129、6223（2）、6225、
　6301、6319（5）、6321（6）、6325
　（2）、6329（6）、6331、6339、6341、
　6343、6397、6443、6731、6777、
　6845

蟬花　627、1049、6295、6327、6329
　（4）

蟬身　6325

蟬肚鬱金　2697

蟬涎　949

蟬殼　1899、6321、6323、6327

蟬蛻　485、637、639、719、759、893、
　1053、1055、1083、1111、1139、
　1183（2）、1197、1321、1359、1517、
　2801、2835、2931、3653、3691、

4559、6141、6201、6323、6325（4）、6327（12）、6329、6517、6623、7057、7207、7581

蟬蛻灰 1065

蟬蛻湯 637、6713

蟬頸 6097

蟬蟬 6323

蟬類 6321（2）

蟪蝸 6223

蟠桃 4877

蟠桃樹 4903

蟠龍 7031

蟓蝸 6223（2）

蠍 6565、6759

蟟 6777

蟳 6777

蟻 6275、6293

鵑 7111（3）、7113

鶍鳴 7063

醬 543、565、569、701、1141、1199、1663、1845、3099、3281、3307、4165、4179、4261、4263、4265、4279、4283、4303、4307、4317（2）、4321、4333、4385（2）、4387（3）、4389（3）、4449、4513、4525、4547、4563、4641、4697、4723、4771、4823、5019、5249、5541、5673（2）、5681（3）、5707、5825、6281、6283、6435、6639、6643、6703、6739（2）、6765、6875、6989、7161、7167、7185、7191、7241、7261、7271、7423、7571、7583（2）

醬瓜天麻 2299

醬汁 849、885、985、1065、1077、1111、1141、1191、1219（2）、1227、1237、1277、1279、1283、1285（2）、1287、2523、4317、4387、4505、4651、6613、6617、6621、6779、7263

醬豆 1317

醬茄 4743

醬黃 2875、4371

醬豉 4325

醬清 4387（2）、5057、6619

醬斑馬腦 1699

醬醢 6829

醬瓣 1189、4011、4387、7041

醬瓣草 4011

醬薑 5019

巂燕 7113

鵠 569、6883、6885、6887、6891、6909（3）、6911（3）、7145

鵠肉 7531

鵠殼 5017

鵠瀉 3899

穋扶留 2683

馥草 2363（2）

鵁鶄 6883、6893

簟 6017、6077（2）

簨 5981

簝竹 4729

簜 5981

簜竹 5981、5997

鵝 895、3771、4021、6399、6443（2）、6533、6539、6883、6899（5）、6901、6903（4）、6907、7121

鵝不食　4001

鵝不食草　519、525、551、555（2）、1051、1115、1785、1975、2113、3597、3999、4001（3）、4003（2）

鵝毛　1267、1353、1365、6903、6905

鵝毛脡　6635、6637

鵝白脂　383

鵝肉　5103、6901

鵝血　1267

鵝羽　1297

鵝抱　1103、3611、3779

鵝兒腸菜　4633

鵝油　1219

鵝涎　1297、3187、6903（2）

鵝脂　1063、2637

鵝梨　4931（3）、4935（2）、4937、4965、5821

鵝梨汁　869

鵝翎　7729

鵝翎管　7617

鵝項草　4027、4087

鵝掌皮　1221

鵝掌皮灰　1211

鵝掌黃皮　1233

鵝毳　5909、5911

鵝腸　4635、4637（2）

鵝腸草　551、1785

鵝腸菜　4633

鵝管石　843、1859、1869

鵝膏蕈　4815、4821

鵝翠　6941

鵝膽　947、949

鵝膽汁　1767、2429、2611

鵝糞　6571（2）

礜　4273、6899

礜石　1969

礜石　517、523、531、553、563、603、803、895、975、1081、1157、1417、1739、1749、1787（2）、1817、1905、1963（2）、1965（7）、1967（4）、1969（4）、1971（2）、1977、1983（2）、2323、2503、4263、4401、6901

鼫　7629（3）

鼫鼠　525、7411、7629（3）

鼫鼠肚　1105、7629

鼫鼠　7411

鼬　7417、7637（2）

鼬鼠　1205、1231、7411、7637

鼬鼠灰　1193

鼪　7637（2）

鼪鼠　7637

黔筋草　3991

鼱鼮　7411、7609

鼵鼠　7151、7411、7609

貙貜　7631（2）

貙貜鼠　7631

貂　7633

貂皮　1057

雙杏仁　1245、4857

雙茄　4741

雙蒂茄子　4741

雙頭鹿　7409、7525、7527

雙頭鹿胎中屎　1193

雙頭鹿腹中屎　1261

雙頭蓮　4027

邊　4913

歸　867、873、879、1247、1299、
　1311、1333、2229（2）、2235、
　2721、2849

歸澤麻　4073

鏵鋤孔中黃土　935

鎮宅大石　2177

鎮頭迦　4971

鎖陽　927、1021、2293（3）

鎔蠟　4287

鵣　7611

鎏生粥　7185

翻白草　761、863、955、1163、1181、
　1213、1313、4617、4667（3）、4669
　（4）

翻白草根　4669

翻翅雞　6961

鵏鳩　7079

貗　6439、7415、7785（2）

貗人　7417、7785

貗虎　7417、7553

貜　7571

蟲蟲蛋　525、6295、6363、6365、6367
　（6）、6421（2）

雞樅　4817

雞　383、459（2）、569（3）、571
　（2）、573（2）、695、699、945、
　1191、2563、3083、3471、3771、
　3949、4017、4019、4021、4175、
　4781、4817、5161、5539、6399、
　6539、6943、6949（8）、6951、6963
　（3）、6967、6969、6975、6977（2）、
　6983、7003、7005（2）、7007（3）、
　7015、7017、7021（2）、7025、7117、

7119、7121、7133、7151、7399、
7401、7445、7507、7523、7553、
7577

雞子　387、543、549、551、569、571、
　637、647、657、683、717、723、
　787、799（2）、817、821、883、901、
　919、957、1059、1073、1073、1111、
　1133、1135、1149、1185、1195、
　1227、1253、1261（2）、1263、1265、
　1279、1303、1311、1317（2）、1329、
　1339、1351、1355（2）、1367、2135、
　2163、2177、3331、3533、3647、
　3653（2）、3783、3803、4089、4119、
　4825、5435、5489、5545（2）、5567、
　5711、5987、6233、6411、6443、
　6715、6765、6987（2）、6989（3）、
　6991（10）、6993（4）、6995（6）、
　6997（3）、6999、7159、7179（2）、
　7545、7547

雞子內　1179

雞子白　733、745（3）、763、797、
　821、887、901、995、1035、1071
　（2）、1073（3）、1077、1083、1127、
　1137（3）、1143、1147（2）、1149、
　1151（2）、1163（2）、1165、1167、
　1175、1181、1183、1189、1191、
　1207（2）、1215、1217、1235、1253
　（2）、1305（2）、1317、1319、1321、
　1331、1343、2177、2231（2）、2233、
　2417、3083、3263、3411、3461、
　3489、3535、3585、3587、3621（2）、
　3653、3775、3805、3941、4173、
　4203、4283、4527、4539、4651、

4653、4807、4839、5205、5511、5515、5983、6077、6427、6763、6799、6921、6995、7165、7229、7273、7317、7329、7333、3257

雞子白皮 823、1243、7001（2）、7003（2）

雞子汁 1279

雞子皮 7001

雞子芊 4701

雞子油 1205、1213

雞子根 795

雞子殼 913、1217、4781、6995、6999、7001（4）、7367

雞子黃 783、915、1007、1075（2）、1091、1207、1215、1221、1223、1237、1255、1349、1367、1933、3415、4719、4853、6349、6687、6997（2）、6999（6）、7383（3）、7673、7677（2）

雞子魚 6695

雞子清 765、827、833、879、895、1149、1279、1281、2003、2231、2237、2239、2423、2425、2429、2531、3085、3679、3775、3949、4513、4527、4777、5363、5791、5903、6517、6921、6971、6995、7269、7481

雞子煎 6997、7677

雞內金 705、745、891、897、1077、1099、1109、1147、1167、1193、1215、1225（2）、1229（2）、1295、1307、1311、4623、6971（2）、6973（4）、6975（2）

雞毛 1245、1275、5475、6977（2）、7161

雞毛菜 4535

雞爪 5153（2）

雞心 4913、7325

雞心血 6967

雞心檳榔 2133、3413、5119（2）

雞矢 6979、6981（5）、6983（4）、6985（2）

雞矢白 811、6983（7）、6985（7）

雞白蠹肥脂 7003

雞汁 6873

雞肉 569、571（2）、573、669、837、1191、4317、4319、6613、7007、7135

雞舌 2749、5407（2）、5409（12）

雞舌香 1087、1127、1131、1135、2765、3777、5079（2）、5329、5407（2）、5409（2）、5415（2）、6683

雞舌香末 5413、5415

雞舌香酒 5409

雞血 1071、1137、1241、1269、1281、4893、6965、6967（2）

雞足 5805、6975

雞足距 1295

雞肝 935、1065、1317、4077

雞肝血 1057、6967

雞卵 755、1357、3511、3609、3757、3767、3781、5579、6991（3）、6993（2）、6999（2）、7383、7391、7577

雞卵白 819、851、1327、6995、7163

雞卵白皮 1041

雞卵殼 6479、7001

雞卵黃　723、755、1317、1325

雞肫　971、6971

雞肫內黃皮　6973

雞肫皮　4093

雞肫黃皮　6973（5）、6975（2）

雞肪　1127

雞骨　549、1227、5421、6399

雞骨升麻　2475

雞骨香　521、5421

雞骨恒山　3413

雞骨常山　3407

雞牲　6963

雞侯菜　4617

雞冠　953

雞冠子　4643

雞冠血　619、649、851、1041、1065、
　　1091、　1113、　1167、　1191、　1205、
　　1255、　1261、　1265、　1275、　1351、
　　1367、6279、6963（2）、6965（5）

雞冠花　755、941（2）、953（2）、
　　1305、　1309、　1329、　2823、　3337、
　　3805、7679

雞冠覓　4643

雞冠蛇　6565

雞屎　557、1173、1213、1235、1279、
　　1333、1345、6407、6979（2）、6981、
　　6987

雞屎白　625、637、657、659、701、775、
　　777、　861、　909、　911、　925、　937、
　　971、　1075、　1085、　1087、　1109、
　　1113、　1223、　1255、　1293、　1347、
　　1351、1367、3775、5961、6969

雞屎白灰　1177

雞屎白酒　919

雞屎灰　1283

雞屎葛根　3729

雞屎礬　2139

雞栖子　5605、5605

雞桐　5499、5573

雞格　2265

雞翅毛　6977

雞翁藤　3977、4017

雞脞脛　585

雞涅　4025、4065

雞桑　5731

雞桑皮　6009

雞桑灰　3405

雞桑葉　1125、5741

雞桑嫩枝　5747

雞菌　4817

雞距　4715、5153（3）、5155（2）

雞距子　5155

雞腳草　4025、4075

雞腳菜　4789

雞喙　5305

雞筋　2353

雞痾粘　4091

雞翔菱　5301

雞湯　1295

雞嗉　711、6971（2）

雞腸　287、295、897、3837、4001、
　　4617、4633（2）、4635（6）、4637
　　（3）

雞腸草　551、639、907、919、1115、
　　1135、　1187、　1215、　1225、　1231、
　　1233、　1265、　1267、　3999、　4001、

4635、4637（2）、4639（9）

雞腸草汁　6419

雞腸菜　2093

雞腸稗　4635

雞腿　4667

雞腿兒　4667

雞腿根　4667

雞腿蘑菰　4817

雞腦　1233

雞雍　5303（2）

雞溏屎　6711

雞窠草　921、1219、1345、4023、7003
　（2）

雞膍胵　899、923、1153、2363、6973
　（5）

雞膍胵皮　715、6973

雞膍胵黃皮　767、957、6973

雞齊　3719

雞精　4073

雞橘子　5153

雞翮　6977

雞頭　1293、5233、5299（2）、5303
　（4）、5307、5813、6963

雞頭子仁　3685

雞頭子根　3953

雞頭根　5307

雞頭菜　5309

雞頭實　3195、5303、5307

雞頭實粉　5813

雞頭盤　5303

雞頭鶻　7019（2）

雞鴉　7137

雞鴨子　3767

雞鴨卵　3773

雞鰕雛　1281

雞膽　949、1223、6505、7263

雞膽汁　6971

雞糞　4715（2）、6987、7321

雞雛　7023

雞蘇　681、691、705、729、831、847、
　925、993、1061、1077、1099、1293、
　1333、2569、3963、4695、4723

雞羹　4697

雞類　7005

雞饌　6951

雞鶩　6915

雞膍胵黃皮灰　6093

雞樅　4735、4801、4817（2）

餺飥　4549、5761、6959

餹　4359、4381、4383（3）、5033

餹醋　4395

餻　4357（3）、4947、5037

餻李　4839

臍　7763（2）

臍香　7533

臍帶　1341、1357

臍帶灰　1347

膟　6901

鮷鮧魚　6693

鯁　6719

鮹魚　945、963、6575、6679

鯉　443、699、6487（3）、6577（6）、
　6579（2）、6589、6591、6595、6609、
　6623、6637、6697、6721

鯉骨　1339

鯉脊　6587

鯉魚　539、565、567、569（2）、571、715、753、787、805、813、895、915、1055、1173、1237、1333、2807、3339、3735、3739、3741、4283（2）、4387、6573、6577（2）、6579、6581（7）、6583、6947、3123

鯉魚目　639

鯉魚汁粥　4355

鯉魚皮　1139、4999

鯉魚肉　6581（2）

鯉魚血　1137

鯉魚骨　1231、1337

鯉魚脂　1351、1365

鯉魚腸　1065、6581、7177

鯉魚腸子　569

鯉魚腦　1047、1337、6581、6583（2）

鯉魚腦或膽　3691

鯉魚齒　911、925

鯉魚鮓　573、4295、6581

鯉魚膽　559、603、929、1041、1047、1049、1053、1055、1061、1109、2535、6583（3）、6593、6817、7263、7443、7617

鯉魚膽汁　1625

鯉魚鱗　1307、1315、6587（2）

鯉魚鱗灰　859

鯉腸鱗　1157

鯉膽　1231、6583

鯤魚　6707（2）、6711

鯇魳　6677

鯑魚　6401

鮸　6663

鮸魚　6601

鯇　6589（2）、6591（2）、6599、6629

鯇魚　6573、6589、6641

鯇魚膽　1291、1293、1295、1297

鯽　699、6611（4）、6613（4）、6615、6617、6623、6637、6681、6709、6721

鯽魚　565、569、571（2）、573（2）、709、711、715、723、725、753、765、787、821、823、833、837、895、945（2）、957、959、1047、1137、1149（2）、1155、1167、1173、1179、1181、1191、1193、1199、1209（2）、1215、1217、1225、1347、2131、2159、3697、3961、4283、4499、4523、4551、4627、4701、5267、6165、6573、6611（2）、6613（2）、6615（4）、6617（6）、6619（7）、6709、7159、7275、7277、7563

鯽魚灰　1219

鯽魚肉　707、4457、6617

鯽魚骨　1229

鯽魚海粉　3583

鯽魚酢　4229

鯽魚湯　891

鯽魚頭　829、1077、1091、1099、1339

鯽魚頭灰　943

鯽魚鮓　749、4445、6621

鯽魚膽　891、893、897、1061、1231、1293、1297、1355、6623（2）、7345

鯽魚膽汁　1899、4565

鯽膽　1231、1339、6629

鯽鱠　6717

鯽鰤　6613（4）

獷　7653

黿鼉　6745（5）、6747（2）

雜水　3775

雜竹筍　4729

雜色羊肉　5107

雜色荔枝　5079

雜米　3729

雜果醋　4391

雜茶　5223

雜路勒　5637

雜鐵　1653

離支　5077（2）

離母　2295（4）

離枝　5077

離南　3827（2）

離核　4837

離鬲草　617、693、767、1355、3977、
　4015（2）

離婁　3353

離婁草　4025、4061

癖石　969、7669、7723

麐　7515

麇　7529

麏　7529

羷羊　7151、7153、7237

藩　7279

藩羊　7279

罿　7233

糧罌中水　709、1423

檾麻　5919

檾實　2963（2）

鵝　6897（2）、7097

鵝鶒　6883、6893、6895、6897（3）

鵝鶒皮毛　715

鵝鶒油　625、1021、1061、1167、3397

鵝鶒觜　759、1355

鯊　699

鯊魚　525、6573、6629（2）

瀿　2339

璧水渝　7465

璧玉　1691（2）

羂　6045（2）

鶋鵝　7135（2）

隴西黃耆　585

隴客　7113

鶺鴒　7011（2）

繳子鹽　2043

繙紺　6703

織女菀　3103

繒　6023

斷兒衣帶　7673

斷腸草　3603（2）、3605、6993

斷罐草　4025、4077

十九畫

駿　7333

驒　7477

黿　6107、6297、6393（2）、6395
　（6）、6397（4）、6401、6403、6439

黿子　6397

黿蛤　6391、6397

黿鼉　6391、6397

鵝鸚　6907

鵶　7099（3）

鵶臼　521、5699（2）

鵶麻　4129

鞾　6041（2）

鞵　6043

鵲　7075、7087（2）、7089、7091、
　　7097、7101（2）、7105、7107（8）、
　　7109、7115、7137、7139、7145、
　　7417、7597、7641（4）、7707

鵲不踏　5925

鵲矢　7107

鵲豆　3391、4313

鵲屎　7641

鵲巢　851、1315

鵲巢中草　921

鵲巢灰　883

鵲腦　7107（3）

鵲腦髓　1293

藿　459（2）、2353、2729、2749、
　　4261、4281、4291、4437、4457（2）、
　　4685、4689

藿香　387、429、491（2）、493、577、
　　579、581、629、667、681、695、
　　707、713、717（2）、719（2）、723、
　　725、733（2）、735、791、847、985、
　　993、1069、1099、1185、1315（2）、
　　1831、1863、2231、2569、2747（2）、
　　2749（7）、2751（5）、2765、2809、
　　3487、3497、4611、4923、5401、
　　5465

藿香葉　2751（2）、2755、3531

藿香湯　1765、4257、4331、6863

藿蠋　6219

蘋　2877、3897、3943（5）、3949
　　（3）、3951（16）、3953、3957（3）、
　　3963、4735

蘧麥　3001、3183

蘧蔬　3939、3941

蘧篨簟　719

蘆　449、1291、2427、2649、2657、
　　2825、3019（5）、3021（8）、3025、
　　4201、4205（2）、4211、4557、4747

蘆火　1445、1461

蘆石　1859

蘆花　953、1285（2）

蘆荻　3017、4211（2）

蘆荻外皮　3025

蘆荻皮　865

蘆根　449、559、653、661、677、707、
　　715（2）、717、721、729、831、841、
　　853、891、905、1285、1289、2521、
　　3019、3021（3）、3023（8）、3939、
　　3941、3947、5647、6675（2）

蘆根汁　1287、6625、6779、7323、7405

蘆笋　535、543、565、4735、5707

蘆葩　4545（3）

蘆菔　2297、4519、4535（9）、4545
　　（3）、4549（2）

蘆菔子　2967、4535（2）

蘆葉　3025（2）、4359、5263、7283

蘆葉灰　1171

蘆葦　413、537、3359、4823、4825

蘆葦花　2525

蘆粟　4211

蘆蓬茸　3025

蘆節　6315

蘆蔓根條　2631

蘆箬　3029

蘆薈　521、643、861、1363、2425、

2429、2639、6143、7069

蘆頭　2447

蘆穄　4201（3）、4211（2）

蘆蕚　4317

蘆蠹蟲　719、723、6295、6315

蕲　2571、2591、4595

蕲艾　2845（2）、2853、2857、2887

蕲艾葉　1187、2727

蕲州烏蛇　6537

蕲苣　2591（3）

蕲蛇　6527、6529（2）

蕮田薦　3633

鷸　6891（2）

蘇　451（2）、699、2251、2569、2631、
　2645、2697、2785（3）、2805（5）、
　2807（3）、2809（3）、2813、2815
　（4）、3153、3581、4323、4491、
　4523、5435

蘇乞迷羅細　2657

蘇子　629、669、683、687、689、713、
　719、727、729、781、801、815（2）、
　821、823、835、891、901、969、
　983、1131、2807、2813（3）、4523、
　5043

蘇子油　549、1469、2807

蘇子粥　4353

蘇木　381、485、567、581（2）、637、
　805、859、999、1327、1617、2233、
　2241（2）、2337、5467、5685（2）、
　5687（2）、6715

蘇木湯　819、1041、1249、1327、1615
　（2）

蘇方木　617、631、639、717、963、

1007、1021、1087、1171、1243、
　1247、2343、5421、5499、5685（2）、
　5687（6）

蘇方樹　5685

蘇汁　1285

蘇合　5467

蘇合油　5467（2）、5469（2）

蘇合香　629、643、661、665、685、709、
　735、793、803、841、849、987、
　995、1291、2739、2749、5331、
　5465、5467（7）、5469（2）、7413、
　7453

蘇合香油　5467

蘇合香酒　5469

蘇花　2375

蘇枋木　731、2075、5519

蘇泣迷羅　2657

蘇梗　997、5775

蘇密那花　3635

蘇葉　627、629、691、721、813、915、
　987、1111、1273、2807、2809（2）、
　2959、3503

蘇湯　5119

藊　2283、3963

蘑菇　569、693、695、4813、4817、7265

蘑菇蕈　4733、4817

蘪蕪　2823、2881（2）

蘢古　3267、3269（2）

蘢草　3843

蘢鼓　3267

藻　1403、2189、2877、3949、3951、
　3963（9）、3965（2）、3969

藻菜　3963（2）

藻葉 3965

顛勒 3731（2）、3733

顛棘 3731（3）、3733（2）、5799

顛當 6267

顛當窠 6267

顛當蟲 6267（2）

攀枝 5909

攀倒甑 515、519、1133、3065、3309

攀倒甑汁 881

麴 661、691、701、703、745、1031、
1265、1361、1363、1403、1761、
1953、2313、2331、2491、2865、
2879、2971、2995（2）、3083、3169、
3431、3517（2）、3765、4147、4229、
4321、4365（4）、4367（3）、4369
（6）、4371、4373（2）、4389、4399
（7）、4401（6）、4405、4409（2）、
4411（5）、4413（6）、4415（6）、
4417（5）、4421（4）、4423（7）、
4427、4891、4899、5127、5127、
5175、5339、5351、5415、5605、
5753、5849（2）、6525、6533（2）、
6739、7217、7345、7697

麴末 4369（2）、5667、7259

麴母 4373

麴米 4427

麴醋 4391

麴蘖 2659、4365、4399、4431、5255

鷔 7174

櫓罟子 5233、5317

櫧 5061、5221

櫧子 741、963、4929、5061（5）、
5063

櫧木皮 1331

櫧耳 4803

櫧葉 1213、5065

櫞 5021（2）

櫟 4905、5063（10）、5069、5221、
5645

櫟子 4929

櫟木 5069

櫟木子 5063

櫟木皮 1151

櫟木灰 1147、1171

櫟木灰汁 4901

櫟花 5059

櫟炭 1461

櫟炭火 1459

櫟梂 5063

櫟葉 5063、5407

櫟實 4959、5059、5233

櫟橿子 5069（2）

蘉菜 961、1329、2823、2891、2901
（2）、4735

蠚蠚 6367（2）

繫彌子 5233、5317

蘽鄂 5565（2）

鶊 6905（2）

醮石 3931

醯 1573、1637、4325、4387、4391
（2）、4481

醯醬 4499

麗春 519、4251

麗春花 797、4103、4251

麗春草 795、2823、2913（3）、2915

礪石 851、963、2001

礦灰　1557、1887、1891、1893（2）、
　　5753

鵒　7025（9）、7027

鵒鵒　567、569（2）、573、7025、7135、
　　7177

貒　7157（2）

貒猪　929

貒猪肥肪　2233

貒猪第二番血清　5481

貒猪腰子　2235

貒猪膽汁　6285

貒豬　7163

貒豬心　1745、7175

貒豬心血　7173

貒豬肝　2963、7177、7179

貒豬肚　5277

貒豬脊髓　7503

貒豬腎　1767、3373、7183（2）

貒豬腰子　3651、7185

貒豬膽汁　2453、2655

鵕雉　7005

蠁　6453

矙　6845

鸛雄雞血及頭　3199

蹷泄　4913、4927

蹯　7467

蹲鴟　4699（4）

蘽根　3861、4319

蛶蠑　6405

蟶　1329、6791、6835（3）

蟶田　6835

蟶肉　887

蟶腸　1275、6835

蠐螬　6741（4）、6743（3）、6745
　　（11）

蟷蜋　6179（2）

蟷蠰　6179

蠅　1041、6151、6221、6283、6287
　　（8）、6289、6319、6369、6371、
　　6453、6499、7413

蠅虎　6287

蠍　637、1115、1197、1339、6107、
　　6181、6221、6257、6267（5）、6269
　　（10）、6271（5）、6273（2）、6275、
　　6439

蠍子　6269

蠍尾　1883、5187（2）

蠍虎　1199、6133

蠍梢　1019、6411

蠍稍　1141、1791、1951、3465（2）、
　　5243、6193、6257、6269、6271、
　　6273

蠋　6219、6307（2）

蟾　6107、6379（2）、6381（4）、6385
　　（3）、6387（3）、6391、6393、6395、
　　6505

蟾灰　1223、1229、2425

蟾肪　549、7601

蟾酥　637、867、1121（2）、1169、
　　1181、1183（3）、1185、1363、1607、
　　1795、1801、2111、3193、5651、
　　6273、6341、6387（3）、6389（6）、
　　6391（2）、7059、7391（2）、7621

蟾蜍　637、945、1685、6297、6379
　　（5）、6381（3）、6383（2）、6385
　　（3）、6387（2）、6391（5）、6393

（4）、6443、6507、6569（2）、7647、6379

蟾蜍皮　6387

蟾蜍屎　6379

蟾蜍頭　1157

蟾蜍蘭　2999、3001

蟾寶　6381

蟾蠩　6379

蟺蜂　6133（2）

蟻　4397、6107、6147、6157（4）、6221、6281（5）、6283、6371、6397、6487（4）、6489、6701、6721、7019

蟻子灰　6405

蟻卵　6281

蟻封　1509、6281

蟻垤　1267、6281

蟻垤土　1323、1477、1509

蟻垤土白蟻泥　6283

蟻冢　6281

蟻蛘　6281

蟻塿　6281

蟻漆赤絮　6157

蟻蜍　6283

蟻壤　6157（2）

蟻蟮　6299

嚴樹　5127

嚴樹酒　5125、5127

獸之骨　521

羆　7467（2）、7469（6）

羆子　5103

羆魋　7469

羅　4939（2）、6189

羅晃子　5233、5317

羅勒　517、695、783、849、995、1225、2753、3605、4441、4609（5）

羅勒灰　1207

羅望子　5141

羅鶉　7023

犢　7281

犢牸牛　1719

犢鼻　6029（2）

犤牛　7359

犤牛　7281

犪牛　7457（2）

穩展　5485

穬　4167

穬麥　3105、4103、4161（4）、4163（5）、4167（7）、4169

穬麥西川　4167

穬麥蘗　737、983、4377

穬穀　4179、4375

簸箕　1321

簸箕舌　6017、6097

簸箕淋水　6097

簸箕蟲　6359

簸箕蟲蟸　6359

韢珠　4241、4243

簷溜下泥　1137、1167、1259、1261、1269、1479、1517

簷溜泥　1271

簾　6079

簾箔　6017、6079

魖　7137

魖魂　7137、7139

鵑　6685、6935、6937（3）

鵑鳥　6935

髂髉　7609

尉　7609

脡　7609

鶡鴡　7087、7101

顋上髮　7673

鴽鳥　6693

犫　7281

鏞竹　5995

鏃　6067

鏡　1635（3）、1637（7）、1641

鏡上緑　1639

鏡面草　921、1119、1215、1281、3977、
　4003、4005（7）

鏡面草自然汁　4005

鏡面砂　1731

鏡魚　6873

鏡鏽　1131、1229、1639

鏑　6067

饅頭　3855

饅頭柑　5015

饅頭餅　4363

鵬砂　2113、2115、2177

鵬　7137（2）、7139（11）

鵬鳥　1157、7141

鵬雛　711

臘　7001

臘日水雪水　1413

臘月不落桑葉　5743

臘月死貓頭　7547

臘月兔血　7585

臘月兔腦髓　7585

臘月兔頭　7587

臘月狐腸　7563

臘月狗頭骨　7229

臘月狗膽　7225

臘月牯牛膽　4275

臘月烏鴉　7103

臘月烏頭　3447

臘月烏雞矢　6985

臘月乾雞矢白　6981

臘月雪水　2061

臘月雀腦　7039

臘月野狸　7555

臘月啄木鳥　7099

臘月魚頭灰　6711

臘月猪脂　2169、2989

臘月猪脂　4059、6077、6551、6555、
　6939

臘月鹿血　5451

臘月黑狗膽　7391

臘月飴餹　4383

臘月豬血　7425

臘月豬屎　7211

臘月豬脂　3201、6267、7569、7619（2）

臘月豬膏　7211

臘月貓屎　7551

臘月蟄蠅　6287

臘月餹　4385

臘月鯉魚膽　7391

臘月獖豬糞　7211

臘水　1269、1747、1925、4385、4409

臘肉脯　7161

臘羊脂　1169

臘兔血　7585

臘茶清　1979、2131、2429、2731、2981、
　3449、5435

臘茶湯　5359、6799

臘面茶　3301

臘脂　6829

臘酒　1177

臘酒糟　1233

臘黃　3891

臘菜　4523、1993、2131、2589、2907、
3129、4867、6169、6241

臘梅　1439

臘雪　655、881、1047、1139、1349、
1363、1375、1389（2）

臘雪水　893、1269、1391、3325

臘豬尾　1105

臘豬油　3493

臘豬脂　1153、1219、1537、3307、3777、
3785、4157、4431、4537、4653、
4777、5295、5345、6145、6517、
6539、6931、7699

臘豬膏　6341

臘豬膽　1795

臘鼠頭　7619

臘醋　6169

臘豬耳　7163

臘豬骨　7203

臘豬脂　1473、1513、1551、1759、2993、
3135、3353、3387、3711、4883、
4887、5123、5573、6079、6145、
6985、7167、7169、7231、7277、
7307、7329、7333、7551、7557、
7613（2）、7701、7755

臘豬膏　7163

臘豬頭　7163

臘豬頭灰　1185

臘餳　1209（2）

臘糟　4431

鵰　7075、7123、7129（4）、7133
（2）、7141、7213（2）

鵰骨　1249、7129

鵰糞　1295

鵰類　7129、7131

鵰雞　7131

鯖　6591

鯌魚　6679、6681

鯪石　3851

鯪鯉　851、6443、6463、6483、6487
（4）、6489

鯪鯉甲　623、665、759、765、769、
947、1157、1199、1205、1291、
1349、1365、3397、3409、3413、
5835、6491、6493（2）

鯪鯉肉　6493

鯫　6663（2）

鯧　699

鯧魚　6573、6611（4）

鯧鯸魚　6611

鯝　6633、6719

鯢　6669（2）

鯢魚　525、663、6575、6645、6667、
6669（3）

鯨　6669

鯨　699、6597、6599（2）

鰱魚　6707、6709

鮻鰍　6675（2）

鮊魚　6599

鯔　699、6595

鯔魚　6595（2）

獺　525、6595、6667、6673、7559、7563、7595（4）、7597（4）、7603（4）、7631、7633

獺爪　1297

獺末　7597

獺皮　1285、1323

獺肉　569（2）、571、665、793、845、6947、6987、7583

獺足　1233

獺肝　819、831、845、853、947、957、1293（2）、1395、7599（6）

獺肝末　7599

獺骨　725

獺屎　1185

獺屎灰　759

獺膽　1057、1301、7601

獺髓　1075

蟹　537、543、563（2）、567、605、797、1249、1283、1285、1287、1331、1613、1855、2789（2）、3649、4021、4973（2）、4983、5019、5283、5545（3）、5547、6147、6443、6657、6667、6727、6773、6777（8）、6779（6）、6783（9）、6787、6861、6873（2）、7217、7355、7389、7661（2）

蟹化漆水　1377

蟹爪　851、1319、1325、1327、1331、6783、6785（2）、7429

蟹爪甲　567

蟹汁　1281

蟹奴　6779

蟹肉　1253

蟹浪　6779

蟹殼　1233、1261、1269、6785（2）、7355

蟹黃　1233、1269

蟹湯　5545

蟹膏　619、1061、1067、1173、1205

蟹螯　6853

蟹螯灰　1343

蟹類　6777

識美　2243

鶉　1355、6391、6891、6943、7017、7021、7023（10）、7025（9）、7027（2）、7051

鶉鶉　7025

鶉類　7025、7627

鶉屬　7025

麋草　3195（2）

麋蕉　3221

龐降　6225

癡玃　7653

麒麟竭　387、1251

麇　7151、7529（4）

麇舌　729、3897

麇糞　7515

麝　7515

麕　7527（2）

麕麂　7527

璽種羊　7237

蠃　2643、6441（2）、6855（2）、6861

蠃殼　6437

懷南　7015

懷風　4639

懷慶山藥　4183

懷慶革薜　3759

羹　4293、4463、4689、6953、6957
　（2）、7183、7205（2）、7255、7257、
　7259、7265、7513、7571、7583、
　7615

羹斗　6839

羹茹　5673

羹粥　2251、2715、2897、6009、7161、
　7459

羹粥汁　2835

羹臛　6623、6737、6765、6927、7011、
　7555、7563

穄米　4241

類　7541、7543（4）

類鼻　809

爆竹　5995

瀝　5441、5987、5991

瀝青　1121、1241、1815、5347、5351、
　5353（2）、5493

瀝青末　5353

鶒　7117

鶒雛　5575

襪雀　7043

鷦鳩　7111

嬾婦　7461

嬾婦蕆　4791

鷄　7031（2）、7133（2）

鷄鳩　7031（3）

繩　6099（3）、7383

繩毒　2595

繰絲湯　717、893、6199、6201

繳脚布　661、1335、6015、6039

繡蓮　5277

騶虞　7417

騙　7321

瓆雷魚　6681

鬐毛　7333

鬐膏　7323

鬒髮　7671

蘱　2827

藠　2187（2）、2189

蔂子杏　3623

蔂薁　3841、3863（2）、4391、5233、
　5251（2）、5255、5257（4）

蔂薁子　5253、5257

蔂薁藤　725、5257（3）

蔂薁藤汁　729、1051

蘭　2739、2753（2）、2759（6）、2761
　（6）、2763（17）、2765、2767（2）、
　2771、2773、2775、3001、5389

蘭皮　1083

蘭花　301、305、2753、2759、2761
　（4）、2763、2767、5395

蘭草　301、305、517（4）、519（3）、
　521、599、847、993、1125、1299、
　2569、2753（3）、2757、2759（8）、
　2761（11）、2763（2）、2767（8）、
　2769（3）

蘭草汁　1287

蘭香　713、725、2385、2745、2759
　（2）、2765、2773、2783、4441、4609
　（2）、4611（2）

蘭香子　1051、1057、4611、4613

蘭香子末　4613

蘭香根　6503

蘭香葉　727、4611（2）

蘭華　519、3233

蘭苣　2603、2761

蘭根　519、2517

蘭孫　3929、3917

蘭葉　629、889、2761、2765、2767

蘭蕙　2757、2763

蘭澤　2759、2761

蘭澤草　2757

蘭澤香草　2759

蘺蘼　3731（2）

蘩　2875（5）、2877（2）、2935、
　3949、3963

蘩縷　519、905、4617

蘦　4169

蘘　1107

蘘草　1863、3033（2）、3035、3037、
　3185、4845、5707

蘘荷　653、1257、1267、1289、2671、
　2695、2705（2）、2825、3033（8）、
　3035（3）、3037（4）、3417、3809、
　4735、6571

蘘荷汁　747、3035

蘘荷根　863、943、953、1003、1095、
　1111、1161、3037（3）、6683

蘘荷根汁　1057

蘘荷葉　3037、3811

蘼蕪　2591

蘗　2411、2413、4921、5511、5517
　（2）、5601

蘗木　381、601、5503（4）、5517

蘗末　1625

蘗皮　5503（2）、5517、5833

櫪　6009

櫨　5831

櫸　5499、5645（2）、5965

櫸木　5645

櫸木皮　655

櫸皮　749、783、1023、1037、1227、
　1315、3169、5071、5647（2）

櫸材　5645

櫸柳　3605、5047、5089、5397、5629、
　5645（2）、5965

櫸葉　1189、1237

櫸樹　5645、5965（2）

櫸樹皮　5647（2）

礬　743、867、935、941、995、1063、
　1065、1105、1115（2）、1117、1121、
　1145、1199、1207、1211（2）、1215、
　1219、1225（2）、1621（2）、1623、
　1709（2）、1761、1763、2031、2089、
　2121（2）、2139、2143、2147（2）、
　2149、2159（2）、2161、2171、3769、
　3957、4007、5611、5837、6265、
　7711

礬丸　643

礬水　919、4711、6699

礬末　1063、1081、2151、2155、2167、
　3911

礬石　297、541、551、555、559、597、
　629、645、673、689、693、695、
　733、759、765、785、799、825、
　855、891、991、1053（2）、1063、
　1093、1113、1151、1173、1183、
　1229、1403、1619、1709、1793、

1853、1909（2）、1945、1965（2）、
1971（3）、2025、2089（2）、2101、
2111、2117、2139（5）、2141（2）、
2143、2145（2）、2147（2）、2149
（2）、2151（3）、2155、2157（3）、
2161、3987、3989、4695、5493、
6349、6759

礬石液　2117

礬胡蝶　2139（2）

礬紅　765、1205、1773、2159（2）、
2161、2165、6865

礬紅花　2931

礬華　2141

礬煮山藥　917

礬湯　1139、1173、1339、3501、3517、
6335

礬精　2139（2）、2141（2）

礬礦石　2175

麵　3505、3509（2）、3531（2）、
3567、4231、4367、4457、4545、
4547、4549（3）、4551、4577、4623、
4631、4637、4709（2）、4711、4753、
4769、4773、6259、6533、6557、
6723、7185、7693、7729

麵湯　4781

麵糊　3505、3507

懷　5581

懷香　1165、5331、5437（2）

懷槐　5581

櫬　523、5565（2）、5895（3）

鷗　7117

醴　1413、4399（3）

醴水　731

醴泉　525、717、893、1375、1413（2）、
1415（2）、7739（2）

醜　6587

纍　4199（2）

釅醋　7499

齝　7281

齝草　7319

鹹　2027（2）、4401（2）

鹹土　2053

鹹水　551、1277、1403、1737（2）、
2171、2375、5133、6603、6793、
6831

鹹平樹　5211

鹹白鰾　6713

鹹草　5159、5211（3）

鹹豉　4323（3）、4331

鹹鹵　2059（2）、2087

鹹魚　1217、6707、6709

鹹菹　2027

鹹酢　7403

鹹醝　2027

醝　2027

懸刀　5605（2）

懸石　2025、2067（2）、3851

懸莞　3053

懸栝樓　3719

懸針　6401（2）

懸瓠　4747（3）

懸鈎　3637（3）、3641、3831

懸鈎子　691、703、895、1267、3611、
3633、3637、3641

懸鈎子莖　1101、1213

懸鈎根　3643

懸蹄犬　7215

鷉鵏　7111

鷉鳩　4705、7111（2）

罌子　4249

罌子桐　5499、5567（2）

罌子粟　697、4103、4249

罌粟　519、715、757、2913、3953、4251
（2）、4255（2）

罌粟子　4253

罌粟花　4251、4257

罌粟苗　4735

罌粟殼　437（2）、547、741、829、
1021、3475、4253、4255（3）、4871、
5815、6503

鷃　7013（4）、7015（2）

鷃旦　7063

鷃鵏　7063（5）、7087（2）

鷃雞　7013（2）

鷃鷄　6943、7013

躁舍　6185

蠖蠓　6161

蠐　6777

蠣　6793（2）、6805、6831、6837

蠣奴　6779

蠣房　6793、6795

蠣蚌灰　5115

蠣黄　705、6795

蠣蛤　6793

蠙珠　6811、6813

蟾蜍　523、557、567、605、859、949、
1053、1085、1137、1271、1325、
1947、2349、4205、6299（5）、6301
（3）、6303（8）、6305（10）、6309、

6319、6321、6331、6339、6341（2）、
6503

蟾蜍汁　1055

蟾蜍乳蟲　6295

蠔　6793（2）

蠔山　6793

蠔莆　6793

蟶母　6321、6323

蠑螈　6495（5）、6497、6499

鶚　6755、6897、7075、7083、7129、
7131（5）、7133（2）

鶚骨　1249

鶚鳩　7131

鶚龜　6727、6755

鱖魚　6625

鶻　6569、7045、7089、7111、7129、
7133（4）

鶻鳩　7111、7123

鶻嘲　699、1033、7075、7111（4）

鶻鵃　7111

鶻鵰　6925

犠　7281

穭　4305

穭豆　1333、4259、4305（3）

鶊黄　7095

鶩　6569、6893（2）

鼯鼠　525、6069、7061（4）

鼸鼠　7629（2）

犨牛　7455

饙飯　4341、5357

饊　4359（2）

饊子　4359

鷯鴡　6893（2）

臙肢　2933、6691
臙脂　767、1617、1853、2899、2927、2935、5249、5491、6259、7387
臙脂坯子　6259
臙脂菜　521、4693（2）
臛　6581、6617、6651（2）、6655（2）、6765、6951、6953、6957（2）、7185、7241、7243、7655
臛餅　7241
鰈　6679（3）
鯯鮧　6673
鰋　6663（2）、6665
鰋魚　6663
鯷　6665（3）、6667（2）
鯷魚　6663
鯽骨汁　7037
鰓草　3963
鰍　571
鰍鱓　567
鰍鰲　6637（2）
鰒　6817、6851
鰒魚　6679、6819（2）
鰒魚甲　6817、6819
鯸鮐　6673
鯸鮐魚　5091（2）
鯸鮧　6673
鯸鮧魚　6681
鰀　6589
鰀魚　6589
鰟　6597（2）
鰟魚　6573、6597
鯑　6667
鯑魚　525、6575、6667（4）、6669
鰌　6655
鰌魚　705、897、6575、6655（3）
鰤　6589（3）
鰤子　6591、6601
鯿　6573、6623
鯿魚　6611、6623
鰕　617、699、967、1137、1139、1215、2691、6575、6669（2）、6701（12）、6703（2）、6705、6707、6873
鰕汁　1333
鰕米　929、6701
鰕魚　6669
鰕湯　1357
鰕類　6705
貛　525、7569（3）、7571（3）、7573（3）、7577、7635
貛肉　1355
貛貛　7657
貛豘　7571
觸衣　6029
獼猴　4913、5259、7321、7411、7417、7647（2）、7655、7659
獼猴桃　523、911、947、5233、5259
獼猴梨　5259
獼猴頭　7649
護火　3995
護田鳥　6929
護生草　4629（2）
護羌使者　2465
護門草　4061（2）
譩譆　7143
麙　7475
麙羊　7475

麚　7485

夔　7651、7661、7663

夔牛　7455

糯　697、837、1777、4177（4）、4179
　（10）、4181、4189（2）、4201、4205
　（2）、4207（2）、4227（5）、4357、
　4399（2）、4429

糯禾　933

糯米　493、557、569、699、711、721、
　725、735、737、767、785、825、
　871、917、919、921、943、1001、
　1005、1017、1147（2）、1163、1243、
　1249、1271、1273、1287、1303、
　1317（2）、1359（2）、1433、1581、
　1801、1893、2209、2213、2233、
　2241、2315、2317、2347、2445、
　2501、2685、3025、3197、3443、
　3449、3569、3659、3739、3883、
　4103、4177、4179（3）、4181（2）、
　4183（8）、4185（3）、4207、4243
　（3）、4267、4297、4347、4359、4381
　（2）、4391、4399、4411、4415、
　4417、4423、4603、4665、4711、
　4757、4761、4979、5249、5289、
　5447、5531、5579、5605、5655、
　5717、5735、5815、5863、5919、
　6231、6237、6239、6241、6243（2）、
　6301、6421、6525、6531、6533（2）、
　6581（2）、6863、6947、7059、7103
　（2）、7193、7217、7319、7375、
　7607、7679、7707、7765

糯米末　7309

糯米泔　735、885、2359、2363、4185、

5229、5511、6189、6421

糯米泔汁　2549、3419

糯米炭　5475

糯米粉　715、717、741、895、945、1135、
　1597、3413、4183、4367（2）、5065

糯米酒　1743

糯米淘汁　5297

糯米飯　795、3379、3745、3883、4183、
　4427、4553、6703、7059

糯米飲　2363、2793、3705、3795（2）、
　3819、5531（2）、5587（2）、6535、
　7207、7269

糯米粢　4357

糯米湯　831、1317、1545、1871、1983、
　2381、2895、3019

糯米粥　1801、1835、3923、5081、6233

糯米醋　4391

糯米糊　1961、2131、2337、7493、7523

糯米漿　2911

糯米薄粥　6509

糯米糕　1813

糯米濃泔汁　2485

糯米濃飲　2509

糯泔　2325、5337

糯秫　4211、4227

糯粉　1781、2021、3413、4183、4357、
　4359（2）、4399

糯酒　4399

糯麥　4163

糯粟　4179、4227（2）

糯飯　1215（2）、1219、1603、4411、
　4415、4421（2）、5739

糯粥　817、819

糯榖　753、895、1291、4181、4183、
　　4213

糯稻　4179（3）

糯稻花　4185

糯稻草　4187

糯糊　735、2847、4357

糯糕　919

糯糠　4189、4763

鷓鴣　6893

爐中鉛屑　1605

爐甘石　935、1039、1041、1047、1053、
　　1063、　1155、　1229、　1585、　1727、
　　1849（7）、1851（8）、1853（5）、
　　2175、4003

爐甘石末　6177

爐灰汁　3509

爐先生　1849（2）

爐底　1627

爐底末　1131

灌草　4025、4063

灌棗　4913

灌鋼　1653

瀹豆花汁　4317

寶石　1053、1057、1699（5）

寶鼎香　2695

寶慶　5221

寶龜　6729、6733

寶鏡　1635

鶡雞　6945

鱉魚　6677

鶩　443、6579、6883、6899、6907
　　（2）、6913（11）、6915（3）、6917、
　　6929、7121

鶩肉　1135

鶩肪　855、6907（2）、6913、6915

鶩屎　553、1965

饗糖　5269

響銅　1585

鰲草　3287（2）

鰲綏　3287

纁蛇　6563

二十一畫

齧　3591、4235（2）、4593

齧牛蟲　6291

驉　7357

騾　7139、7155、7355（4）、7357
　　（4）、7371、7399、7611

騾屎　641

騾蹄　1269

騾蹄灰　1321

騎騾　7355

鬆　7671（3）

觳　6945

鼅甲　1157

蘵子　3151

蘴　4533（3）

蘸　3269

蘺　2591、2603

蘺草　2591

鷼　6375、6941

鶾　7013、7015（4）

櫻　3151、5035（2）、5037、5039

櫻珠　5037

櫻桃　517、899、3425、3559、3633
　　（2）、　3635、　3641、　3763、　4065、

4837、4929、4945、5027（2）、5031、
5035、5037（5）、5039（2）、5139、
5215、5445、5459、5705、5809、
5811、5817（2）、5853、5893、6007、
6009

櫻桃皮　6011

櫻桃花　1071、4841

櫻桃枝　1071

櫻桃葉　1257、5059

蠥　6367（2）

檽　5021、5023

欀　5135

欀木　5135（4）

鷊　7011（2）、7013（2）

露犬　7417

露水　1029、1375、1381、1711、7691

露水絲瓜葉　4781

露芽　5219

露葵　519、3121（2）、3959（2）

露筋草　4027、4085

露蜂子　6137

露蜂房　557、603、759、851、859、919、
949、1117、1137、1157、1167、
1177、1183、1197、1291、1365、
2491、3705、4745、6023、6111、
6137（3）、6139、6141（5）、6143
（3）、6145（2）、7681

露蜂房灰　6143

霹靂木　6005

霹靂斧　2021

霹靂酒　1309、2439

霹靂楔　2021

霹靂礶　743、843、851、879、911、

1291、1907、2021

攝　4319

攝龜　1251、6569、6727、6729、6755
（2）

攝龜甲　1275

鹻鹽　2029（2）

蠡蠡　6745（3）

曩伽結　5137（2）

鷚　6129、6321、6943、7025（8）

鷚雀　7025

鷚鷚　7085

躑躅　2545、3567（2）、3569、3585、
7235

躑躅花　3567（2）、3569、3589

躑躅茶　5903

蠟　391、417、659、733、737、743
（2）、745（3）、747、751、755、
799、813、819、1059、1061（2）、
1063、1119、1121、1129、1173、
1235、1305、1337、1745、1793、
1801、1871、1979（2）、2133、2385、
2419、2607、2679、3147、3389、
3461、3569、4903、5187、5205、
5451、5459、5557、5639、5689、
5709（2）、5711、5713、5715、5717、
5723、6027、6061、6123（4）、6125
（7）、6127（2）、6129、6153（2）、
6155（4）、6171、6289、6481、6493、
6509、6807、6859、6989（2）、7001、
7035、7245、7373、7611

蠟子　1699、6155、6159

蠟沈　5401

蠟珀　5953

蠟茶　755、1229、1231、2609、3765、
　5219、5225（2）、5227、6177

蠟茶末　909、5225、5227

蠟面茶　5227

蠟紙　5469、5861

蠟梅　5727、5905（2）

蠟魚　6657

蠟渣　6153

蠟觜　7075、7085

蠟觜雀　7085

蠟蜂　6129

蠟蔗　5263

蠟種　6155

蠟蜜　3739

蠟樹　5825（2）、5827（2）、6153

蠟樹葉　6155

蠟糞　2177

蠟燭　1223、6155

蠟燭油　1631、1757

蠟蟲　5825、5827、6159

蠟櫻　5037

蠟蠟　6127

蠟鐵　1915

龎龜　6251、6253（2）、6261

犐牛　7409、7455

鼉鼉　6727（2）

鼲鼠　7609（2）

鰦　4713、4715

鐵　447、549、551、553、555、603、
　1403、1565、1581、1585、1595、
　1599（3）、1605、1623、1647（5）、
　1649（18）、1651（6）、1653（3）、
　1655、1657（2）、1659、1661、1663、

1667（2）、1695、1709、1737（2）、
1751、 1755、 1761、 1763、 1773、
1795、1799、1807、1913（3）、1915
（7）、1921（7）、 1923（3）、 1941、
1947、1955（2）、1957（2）、1999、
2021、2053、2121（3）、2127（2）、
2139（3）、2161、2177、4117、4769、
4989、 5607、 5733、 5823、 6343、
6467（2）、6731、6921、7225、7273

鐵刀　1565、6265

鐵刀磨刀水　1671

鐵刀聲　1065

鐵丹　1125、4995（2）

鐵末　1657、5131

鐵石　1913

鐵甲　881、1673

鐵甲將軍　6329、6335

鐵生衣　4537（2）

鐵皮　1657

鐵孕粉　1663

鐵朱　1923（2）

鐵色　5219

鐵色草　2905

鐵色箭　2513

鐵衣　1183、1663

鐵花　1661

鐵杓　6163

鐵杵　1565、1669

鐵虎　1659

鐵斧　1331、1565、1669

鐵草子　4091

鐵砂　1127（2）、1129、1651、1655、
　1919、1959、2121

鐵炭　1883、1885

鐵胤粉　1339、1661、1663

鐵華粉　627、643、691、877、943、949、
　969、987、1155、1245、1363、1565、
　1649、1659、1661（2）

鐵核　1653

鐵砧　5607

鐵秤錘　1007、1089、1107、1179、1317、
　1331、1669（2）、3925、7069

鐵釘　867、1565、1673、1925

鐵粉　435（2）、643、657、879、889、
　1025、1127、1183、1349、1363、
　1607、1649、1651、1653（5）、1655
　（4）、1659、1663、1917、1919、
　2021、4995、5097、5815、7099、
　7331

鐵屑　1657

鐵菱角　3763（2）、3765

鐵掃帚　2971、2973、2977（2）

鐵匙　1643、1777

鐵犁　1565

鐵犁鑱尖　1675

鐵脚威靈仙　3799、3805

鐵脚婆羅門草　4041

鐵液　1657（2）

鐵塔草　3807

鐵葛　3727

鐵落　485、541、553、603、627、637、
　643、681、851、881、1089、1191、
　1205、1565、1647、1653、1657（3）、
　1663、1667、1937、3853

鐵椎柄　6017、6065

鐵椎柄灰　995

鐵渣　1661

鐵蒺藜　3289

鐵蛾　1657（2）、1659（2）、1959

鐵慈石　1915

鐵箍散　5901

鐵銅　1587

鐵銃　1669

鐵銀　1577

鐵精　603、643、879、943、1047、1183、
　1291、1339、1349、1565、1649、
　1651、1653、1659、1661（5）、5605

鐵精粉　1259、1661（2）

鐵槽水　1137

鐵碾　5607

鐵漿　551、643、881、1167、1183、
　1189、1197、1207、1233、1257、
　1271（2）、1277、1377、1565、1611、
　1649、1659、1667（8）、1761、2793、
　5545

鐵漿水　1129、2167

鐵漿粉　1249、4207

鐵線　1643、4789

鐵線草　621、2403、2563（2）

鐵線草根　2563

鐵器　541、557、1649、1667、2219、
　2283、2359、2361、2717、2733、
　3751、3755、3807、3925、4421、
　5283、5685、6471、6475、7179、
　7259、7759、7761

鐵器巴豆　3921

鐵鍋　5607、7501

鐵錘　1313、5435

鐵錘柄入鐵處　6349

鐵錘酒　1105
鐵錐柄　651
鐵鋸　1297、1671
鐵霜　1661
鐵爇　1129、1151、1191、1233、1245、1565、1665
鐵鏵　657、1565、1673、1675
鐵鏵頭　1121、1675
鐵鎖　1673
鐵鎖鏽　1089
鐵鎗　5133
鐵櫧　5061
鐵鏃　1673
鐵鏡　1637
鐵礬　2141
鐵爐中紫塵　1339、1553
鐵鑊鏽　1321
鐵鐺　7741
鐵鏽　901、1081、1097、1137、1139、1191、1205、1237、1565、1663、1665、2111
鐵鏽水　1663、1665
鐵鏽末　1665（2）
鐵鏽鎖　1665
鐵艷粉　1661
鐵鸚鵡　7089
鑊鏽　1665
鐳柚　5021
鐺下墨　5603
鐺墨　859、1541、1543（2）
鏽　1665
鏽末　1665
鏽釘　1183、1665
鏽鐵　1665
鷂　6695、7045、7083（3）、7113（2）、7123（2）、7125、7133（6）、7137
鷂魚篙竹　6695
鷂雉　7005（2）
鷄（雞）　1671、2813、4125、4853、6945（8）、6947（8）、6949（5）、6957、7021（2）、7109
鷄子　1527、1747（2）、1807、5435、6125、6233（2）、6987、6991
鷄子白　751、1041、1163、1505、1527（2）、1539、1613、1747、1843、1889、2417、2755、2989、3053、4121、4207、4217、4227、4289（2）、4301、4855、5677、6091、7541
鷄子黄　1767、2597、4271、6125
鷄子清　1489、1499、1613、1775、1893、4289、5363、6825
鷄毛　1625
鷄毛礬　2141
鷄爪三稜　2709（2）、2711（2）、2715
鷄爪子　5151
鷄爪黄連　6863
鷄心檳榔　5121
鷄汁粥　4355
鷄肉　6947（2）
鷄舌　5409、6959
鷄舌草　3119
鷄舌香　5091、5407（2）、5409、5411、5413、5415
鷄羽　1787
鷄肝　1661

鷄肝粥　4355

鷄卵　1671、6945（2）

鷄尿草　3405

鷄骨　1693、5397（2）、5399（2）、
　　5401、6945

鷄骨香　5397、5401、5421

鷄冠　1671、2921、2923（2）

鷄冠子　2889（2）、2921

鷄冠血　6769、6817

鷄冠花　2921（3）、2925（2）、2927

鷄冠莧　2919（2）

鷄屎　4193

鷄屎白　4191、4269、4421

鷄屎礬　2141

鷄距子　5151

鷄巢草灰　1057

鷄項　2935

鷄項草　2935

鷄湯　1767、2959

鷄腸草　519、747、1785

鷄褁草　4059

鷄蕉　3029

鷄蕉子　3029

鷄頭　6961

鷄頭子　2625

鷄頭實　599

鷄鶬　7139

鷄蘇　2761、2813（2）、2815（5）、
　　2817（5）、2819

鷄蘇莖葉　2817

鷄蘇葉　2817（2）

鷄類　6945

鷄屬　6945

鷄膍皮　6759

鶬　6891（3）、7147

鶬鴰　6891（2）

鶬麋　6891

鶬鷄　1293、6881、6891（3）

鎕　4347

鎕粥　4235

鰧　6627（3）

鰧魚　6573、6627（2）

鰭　6719

鱅　6587、6589（4）

鱅魚　6573、6587

鰮鰿　6575、6659、6711（6）、6713

鰷　6603、6607（2）、6609

鰷魚　837、1237、6573、6603、6607
　　（2）

鰝　6669（2）

鰥　6599

鰥魚　6599

鰟　6633

鰟魚　6573、6633

鮒　6699

鰢　6703

鰕魮　5429

鰕魮樹　5429

鰕魮鯽　6613

鰕魮鯽魚　5429

鱣　6587

鱣魚　6587、6589

鰜　6679（2）

鰌魚　6587

鷩　6079

癲狗　7389

癩狗寶　7391

癩葡萄　4785（2）

癩漢指頭　5153、5155

癩蝦蟆　6379

癩蝦蟆眉酥　6389

麢　7529

麝　285、383、705、727、759（2）、
　777、865、869（2）、913、915、967、
　971、995、1031、1051（2）、1053、
　1077、1083、1115、1119、1121、
　1123、1131、1161、1169、1177、
　1179、1183、1303、1321、1347（2）、
　1359、1365、1367、2589、2637、
　2743、3087、3447、5007、5235、
　5237、5339、5435、5477（2）、5973、
　6345、6411、6427、6477、6501、
　6569、6859（2）、7041、7385、7409、
　7529、7533（8）、7535（7）、7537
　（4）、7539、7541（3）、7543（2）、
　7553、7679、7693

麝父　7533

麝肉　7541

麝香　387、415（2）、417、561、567、
　599、623（2）、629、647、649、657、
　659、665（2）、671、681、705、717、
　743、745、767（2）、769、801、817、
　843、845（2）、851、859、869、893、
　897（3）、901、905、907、915、921、
　923、925（3）、929（2）、947、949
　（2）、953、959、969、997、999、
　1029（2）、1051、1055、1057、1061、
　1063、1073、1079、1081（3）、1083、
　1101、1111、1115、1119、1121（2）、

1123、1133（2）、1175、1183、1193、
1197、1261（2）、1265（3）、1267、
1271、1273、1275、1283（2）、1293、
1297、1301、1321、1327（2）、1335、
1359、1365（3）、1367、1465、1503、
1521、1525、1527、1597、1615、
1629、1643、1661、1747、1757（3）、
1767、1793、1801、1831、1837、
1851、1853、1857、1899、1901、
1927、1961、1983、2013（2）、2021
（2）、2053、2075（2）、2077、2111、
2127、2149（2）、2165、2169（2）、
2177、2261、2333、2341、2417、
2425、2509、2581、2613、2641、
2655、2673、2679、2731、2743、
2793、2795、2903、2983、3019（4）、
3049、3051、3059、3085（2）、3097、
3135、3147、3237、3249、3281、
3333、3339、3397、3399、3401、
3443、3465（2）、3483、3487（2）、
3489、3503、3507、3509、3577、
3653、3655、3777、3877、4275、
4331、4369、4557、4741（2）、4757、
4759、4761、4909、5079、5093、
5155、5187（2）、5237、5241、5243、
5245（2）、5253、5291、5395、5415
（2）、5427、5441、5461、5469、5495
（3）、5579、5611、5617、5643、
5651、5683、5763、5765、5799、
5805、5809、5823、5955、6029（3）、
6039、6055（2）、6199、6203（3）、
6257、6259、6271、6273、6275、
6289、6311、6313、6315（2）、6323、

6327、6337、6341、6345、6347、6361、6377、6383、6385（2）、6387、6389、6391（2）、6399、6409、6425、6427、6433（2）、6481、6491（3）、6493（2）、6503、6505、6523、6539、6545、6593、6619、6653、6683、6687、6691、6707、6715、6737、6739、6787、6859、6863、6865、6889、6905、6951、6973、6985（2）、6991、7055（2）、7059（2）、7099（2）、7125、7127、7197、7207（2）、7225、7233、7255、7271、7301、7309、7327、7349、7351（2）、7357、7391（2）、7427、7443、7453（2）、7491、7493、7513、7533、7535（2）、7537（6）、7539（12）、7541（5）、7551、7553、7555（2）、7557、7565、7603、7617、7623、7625、7679（3）、7691、7693（4）、7699（2）、7713（3）、7719、7753（2）、7757、7763、7765（2）、3095、3251

麝香木　2743

麝香末　1641、5615、6503、7539、7727

麝香酒　5451

麝香湯　1509

麝香當門子　5155、7207、7539、7541（2）

麝臍香　879

鷉　6935、7101

爛石草　2881（2）、2883

爛灰　6287

爛死蠶　1137、1139

爛茄　1171

爛茅節　937

爛草節　6023

爛殼粉　6803

爛船底油石灰　1895

爛蛤　715

爛飯　2853

爛蒜　4785

爛蜆　6823

爛蜆殼　691、759、901、1229、1231

爛腸草　3603

爛熟桃　4877

爛螺殼　821、943、1079、1237

鷥　699、7075、7085、7093（2）、7095（2）

鷉鷉　7085、7087、7093（3）、7101

竈下土　745、1217、1497、1523（2）、1527、2429、4867

竈下灰火　1457

竈下黃土末　1527

竈中土　717、1525

竈中心土　1527

竈中心對鍋底土　1527

竈中灰　1555

竈中黃土　1235

竈中黃土末　1529

竈內黃土　1527

竈心土　1501、1523

竈心對鍋底土　1525

竈灰　1255（2）、4405

竈底土　1109、6583

竈突土　1209

竈突中墨　1547

竈突後黑土　1321、1537

竈突墨　1543（2）、1547（2）、1549、
　　4161

竈屋塵　1547

竈馬　6295、6365（3）

竈墨　4161

竈雞　6365

竈額上墨　1543

竈額墨　1543

顧啄　4069

䴙　5957

鶴　6569、6881、6885（8）、6887
　　（4）、6891（2）、6893（2）、6911、
　　6933、7117、7119、7123（2）

鶴子草　6369

鶴卵　1357

鶴肫中砂子　1293

鶴虱　975、1115、1187、3001（3）、
　　3003（4）、3005（5）、3007（4）、
　　3009（2）、3017、4091

鶴虱子　4657

鶴虱草　3005（2）

鶴虱草葉　3007

鶴骨　6885

鶴頂　4641、4695（2）、6895（2）

鶴頂草　555、1975、4641、4693（2）

鶴腦　1047

鶴蝨　2825、6571

鶴糞　447

屬折　2941（2）

鼅蝥　6253（2）、6261

蠹　6437、6629、6855

蠹牛　6431

蠹草　2973、2977

蠹魚　603、4283、6641

蠹魚子　6677

蠡實　515、531（2）、601、671、703、
　　883、1101、1285、1305、1311、
　　2469、2825、2971、2973（4）、2975、
　　2977、4241

蠡實根　2977

蠡實根汁　649

續采石　1915

續骨木　3243、5923

續根草　2715、2717

續絃膠　7119（2）

續筋根　3681、3683、3893

續隨　3379（2）

續隨子　491、517、695、721、789、847、
　　935、963、973、995、1145、1257、
　　1259、1303、2297、3313、3355、
　　3377（2）、3379（4）、3381（2）、
　　6233

續隨子仁　3395

續隨子汁　1141

續隨子莖汁　1069

續斷　485、515、535、543、599、837、
　　901、915、917、923、961、965、
　　1003、1149、1161、1243、1311、
　　1315、1329、1997、2389、2823、
　　2941（7）、3163、3221、4951、5531、
　　5733、5965（3）

續斷皮　2945

續斷藤　2941

纏末　5447

纏枝牡丹　3681、3683

纏絲馬腦　1699

二十二畫

驕槐 2483

鬚 7675（3）、7747

鬚灰 7747

鷲鳥 7045（2）、7051

鼜鼠 7637

藁根 3863

藁蕪 3861

蘿 2881、3615

蘿炮 4545

蘿葡 703、705、723、815、1093、1111、
1283

蘿葡子 693、817、1115

蘿葡汁 1029、1097

蘿葡花 807

蘿蒿 2881

蘿蒲子 1107

蘿蔔 535、541、547、555、563、713、
791、 901、 911、 913、 955、 969、
1251、1253、1283、1611、2069（3）、
2081、 2103、 2119、 2237、 3071、
3337、3355（2）、3675、3751、3811、
4153（3）、4441、4545（6）、4549
（2）、4551（11）、4553（6）、4563
（2）、4587（2）、4933（2）、5025、
6643、6855、7697、3075

蘿蔔子 491、581、591、683、779、891、
937、 2287、 2473、 2485、 2733、
2813、3559、3677、4531、4555（6）、
4557（5）、4627、5577（2）、5613、
5777、6273

蘿蔔子末 4555

蘿蔔片 909、4551

蘿蔔汁 771、1783、2609、2669、4195、
4553

蘿蔔自然汁 4551、4553

蘿蔔英 4523

蘿蔔菜 4551（2）

蘿蔔湯 3459、4551（2）

蘿蔔粥 4351

蘿蔔滷 4723

蘿摩 3221（6）、5859

蘿摩子 839、929

蘿摩草 1135

蘿摩葉 1163、3221

蘿藦 521、1247、3613、3657、3729、
3777、3831、3837（9）、3839（3）、
3841、3889、4735

蘿藦子 519、1243、2547

讖 3151

蘗 1363、1403、4167、4375（3）、
4379、4399（2）、4433

蘗中之米 4375

蘗米 701、777、885、969、4165、4225、
4321、4375（3）、4377

驚羊花 3565

驚精 5497

蘼蕪 387、445、599、739、847、975、
993、 1031、 1289、 2539、 2567、
2583、2591（2）、2593（11）、2595
（2）、2753、3601

蘁 1403、2643、2797、4159、4637

蘁水 693、701、825、1183、1377、1431、
1665、 1789、 3957、 4287、 5439、
6057、6169、6617

薑汁 491、501、591、617、1215、1427、
　1767、7421

薑菹 2251

蘹香 547、671、695、801、815、985、
　1005、4441、4599（4）、4607、6219

蘹香子 2969、4607

蘹香蟲 1007、6111、6219

檽木上寄生枝 5439

檽檽 5439

鷗 883、6883、6929、6931（2）、6933

鷺 6605、6931（2）

鶍鳩 7123（3）

鷩 7011（6）、7013（2）

鷩雉 6943、7005、7011（2）

鱉（鼈） 4877、5749、6453

鱉甲 843

鱉肉 843、6987

罷魩 7397

饕羊 7237

蠨蛸 6253（2）

蠦蝛 6499

鷖 7005

巖桂 5369、5385（2）

巖蜜 6113

髑髏骨 7755

黐膠 5467

籟 2875

籧篨 1343、6077（2）、6749

籧篨簁 7729

籠脫 7133

籠箈 3017

鶗鳩 7087（2）

鶗鳩鳥 521

顳鼠 7635

鼴 7629

鼴鼠 7627、7629（2）

鼴 7627

鼹鼠 7411、7611

鼳鼠 7635（2）

瞯貝 6847

鑄 933

鑄鍾土 995

鑄鍾黃土 849、1489

鑄鑻鉏孔中黃土 1489

鑑 1633

鑐鐵 1647

鶺鴒 7025

鰿 6845

鯢魚 6673

鷦鳥 6605

鷦魚， 6605

鷦魚 6605

鰾 6657、6659、6711（2）、6713
　（6）、6719

鰾膠 637、859、963、1157、1179、1223、
　1231、 1251、 1311、 1319、 1329、
　6575、6711、6713（3）、6715

鰻 949、6645（3）

鰻鱺 571、803、851、1205、1227、1337、
　1355、6645（4）、6647（4）、6649
　（2）、6651

鰻鱺血 1055

鰻鱺魚 843、1157、1275、1307、5041、
　6575、6643

鰻鱺魚膏 1065、1143

鰻鱺膏 1191

鰻鱺頭 753

鱐魚 6591

鯼魚 6573

鰽 6587（2）、6589（2）

鰽魚 1147、6573、6587、6589、6707

鰌 6655

鰌魚 6655

獙 7213

瓢 5235

鷓鴣 763、1279、1285、1293、4567、
　　6943、7015（2）、7017（4）、7019
　　（3）

鷓鴣肉 1279、1571

鷓鴣斑 5399

鷓鴣膏 1235

麝 1867、3001（2）、4387、7279、
　　7409、7507、7527（2）、7529（11）、
　　7531、7533（2）、7535

麝肉 569、841、7243、7531（2）、
　　7541

麝骨酒 7531

麝骨湯 7531

麝鹿 6521、7529

麝膽 7531

麝類 7527

麝屬 7527

蠆 6281

蠃 7355

鷩雉 525

醽醁 6379（2）

竊丹 7085

竊玄 7085

竊脂 7085（3）

竊黃 7085

竊藍 7085

二十三畫

鷸 6935（2）、6937

鷞 7079

蘿 3019、3021、4725

鷦 7133（2）

鷦鳥 6529

礜石 1855

蘿子 7459

蘿子菜 3955（2）

鹼 887、4175、4401、7723

鹼水 529

鷯 6943、7015（3）

蠮螉 523、605、723、1059、1081、
　　1245、6111、6149（3）、6151（2）、
　　6153（2）、6267

蠮螉窠 1219、1503、1505、6151

螻蟈 6755

蠱蟲 6297、6455（2）

蠰 6339

蠰蜍 6367

鷦鳴 7111

鷦鳩 7113

鷦鳴伯勞 7087

罐罌中水 1423

鷸 7009、7011（2）

鷸雉 7005、7011

鼴 7625

鼴鼠 947、1157、1175、1205、7411、
　　7625（2）

鼴鼠屎 1261

鱤　7609

鱋　7639（2）

鱋鼠　7411、7637、7639

鱅鱋　7411、7609

鱇　7609

鷾　7043（2）、7045、7079

鷾鷫　6893、6943、7043（2）

鷻　7129（2）

鷫鷉　6895

鱝魚　6693

鱏魚　6659

鱏屬　6661

鱐　699、6625（3）、6627（6）

鱐肉　6611

鱐豚　6625

鱐魚　837、957、963、5093、6573、6595、6625

鱐魚尾　1219

鱐魚膽　1293、1297、6629

鱐魚羹　6627

鱐鯞　6613

鱓　449、571、2711、6545、6629、6645、6649（2）、6651（2）、6653、6655、6783

鱓血　859、1055、1063、1065、1139

鱓魚　449、569、623、671、983、1085、1131（2）、1143、1205、1215、1331、2291、6575、6651、6653、6781、6783、7673

鱓魚血　619、6319

鱓魚身上涎　4953

鱓頭　701、753、897

鱓頭灰　1065、1177

鱄　6597

鱄魚　525、6597

鱃鱝　6681

鱅魚　6655

鱗蛇　1191、6463、6527（2）、6565

鱗蛇膽　1121、1245

鱗魚　1157

鱗魚鮓　6717

鱗蟲　6563

鱗蟲龍　6467

鱒　699、6589（2）、6591、6599、6609（2）、6629、6631

鱒魚　6573、6589

鱘　6657、6659（2）、6663

鱘魚　571、573、925、6575、6659、6669

鱘屬　6663

鱘鱝魚　6657（2）

鱎魚　6573、6635

鱎魚兒　6637

鱎鯞　6635

玃　7411、7647（6）、7655、7785

玃父　7649

玃猴　6569

玃類　7649

鷲　7129（3）、7131

麛　4199（2）、4203（3）

蠦　6725、6805（3）

麟　7117

齏膲　4029

蠾　6349（2）

蠾忿犀　7449

鸛　523、699、6941、6943、7027（4）、7641

鷸子 7133（2）

鷳 7021

鷳雞 7089

纓鳥 7093

纖霞草 4027、4089（2）

纖霞草末 2107

欒 5889

欒花 881

欒荆 639、803、1047、1203、5727、
5887（3）、5889（3）

欒荆子 623

欒荆皮 1273

欒茶 5871（2）

欒華 543、605、1037、5499、5633
（2）、5887

欒繭 6189

攣子犀 7449

二十四畫

鬢 7675

囓囓 7659

觀日玉 1681

觀音柳 967、5657、5659（2）

觀音蓮 3601（2）

矗 2603（2）

欖 5181、5209（3）

欖子 671、727、751、753、987、1305、
2687、5207（8）、5209（3）

欖根 567、1325

欖樹 5571

蠹 6301、6305、6307（3）、6331、
6453、7097

蠹魚 6351

蠹蟲 6301、6339、6369、7003

蠹蝎 6225

鹽 391、439、447、529、545、557
（2）、651、701、705、709、713、733
（2）、741、753、779（2）、807、
813、867、897、903、907、915（5）、
917、919（5）、921、925、929、939
（2）、945、949、957、969、985、
999、1029（2）、1035、1041（2）、
1071、1085、1097、1103（2）、1105、
1107（2）、1115（5）、1117（6）、
1135、1137、1147、1155、1161、
1163、1167、1169、1173、1175、
1185、1187、1189（2）、1191、1197、
1207、1209、1213、1215（2）、1219、
1225（3）、1227、1233、1237、1251、
1255、1259、1269、1331、1333、
1403、1481、1511、1543、1549（2）、
1571、1577、1601、1611、1613（2）、
1621、1629、1643、1659（2）、1709
（2）、1719、1751、1761（3）、1763
（2）、1769（3）、1773、1777、1795、
1797、1803（2）、1847、1891、1919、
1983（2）、2007、2027（19）、2029
（4）、2031、2033（7）、2035（9）、
2037（13）、2039（9）、2041（12）、
2043（4）、2051（2）、2057、2059
（2）、2061、2081、2089（2）、2103、
2105、2147、2163（2）、2171、2211、
2283、2289（2）、2329、2499、2581、
2613、2623、2647、2649、2651、
2657、2659、2673（2）、2675（3）、
2679、2681、2689、2709、2725（2）、

2727（2）、2729、2731、2751、2773、2803、2807、2937、2951、2969、2981、2993、2997、2999、3033、3077、3087、3099（3）、3111、3141、3233、3261、3281、3283、3293、3303、3341、3379、3389、3433、3441（3）、3445、3451（2）、3455（2）、3461、3483、3491（4）、3493、3505、3523、3537、3571、3679、3707、3761（2）、3763、3769、3913、3927、3941、3971、3997、4005（2）、4013、4031、4041、4043、4085、4091（2）、4093、4117、4125、4155、4157、4183、4187、4203、4219、4223、4265（2）、4275、4297、4311（2）、4317、4323（2）、4327（2）、4337、4355、4359、4377、4385（8）、4389（2）、4395、4425（2）、4427、4429、4431、4433、4445、4447、4449、4461、4465、4467、4469、4493（2）、4513、4539（2）、4563、4565、4601（2）、4603、4605（2）、4637、4639、4651、4653、4661、4663、4689、4703、4721、4723、4727（2）、4779、4805、4839（3）、4855、4857、4867、4869、4871（2）、4883、4885（2）、4943、4979（2）、5001、5003、5011（2）、5017、5019（3）、5033（3）、5037、5067（3）、5073、5079、5083、5091（4）、5097（2）、5123、5125、5139、5145、5153、5167、5179、5193、5201、5203、5205、5211（2）、5213、5215（3）、5225、5237、5297、5307、5317（2）、5343、5357、5385、5505、5509、5531、5541、5577（3）、5589、5593、5615、5627、5641、5647、5653、5667、5681、5735、5815、5865、5945、5987、6055、6077、6093、6127、6137、6141、6259、6345（2）、6375、6411、6419、6421（2）、6427（4）、6431、6433、6511（2）、6517、6579、6581（3）、6619、6637、6639、6643、6647、6657、6659、6665、6675、6681、6685、6687、6693、6707（2）、6709（4）、6737、6769、6775、6779、6793、6795、6819（2）、6853、6863、6869、6921（2）、6927、6955、6957、6991、7023、7037、7163、7177（2）、7183（3）、7185（3）、7187、7207、7217、7243（2）、7253、7255（2）、7257（2）、7275、7285（2）、7309（3）、7311、7315（2）、7319、7333、7345、7363、7365、7391、7399、7423、7449、7457（2）、7467、7471、7539、7567、7597、7609、7649、7661、7715（2）、7721、7723、7729、3305

鹽子　665

鹽中黑泥　1215

鹽水　913、1197、1299、1661、1761、2099、2211、2237、2283、2325、2329、2333、2407、2647、2675、2719、2721、2729（2）、3403、3433、3459、3673、4049、4385、5083、5283、5511、5557、6095、6337、

6699、6735、6865、7305

鹽水梅肉　4867

鹽末　1769（5）、2033、2039、2041、
　　2911、5163

鹽石　1577

鹽白梅　4867

鹽白湯　6217

鹽汁　1281、2037、2043、2643、4865、
　　5713

鹽米湯　2417、5351

鹽池鹽　2049

鹽花　2035、2985、2987（2）、3455、
　　4125、4253、4537、4977、5003、
　　5237、5655、6615、6863（2）

鹽花礬末　2147

鹽車脂角土　1189

鹽枕　2045（2）、2053、2055（2）

鹽和麵　4611

鹽炒乾薑　917

鹽泥　2337、4057、4125、4379、4721、
　　5549、5629、6203、6269、6281、
　　6513、6517、6655、6839、6975、
　　7097（2）、7099、7103、7207、7271、
　　7551、7555、7687、7699、7713、
　　7719、7721

鹽城屑　1523

鹽草　445

鹽茶湯　3293

鹽度　6189（2）

鹽根　2055

鹽根石膏　2053

鹽酒　933、1005、1913、2291、2325、
　　2327、2499、2757、2969、2971（2）、

3273、　3685、　3761、　4175、　4601、
4603（2）、4605、4779、5013、5209、
5251、　5763、　5809、　5831、　5947、
6217、　6703、　7169、　7193、　7217、
7495、7511、7759

鹽消　1577、1619、2067（3）

鹽菹　4613、4791

鹽菹水　4723

鹽梂子　5211

鹽梅　713、731、745、747、923、1081、
　　1207、1775、2417、3449、4865、
　　4869、5413、6167

鹽梅子　5211

鹽梅子核　3721

鹽梅肉　2149

鹽豉　1319、1347、1365、1385、1765、
　　2039、3849、4327、4331（2）、6957、
　　7161、7539

鹽鹵　1641、1649、2067、5279

鹽鹵水　693

鹽鹵汁　1603、4335

鹽塊　2103

鹽筒　4727

鹽湯　491、709、919、1001、1077、
　　1139、1209、1211、1267、1315、
　　1481、1617、1709、1781、1803（2）、
　　1847、2033、2035、2037、2041（4）、
　　2063、2127、2131、2165、2167、
　　2203、2211、2239、2253、2303、
　　2325、2327、2329、2337、2637、
　　2639、2655、2661、2675、2691、
　　2709、2725、2853、2971（2）、3025、
　　3033、3079、3087、3089、3305、

3395、3445、3447、3453、3457、
3483、3491、3493、3619、3621、
3675、3695、3755（2）、3803、4173、
4243、4327、4453、4553（2）、4603、
4745、4779、4953、5011、5051、
5083、5171、5173（2）、5199、5307
（2）、5405、5511、5513、5577（3）、
5947、6047、6141、6163、6169、
6183、6195、6203、6421（2）、6473、
7069、7405、7503（3）、7523、7555、
7681、7717、7719、7721（3）、7757、
7759

鹽楊梅　693、1251

鹽碌　7197

鹽精　2053、2055、2057（2）

鹽精石　2053、2055（2）、2059

鹽滷　549

鹽綠　2063、2065（2）

鹽麩　5211、5213

鹽麩子　655、691、703、749、797、823、
873、1037、1103、1127、1291、
5159、5211（2）、5213（2）、6159、
6161

鹽麩子根　1295

鹽醋　2773、4017

鹽醋汁　6515

鹽膚子　5211

鹽膚子木　6159

鹽漿　6975

鹽漿水　5613

鹽龍　6463、6509、6511

鹽藏魚腸　6711

鹽藏楊梅　5035

鹽霜　5213

鹽膽　1419

鹽膽水　649、1203、1377、1419

鹽甕　7369

鹽糝　6717

鹽藥　1039、1151、1167、1205、1245、
1259、1269、2025、2065

鹽醬　4785

鹽蟹汁　1105、6785

鷦鳴　6923

醽　4399

釀　4399

釀米　5351

靈芝　4827

靈羊　7235

靈牀下鞋　6049

靈牀上果子　5233、5319

靈牀鞋　6015

靈草　4061、7493

靈草銀　1577

靈砂　685、691、715、865、987、995、
1727、1755（3）、1777（4）、1779
（3）、2131

靈脂　2427

靈通　2187

靈雀　6109、6115（2）

靈猫　851

靈猫陰　665、767、883、931、997、1293

靈液　1747（2）、7739（2）

靈楓　5439

靈壽　5925

靈壽木　525、5729、5923

靈貍　7541（2）、7543

靈貓　7409、7541（2）、7553

靈貓陰　681

靈貓囊　7535

靈龜　6729（2）、6731、6743、6745（2）

靈簪　7069

靈蟲　6743、6745（2）

蠶　1197、2957、3467、4723、5731、5751（3）、5755、6021、6107、6111、6143、6151、6181、6185（2）、6187（4）、6189（7）、6191、6193（2）、6205（7）、6209、6213（5）、6215（2）、6217、6219（2）、6225、6287、6299、6307（2）、6451、6457（6）、7331、7389

蠶子　6185、6201、6507

蠶子故紙　6205

蠶布袋　6203

蠶生　7095

蠶豆　523、697、4259、4307（2）、4309（2）、4311（2）、6871

蠶豆苗　703、1283

蠶沙　555（2）、623、807、923、967、1005、1019、1021、1057、1139、1199、1249、1301、1313、1525、4147、4613、4895、6209（5）、6211（9）、6767

蠶莓　3643（2）

蠶莓子　3631

蠶故紙　6203

蠶故紙灰　1279

蠶砂　2121、3453

蠶退　1109、6201

蠶退紙　645、955、1225、1291、2565、

6195、6201、6203（6）、6425

蠶退紙灰　859、883、1117、1217、6203

蠶屎　6209

蠶連　759、923、6201（2）

蠶連紙　6201

蠶桑涎　6189

蠶紙　6189、6201、6203（3）、6205

蠶紙灰　945、1099、3109

蠶絲　6189、6261

蠶蛾　1043、1237、4971、6207（4）、6209、6231、6331、6363（2）

蠶蛻　909、1053、6201（2）

蠶蛻紙　1063、1309、6199

蠶蛻紙灰　1313、1321

蠶蛹　697、837、893、1209、1355、3001、6129、6137、6197（2）、6371

蠶種　6203、6205、6223

蠶種子　3289

蠶頭當歸　2571

蠶頭鞭節　2467

蠶繭　717、893、923、955、1099、1225、1229（2）、1369、1629、1857、5687、6199（3）、6201、7683、7689

蠶繭灰　6093

蠶繭草　1265、3065、3275、4027、4089

蠶繭退　6043

蠶類　6189

蠶蚴　6189

鬭雪紅　3697

囓桑　6339（4）

囓髮　6339、6341

囓鐵　7435（3）

蟎龜　6727、6743（2）、6745

鷺　699、6883、6929（3）、6931（4）、
　6933

鷺頭灰　639

鷺鷥　6931

鷺鷥藤　3369、3865、3871、5687

鸎　6929

鸚鵡　6443、6883、6933（5）

鸚鵡毛屎　1267

邊箕柴　4027、4091

籬下竹根　5999

籬鬲草　1143

籬脚朽竹　5999

籬鷃　7025

鸄　7101

鷮　7109、7111（2）

鷮鳩　7111（2）

鱟　6727、6779、6785（5）

鱟帆　6787

鱟尾　1311、5491

鱟殼　759

鱟魚　945、6785

鱟魚尾　957

鱟魚骨　1307

鱟魚殼　825、6789

鱟魚膽　1199、6787

鱟醬　6787

玃　7409

鱯　6663（2）、6665（3）

鱯魚　6663（2）、6669

鱤　699、6599

鱤魚　525、663、725、6573、6599（2）

鱤魚鮓　6599

鱤鮓　6599

鱧　3229、6519、6545、6641（3）、
　6645（2）、6661、6665

鱧肝腸　1157

鱧魚　685、803、1199、1205、1357、
　2997、3961、4701、6575、6641、
　6643（2）、6645

鱧魚苗　6637

鱧魚腸　1215

鱧魚膽　1109

鱧魚醬　4387

鱧腸　519、521、863、1043、1051、
　1235、3063、3227、3229（2）、3233

鱧腸汁　1129

鱧腸草汁　3231

鱭　6573、6613

鱮　6587（4）

鱮魚　6573、6587（2）

鱠　6597、6623、6641、6643、6663、
　6681（2）、6703、6715

鱠殘　6635（2）

鱠殘魚　699、6573、6633

鱣　6649、6657（4）、6659（2）

鱣魚　6575、6649、6657

鱣魚肝　1205

鱣鮪　6605

鱣屬　6659

鱶　6719

鱘　6605、6681

鱘魚　6707

讓實　4025、4063

鸛　7083（2）、7109、7133（5）

鷹　6569、6845、6879、7045、7075、
　7079、7083（3）、7089、7109、7123

（6）、7125、7129（4）、7131、7133（4）、7143、7213（2）、7625、7627
鷹矢白　843、6853、6985
鷹肉　851
鷹背狗　7129、7213
鷹骨　1249
鷹屎　1069、1075（2）、1299、1433、6353、7127、7737
鷹屎白　701、971、1073（2）、1075（2）、1235、1237、4059、6191、7127（3）、7737（2）
鷹睛汁　1047
鷹頭　947、1033、1157、7125
鷹嘴爪　947
鷹糞　711、2169、2643、7127
鷎鳭　7045
瀏鶒　6443、6883、6927
瀏鶩　1267、6927（2）
鸏鸇　6883、6895（3）
鼺　4219、4905
鸐鶴　6881、6891（3）、7117
鷗鶚　699、6883、6923（2）、6925（3）
鷗鶚膏　1061、6925

二十五畫

鬣　6719、7333
虉　6343
欖仁　5091、5093
欖香　5091
欖糖　5091
欖醬　5091
鸍　6923（2）
玃　7157
鸎　5037、7095（4）
鸎桃　5035、5037
鼉　6483（4）、6485（2）、6487（2）、6519、6759、7457
鼉甲　557、851、855、879、967、1003、1149、1157、1191、1205、1225、1307、1315、6483、6485（2）
鼉皮　945
鼉更　6483
鼉虱　7051
鼉脂　1191
鼉鼓　6483
鼉龍　525、6463、6483
鼳鼥　7631
鑰匙　1565、1673
鑰匙湯　711、6073
鑱頭歸　2573
鱴刀　6605
鱨魚　6677（2）
鱭　6605
鱭魚　6573、6605（2）、6607
鱶　6601
鸑鷟　6933（4）、7117
鸋　7025
鸋鴂　7087
鼈（鱉）　3649（2）、4623、4643、4683（3）、5183、5953、6211、6359（3）、6375（2）、6381、6443（2）、6481、6725、6727、6745、6757（7）、6759（4）、6761（2）、6765（12）、6767、6771（3）、6773（2）、6775（4）、6837、6861、7337（2）、7583

（2）、7631、7785

黿甲　485、1211、1217、1231、1269、
　1301、1311、1321、1349、1359、
　1365、2617、2667、3059、4737、
　4773、5953、6485、6491、6759（4）、
　6761（3）、6763（12）、6765（3）、
　6775、7053、7055

黿甲及頭　6765

黿肉　1251、1307、6211、6715、6765、
　6921、7159

黿血　1355、6769（4）

黿肚骨　6737

黿首　4775

黿津　6759

黿珠　6773、6815

黿頭　6045、6767（2）

黿頭灰　1339

鸛　7009（2）、7011（5）

鸛鵝　699、819、6943、7009、7011

鸛雞　7009、7013

蠻瓜　4775（2）、4777

蠻楂　4955（3）

蠻薑　2649、3547（2）

蠻鹽　2047

二十六畫

驢　1571、7155、7237、7343（6）、
　7355（4）、7399、7435、7477（3）、
　7485、7629、7649

驢小便　7353

驢毛　625、1347、1351

驢包衣　1303

驢皮　4205、7371（2）、7373（2）、

　7397

驢皮骨　769

驢皮膠　7371、7373、7375

驢耳垢　1263

驢肉　563、567（2）、569、573、883、
　887、2785、7343（2）

驢羊　7237、7477

驢豆　4305

驢尿　715、817、971、1041、1143、
　1225、1267、1271、7353（2）

驢尿泥　1265、1479、1517

驢乳　645、937、993、1041、1065、
　1087、1351、6417、7347、7361

驢背前交脊中毛　7349

驢骨　1021

驢前脚脛骨　7345

驢屎　715、971、1185、1205（2）、
　1225、1265、7353（2）

驢屎汁　993

驢屎灰　861

驢脂　645、765、883、1061、1193、
　1205、7345

驢脚脛　387

驢膊上旋毛　7349

驢槽　7355（2）

驢頭　1031

驢頭汁　1029

驢頭骨　1343

驢蹄　7351（2）

驢蹄灰　1201

驢蹄底　705

驢糞　7307

驢鬐膏　1073

驢懸蹄　1193

驢髓　7347

釅灰汁　3513

釅米醋　2129

釅醋　2153、2235、3387、3447、3455、
　　3517、3707、4057、4153、4397、
　　7197、7735

鱸　7415

鷉　7061（3）

鼶鼠　6943、7059

蠮子　6391

蠮螉　6107、6297、6417、6419（2）

鱤魚　6573、6635

二十六畫以上

蘱　3955

鸛雉　7015

鸕鶿　449、775、787、1969、6883、
　　6935（5）、6937（5）

鸕鶿末　449

鸕鶿骨　1073、6937

鸕鶿屎　1083、6939（4）

鸕鶿頭　711、1295

鸜　6685

鸜烏　6683（3）

蠼蝓　6251（2）

鑽凍　3163、3165

鱗魚　6663（2）

鱸　699、6625（2）

鱸魚　571、787、3961、6573、6625（2）

鼉皮　6745、6747

纜魚　6683、6685

驥　7459

鸚鵡　7111

鸚鵡鳥　7111

鸛　1967（2）、1969（3）、6569（2）、
　　6881、6887（7）、6889（3）、6893、
　　7117、7137

鸛卵　1357

鸛骨　995、1293

鸛屎　1351、1365、4825（2）

鸛菌　4825

鸛脛骨　975

鸛腦　1157

鸍　6891、6931

鑿子木　5911（2）

鑿柄木　6017、6065

鑿柄木灰　1321

鑿柄承斧處打卷者　6065

鸛鴝　1775

鸚哥　7113（2）

鸚哥舌　2659

鸚鵡　829、6369、6747、7113

鸚鵡螺　6857（2）

鸚鵡　7075、7113（3）、7115（2）、7657

䶄鼠　525、605、6341、7061

䶄鼠　7061

麠　7475、7477

麠羊　7409、7475、7477（2）

鼈（鱉）　567、573（2）、655、699、
　　829

鼈甲　533（2）、559、565、603、657、
　　661、701、763、839、865、911、
　　963、967、1001、1085、1173、1197、
　　2497

鼈肉　565、569（2）、571（2）、677、

725、805、837、967、1003、1125

鼈血　619、943

鼈脂　1129

鼈頭　941（2）

鼈頭灰　995

鼈臛　755

驪珠　5085

虋　3105、4203（3）、4205、4209（2）

虋冬　3105、3731（2）

鬱　2737（4）、4455（2）

鬱李　5817

鬱金　491、505、543、591、643、683、
　693、709、737、857、871、881、923
　（2）、953、965、985、989、993、
　1063、1077、1131、1193、1239、
　1277、1289、1303、1329、2021、
　2481、2567、2695（4）、2697（7）、
　2699（4）、2701（7）、2703（7）、
　2707、2739（4）、3417、3421、3453、
　4467、5189、5411、5587、5905、

6975

鬱金末　2701、2703（3）、2705（2）

鬱金花香　2699、2737

鬱金香　527、847、993、1289、2567、
　2701、2737（2）、2739（2）、4401

鬱金根　2737

鬱草　2739

鬱香　2737

鬱臭　2905（2）

鬱臭草　2887、2905

鬱鬯　2699

鸛鴝　829、947、5827、7075、7089、
　7091（2）、7095、7111、7115

鸛鴝睛汁　1047

鱷　951

鸞　7117

鸞血　447、7119（2）

鸞蜂　6145

鸞豬　7465（2）

鸞雞　6697

形義相關用字取捨表

說明：

1. 本字表所收以異體字爲主。
2. 包括部分俗訛字或字義不同、但在《綱目》常見混用者。
3. 藥物別名及訛誤名。
4. 用字選擇的原則与办法見書前凡例及書後校後記。

序號	各組文字均據文義取舍			序號	各組文字均據文義取舍		
1	癌	癌	統作"癌"	20	邊	边	統作"邊"
2	艾	艾	統作"艾"	21	邊	邊	統作"邊"
3	愛	爱	統作"愛"	22	變	変	統作"變"
4	礙	碍	統作"礙"	23	變	变	統作"變"
5	熬	熬	統作"熬"	24	膘	臕	統作"膘"
6	奧	奧	統作"奧"	25	飆	飈	統作"飆"
7	鏊	鏉	統作"鏊"	26	贂	賒	統作"賒"
8	拔	扳	統作"拔"	27	飆	飇	統作"飆"
9	拔	抜	統作"拔"	28	飆	飈	統作"飆"
10	白鮮皮	白蘚皮	統作"白鮮皮"	29	鰾	鰾	統作"鰾"
11	柏	栢	統作"柏"	30	賓	宾	統作"賓"
12	癍	瘢	統作"癍"	31	濱	滨	統作"濱"
13	寶	寳	統作"寶"	32	檳	檳	統作"檳"
14	寶	宝	統作"寶"	33	檳	梹	統作"檳"
15	寶	宝	統作"寶"	34	檳	梹	统作"檳"
16	杯	桮[1]	統作"杯"	35	殯	殯	統作"殯"
17	鼻	臭	統作"鼻"	36	鬢	鬂	統作"鬢"
18	閉	閕	統作"閉"	37	冰	氷	統作"冰"
19	鼊	鼈	統作"鼊"	38	禀	稟	統作"禀"

---

[1] 桮：作"杯"義時，統作"杯"。

續表

序號	各組文字均據文義取舍			序號	各組文字均據文義取舍		
39	并	幷	統作“并”	71	雛	雏	統作“雛”
40	撥	⿰扌⿱癶元	統作“撥”	72	雛	鶵	統作“雛”
41	剥	剝	統作“剥”	73	處	虜	統作“處”
42	博	愽	統作“博”	74	處	処	統作“處”
43	餺	⿰飠不	統作“餺”	75	畜	⿰牜畜	統作“畜”
44	補	補	統作“補”	76	觸	触	統作“觸”
45	步	步	統作“步”	77	欵	款	統作“欵”
46	參	参	統作“參”	78	船	舩	統作“船”
47	參	叅	統作“參”	79	船	舡	統作“船”
48	蠶	蚕	統作“蠶”	80	瘡	疮	統作“瘡”
49	蠶	蠺	統作“蠶”	81	窗	窻	統作“窗”
50	慘	惨	統作“慘”	82	窗	窓	統作“窗”
51	厠	廁	統作“厠”	83	窗	牕	統作“窗”
52	鍤	鍤	統作“鍤”	84	錘	鎚	統作“錘”
53	蠆	虿	統作“蠆”	85	瓷	甆	統作“瓷”
54	纏	纒	統作“纏”	86	鷀	⿰馬茲	統作“鷀”
55	蟬	蝉	統作“蟬”	87	怱	悤	統作“怱”
56	嘗	甞	統作“嘗”	88	葱	蔥	統作“葱”
57	嘗	尝	統作“嘗”	89	璁	璁	統作“璁”
58	場	塲	統作“場”	90	聰	聦	統作“聰”
59	衵	昹	統作“衵”	91	從	从	統作“從”
60	趁	趂	統作“趁”	92	凑	湊	統作“凑”
61	稱	称	統作“稱”	93	粗	麄	統作“粗”
62	乘	乗	統作“乘”	94	爨	⿱興大	統作“爨”
63	癡	痴	統作“癡”	95	爨	⿱興貝	統作“爨”
64	耻	恥	統作“耻”	96	脆	脃	統作“脆”
65	敕	勅	統作“敕”	97	嵯	嵳	統作“嵯”
66	冲	沖	統作“冲”	98	大抵	大抵	統作“大抵”
67	充	克	統作“充”	99	帶	带	統作“帶”
68	蟲	虫	統作“蟲”	100	帶	带	統作“帶”
69	蟲	⿱一虫	統作“蟲”	101	單	单	统作“單”
70	厨	廚	統作“厨”	102	膽	胆	統作“膽”

序號	各組文字均據文義取舍			序號	各組文字均據文義取舍		
103	黨	党	統作"黨"	133	惡	恶	統作"惡"
104	擣	捣	統作"擣"	134	惡	悪	統作"惡"
105	盜	盗	統作"盜"	135	餛	餽	統作"餛"
106	燈	灯	統作"燈"	136	萼	蕚	統作"萼"
107	等	寺	統作"等"	137	爾	尔	統作"爾"
108	地	坔	統作"地"	138	發	發	統作"發"
109	遞	逓	統作"遞"	139	發	発	統作"發"
110	蒂	蔕	統作"蒂"	140	髮	髪	統作"髮"
111	點	点	統作"點"	141	髮	髡	統作"髮"
112	疊	疉	統作"疊"	142	番	畨	統作"番"
113	疊	曡	統作"疊"	143	幡	旛	統作"幡"
114	疊	叠	統作"疊"	144	翻	飜	統作"翻"
115	鼎	鼑	統作"鼎"	145	翻	繙	統作"翻"
116	兜	兠	統作"兜"	146	凡	几	統作"凡"
117	鬭	鬪	統作"鬭"	147	礬	矾	統作"礬"
118	鬭	鬧	統作"鬭"	148	礬	礐	統作"礬"
119	鬭	鬥	統作"鬭"	149	礬	峇	統作"礬"
120	鬭	闘	統作"鬭"	150	礬	凡①	統作"礬"
121	獨	独	統作"獨"	151	範	范	統作"範"
122	睹	覩	統作"睹"	152	仿佛	髣髴	統作"仿佛"
123	斷	断	統作"斷"	153	仿佛	彷彿	統作"仿佛"
124	對	对	統作"對"	154	妃	妃	統作"妃"
125	兌	兑	統作"兌"	155	廢	癈	統作"廢"
126	朵	朶	統作"朵"	156	風	凬	統作"風"
127	垛	垜	統作"垛"	157	風	凨	統作"風"
128	鼉	鼍	統作"鼉"	158	風	飌	統作"風"
129	墮	堕	統作"墮"	159	峰	峯	統作"峰"
130	峨	峩	統作"峨"	160	蜂	蜂	統作"蜂"
131	鵝	鵞	統作"鵝"	161	伏	伏	統作"伏"
132	蛾	蝅	統作"蛾"	162	伏	狀	統作"伏"

---

① 凡：僅在作藥名時，統作"礬"。

序號	各組文字均據文義取舍			序號	各組文字均據文義取舍		
163	梟	梟	統作"梟"	193	觀	观	統作"觀"
164	負	負	統作"負"	194	館	舘	統作"館"
165	畺	蟲	統作"畺"	195	灌	灌	統作"灌"
166	覆	覂	統作"覆"	196	罐	鑵	統作"罐"
167	蓋	羞	統作"蓋"	197	罐	甂	統作"罐"
168	蓋	葢	統作"蓋"	198	罐	礶	統作"罐"
169	概	槩	統作"概"	199	歸	帰	統作"歸"
170	趕	赶	統作"趕"	200	歸	帰	統作"歸"
171	剛	刚	統作"剛"	201	鬼	鬼	統作"鬼"
172	缸	甌	統作"缸"	202	鬼	兎	統作"鬼"
173	皋	臯	統作"皋"	203	鬼	鬼	統作"鬼"
174	高	髙	統作"高"	204	蝸	蝸	統作"蝸"
175	糕	餻	統作"糕"	205	國	国	統作"國"
176	歌	謌	統作"歌"	206	國	国	統作"國"
177	閣	閤	統作"閣"	207	裹	裹	統作"裹"
178	個	个	統作"個"	208	過	过	統作"過"
179	羹	羮	統作"羹"	209	還	还	統作"還"
180	羹	羹	統作"羹"	210	罕	罕	統作"罕"
181	宮	宫	統作"宮"	211	銲	釬	統作"銲"
182	鉤	鈎	統作"鉤"	212	飴	卹	統作"飴"
183	箍	篐	統作"箍"	213	橫	横	統作"橫"
184	箍	笟	統作"箍"	214	衡	衡	統作"衡"
185	穀	穀	統作"穀"	215	駒	駒	統作"駒"
186	穀	谷①	統作"穀"	216	喉	喉	統作"喉"
187	鼓	皷	統作"鼓"	217	後	后②	統作"後"
188	鼓	皷	統作"鼓"	218	虜	雺	統作"虜"
189	穀	穀	統作"穀"	219	槲若	槲若	統作"槲若"
190	怪	恠	統作"怪"	220	虎	虎	統作"虎"
191	關	関	統作"關"	221	虎骨	琥骨	統作"虎骨"
192	關	闗	統作"關"	222	琥珀	虎珀	統作"琥珀"

---

① 谷：作"穀物"義時統作"穀"。

② 后：表示前後方位時統作"後"。

序號	各組文字均據文義取舍			序號	各組文字均據文義取舍		
223	華佗	華陀	統作“華佗”	255	蟣	虮	統作“蟣”
224	懷	懐	統作“懷”	256	戟	戟	統作“戟”
225	壞	壊	統作“壞”	257	劑	剂	統作“劑”
226	换	換	统作“换”	258	劑	剤	統作“劑”
227	唤	喚	统作“唤”	259	迹	蹟、	統作“迹”
228	涣	渙	统作“涣”	260	迹	跡	統作“迹”
229	焕	煥	统作“焕	261	濟	济	統作“濟”
230	痪	瘓	统作“痪”	262	繼	継	統作“繼”
231	䀮	𥈠	統作“䀮”	263	祭	祭	統作“祭”
232	黄	黃	統作“黄”	264	寄	寄	統作“寄”
233	黄蘗	黃蘗	統作“黄蘗”	265	夏	夓	統作“夏”
234	黄芪	黃芪	統作“黄芪”	266	夏	夓	統作“夏”
235	回	迴	統作“回”	267	廦	廲	統作“廦”
236	回	廻	統作“回”	268	兼	兼	統作“兼”
237	回	廽	統作“回”	269	箋	牋	統作“箋”
238	回	囘	統作“回”	270	繭	蠒	統作“繭”
239	回	囬	統作“回”	271	繭	蚕	統作“繭”
240	茴	茴	統作“茴”	272	减	減	統作“減”
241	彙	彚	統作“彙”	273	減	滅	統作“減”
242	會	会	統作“會”	274	鹼	鹻	統作“鹼”
243	穢	穢	統作“穢”	275	鹼	碱	統作“鹼”
244	昏	昬	統作“昏”	276	劍	劒	統作“劍”
245	婚	婚	統作“婚”	277	劍	劔	統作“劍”
246	魂	䰟	統作“魂”	278	劍	劎	統作“劍”
247	或	戓	統作“或”	279	健	徤	統作“健”
248	榑	榑	統作“榑”	280	僭	僣	統作“僭”
249	霍亂	癨亂	統作“霍亂”	281	將	将	統作“將”
250	藿香	霍香	統作“藿香”	282	將	将	統作“將”
251	虈	萑	統作“虈”	283	降	降	統作“降”
252	羈	覊	統作“羈”	284	椒	椒	統作“椒”
253	疾	疾	統作“疾”	285	脚	腳	統作“脚”
254	棘	棘	統作“棘”	286	攬	撹	統作“攬”

序號	各組文字均據文義取舍			序號	各組文字均據文義取舍		
287	叫	呌	統作"叫"	319	決	决	統作"決"
288	覺	𧠢	統作"覺"	320	躐	躐	統作"躐"
289	覺	觉	統作"覺"	321	欬	欶	統作"欬"
290	階	堦	統作"階"	322	殼	殻	統作"殼"
291	瘤	疛	統作"瘤"	323	殼	壳	統作"殼"
292	節	莭	統作"節"	324	剋	尅	統作"剋"
293	節	卩	統作"節"	325	寇	宼	統作"寇"
294	劫	刦	統作"劫"	326	寇	冦	統作"寇"
295	劫	刧	統作"劫"	327	寇	宼	統作"寇"
296	劫	刼	統作"劫"	328	苦蕒	苦買	統作"苦蕒"
297	解	觧	統作"解"	329	塊	堍	統作"塊"
298	盡	尽	統作"盡"	330	塊	塊	統作"塊"
299	晉	晋	統作"晉"	331	塊	塊	統作"塊"
300	浸	浸	統作"浸"	332	鱠	鮠	統作"鱠"
301	莖	茎	統作"莖"	333	款	欵	統作"款"
302	經	経	統作"經"	334	款	款	統作"款"
303	經	経	統作"經"	335	況	况	統作"況"
304	荊	荊	統作"荊"	336	穬	穅	統作"穬"
305	净	淨	統作"净"	337	虧	虧	統作"虧"
306	净	淨	統作"净"	338	闊	濶	統作"闊"
307	静	靜	統作"静"	339	蠟	蜡	統作"蠟"
308	迴	逈	統作"迴"	340	來	来	統作"來"
309	舊	旧	統作"舊"	341	萊	莱	統作"萊"
310	柏	栢	統作"柏"	342	策	筞	統作"策"
311	拘	拘	統作"拘"	343	賴	頼	統作"賴"
312	舉	举	統作"舉"	344	癲	癩	統作"癲"
313	欅	梓	統作"欅"	345	嵐	岚	統作"嵐"
314	據	据	統作"據"	346	覽	覧	統作"覽"
315	懼	惧	統作"懼"	347	嬾	嬾	統作"嬾"
316	遽	遽	統作"遽"	348	撈	捞	統作"撈"
317	鐫	鎸	統作"鐫"	349	勞	劳	統作"勞"
318	倦	倦	統作"倦"	350	癆	痨	統作"癆"

序號	各組文字均據文義取舍			序號	各組文字均據文義取舍		
351	贏	贏	統作"贏"	381	靈	霛	統作"靈"
352	鷅	鷅	統作"鷅"	382	淩	凌	統作"淩"
353	淚	泪	統作"淚"	383	溜	潘	統作"溜"
354	類	類	統作"類"	384	劉	刘	統作"劉"
355	離	离	統作"離"	385	留	畱	統作"留"
356	禮	礼	統作"禮"	386	留	畱	統作"留"
357	鱧	鱧	統作"鱧"	387	榴	橊	統作"榴"
358	歷	歷	統作"歷"	388	瘤	癅	統作"瘤"
359	歷	厯	統作"歷"	389	柳	栁	統作"柳"
360	藶	藶	統作"藶"	390	柳	桺	統作"柳"
361	癧	癧	統作"癧"	391	柳	栁	統作"柳"
362	癧	癧	統作"癧"	392	龍	龙	統作"龍"
363	癘	疠	統作"癘"	393	聾	聋	統作"聾"
364	蠣	蛎	統作"蠣"	394	壟	壠	統作"壟"
365	蠣	蛎	統作"蠣"	395	癃	癃	統作"癃"
366	廉	廉	統作"廉"	396	蔞	萋	統作"蔞"
367	臁瘡	臁瘡	統作"臁瘡"	397	樓	楼	統作"樓"
368	斂	歛	統作"斂"	398	嶁	嵝	統作"嶁"
369	鍊	鍊	統作"鍊"	399	瘻	瘘	統作"瘻"
370	莨菪	莨菪	統作"莨菪"	400	漏	漏	統作"漏"
371	涼	凉	統作"涼"	401	蘆	芦	統作"蘆"
372	兩	两	統作"兩"	402	爐	炉	統作"爐"
373	兩	両	統作"兩"	403	驢	驴	統作"驢"
374	兩	乃	統作"兩"	404	録	录	統作"録"
375	兩	刄	統作"兩"	405	録	錄	統作"録"
376	兩	刄①	統作"兩"	406	禄	祿	統作"禄"
377	鄰	隣	統作"鄰"	407	攣	挛	統作"攣"
378	廩	廪	統作"廩"	408	鸞	鸾	統作"鸞"
379	靈	灵	統作"靈"	409	亂	乱	統作"亂"
380	靈	霝	統作"靈"	410	騾	赢	統作"騾"

---

① 刄：及"乃""刄"，均爲手寫處方所用俗"兩"字。

序號	各組文字均據文義取舍			序號	各組文字均據文義取舍		
411	縷	綹	統作"縷"	443	麵	麪	統作"麵"
412	略	畧	統作"略"	444	渺	淼	統作"渺"
413	蟆	蟇	統作"蟆"	445	妙	玅	統作"妙"
414	蟆	蟆	統作"蟆"	446	咩	哶	統作"咩"
415	鼉	鼉	統作"鼉"	447	咩	哶	統作"咩"
416	馬藺	馬蕳	統作"馬藺"	448	咩	哔	統作"咩"
417	邁	迈	統作"邁"	449	滅	威	統作"滅"
418	脉	脈	統作"脉"	450	泯	冺	統作"泯"
419	蠻	蛮	統作"蠻"	451	瞑	瞙	統作"瞑"
420	满	蒲蒲	統作"满"	452	螟	蝉	統作"螟"
421	滿	潣	統作"滿"	453	命	令	統作"命"
422	芒	芲	統作"芒"	454	謨	暮	統作"謨"
423	莽	莾	統作"莽"	455	貘	獏	統作"貘"
424	莽草	莾草	統作"莽草"	456	歃	歃	統作"歃"
425	蟒	蠎	統作"蟒"	457	歃	卹	統作"歃"
426	冒	冐	統作"冒"	458	歃	呬	統作"歃"
427	貌	兒	統作"貌"	459	嬭	妳	統作"嬭"
428	沒	沒	統作"沒"	460	難	难	統作"難"
429	黴	霉	統作"黴"	461	內	內	統作"內"
430	美	羙	統作"美"	462	釀	釀	統作"釀"
431	虻	蝱	統作"虻"	463	釀	酿	統作"釀"
432	蒙	濛	統作"蒙"	464	尿	溺	統作"尿"
433	夢	夣	統作"夢"	465	捏	揑	統作"捏"
434	彌	弥	統作"彌"	466	齧	嚙	統作"齧"
435	鼊	鼊	統作"鼊"	467	孽	孼	統作"孽"
436	縻	麼	統作"縻"	468	蘖	蘖	統作"蘖"
437	覓	覔	統作"覓"	469	寧	寍	統作"寧"
438	祕	祕	統作"祕"	470	寧	甯	統作"寧"
439	密	宻	統作"密"	471	寧	宵	統作"寧"
440	綿	緜	統作"綿"	472	寧	寕	統作"寧"
441	面	靣	統作"面"	473	暖	煖	統作"暖"
442	麪	麫	統作"麪"	474	暖	暅	統作"暖"

續表

序號	各組文字均據文義取舍			序號	各組文字均據文義取舍		
475	暖	晲	統作"暖"	507	牽	牵	統作"牽"
476	煖	煊	統作"煖"	508	錢	𢆡	統作"錢"
477	糯	粆	統作"糯"	509	錢	𢆡	統作"錢"
478	糯	稬	統作"糯"	510	鉗	箝	統作"鉗"
479	糯	穤	統作"糯"	511	潛	潜	統作"潛"
480	衄	衂	統作"衄"	512	羌	羗	統作"羌"
481	毆	毆	統作"毆"	513	蜣	虫羌	統作"蜣"
482	炮	皰	統作"炮"	514	強	强	統作"強"
483	蓬	蓬	統作"蓬",	515	牆	墙	統作"牆"
484	砒	硇	統作"砒"	516	敲	獻	統作"敲"
485	砒	砒	統作"砒"	517	鴒	鸰	統作"鴒"
486	辟虺雷	避虺雷	統作"辟虺雷"	518	輕	轻	統作"輕"
487	牝	牝	統作"牝"	519	卿	卿	統作"卿"
488	瓶	缾	統作"瓶"	520	茼	莔	統作"茼"
489	婆	媻	統作"婆"	521	驅	歐	統作"驅"
490	魄	覐	統作"魄"	522	趨	赵	統作"趨"
491	蒲荔	蒲弱	統作"蒲荔"	523	黿	鼋	統作"黿"
492	漆	渿	統作"漆"	524	麯	麴	統作"麯"
493	漆	柒	統作"漆"	525	却	卻	統作"却"
494	齊	斉	統作"齊"	526	蔻	蔻	統作"蔻"
495	奇	竒	統作"奇"	527	群	羣	統作"群"
496	臍	脐	統作"臍"	528	瘑揭	帬揭	統作"瘑揭"
497	棋	碁	統作"棋"	529	穰	穣	統作"穰"
498	棋	棊	統作"棋"	530	壤	壤	統作"壤"
499	蠐	蛴	統用"蠐"	531	蕘	莐	統作"蕘"
500	苣	苣	統作"苣"	532	繞	遶	統作"繞"
501	杞	梠	統作"杞"	533	熱	热	統作"熱"
502	啓	啟	統作"啓"	534	刃	刄	統作"刃"
503	起	起	統作"起"	535	韌	靭	統作"韌"
504	氣	気	統作"氣"	536	妊	姙	統作"妊"
505	棄	弃	統作"棄"	537	紝	絍	統作"紝"
506	器	噐	統作"器"	538	榮	荣	統作"榮"

形義相關用字取捨表

545

序號	各組文字均據文義取舍			序號	各組文字均據文義取舍		
539	内	瓜	統作"内"	570	飾	餝	統作"飾"
540	肉	冈	統作"肉"	571	柿	枾	統作"柿"
541	㮡	檽	統作"㮡"	572	奭	奭	統作"奭"
542	蕤核	猱核	統作"蕤核"	573	螫	蝛	統作"螫"
543	蕊	蘽	統作"蕊"	574	收	収	統作"收"
544	蕊	蕋	統作"蕊"	575	收	牧	統作"收"
545	蕊	蘂	統作"蕊"	576	壽	寿	統作"壽"
546	爇	爇	統作"爇"	577	壽	壽	統作"壽"
547	喪	丧	統作"喪"	578	疏	疏	統作"疏"
548	色	邑	統作"色"	579	疏	疎	統作"疏"
549	澀	澁	統作"澀"	580	疏	疎	統作"疏"
550	澀	澀	統作"澀"	581	蔬	蔬	統作"蔬"
551	殺	杀	統作"殺"	582	熟	炦	統作"熟"
552	鯊	魦	統作"鯊"	583	熟	朹	統作"熟"
553	曬	暵	統作"曬"	584	屬	属	統作"屬"
554	删	刪	統作"删"	585	鼠	鼡	統作"鼠"
555	鮑	鮑	統作"鮑"	586	樹	樹	統作"樹"
556	蛇	虵	統作"蛇"	587	樹	尌	統作"樹"
557	蛇	虵	統作"蛇"	588	豎	竪	統作"豎"
558	攝	挕	統作"攝"	589	數	数	統作"數"
559	聲	声	統作"聲"	590	漱口	欶口	統作"漱口"
560	繩	繩	統作"繩"	591	雙	双	統作"雙"
561	聖	圣	統作"聖"	592	睡	睡	統作"睡"
562	濕	淫	統作"濕"	593	説	說	統作"説"
563	濕	湿	統作"濕"	594	説	說	統作"説"
564	實	实	統作"實"	595	搜	摉	統作"搜"
565	峕	峕	統作"峕"	596	嗽	嗽	統作"嗽"
566	似	佀	統作"似"	597	雖	虽	統作"雖"
567	勢	势	統作"勢"	598	歲	歲	統作"歲"
568	飾	餙	統作"飾"	599	歲	歳	統作"歲"
569	飾	餝	統作"飾"	600	飧	飱①	統作"飧"

---

① 飧：做"飧瀉"義時統作"飧"。

序號	各組文字均據文義取捨			序號	各組文字均據文義取捨		
601	縮	縮	統作"縮"	631	亡	兦	統作"亡"
602	瑣	瑣	統作"瑣"	632	往	徃	統作"往"
603	鎖	鎖	統作"鎖"	633	茵	苪	統作"茵"
604	獺	獺	統作"獺"	634	茵	茵	統作"茵"
605	攤	摊	統作"攤"	635	葳蕤	葳甤	統作"葳蕤"
606	壜	罎	統作"壜"	636	微	微	統作"微"
607	壜	罈	統作"壜"	637	爲	为	統作"爲"
608	錫	鍚	統作"錫"	638	潙	溈	統作"潙"
609	桃	烑	統作"桃"	639	僞	偽	統作"僞"
610	體	体	統作"體"	640	蔿	蒍	統作"蔿"
611	體	骵	統作"體"	641	衛	衞	統作"衛"
612	體	躰	統作"體"	642	猬	蝟	統作"猬"
613	體	軆	統作"體"	643	温	溫	統作"温"
614	天靈盖	天靈蓋	統作"天靈蓋"	644	榲桲	榅桲	統作"榲桲"
615	調	调	統作"調"	645	甕	罋	統作"甕"
616	鐵	鉄	統作"鐵"	646	甕	罈	統作"甕"
617	鐵	銕	統作"鐵"	647	鼃	鱞	統作"鼃"
618	聽	聴	統作"聽"	648	卧	臥	統作"卧"
619	禿	秃	統作"禿"	649	污	汚	統作"污"
620	土	圡	統作"土"	650	無	无	統作"無"
621	吐	吐	統作"吐"	651	吳	吴	統作"吳"
622	兔	兎	統作"兔"	652	吳	呉	統作"吳"
623	蜕	蛻	統作"蜕"	653	吳	呉	統作"吳"
624	莵	莬	統作"莵"	654	兮	兮	統作"兮"
625	脱	脫	統作"脱"	655	谿	磎	統作"谿"
626	脱	脫	統作"脱"	656	膝	滕	統作"膝"
627	黿	鼋	統作"黿"	657	襲	袭	統作"襲"
628	黿	鼂	統作"黿"	658	戲	戱	統作"戲"
629	膃肭臍	膃肭臍	統作"膃肭臍"	659	繫	系[①]	統作"繫"
630	萬	万	統作"萬"	660	係	系[②]	統作"係"

[①] 系:作"拴綁、牽掛"義時統作"繫"。

[②] 系:作"關聯、判斷"義時統作"係"。

序號	各組文字均據文義取舍			序號	各組文字均據文義取舍		
661	蝦	蟹	統作"蝦"	691	蟹	蠏	統作"蟹"
662	轄	鎋	統作"轄"	692	凶	㐫	統作"凶"
663	仙	僊	統作"仙"	693	凶	兇	統作"凶"
664	傕	儸	統作"傕"	694	胸	胷	統作"胸"
665	纖	纎	統作"纖"	695	鏽	鎀	統作"鏽"
666	籼	秈	統作"籼"	696	鏽	鎀	統作"鏽"
667	鹹	碱	統作"鹹"	697	嗅	齅	統作"嗅"
668	鹹	醶	統作"鹹"	698	須	湏	統作"須"
669	鹹	醎	統作"鹹"	699	鬚	鬢	統作"鬚"
670	衘	唧	統作"衘"	700	鬚	須①	統作"鬚"
671	衘	嗍	統作"衘"	701	虛	虚	統作"虛"
672	衘	嗝	統作"衘"	702	虛	虗	統作"虛"
673	癇	癎	統作"癇"	703	虛	霊	統作"虛"
674	陷	陥	統作"陷"	704	呴	呁	統作"呴"
675	餡	饀	統作"餡"	705	癬	瘟	統作"癬"
676	鄉	鄊	統作"鄉"	706	學	斈	統作"學"
677	襄	襄	統作"襄"	707	熏	燻	統作"熏"
678	鑲	鑲	統作"鑲"	708	尋	尋	統作"尋"
679	響	響	統作"響"	709	餇	餉	統作"餇"
680	效	効	統作"效"	710	崖	崕	統作"崖"
681	斅	斆	統作"斅"	711	瘂	啞	統作"啞"
682	斅	敎	統作"斅"	712	烟	炬	統作"烟"
683	蠍	蝥	統作"蠍"	713	腌	醃	統作"腌"
684	協	恊	統作"協"	714	沿	沿	統作"沿"
685	脅	脋	統作"脅"	715	鹽	塩	統作"鹽"
686	瀉	潟	統作"瀉"	716	奄	奄	統作"奄"
687	薢	薢	統作"薢"	717	兖	兗	統作"兖"
688	燮	奱	統作"燮"	718	偃	偓	統作"偃"
689	蟹	蠏	統作"蟹"	719	豔	艷	統作"豔"
690	蟹	蟹	統作"蟹"	720	豔	艷	統作"豔"

---

① 須:作"鬚髮"義時統作"鬚"。

序號	各組文字均據文義取舍			序號	各組文字均據文義取舍		
721	豔	豔	統作"豔"	753	彝	彝	統作"彝"
722	驗	驜	統作"驗"	754	以	㠯	統作"以"
723	雁	鴈	統作"雁"	755	義	义	統作"義"
724	雁	鷹	統作"雁"	756	陰	阴	統作"陰"
725	焰	熖	統作"焰"	757	陰	隂	統作"陰"
726	焰	焰	統作"焰"	758	隂	阥	統作"陰"
727	焰	燄	統作"焰"	759	蔭	蔭	統作"蔭"
728	焰	爓	統作"焰"	760	淫	滛	統作"淫"
729	焰	燄	統作"焰"	761	淫	淫	統作"淫"
730	燕	鷰	統作"燕"	762	淫	婬	統作"淫"
731	陽	阳	統作"陽"	763	淫	媱	統作"淫"
732	陽	阦	統作"陽"	764	隱	隐	統作"隱"
733	養	养	統作"養"	765	胤	亂	統作"胤"
734	養	養	統作"養"	766	瘲	瘲	統作"瘲"
735	養	養	統作"養"	767	鶯	鸎	統作"鶯"
736	養	养	統作"養"	768	瑩	莹	統作"瑩"
737	瀁	瀁	統作"瀁"	769	螢	萤	統作"螢"
738	漾	洋	統作"瀁"	770	營	营	統作"營"
739	夭	殀	統作"夭"	771	蠅	蝇	統作"蠅"
740	腰	胷	統作"腰"	772	癱	瘫	統作"癱"
741	搖	搖	統作"搖"	773	癱	瘟	統作"癱"
742	搖	搖	統作"搖"	774	尤	尢	統作"尤"
743	搖	搖	統作"搖"	775	尤	尢	統作"尤"
744	瑤	瑤	統作"瑤"	776	疣	肬	統作"疣"
745	瑤	珤	統作"瑤"	777	遊	遊	統作"遊"
746	鰩	鰩	統作"鰩"	778	幼	幻	統作"幼"
747	藥	葯	統作"藥"	779	鼬	歟	統作"鼬"
748	葉	葉	統作"葉"	780	歟	欤	統作"歟"
749	醫	医	統作"醫"	781	輿	轝	統作"輿"
750	儀	仪	統作"儀"	782	與	与	統作"與"
751	飴	粕	統作"飴"	783	嶼	屿	統作"嶼"
752	脛	姬	統作"脛"	784	玉	王	統作"玉"

序號	各組文字均據文義取舍			序號	各組文字均據文義取舍		
785	嫗	嫗	統作"嫗"	815	煠	煤	統作"煠"
786	鬱	欝	統作"鬱"	816	煠	煠	統作"煠"
787	鬱	鬱	統作"鬱"	817	氈	毡	統作"氈"
788	愈	瘉	統作"愈"	818	氈	氊	統作"氈"
789	蜮	蜮	統作"蜮"	819	輒	輙	統作"輒"
790	淵	渊	統作"淵"	820	珍	珎	統作"珍"
791	員	貟	統作"員"	821	疹	痧	統作"疹"
792	黿	黿	統作"黿"	822	徵	徴	統作"徵"
793	黿	鼊	統作"黿"	823	肢	胑	統作"肢"
794	緣	縁	統作"緣"	824	紙	帋	統作"紙"
795	願	愿	統作"願"	825	紙	紙	統作"紙"
796	悅	悦	統作"悅"	826	枳殼	枳梳	统作"枳殼"
797	悅	悦	統作"悅"	827	製	制①	統作"製"
798	熨	尉	統作"熨"	828	質	貭	統作"質"
799	雜	襍	統作"雜"	829	隋	隳	統作"隋"
800	雜	雜	統作"雜"	830	腫	肿	統作"腫"
801	灾	災	統作"灾"	831	衆	眾	统作"衆"
802	簪	簮	統作"簪"	832	螯	蝥	統作"螯"
803	攢	攅	統作"攢"	833	咒	呪	統作"咒"
804	贊	賛	統作"贊"	834	咒	詋	統作"咒"
805	讚	讃	統作"讚"	835	咒	詛	統作"咒"
806	葬	塟	統作"葬"	836	皺	皴	統作"皺"
807	葬	葵	統作"葬"	837	帚	箒	統作"帚"
808	棗	枣	统作"棗"	838	竺	竺	统作"竺"
809	棗	棗	統作"棗"	839	煮	煑	統作"煮"
810	皂	皁	統作"皂"	840	助	助	統作"助"
811	竈	竃	統作"竈"	841	壯	壮	統作"壯"
812	竈	灶	統作"竈"	842	斲	斲	統作"斲"
813	增	増	统作"增"	843	斲	斵	統作"斲"
814	櫨	櫨	統作"櫨"	844	斲	斵	統作"斲"

① 制：作"造作"義時统作"製"。

序號	各組文字均據文義取舍			序號	各組文字均據文義取舍		
845	兹	兹	統作"兹"	853	總	捴	統作"總"
846	紫鉚	紫鉚	統作"紫鉚"	854	糉	糉	統作"糉"
847	毗	眥	統作"毗"	855	椶	椶	統作"椶"
848	總	緫	統作"總"	856	菹	葅	統作"菹"
849	總	惣	統作"總"	857	菹	葅	統作"菹"
850	總	揔	統作"總"	858	俎	爼	統作"俎"
851	總	縂	統作"總"	859	鑚	鑚	統作"鑚"
852	總	緫	統作"總"				

常見形誤徑改字表

序號	各組文字均據文義取舍			序號	各組文字均據文義取舍		
1	王	玉		29	于	干	
2	九	丸		30	大	犬	
3	候	侯		31	大	太	
4	熱	熟		32	密	蜜	
5	太	大		33	刺	剌	
6	肓	盲		34	束	束	
7	簛	筋		35	宜	宣	
8	衡	衝		36	疽	疸	
9	卯	卵		37	鬱	爵	
10	莽	莾		38	若	苦	
11	岐	歧		39	兩	雨	
12	傅	傳		40	梢	稍	
13	搏	摶		41	幹	斡	
14	鄉	卿		42	頂	項	
15	折	拆		43	免	兔	
16	盡	書		44	爪	瓜	
17	牡	牝		45	母	毋	
18	水	氷（冰）		46	剌	刺	
19	水	木		47	束	束	
20	木	本		48	穀（穀）	穀穀	
21	木	朮		49	已	己	巳
22	今	令		50	八	人	入
23	芩	苓		51	上	土	士
24	芩	岑		52	千	于	干
25	目	月		53	此	比	北
26	目	日		54	戎	戊	戌
27	目	且		55	未	末	木
28	于	子					

校後記

本草綱目（以下簡稱綱目）文字校勘，前人已經做了很多工作。二十世紀七十年代，劉衡如先生開創了校點綱目的新紀元。此後劉氏父子前仆後繼，當代諸賢繼起參與，使綱目校點取得了許多成果。在前賢成果基礎上，本草綱目影校對照（以下簡稱影校對照）嘗試在五個方面進一步予以拓展（詳見本書前言），茲不贅述。

此校後記分前後兩部分。前一部分表述綱目文字校勘確立"存真"、"訂誤"的思路及工作方法。後一部分介紹"校记"與"用字"的處理意見。

一

（一）存真

本草綱目研究集成總前言明確指出：影校對照的宗旨是"最大程度地保存綱目原刻及文本之真"，這不光指本書增加了影印書頁、豎排繁體等內容，也包括校勘文字方面的"求真"。爲什麼要強調文字校勘求真？這關係到對綱目一書性質的認識。

李時珍仿效唐陳藏器編本草拾遺，"博極群書，精核物類"，使得綱目在資料宏富與藥物考辨兩方面取得了巨大的成功。有鑒於此，綱目應當是一部論著，而不是彙集羅列資料的類書。李時珍在處理引用資料時，"重複者删去，疑誤者辨正，采其精粹"（凡例）。這一工作又被歸納爲"翦繁去複，繩繆補遺"（卷十二草部引言）。縱覽綱目全書，這八個字貫穿於資料取捨之始終。尤其是諸藥"附方"，其删改壓縮、糅合潤補之處甚多。李時珍是一名醫生，他依據自己的臨床經驗和理解，經常改動前人方中的用藥劑量，萃取主治病證，簡化炮製、製劑過程。作爲一部民間醫生的論著，綱目這樣處理資料并不爲過。但和儒士注經、官修醫書相比，其引文確實有欠嚴謹。

由此給校勘綱目提出了一個必須正視的問題：是比勘所引原著，力求展示、甚至恢復所引原文之真？還是校訛之時，盡量保留李時珍精簡改補之真？——本書選擇的是後者！

綱目乃個人論著，所引用資料旨在爲醫家實用，非爲輯錄遺佚珍稀文獻而設。因此若仿儒士校經，逢異必注，逢錯必改，則可能有悖李時珍翦繁去複之苦心，容易丟失綱目之本真。

　　李時珍"蒐繁去複"之處甚多，除藥物、醫方、議病辨治言論的大段取捨外，在選定內容錘煉方面也下了很大的功夫。從類書引文角度來看，嚴重刪削原文會被斥爲妄改前人書、割裂原文。但從展示醫藥實用內容角度來說，唯有擷精拔萃，才能做到"博而不繁，詳而有要"。例如聖惠方有一滅瘢痕方，取雞子熟煮取黃，"於鐺中炒如黑脂成膏，以布先揩破瘡瘢，然後塗膏"①。時珍將此法精煉爲"炒黑，拭涂"四字。仔細體味，要講實用，四字足矣！

　　又如普濟本事方後集卷七治諸痔疾有一方："熏洗痔方：枳殼不拘多少，右爲末，每服二錢，水一大碗，砂瓶內煎百沸，先去瓶上坐熏，後却瀉出，通手熱洗妙。"②李時珍將其精簡爲："用枳殼末入瓶中，水煎百沸，先熏後洗。"文字簡潔明了，不失原意。當今校勘綱目，若再把時珍刪改之處逐一加注還原，是逆時珍之意而行之，將本來"不繁"、"有要"的綱目重又變得累贅臃腫。故本書對綱目引文可通之文句，不改不注。

　　綱目的確也有大段遺漏現象，但若無確證與必要，也只宜指出其誤，不宜強行爲之輯補。例如卷五十二天靈蓋附方載："青盲不見。方見龍腦香下。"但在卷三十四龍腦香條既未見"青盲不見"之主治，亦無用龍腦香與天靈蓋配合治療之方。此校勘結果，説明李時珍在龍腦香條漏載此方。時珍未留下此方出處，因此即便能在其他書中找到以龍腦香、天靈蓋治青盲不見的方劑，也無法肯定就是李時珍所漏之方，更不可能模仿時珍精簡此方。因此，若越俎代庖替綱目補入漏方，則綱目已非原著舊貌了。

　　又如綱目卷四十八五靈脂"附方"下有"毒蛇傷螫"方，漏載藥物與出處。江西本一仍其舊。錢本則補以"同上"二字。考上一方爲金匱鉤玄，其書并無蛇傷方。若"同上"指藥物，則依據何在？故錢本所補"同上"，實屬蛇足。古代用五靈脂治"毒蛇傷螫"方甚多，僅普濟方卷三百七此類之小方即有三首。若強選其一補入，則宛如爲維納斯續斷臂，看似完整，却失原物之真。

　　正因爲本書將綱目視爲李時珍的論著，故校勘凡例規定："綱目引文或有化裁、增減，只要不悖原意、文理通順者，一般不改不注。"在處理"訛、脱、衍、倒"時，特別注意甄別是否真正的"脱"文，以免傷及李時珍"蒐繁去複，繩繆補遺"之真。即便綱目中可確定的漏列藥品，也僅"指誤加注"，決不將脱漏內容補作正文。諸如藥方主治、藥物劑量、炮製方法等文字，只要文意通順，不悖常理，都不予校改或校注。

　　順便一提的是綱目對藥品、附方的計數問題。原計數字確實存在某些失誤。但

① 〔宋〕王懷隱：太平聖惠方卷四十滅瘢痕諸方，北京：人民衛生出版社，2016：841 頁。
② 〔宋〕許叔微：類證普濟本事方後集卷七治諸痔疾，南宋建安余唐卿宅刻本。

今人要改動正文原數，也非易事。例如重出、脱漏之藥、後人妄補之藥等如何計算？對此，校書者并無規範權力。"附方"數的確定更加複雜。同方不同治，同治有數方，甚或有"同上"之略、無藥之方，均影響到方數的計算。至於新方、舊方數的確定，每多見仁見智之處。故附方數除極爲明顯之誤（如原有二方，誤作一方之類）"改錯加注"外，其餘綱目原計數之誤均只"指誤加注"，不改原文。綱目所言藥、方總數，如"新舊藥合一千八十二種"、"舊本附方二千九百三十五，今增八千一百六十一"等，均一仍其舊。若要改動此數字，則每種校點本各不相同，令讀者何所適從？

綱目爲醫家論著這一事實，決定了本書校勘時處處注意存綱目真，而將存綱目引文之真的工作剥離出來，由本叢書另一子書本草綱目引文溯源來完成。故影校對照的校勘訂誤方法也隨"存真"宗旨形成了自己的風格。"存真"不等於原樣塑封，不去"勘誤"。在反復校勘訂誤過程中，我們對綱目不同之誤予以梳理探原，擇取應對之法。

（二）訂誤

綱目文本之誤，表現多端，大致有如下幾方面。

1. 金陵本

綱目問世以來，世間所用該書的主流版本經歷了一個"輪迴"。金陵本（一五九三）是綱目的初刻本。十年之後，地方官刊的江西本繼出。該本刻工精美，很受歡迎。例如明末製錦堂本雖然主體是金陵本原版木，但扉頁上却標榜"江西原板"。明末錢蔚起改換藥圖，刻工亦佳，流傳甚廣。該版在張紹棠本問世（一八八五）之前的二百三十年間成爲主要版本。然而再改藥圖、重加校勘的張紹棠本甫一行世，即風靡全國，迅速取代了錢本，成爲清末民初的主要版本。直到二十世紀五十年代，影印綱目依然以張本爲底本，而不知道該本有改換藥圖之弊。隨着李時珍本草綱目研究的深入進行，學術界發現錢本、張本藥圖嚴重失真，雖然刻工很好，但學術質量較差。故自二十世紀七十年代後期以來，金陵原版日益受到推崇。劉衡如先生校點綱目之初，底本尚爲江西本。但此後的校點、影印本則大多采用金陵本。金陵本又宛如重回初刊之時，翹首杏林。

然而金陵本畢竟是萬曆間一家很不起眼的書坊。當代中國古籍版刻辭典雖然記了該坊主胡承龍一筆[1]，却列不出該坊除本草綱目而外還刻過什麽書。金陵本是李時珍在世時開刊的唯一版本，其珍貴自不待言。就其刻工技術整體而言，金陵本在萬曆間雖非上乘，但也不算低劣。說該本質量不屬上乘的理由之一，是其刻寫存在許多粗疏之處。

557

---

[1] 瞿冕良：中國古籍版刻辭典，濟南：齊魯書店，1999：413 頁。

金陵本最常見的錯誤是缺筆字（缺首筆、字頭或左偏旁）。例如缺首筆、字頭者有（括號中爲正字）：万（方）、十（千）、白（百）、曰（白）、埋（理）、人（大）、夫（失）、志（志）、奥（奠）、弱（蒻）、止（芷）、容（蓉）……。

缺偏旁者更多：占（帖、貼）、分（粉）、卜（朴）、京（涼）、頁（頃）、令（冷）、争（净）、咸（減）、周（凋）、皮（波）、先（洗）、弗（沸）、炎（淡）、易（湯）、疑（凝）、酉（酒）、相（湘）、青（清）、登（澄）、斬（漸）、欶（漱）、辟（澼）、嗇（濇）、慮（濾）、齊（濟）、帶（滯）、宰（滓）、扁（漏）、農（濃）、難（攤）、未（味）、因（咽）、區（嘔）、契（喫）、耑（喘）、爵（嚼）、或（域）、也（地）、山（仙）、中（仲）、以（似）、爲（僞）、需（儒）、星（醒）、察（擦）、夜（掖）、聶（攝）、般（搬）、艮（限）、艮（銀）、族（鏃）、畏（煨）、某（煤）、式（試）、先（詵）、周（調）、畏（煨）、鬼（魏）、必（秘）、重（種）、卸（御）、工（紅）……。

金陵本以上粗疏，可能是因爲該書卷帙甚多，刻工水平不一的原故。江西本中已改掉了許多據文義可輕易猜出的缺筆字。此後錢本、張本等後世刊本又相繼修正了一些此類缺筆字。本書處理缺筆字，一般依據所引原著改錯加注。除非原屬“時珍曰”或無法溯源之文，才依從江西本等後世刊本改錯加注。但還有少數此類誤字必須考察之後才能正誤。例如“十家姓”（見卷一歷代諸家本草）一書名肯定有誤。但原書究竟是百家姓還是千家姓？據考千家姓乃明洪武間吳沉所編，又兼金陵本刻字好缺首筆，則可判定此“十”字乃“千”字之誤。又如“白沸湯”（卷三十橘）一名，考此方僅見於綱目，金陵本又常見缺首筆之弊，故“白沸湯”恐爲“百沸湯”之誤。

當這種缺筆字再遇上簡化俗字，其誤更不易爲人所知。金陵本卷一歷代諸家本草有一句話：“仰天皮、燈花、敗扇之類，皆万家所用者。若非此書收載，何從稽考？”其中“万”字爲簡體，江西本徑改爲“萬”。此句粗看可通，然細思其文，又未必然。燈花、敗扇乃廢棄之物，“萬家”取作何用？仰天皮乃陰濕地之地衣草（見卷二十一），豈能爲“萬家”所用？只有了解金陵本刻字好缺筆之弊，才能意識到此“万”字或爲“方”字之誤。“方家”此處指醫者，其用仰天皮、燈花、敗扇爲藥則順理成章。

金陵本中有的缺筆字需要深入考查才能糾錯。如卷三十九竹蜂條引“六占云”，查古籍無此書。追索其引文之源，方知出白孔六帖卷十六蜜條。“占”字乃“帖”字缺“巾”也。他如“也錦”藥名（卷二二物同名），經考原方，始知是“地錦”之誤。又卷八銀條云：“其生銀，俗稱銀笋、銀牙者也，亦曰出山艮。”江西本將“艮”徑改作“銀”。然“艮”字也可能是“良”字缺首筆之誤。考溪蠻叢笑有“出山銀”：“西溪接靖州，境出鉛，以中有銀，銀體差黑，未經坯銷，名出山銀。”有此旁證，才可確定“出山銀”一名無誤。

除多見的缺筆字外，金陵本還有少數添筆字。例如將"万"误作"方"，卷三十橘條之"方年草"，經追溯其源，乃"萬年草"之误。又如"風見草"（卷三十目録）的"風"，實爲"虱"添筆而误，原藥名爲"虱見草"。很多俗字、简化字，甚至特殊代字符號亦可見於金陵本。例如"膽"字，多處被刻成"胋"，"檳榔"被刻成"兵郎"，"攀"被刻作"凡"之類。另有"乚"字，乃中醫處方用來代表劑量"錢"的符號，也多處用以代"錢"字。有時一頁之内，數處同错。例如卷三十七鬼齒所在書頁，三處"鯁"字全错成"硬"字。又如卷三十九原蟲蛾下，所有"晚蟲蛾"全部刻作"脱蟲蛾"。金陵本小字雙行重新植入新補字時，多處將雙行並列的二字互相错位。至於現存金陵本斷版、殘缺。漫漶的現象也不少見。其中有些問題若無江西本存世，幾乎無從校補。

上述金陵本因刻工粗疏、版木質量及印刷失误等原因造成的低级错误，在江西本等後世版本中較少出現。本書以金陵本爲底本，影校對照，此類错误無可回避，成爲本次校勘訂误的重點之一。此外，綱目文字還有作者所用底本的失误，亦當考究其原。

2. 證類底本

綱目經常提到"舊本"。諸藥"附方"亦分"舊方"、"新方"。此"舊本"、"舊方"主要指證類本草（以下簡稱證類）或其中方劑。證類是李時珍編纂綱目的基礎或曰"藍本"。但證類有大觀本草、政和本草之分，這兩者又各自有諸多宋元明版本。時珍所用底本爲其中哪一種？

有考證認爲綱目用作資料主體的是明成化四年（一四六八）以後的政和本草系統的版本，并没有參考過宋元時刊刻的政和本草[1]。成化四年至李時珍編纂綱目期間（一五五二至一五七八），至少有六個政和證類的明嘉靖、隆慶刻本[2]。劉氏父子（新校注本）本草綱目中還用上了萬曆間坊刻本（約一五七一年）及富春堂本（一五八一）。此二本有近二百處用字與綱目相同。綱目撰寫始于嘉靖壬子（一五五二），終予萬曆戊寅（一五七八）。因此，時珍是否參用過這麼晚的證類刊本，目前尚未見專文考證。綱目用的是證類成化後的哪一個或哪幾個版本，迄今亦無定論。但毫無疑問的是，綱目所用的證類底本均非善本，存在着很多翻刻错误。

現有的各種綱目校點本已列舉了不少此類證類底本的错误。例如卷十七鉤吻，其"氣味"爲"大有毒"。時珍爲此特意加注："其性大熱。本草毒藥止云有大毒，此獨變文曰大有毒，可見其毒之異常也。"其實在宋元政和證類刻本中，鉤吻的氣味就是"有大毒"，并未變文。時珍沿襲明成化四年以後翻刻本之误而不覺，反以

① 鄭金生：試論《本草綱目》編纂中的幾個問題，見李時珍研究論文集，武漢：湖北科學技術出版社，1985：88—93 頁。

② 薛清禄：中國中醫古籍總目，上海：上海辭書出版社，1991：199 頁。

爲另有深意。

由於時珍所用是政和證類，因此該書所脱之藥，影響到綱目對其出典的標註。例如大觀證類有"人口中涎及唾"一藥，政和證類脱漏。李時珍見前人無此藥，就單設"人津唾"，并標記爲綱目新增。這樣的標記錯誤，并非李時珍的粗疏或貪功。反觀大觀證類所無而政和證類尚存的五味藥（石蛇、黑羊石、白羊石、天仙藤、金燈），綱目均予收録，并準確標以出處。類似這樣因所見資料限制而導致的綱目新增藥標示之誤還有數十味。對此，本書一般采用"指誤加注"法，不輕易改動綱目原標注。

至於因時珍所見資料限制，導致引文錯誤的例子比上述藥名標註錯誤更多。例如綱目卷二十三秫引："詵曰：用秫米一石，麴三斗……"，核之於政和證類，無誤。但其中的"麴三斗"在大觀證類作"麴三升"。顯然此處用"升"比"斗"義長。除底本證類存在版本導致的文字錯誤外，其他書也存在這樣的問題。綱目"書考八百餘家"，但其中有一部分是轉引的二手資料。要訂正此類錯誤，非刨根問底不可。

時珍所見資料有的今已散失，但今人所見醫藥資料也有時珍未能得見者。如證類的宋、元刻本，相對來説錯誤較少。且近代發掘或浮現的本草經集註殘卷、新修本草殘卷、食療本草殘卷、履巉岩本草、本草品彙精要，以及衆多宋、元刊本的醫藥書，都爲糾正綱目所用版本拙劣之誤提供了條件。

3. 時珍之誤

前述刻工之誤、底本之誤，若全歸咎于作者李時珍，則有失公平。但綱目中確實存在一些屬於作者的學術見解、編纂方法等方面的偏差與失誤。

本草歷史文獻考據：李時珍熟諳本草歷史文獻，但對個別書籍却存在某些偏見。例如卷一歷代諸家本草中，時珍曰："梁陶弘景復增漢魏以下名醫所用藥三百六十五種，謂之名醫別録，凡七卷。"此誤將陶弘景作爲名醫別録作者。事實是，至今未發現古代有名醫別録一書存在。據陶弘景自序，漢代及其以前流傳的是神農本經四卷。魏晉以來吳普等名醫在本經基礎上"更復損益"。陶弘景把這些名醫增益的藥物與内容稱之爲"名醫副品"或"名醫別録"。到南北朝時，經名醫損益過的神農本經傳本甚多，無本得同。這些傳本經陶弘景一番整理，形成了本草經集注（約公元五百年）七卷。所以"名醫別録"只是魏晉名醫添補内容的總稱，這些内容"附經爲説"，非有專書。陶弘景整理過的書名爲本草經集注，首見於梁阮孝緒七録著録，後爲隋書經籍志轉録①，至今仍有卷子本殘卷存世。以上歷史，宋以前諸多本草序中都曾述及，并無歧義。但時珍獨信個別書志的不確記載，將本草經集注誤作名醫別録。整部綱目沒有本草經集注之名，某些陶氏注説被冠以別録書名，從本草學術源流角度來看，時珍此誤確實是個瑕疵。

又如綱目記載"徐之才"（或"之才"）一名甚多，尤多用於標記藥物七情文字

---

① 〔唐〕魏徵等：隋書經籍志，北京：中華書局，1973：1041 頁。

的出處。這些藥物七情在證類中多處於本經"別錄"大字本文之後、"陶隱居云"之前，屬於"上古雷公藥對"（約爲漢代著作）之文。時珍云："陶氏前已有此書，吳氏本草所引雷公是也。蓋黃帝時雷公所著，之才增飾之爾。"時珍明知"上古雷公藥對"與徐之才（五〇五~五七二）增飾之雷公藥對是兩部書，但他還是將屬於古本雷公藥對的七情文字標作徐之才。

關於徐之才的錯誤標記，還見於綱目卷一十劑。所謂"十劑"，原見於證類卷一合藥分劑料理法則之後，屬嘉祐本草收錄的三位醫家之文。其先後次序是徐之才藥對、孫思邈千金方、陳藏器本草拾遺序例。據考證①，"十劑"文字乃陳藏器本草拾遺所有。李時珍未加細察，以徐之才爲"十劑"作者。

上述時珍在本草文獻考據方面的失誤，本書校勘時僅指誤加注，不改原文，以存時珍觀點之真。

引文標記：引證宏富，標明出處，以期"不没其實，且是非有歸"，這是綱目非常值得稱道的編纂法。但在標記出處方面，該書也存在若干瑕疵。一九七五年劉衡如先生在綱目校點説明就指出，綱目將宋代的初虞世作爲唐代古今録驗方（甄立言撰）的作者。書中引文也常見把古今録驗方的内容標爲初虞世。劉先生揣測："這可能是在著者的記憶中，有初虞世撰古今録驗養生必用方一書，遂將古今録驗改爲初虞世。"②

綱目卷一在歷代諸家本草、引據古今醫家書目、引據古今經史百家書目三篇之中，羅列了所引用的全部書名。其中有若干作者與書名不符的問題。例如原題朱端章集驗方，實際上是將朱端章衛生家寶方與朱佐類編朱氏集驗方二書混爲一談。至於作者誤名，引用最多的是救荒本草、普濟方的作者"周憲王"。清代四庫全書總目提要就已經在普濟方條下指出了這一錯誤："李時珍本草綱目所附方，采於是書者至多。然時珍稱爲周憲王，則以爲橚子有燉所作，未免舛誤。"③據明史周定王傳及明史藝文志記載，救荒本草的作者爲周定王朱橚，周憲王乃朱橚之子朱有燉。但因明陸柬救荒本草序誤周定王爲周憲王，時珍失察，故全書均誤作"憲王"。又如元代三元參讚延壽書的作者李鵬飛，元史有傳，其書尚存，然綱目還是誤作"李廷飛"。

此外，諸如作者姓名不全，書名張冠李戴，同書重出或被分解爲數書著録，同書誤列多名作者、異書同名、書名著録不規範、誤注出處等問題，較多見於綱目。例如王貺的全生指迷方被誤作是齋指迷方。"是齋"乃王璆之號，其書名是齋百一選方。又如梁四公記，"四公"是指南梁四位深明古今殊方異物之士。此"四公"

① 凌一揆：方劑概説中醫雜誌，1956：（10）521頁。
② 劉衡如：校點前言，見本草綱目，北京：人民衛生出版社，1982：1頁。
③ 〔清〕紀昀：四庫全書總目卷一〇四，文淵閣四庫全書本。

常被誤載爲"四公子"。綱目在轉引該書時，未加深考，因此使用了梁四公子記梁四公子傳梁傑公傳等多個書名。還有明孫天仁三丰張真人神速萬應方，本是一書，被分割爲張三丰仙傳方、孫天仁集效方。此二書名又各有幾個簡稱或代稱（如作者姓名字號等），頗爲混亂。誤注出處多見於附方，唯每方皆溯其源方知其誤，茲不贅舉。卷二十四大豆條載相國張文蔚莊內有智慧鼠狼事，但却被注出抱朴子內篇。張文蔚乃是唐代人，何能載入晉代書？考此故事原出五代末宋初孫光憲北夢瑣言卷十二鼠狼智，乃時珍誤注也。

引文標記關係到核查綱目資料來源。然而綱目涉及人名、書名數以千計，一萬一千餘首醫方絕大多數都標了出處，難免會有漏標、誤標、標記不規範等問題。因此，要想在影校對照中將這些複雜的文獻標記問題逐一撰寫校注，則已經超出了影校對照凡例提出的校勘範圍。因此，本書僅對綱目引文出處的常見重要失誤予以"指誤加注"，只有明顯屬於筆誤疏漏者才"改誤加注"。

删改訂補：李時珍綱目"翦繁去複，繩繆補遺"，功莫大焉。然此項工作不免要憑借個人的理解與好惡，稍有不慎，删改過度，訂補失誤，引文就会有失原意，或義晦難明。如何判斷是時珍有意之删改還是無意之脱訛，有時很難把握。故慎重處理李時珍删改後的文字，是本書校勘的重點和難點。

時珍删改原文，不光爲了精煉，也或出於個人識見。例如：宋張杲醫説記載："開元間，明州人陳藏器撰本草拾遺，云人肉治羸疾。自此閭閻相效割股。"時珍引作："唐開元中明人陳藏器著本草拾遺，載人肉療羸瘵。閭閻有病此者多割股。"引文較原文漏了一個"州"字，還少了"自此"、"相效"四字，文意則隨之小異。前一漏字當補，後四字是無意脱漏還是有意删除？不妨先看時珍緊隨其後的評論："案陳氏之先，已有割股、割肝者矣，而歸咎陳氏，所以罪其筆之于書，而不立言以破惑也。"可見時珍删除"自此"、"相效"，是基於不承認閭閻割股肇始于陳藏器的這一看法，并非無意之脱文。對此加注指異則可，若補入被删之字則大失時珍用意之真。

又如卷四十四鯉魚條，時珍引"宗奭曰"，將原文的"王叔和言熱則生風"，改爲"脉訣言熱則生風"。原文爲人名，引文爲書名，可改否？我們以爲不可！因爲這牽涉到時珍的見解。寇宗奭是北宋末人，其時醫人都認爲脉訣是王叔和之作。至南宋陳言三因方才首次提出"六朝有高陽生者，剽竊作歌訣"[1]。李時珍瀕湖脉學中的脉訣考證專有"脉訣非叔和書"一節，所以他改"王叔和"爲脉訣是爲了糾正學術源流之誤。不可視爲妄改。

然而綱目引文中確實存在一些失誤，必須深入考察才能正確處理。在藥方之中，某些主治、藥物、劑量、製法、服法等若有脱文，則義理不通，比較容易發

---

① 〔宋〕陳言：三因極一病證方論卷一，脉經序，北京：人民衛生出版社，1957，1頁。

現。對於這類錯誤，證據確鑿者，我們一般采取"改誤加注"法。但涉及人名、地名、書名等，則往往需要深考。例如卷三十四降真香，時珍曰："按名医録云：周崟被海寇刃傷……"考名醫録原文爲"周崇班緣捕海寇，被寇以提刀斫傷……"醫説轉引名醫録此文時，除"崇"作"崟"（二字音義皆同）之外，其餘皆同。可見李時珍是從醫説轉引此文，但删去了"崟"字後的"班緣"二字。那麼，是否是"周崇"字"班緣"？考宋代曾鞏隆平集卷十八載："楊允恭擒捕海賊殆盡，詔奬之，自殿直特遷供奉官，改崇班緣。"故"崇班緣"乃宋代水軍官職名。據此，"周崟"之下，時珍删去"班緣"，則造成一個誤名。

綱目在引故事時，有數處將人物身份或關係記錯。例如：劉禹錫傳信方載唐大臣張延賞曾招醫爲門下判官張薦治蜘蛛咬事[1]。此故事經綱目卷十六藍、卷四十蜘蛛轉引，誤作"判官張延賞，爲斑蜘蛛咬頸上"。又如北夢瑣言載崔魏公親見梁新救治危證事[2]。這一故事被訛傳爲"唐崔魏公鉉夜暴亡"[3]。綱目卷四十八竹雞未加深考，亦言"崔魏公暴亡，太醫梁新診之"。對此類錯誤，本書均予"指誤加注"，但不改原文。

以上所言"存真"、"訂誤"，是本書校勘中特別注重審慎處理的兩個方面。我們希望影校對照一書既能較好地反映時珍編纂初心與其真實的學術觀點，又能彌補綱目之誤。

二

以下側重介紹影校對照涉及"校記"與"用字"的某些思路与處理方法。

（一）校記

校記是反映校勘所得的記録。鑒於影校對照爲校點本，故凡屬注釋、輯校等内容，一般不入校記。綱目术语名词注釋由本叢書本草綱目詳注本草綱目辭典二子書承擔。因此，本書校記的内容僅限於表述對綱目文字誤、脱、衍、倒的處理意見。校語的寫法亦遵從通行規則，并力求簡潔明了。

在"誤、脱、衍、倒"四類問題的處理時，本書對"脱"的理解兼顧了綱目"蕲繁去複"的特點，慎斷"原脱"。凡理尚可通、不悖原意者，不算作"脱"。對補入"脱文"更是慎而又慎，没有十分把握，寧可加注説明。尤其是涉及綱目脱漏某藥、某方，一般加注指"脱"，但不輕易增入綱目正文，以免亂真。本書采用的

[1] 〔宋〕唐慎微：重修政和經史證類備用本草卷七藍實，北京：人民衛生出版社，1957：173 頁。

[2] 〔五代〕孫光憲：北夢瑣言卷十新趙意醫，叢書集成初編本，上海：商務印書館，1939：85 頁。

[3] 〔宋〕唐慎微：重修政和經史證類備用本草卷八生薑，北京：人民衛生出版社，1957：195 頁。

是"影校對照"形式，這也決定了我們不能移改原文位置。例如綱目"附錄"藥多在藥條之末，少數夾在正文之中。對此不能以現代書籍"體例統一"要求來改變綱目原貌。

"衍"文在綱目中較爲少見，即便有也較易辨識。但少數增字之處，有可能是時珍"繩謬補遺"的文字，并非衍文。例如卷四十八丹雄雞條，在蘇頌所引"亂髮雞子膏"的"用雞子五枚"之後，綱目增入了"煮熟"二字。事林廣記等書也都是用煮熟的雞子黄"炒令油出"。因此，李時珍增此二字事出有因，不能輕易作衍文删除。

至於改錯，本書依據校勘通例，均追溯引文原始出處，出示改錯依據。校語多用"今據某改"。若無法追溯原文及"時珍曰"之後的文字，則多用"今從某本改"。綱目非同古代儒家經典、正史及官修醫書，故近代以前少有通儒名士爲之校勘。其後世之刊本雖多達數十種，能部分改正金陵本之誤者，不過江西本、錢本、張本等寥寥數種而已。且這些刊本所改，多局限在金陵本刻工之誤，或某些明顯的筆誤，未能追溯綱目引書之源，談不上系統校勘。故本書校勘首重采用史源學方法，盡力追溯時珍參引之書，以之爲校勘主要依據。綱目後世諸版本，尤其是現代諸多綱目校點本，凡有考證所得，亦予引録。

綱目的文本錯誤，主要是時珍引用前人書時的失誤。綱目有初刻金陵本存在，後世翻刻本的種種錯誤并不影響校勘工作。故注重引文溯源對比是本書校勘的重點。爲了保證綱目校勘扎實進行，并還原綱目引文之真，本叢書另設本草綱目引文溯源一書。該書全面系統追溯綱目引文之源，事實上也可作爲影校對照的資料長編。爲此，我們廣集綱目所引各種古籍，尤其是在複製回歸海外珍稀醫藥古籍方面，着力尤多。新用於校點綱目的海外所藏珍稀醫籍中，有方氏編類家藏集要方、選奇方後集、黎居士簡易方論、類編朱氏集驗方、日用本草、乾坤生意、壽域神方、經驗奇效單方、簡便諸方、新編山居簡要医方便宜、醫宗三法、活人心統、諸證辨疑、儒醫精要、全嬰方論、三丰張真人神速萬應方、醫林正宗等八十餘種，還有大量的珍稀古醫籍版本，爲本書校勘綱目提供了許多寶貴的新資料。

本次校勘由於有引文溯源爲基礎，因此使用的參考文獻非常廣泛。本校後記附有參考文獻，按綱目列舉的引據書目，逐書出示所用校勘參考書。部分綱目引用、但未列入引據書目者，亦列出校勘參考文獻。其中有未能追溯到綱目引文之源者，亦不藏拙，予以説明。

盡量使校語簡潔明了，是本書對撰寫校語的另一追求。若可勘誤的證據較多，則遴選其中最有説服力的證據，不牽枝帶蔓。若綱目底本不誤，但校本有誤，都不出校語。校語所示，多爲對校、他校、本校所得，極少使用理校法。爲了減少一些無關宏旨的校語，本書在深入考察綱目底本用字的基礎上，製訂了形義相關用字取捨表，以展示本書對異體字、俗寫字、藥物名、行業術語等用字的取捨意見。另外又製訂了常見形誤徑改字表，列舉綱目中常見的"己巳已"、"瓜爪"、"日曰"等形似易誤、可憑上下文義徑改的一類字。若這些字用于人名、地名者，則遵名從主人之例，仍出示校改依據。

校勘改錯，歷代前賢都以勿妄改原文爲戒。綱目引文時間跨度很大，若以今律古，難免出錯。例如蘇頌本草圖經曰："今土蕃大黄，往往作橫片，曾經火煿；蜀大黄乃作緊片，如牛舌形，謂之牛舌大黄。"① 若從與"橫片"對文角度，"緊片"確實有可能是"豎片"之誤，形近致誤也。但在蘇頌之前，雷公炮炙論提到大黄"凡使，細切，内文如水旋斑緊重"。本草拾遺亦云："可用蜀中似牛舌片緊硬者。"這兩處都用"緊"字，是因爲大黄"十大九糠"，入藥以去外層松糟部分，取内心錦文明顯、緊實沉重部分爲佳，此即所謂"緊硬"、"緊重"。經過這樣加工後的蜀中大黄根，就會有如"牛舌形"。由此可見，蜀大黄"緊片"乃關乎藥材的質量，不可輕易改作"豎片"。又如卷四十七鸊鷉有一句"今潦年鷥或飛攴近市"。金陵本以後諸本或作"文"，或作"来"，均是臆測。考廣韻"攴"同"支"。音撲。説文攴部："攴，小擊也。"故"飛攴"義近"飛撲"，可通，不改。

由於本書將字詞注釋、引文溯源等功能分離出去，僅限於校勘，故校語相對來説不是太多。同時，對一些異體字等相關問題，我們采用了統一處理的辦法，也減少了不少校語。這些文字統一處理的原則詳見下文。

（二）用字

影校對照用繁體雖然可免繁轉簡的許多問題，但繁體又存在着異體、俗字、通假、行業用字等許多問題，必須加以規范。綱目用字反映了古來文字的繼承與變遷，也部分反映李時珍本人的觀點。本書既要大致規範，又不悖存真總則，故必須以深入調研、廣泛諮詢，以歸納出本書的用字表。

本書調研中除參考説文解字、康熙字典、漢語大字典、辭源、辭海等書外，還重點參考了通用規範漢字表（二〇一三年版，以下簡稱規範字表），以及多種爲繁體字製定的用字表。其中包括臺灣常用國字標準字體表（簡稱標準字表）、中華書局新字形及異體字統改字（以下簡稱中華書局字表）及中華大典異體字規範字表（以下簡稱中華大典字表）。經反復斟酌，製定如下用字準則。

1. 基本原則

即古籍整理都應遵守的原則。

（1）異體從正

指古代説文解字等權威字書、現代各種規範字表相同的正字及異體字，且與李時珍用字習慣無衝突者，一般徑改異體爲正字。例如："妙"與"玅"。綜合説文、

① 〔宋〕唐慎微：重修政和經史證類備用本草卷十大黄，北京：人民衛生出版社，1957：247 頁。

廣雅、正字通、類編、玉篇、篇海類編等相關記載，可知古來"紗"就是"妙"的異體字。綱目絕大多數作"妙"，少數作"紗"（均與"妙"同義）。而通用規範漢字表、中華書局字表、中華大典字表均以"妙"爲正，以"紗"爲異，古今無歧義，今從正，統作"妙"。

(2) 俗訛從正

凡古今字書一致認定的俗字、訛字，均徑改爲正字。此類字即便綱目多用，也必須改俗從正。例如"風"與"凬"，説文風部載"風"字，且云"凡風之屬皆從風"。宋元以來俗字譜以"凬"爲俗字。現代諸表均以"風"爲正字。綱目中以"風"字爲多，偶見"凬"字，今從正，悉統作"風"。

2. 特殊情況

這是涉及綱目一些特殊用字采用的選字原則，也能適用于其他古醫籍。

(1) 名從主人

"名"指人名、地名、藥名等專用名詞。"主人"指此名的擁有者。此類名詞即便不合規範字表正字，亦不加改動。例如"升"與"昇"。"升"爲正，詩小雅："如月之恒，如日之升。""昇"，廣韻蒸韻云"俗加日"，即"昇"爲"升"之俗字。綱目凡上升之義均作"升"，與今規範字表同。二字無歧義，一般可從正改。但人名韓保昇，必須保留原字。另如規範字表規定"址"爲正字，而將"阯"作爲異體字廢除，但古地名交阯則必須使用原字。

綱目藥名最多，凡用異體字者，多從正改。如"黃栢"改"黃柏"，"羗活"改"羌活"之類。此外還有一些細小原則。

誤名改正：有違藥物命名原意，或明顯變更原始藥名用字，容易產生歧義或多音者，均需改回正名。如"白芨"改"白及"、"黃蘗"改"黃蘗"等。

別名從本：藥物正名之外的別名、俗名、處方用名等，依然服從"名從主人"原則，依從底本，不予統一。如：流黃（硫黃）、芒消（芒硝）等。

譯名從音：外來藥物的譯名，尊重原譯名用字，不求統一。如：密陀僧、没多僧；燕脂、臙脂、臙肢、胭支等。

慣用從俗：綱目中少數誤名或俗名，慣用日久，積重難返，只能從俗視爲正名或別名。例如"毛茛"，證類本草原作"毛茛"，時珍所據之證類版本有誤作"毛茛"者，遂改"毛茛"爲"毛茛"。此誤名沿用至今，影響甚大，只能將錯就錯。

(2) 釋從主人

即依從時珍對某字或某藥的解釋。即便其用字與古今正字不同，亦不加改動，以存時珍觀點之真。例如"筍"與"笋"。説文竹部："筍：竹胎也。"至集韻准韻始言"筍"字或作"笋"，"笋"乃後起異體字。然今規範字表的規定正好相反，以"笋"爲正、"筍"爲異。中華大典字表"筍"與"笋"俱爲正字。時珍極力主張"竹筍"用"筍"字，故綱目竹筍條云："今謂竹爲妬母草，謂筍生旬有六日而齊母也。"然凡非竹之嫩芽，則用"笋"字，如菰笋、蘆笋。本書保留此二字，以合時珍原意。他如時珍力主"蝦"用"鰕"、"柿"用"柹"、"梔"用"卮"等，亦同遵"釋從主人"之例。

（3）行業用字

中醫行業用字有其專門含義，不可妄改。例如"剉"與"銼"，原義迥別。説文刀部："剉，折傷也。"後世醫藥書多用作以刀斫、砍、切。又説文金部："銼，鍑也。"指小釜，與"銼磨"含義風馬牛不相及。今規範字表及某些語詞工具書規定"銼"爲正字，"剉"爲異體，未顧及此二字之歷史源流。綱目"剉"字多達二百餘，均與"銼"無關。古代銼磨多用"鋁"、"錯"、"鑢"等①。至綱目用"銼"亦僅一處（羚羊角"鐵銼銼細"），其餘當用"銼"法者均用"錯"，與"剉"迥異，不能混淆。

又如"炸"與"煠"，差別甚大。"炸"（zhá）作爲食物烹調法（沸油熟物），尚未見於任何古代字書。"煠"（yè）則古已有之。廣雅釋詁："煠，爚也。"爚，通瀹，玉篇水部："瀹，内菜湯中而出也。"煠，也可以讀作 zhá。廣韻洽韻："煠，湯煠。"清通俗編雜字："今以食物納油及湯中一沸而出曰煠。"但現代辭海云："煠，同炸。"規範字表亦以"炸"爲正，未收"煠"字。在古籍整理中，辭海的影響較大，故或徑改"煠"爲"炸"。綱目中"煠"字絶大多數情況下指"湯煠"，即"焯"（chāo）之義，與"炸"無涉，不能徑改。

（4）綱目用字

綱目用字有不同於規範字表正字者。此因綱目所用古之正字，或被規範字表視爲異體。而規範字表中所出正字，亦有古代屬於俗字者，故綱目完全不用。有如上之字，則全依綱目。

例如"拏"與"拿"。"拏"在説文手部義爲"牽引"。後玉篇手部引申爲"持拏"。"拿"本俗字，見正字通手部："拏，拘捕罪人曰拏，俗作拿。"規範字表從俗，反而以"拿"爲正，棄"拏"爲異。中華大典字表將此二字分別收入。考綱目無"拿"字，均作"拏"，本不誤。若欲從俗改綱目正字，于理不通，有失時代用字特徵，故從綱目用"拏"。藥名"坐拏草"亦不能改"坐拿草"。此類綱目用字不在少數，如"銹"不當改作"鏽"、"稭"不當改作"秸"等。不能令時珍放棄古正字，俯就當今用字習慣。

綱目也或賦予某些字以新義。例如綱目中的"秕"與"粃"是完全不同義的兩個字。"秕"指"癟麥"、"癟豆"，而"粃"僅用於藥名"米粃"，指"精米上細糠"。這兩個字在古代是正字與異體關係。説文禾部："秕，不成粟也。"是爲正字。玉篇米部："粃，不成穀也，俗'秕'字"。今規範字表亦以"秕"爲正，以

① 宗福邦，陳世鐃，蕭海波：故訓匯纂. 北京：商務印書館，2003：2369，2374，2389 頁。

"粃"爲異體字。然因綱目"粃"字已有新義，故當作爲特例予以保留。

綱目中還有一類屬時珍個人用字習慣。例如整部金陵版綱目中，只有"痺"字，而無"痹"字。又金屬熔化多見用"溶"字。此皆不同於古代正字，亦不合規範字表。爲尊重時珍用字選擇，今"痺"字從底本，不改不注。"溶"字若有原文依據則改之，否則仍從底本。

（5）歧義從本

"本"指底本。"歧義"是指所選字是不全異體，既有歧義，不能等同。例如"妒"與"妬"。説文女部："妒，婦妒夫也。""忌妒"當用"妒"。據玉篇女部，"妬"同"妒"。然釋名釋疾病："乳癰曰妬，妬，褚也，氣積褚不通至腫潰也。"這説明"妬"有另義爲"乳癰"，與"妒"含義并非全同。規範字表規定"妒"爲正字，"妬"爲異體。中華書局字表與中華大典字表均未將此二字統一。由於"妬"字爲醫家所用，在綱目中已有歧義，故當從底本用字。

又如"喫"與"吃"。説文口部："喫，食也。"又，説文口部云："吃，言蹇難也。"可見此二字本義完全不同。"吃"作爲"食"乃後起之義。漢語大字典吃所舉乃清代紅樓夢之例。規範字表以"吃"爲正，將"喫"爲異體字。中華書局字表與中華大典字表均將此二字作爲兩個不同的字。綱目中作爲"食"之義，多數用"喫"，而"吃"則多作"口吃"。今各從底本用字，不予改動。藥名"羊不喫草"尤其不能改。

綱目用字除符合以上各條原則者外，凡各種參考資料均未見收入，或者古今各種字書意見相左，難以確定的異體字，在專家的建議下，一般服從古籍整理的存真原則，各從底本原字。爲了便於讀者掌握，我們將把本書所有字形、字義有某種關係的用字彙集成表，註明處理方法，名之爲"形義相關用字取捨表"，附在第十部索引之末，供校勘選擇。

以上是我們在影校對照文字校勘時的一些思索與工作方法。綱目是一個令人炫目的金谷園，光彩奪目。幾十年來，該書已經經過多次校點，爭取在前人基礎上取得更進一步的成果，是我們孜孜以求的目標。這一目標是否已經達到，還有待廣大讀者予以評議。本書校勘前期工作中，曾得到李科、康麗華二位小友的幫助。成都中醫藥大學王家葵先生、中華書局朱立峰先生、南京中醫藥大學沈澍農先生也曾對校勘細則提出了中肯的意見，在此一併表示衷心地感謝！

張志斌　鄭金生

2017 年 8 月 10 日

參考文獻

説明：

1. 以下爲本草綱目影校對照校勘參考文獻。本篇分"底本與校本""主要參校資料"兩大類。後者序號後所列書名，以本草綱目卷一歷代諸家本草、引據古今醫家書目、引據古今經史百家書目所出爲序。其後爲該書相關參考文獻及版本名目。本草綱目引書已佚散者，若無輯本，其名目不進入參考文獻。本草綱目未引用、然校勘時曾參考之書，均綴於"主要參校資料"之後。

2. 書籍全名或版本後加方括號括注者，爲本書校語引用時的簡稱。

底本與校本

1	本草綱目〔綱目〕	1 〔明〕李時珍：本草綱目，明萬曆金陵胡承龍刻本〔金陵本〕，日本國會圖書館藏〔日本國會本〕。
		2 〔明〕李時珍：本草綱目，版本同上，中國中醫科學院圖書館藏〔中研院本〕。
		3 〔明〕李時珍：本草綱目，版本同上，上海圖書館藏〔上圖本〕。
		4 〔明〕李時珍：本草綱目，版本同上，美國國會圖書館藏〔美國國會本〕。
		5 〔明〕李時珍：本草綱目，版本同上，日本國立公文書館内閣文庫藏〔内閣本〕。
		6 〔明〕李時珍：本草綱目，明末製錦堂遞修本，洛陽晁會元藏〔製錦堂本〕。
		7 〔明〕李時珍：本草綱目，明萬曆三十一年（一六〇三）江西刻本〔江西本〕。
		8 〔明〕李時珍：本草綱目，明崇禎十三年（一六四〇）武林錢蔚起刻〔錢本〕。
		9 〔明〕李時珍：本草綱目，清四庫全書刻本〔四庫本〕。

| 1 | 本草綱目〔綱目〕 | 10〔明〕李時珍：本草綱目，清光緒十一年（一八八五）張紹棠味古齋刻本〔張本〕。
11〔明〕李時珍：本草綱目，北京：人民衛生出版社（校點本），一九八二〔人衛本〕。
12〔明〕李時珍，劉衡如、劉山永校注：（新校注）本草綱目，北京：華夏出版社，二〇一三〔華夏本〕。
13〔明〕李時珍，錢超塵等校正：金陵本本草綱目新校正，上海：上海科學技術出版社，二〇〇八〔上科本〕。
14〔明〕李時珍撰，尚志鈞、任何校注：本草綱目（金陵初刻本校注），合肥：安徽科學技術出版社，二〇〇一。〔安科本〕。 |

主要參校資料

| 2 | 神農本草經 | 1 見證類本草序例及各藥條之白大字（陰文）
2 尚志鈞著：神農本草經校點，蕪湖：皖南醫學院科研處印，一九八一。
3 馬繼興主編：神農本草經輯注，北京：人民衛生出版社，一九九五。
4 王家葵、張瑞賢著：神農本草經研究，北京：北京科學技術出版社，二〇〇一。
5〔日〕森立之著，中國長春中醫學院醫古文教研室、日本北里研究所東洋醫學綜合研究部合編：本草經考注，北京：學苑出版社，二〇〇二。 |
| 3 | 名醫別録 | 1 見證類本草各藥條具有以下特徵之黑大字（陽文）：與白大字相雜，或黑大字後徑附小字（畏惡反忌等）、陶隱居云，或在證類有名未用部之黑大字。另外證類卷三以後各卷分目録中，凡黑大字藥名前後無任何出處文字者，該藥即屬別録藥。
2 那琦、謝文全重輯：重輯名醫別録，中國醫藥學院中國藥學研究所刊行，一九七七。
3〔梁〕陶弘景集：尚志鈞輯校：名醫別録，北京：人民衛生出版社，一九八六。 |

4	本草經集注	1〔梁〕陶弘景：本草經集注，見馬繼興中國出土古醫書考釋與研究（中卷），上海：上海科學技術出版社，二〇一五 2〔梁〕陶弘景編，尚志鈞、尚元藕輯校：本草經集注，北京：人民衛生出版社，一九九四。
5	雷公藥對	1 即本草經集注諸藥大字正文後、内容爲七情（畏惡反忌使等）之古注，以及序録之末，按玉石、草木、蟲獸、果、菜、米食分類之諸藥七情内容（俗稱"七情表"）。 2〔北齊〕徐之才原著，尚志鈞、尚元勝輯校：雷公藥對，合肥：安徽科學技術出版社，一九九四。
6	吳氏本草	1 見證類本草、太平御覽、藝文類聚等書所存吳氏本草、吳普本草、吳氏等佚文。 2〔魏〕吳普著，尚志鈞等輯校：吳普本草，北京：人民衛生出版社影印本，一九八七。
7	雷公炮炙論	1 見證類本草墨蓋子 ⌐ 下所引"雷公云"文字，及序例所引雷公炮炙論序。 2〔隋〕雷斅原著，尚志鈞輯校：雷公炮炙論，蕪湖：皖南醫學院科研科油印，一九八三（該書後與瀕湖炮炙法合刊，由安徽科學技術出版社一九九一年正式出版）
8	唐本草	1〔唐〕蘇敬等：新修本草（殘卷五種），見馬繼興中國出土古醫書考釋與研究（中卷），上海：上海科學技術出版社，二〇一五。 2 千金翼方卷二至卷四爲本草，此爲該書全部藥條正文，但無注説。 3 證類本草中，該書新增藥條爲黑大字，末注"唐本先附"。其餘藥條下冠以"唐本注"之文字爲該書注説。 4〔日〕岡西爲人：重輯新修本草，學術圖書刊行會，昭和五十三年（一九七八）。 5〔唐〕蘇敬等撰，尚志鈞輯校：唐·新修本草（輯復本），合肥：安徽科學技術出版社，一九八一。 6〔唐〕蘇敬等撰：新修本草，上海：上海古籍出版社影印本，一九八五。
9	藥性本草	1 證類本草轉引嘉祐本草所載藥性論佚文（冠以"藥性論云"）。 2〔唐〕甄權著，尚志鈞輯校：藥性論，蕪湖：皖南醫學院科研科油印，一九八三

10	食療本草	1 〔唐〕孟詵、張鼎：食療本草（殘卷，存二十六味藥），見馬繼興中國出土古醫書考釋與研究（中卷），上海：上海科學技術出版社，二〇一五 2 證類本草在陳藏器本草拾遺、開寶本草、嘉祐本草、本草圖經、唐慎微墨蓋子 ■ 下保留部分佚文（冠以"食療"、"孟詵"、"張鼎食療"）。 3 謝海洲等輯：食療本草，北京：人民衛生出版社，一九八三。
11	本草拾遺	1 見證類本草轉引開寶本草、嘉祐本草、本草圖經等所錄佚文，以及唐慎微墨蓋子 ■ 下所輯佚文。多標記爲陳藏器本草拾遺序例、陳藏器拾遺序、陳藏器本草、陳藏器餘、陳藏器拾遺、陳藏器等。 2 〔唐〕陳藏器著，尚志鈞輯校：本草拾遺，蕪湖：皖南醫學院科研科油印，一九八三。 3 〔唐〕陳藏器原著，那琦、謝文全、林麗玲重輯：本草拾遺，台中：華夏文獻資料出版社，一九八八。
12	海藥本草	1 見證類本草轉引若干卷次後之海藥餘、墨蓋子 ■ 下"海藥云"。 2 綱目所云海藥本草，尚包括嘉祐本草所載南海藥譜佚文。 3 〔五代〕李珣著，尚志鈞輯校：海藥本草，蕪湖：皖南醫學院科研科油印，一九八三（該輯校本鉛印，北京：人民衛生出版社出版，一九九七）。
13	四聲本草	1 見證類本草轉載嘉祐本草所引"蕭炳云"。 2 〔唐〕蕭炳著，尚志鈞輯校：四聲本草，合肥：安徽科學技術出版社，二〇〇六。
14	蜀本草	1 見證類本草轉載嘉祐本草所引蜀本、蜀本注、蜀本圖經。另或考開寶本草所引"別本注"，證類本草所引唐本餘，亦屬蜀本草内容。 2 〔宋〕盧多遜、李昉等撰，尚志鈞輯校：開寶本草（輯複本），合肥：安徽科學技術出版社，一九九八。
15	開寶本草	1 證類本草中，該書新增藥條爲黑大字，末注"今附"。其餘藥條下冠以"今注"、"今按""今詳"、"又按"之文字爲該書注説。另存序言。 2 〔宋〕盧多遜、李昉等撰，尚志鈞輯校：開寶本草（輯復本），合肥：安徽科學技術出版社，一九九八。

16	嘉祐補註本草	1 證類本草中，該書新增藥條爲黑大字，末注"新補"。其餘藥條下增補資料則冠以"臣禹錫等謹按"。另存嘉祐補註總敘、補註所引書傳等内容。 2 〔宋〕掌禹錫等奉敕撰，那琦、謝文全、李一弘重輯：重輯嘉祐補註神農本草，臺北：臺灣中國醫藥學院中國藥學研究所，一九八九。 3 〔宋〕掌禹錫等撰，尚志鈞輯復：嘉祐本草輯復本，北京：中醫古籍出版社，二〇〇九。
17	圖經本草	1 證類本草中存本草圖經序、圖經本草奏敕、諸藥圖。另"圖經曰"以下文字，以及書末本經外草類、本經外木蔓類一百味藥均屬此書。 2 〔宋〕蘇頌編輯，尚志鈞輯校：本草圖經，合肥：安徽科學技術出版社，一九九四。 3 〔宋〕蘇頌編輯，胡乃長、王致譜輯校：圖經本草，福州：福建科學技術出版社，一九八八。
18	證類本草〔大觀證類〕	1 〔宋〕唐慎微纂、艾晟校：經史證類備急本草，宋嘉定四年（一二一一）劉甲潼州刻本，有配補。 2 〔宋〕唐慎微纂、艾晟校：經史證類大觀本草，明初翻刻元大德六年（一三〇二）宗文書院刻本。 3 〔宋〕唐慎微纂、艾晟校：經史證類大觀本草，朝鮮覆刻元大德六年（一三〇二）宗文書院刻本。 4 〔宋〕唐慎微纂、艾晟校：經史證類大觀本草，清光緒三十年（一九〇〇）柯逢時武昌醫學館叢書影刻本。 5 〔宋〕李朝正輯纂：備急總效方，大阪武田科學振興財團杏雨書屋（影印本），二〇〇五。（該書保留大量證類本草附方）
19	證類本草〔證類、政和證類〕	1 〔宋〕唐慎微纂：重修政和經史證類備用本草，金泰和下己酉（一二四九）晦明軒刻本①，北京：人民衛生出版社影印本，一九五七。 2 〔宋〕唐慎微纂：重修政和經史證類備用本草，明萬曆間朝鮮古活字覆刊成化四年（一四六八）本。 3 〔宋〕唐慎微纂，尚志鈞等校點：證類本草（校點本），北京：華夏出版社，一九九三。

---

① 該本爲本書校勘重要參校本。此本由張存惠將本草衍義逐條散入證類本草，是爲後之政和證類祖本。其中涉及本草衍義内容，本書均用衍義單行之元覆刊宋宣和元年（一一一九）刻本。

20	日華諸家本草〔日華子〕	1 見證類本草轉載嘉祐本草所引"日華子云"。部分嘉祐本草新補藥亦或註明出日華子。 2 〔五代吳越〕日華子著，尚志鈞輯校，日華子本草，蕪湖：皖南醫學院科研科油印，一九八三。
21	本草衍義〔衍義〕	1 〔宋〕寇宗奭：本草衍義，元覆刊宋宣和元年（一一一九）本。見海外中醫珍善本古籍叢刊，北京：中華書局，二〇一六。 2 見重修政和經史證類備用本草卷一新添本草衍義序，以及諸藥之末"衍義曰"。 3 〔宋〕寇宗奭：本草衍義，中國再造善本，據宋淳熙十二年江西轉運司刻慶元元年重修本影印。
22	潔古珍珠囊	1 〔金〕張元素：潔古珍珠囊，見元杜思敬濟生拔粹，上海涵芬樓影印元延祐二年（一三一五）刻本，一九三八。 2 珍珠囊，見明經廠醫要集覽本 3 題〔元〕李東垣撰，〔明〕吳文炳考證：新刻東垣李先生精著珍珠囊藥性賦，明萬曆、天啓間閩三建書林劉欽恩刻本。見海外中醫珍善本古籍叢刊，北京：中華書局，二〇一六。
23	湯液本草	1 〔元〕王好古：湯液本草，北京：中醫古籍出版社影印，一九九六。 2 〔元〕王好古撰，崔掃塵、尤榮輯點校：湯液本草，北京：人民衛生出版社校點本，一九八七。
24	日用本草	1 〔元〕吳瑞編輯：家傳日用本草，明嘉靖四年（一五二五）吳鎮重刊本。見海外中醫珍善本古籍叢刊，北京：中華書局，二〇一六。 2 〔明〕吳瑞編輯，鄭金生點校：日用本草，見海外回歸中醫善本古籍叢書第九冊，北京：人民衛生出版社，二〇〇三。
25	本草歌括	1 〔元〕胡仕可編次，〔明〕熊宗立補增：圖經節要補增本草歌括，明成化元年（一四六五）熊氏種德堂刻本。 2 〔明〕吳瑞編輯，鄭金生點校：增補圖經節要本草歌括，見海外回歸中醫善本古籍叢書第九冊，北京：人民衛生出版社，二〇〇三。
26	本草衍義補遺〔衍義補遺〕	1 〔元〕朱震亨：本草衍義補遺，明嘉靖十五年（一五三六）刻本 2 〔元〕朱震亨：本草衍義補遺，見朱丹溪醫學全書，北京：中國中醫藥出版社，一九九一。

27	本草發揮	1〔明〕徐彦純：本草發揮，見歷代本草精華叢書影印明刊本，上海：上海中醫藥大學出版社，一九九四。 2〔明〕徐彦純：本草發揮，見薛氏醫按本（日本藏）。
28	救荒本草	1〔明〕朱橚著：救荒本草，明嘉靖四年（一五二五）畢昭蔡天佑刻本。 2〔明〕朱橚著：救荒本草，四庫全書本。
29	本草集要	1〔明〕王綸：本草集要，明正德五年（一五一〇）刻本。見歷代本草精華叢書影印明刊本，上海：上海中醫藥大學出版社，一九九四。 2〔明〕王綸輯，張瑞賢等校注：本草集要，北京：學苑出版社，二〇一一。
30	食物本草	1〔明〕佚名氏繪圖：食物本草，明抄彩繪本。 2〔明〕盧和：食物本草，明隆慶四年（一五七〇）金陵仲氏後泉書室一樂堂刻本。 3〔明〕（盧和、汪穎）：食物本草，明萬曆間胡文煥精抄本。
31	食鑑本草	〔明〕寧源：食鑒本草，虎林胡氏文會堂萬曆二十年（一五九二）刻本。
32	本草蒙筌	1〔明〕陳嘉謨：本草蒙筌，明書林劉氏閩山堂、劉氏本誠書堂刻本。 2〔明〕陳嘉謨：本草蒙筌，明萬曆元年（一五七三）周氏仁壽堂刻本。見歷代本草精華叢書影印，上海：上海中醫藥大學出版社，一九九四。 3〔明〕陳嘉謨撰，王淑民等點校：本草蒙筌，北京：人民衛生出版社，一九八八。
33	黃帝素問王冰註	1〔唐〕王冰注：黃帝內經素問，北京：人民衛生出版社影印本，一九五六。 2〔唐〕王冰注：黃帝內經素問，北京：人民衛生出版社，（梅花本），一九六三。（按：該書二〇一二年再版。）
34	宋太宗太平聖惠方〔聖惠方〕	1〔宋〕王懷隱等撰：太平聖惠方，日本寬政六年（一七九二）多紀氏影抄南宋紹興十七年（一一四七）福建轉運司刻本。見海外中醫珍善本古籍叢刊，北京：中華書局，二〇一六。 2〔宋〕王懷隱等撰，鄭金生、汪惟剛、董志珍校點：太平聖惠方，北京：人民衛生出版社，二〇一六。
35	扁鵲方三卷	原名扁鵲肘後方，已佚。見葛洪肘後方引扁鵲，證類本草引"扁鵲云"。

36	張仲景金匱玉函方	1 見〔漢〕張機金匱要略〔金匱〕。 2〔漢〕張機著，〔晉〕王叔和集，〔宋〕林憶等編：金匱玉函經，清康熙五十六年（一七一七）起秀堂刻本，北京：人民衛生出版社影印，一九五五。
37	華佗方十卷	書佚。宋本草圖經引此名。綱目所引或有來源不明者。
38	張仲景傷寒論成無己註	1〔漢〕張仲景著，〔晉〕王叔和撰次。錢超塵、郝萬山整理：傷寒論，北京：人民衛生出版社，二〇〇五。 2〔漢〕張仲景著，〔晉〕王叔和撰次，〔金〕成無己注，〔明〕汪濟川校：註解傷寒論，北京：人民衛生出版社，一九六三。 3〔日〕日本漢方協會學術部編：傷寒雜病論（傷寒論，金匱要略），市川市：東洋學術出版社，二〇〇〇。
39	王燾外臺秘要方〔外臺〕	1〔唐〕王燾撰：外臺秘要方，日本影宋精抄本。見海外中醫珍善本古籍叢刊，北京：中華書局，二〇一六。 2〔唐〕王燾撰：外臺秘要方，見中華再造善本影印宋紹興兩浙東路茶鹽司刻本。
40	華佗中藏經	〔漢〕華佗撰，〔清〕孫星衍校：華氏中藏經，叢書集成初編影平津館叢書本，上海：商務印書館，一九三五～一九三七。
41	孫真人千金備急方〔千金方〕	1〔唐〕孫思邈著：備急千金要方，江戶醫學影北宋本，北京：人民衛生出版社影印，一九五五。 2〔唐〕孫思邈著：備急千金要方，中華再造善本影印元刻本。
42	孫真人千金翼方	1〔唐〕孫思邈撰，〔宋〕林憶等校：千金翼方，元大德十一年（一三〇七）梅溪書院刻本（有抄補）。見海外中醫珍善本古籍叢刊，北京：中華書局，二〇一六。 2〔唐〕孫思邈撰，〔宋〕林憶等校：千金翼方，北京：人民衛生出版社，一九五五。
43	御藥院方	1 見證類本草墨蓋子 ⌐下引北宋佚名氏御藥院方 2〔元〕許國禎編：癸巳新刊御藥院方，朝鮮古活字本。見海外中醫珍善本古籍叢刊，北京：中華書局，二〇一六。 3〔元〕許國禎著，王淑民、關雪點校：御藥院方，北京：人民衛生出版社，一九九二。
44	劉涓子鬼遺方	1〔南北朝〕龔慶宣撰：劉涓子鬼遺方，叢書集成初編據畫齋叢書本排印，上海：商務印書館，一九三五～一九三七。 2 本草經集注、外臺秘要、證類本草墨蓋子 ⌐下等書亦存其若干佚文。

45	陳延之小品方	1 北里研究所附屬東洋醫學總合研究所醫史文獻研究室：小品方·黃帝内經明堂古鈔本殘卷，東京：北里研究所附屬東洋醫學總合研究所刊。 2 外臺秘要引此書甚多。另唐本草、宋本草圖經、證類本草墨蓋子 ⌐下等亦存其佚文。 3 〔晉〕陳延之撰，高文鑄輯校注釋：小品方，北京：中國中醫藥出版社，一九九五。
46	葛洪肘後百一方〔肘後方〕	1 〔晉〕葛洪撰，〔南朝梁〕陶弘景補，〔金〕楊用道附廣：葛仙翁肘後備急方，明萬曆二年（一五七四）李杜序刊本。 2 〔晉〕葛洪原著，〔梁〕陶弘景增補，尚志鈞輯校：補輯肘後方，合肥：安徽科學技術出版社，一九八三。
47	王衮博濟方	1 〔宋〕王衮撰：王氏博濟方，見四庫全書本。 2 〔宋〕王衮撰：博濟方，北京：商務印書館，一九五九。
48	沈存中靈苑方	1 書佚。證類本草墨蓋子 ⌐下引其佚文十六條。 2 〔宋〕沈括撰，上海中醫學院圖書館編：靈苑方，上海：上海中醫學院出版社，一九七五。
49	蘇沈良方東坡、存中	1 〔宋〕蘇軾、沈括著：蘇沈良方，北京：人民衛生出版社影印本，一九五六。 2 〔宋〕蘇軾、沈括撰：蘇沈良方，見叢書集成初編據聚珍版叢書排印，上海：商務印書館，一九三九。
50	咎殷食醫心鏡	1 書佚。證類本草墨蓋子 ⌐下引此書一百二十餘方。 2 〔唐〕咎殷著：食醫心鑒，見歷代中醫珍本集成，上海：三聯書店，一九九〇。
51	咎殷產寶	1 書佚。證類本草墨蓋子 ⌐下引 "產寶方"、"產寶論" 二十七條。婦人大全良方引五十餘條。醫方類聚引三百餘條。 2 〔唐〕咎殷著：經效產寶，北京：人民衛生出版社影印本，一九五五。 3 〔唐〕咎殷著：經效產寶，見續修四庫全書一〇〇六·子部·醫家類，據清光緒七年影宋刻本影印。
52	李翱何首烏傳	1 〔唐〕李翱撰：李文公集卷十八何首烏録，見四庫全書本。 2 〔唐〕李翱：何首烏傳，見説郛宛委山堂本。 3 證類本草墨蓋子 ⌐下引何首烏傳。
53	靈樞經	1 靈樞經，北京：人民衛生出版社（梅花本），一九六三。 2 靈樞經，見四部叢刊·子部，上海：商務印書館影印明府居敬堂刻本。

54	王冰玄珠密語	1〔唐〕啓玄子述：素問六氣玄珠密語，明正統道藏，太玄部第六百六十五卷。 2〔唐〕王冰撰：素問六氣玄珠密語，明成化抄本，北京：中醫古籍出版社影印本，一九九六。 3〔唐〕王冰著，張登本校注：玄珠密語，見王冰醫學全書，北京：中國中醫藥出版社，二〇〇六。
55	張杲醫説	〔宋〕張杲撰：醫説，上海：上海科學技術出版社，一九八四。
56	褚氏遺書	〔齊〕褚澄著：褚氏遺書，上海：上海古籍出版社影印四庫全書本，一九八九。
57	李濂醫史	1〔明〕李濂著：醫史，見四庫全書存目叢書，濟南：齊魯出版社影印，一九九五。 2〔明〕李濂著：醫史，見續修四庫全書一〇三〇·子部·醫家類，上海：上海古籍出版社，
58	秦越人難經	1難經，見中國科學院圖書館館藏善本醫書，北京：中醫古籍出版社，一九九一。 2〔吳〕吕廣等注，〔明〕王九思等編：難經集註，北京：人民衛生出版社影印本，一九五六。
59	聖濟總録	1〔宋〕趙佶敕編，〔日〕杉本良仲等校刊：聚珍版聖濟總録，重慶：西南師範大學出版社，北京：人民出版社，二〇一一年。 2〔宋〕趙佶敕編，鄭金生、汪惟剛、犬卷太一校點：聖濟總録，北京：人民衛生出版社，二〇一三年。
60	劉氏病機賦	〔明〕劉全備撰：合刻劉全備先生病機藥性賦，明成化二十年（一四八四）刊近聖居藏板。見海外中醫珍善本古籍叢刊，北京：中華書局，二〇一六。
61	皇甫謐甲乙經	1〔晉〕皇甫謐撰：針灸甲乙經，日本抄本，底本爲明正統二年（一四三七）刊本。 2〔晉〕皇甫謐撰：針灸甲乙經，明萬曆二十九年（一六〇一）吳勉學校刻古今醫統正脈全書本。 3〔晉〕皇甫謐著：針灸甲乙經，北京：人民衛生出版社，一九六二。
62	宋徽宗聖濟經	1〔宋〕宋徽宗著，〔宋〕吴褆注，〔明〕施沛校：宋徽宗聖濟經。見海外中醫珍善本古籍叢刊影印靈蘭二集（明崇禎間施衙藏版）。北京：中華書局，二〇一六。 2〔宋〕趙佶著，〔宋〕吴褆注，劉淑清點校：聖濟經，北京：人民衛生出版社，一九九〇。

63	劉克用藥性賦	〔明〕劉全備撰：合刻劉全備先生病機藥性賦，見海外中醫珍善本古籍叢刊影印明成化二十年（一四八四）刊近聖居藏板。北京：中華書局，二〇一六。
64	王叔和脉經	1〔晉〕王叔和撰，〔宋〕林億等編：脉經，見海外中醫珍善本古籍叢刊影印明刊覆宋紹聖三年（一〇九六）本。北京：中華書局，二〇一六。 2〔晉〕太醫令王叔和撰，賈君、郭君雙整理：脉經，北京：人民衛生出版社，二〇〇七。
65	張仲景金匱要略〔金匱〕	1〔漢〕張仲景述，〔晉〕王叔和集，〔宋〕林億等詮次：新編金匱要略方論，見四部叢刊·子部，上海：商務印書館影印明刊古今醫統正脉本。 2〔日〕日本漢方協會學術部編：傷寒雜病論（傷寒論，金匱要略），市川市：東洋學術出版社，二〇〇〇。 3〔漢〕張仲景撰，何任、何若苹整理：金匱要略，北京：人民衛生出版社，二〇〇五。
66	巢元方病原論	1〔隋〕巢元方奉敕撰：諸病源候論，見海外中醫珍善本古籍叢刊影印日本多紀氏天保四年（一八三三）影宋抄本。北京：中華書局，二〇一六。 2段逸山編著：諸病源候論通檢，上海：上海辭書出版社，二〇〇八。 3丁光迪主編：諸病源候論校注，北京：人民衛生出版社，一九九一。
67	王執中資生經	1〔宋〕王執中著：針灸資生經，北京：中國書店影印本，一九八七。 2〔宋〕王執中編纂，王宗欣、黃龍祥校注：針灸資生經，見針灸名著集成，北京：华夏出版社，一九九六。
68	飲膳正要	1〔元〕忽思慧著：飲膳正要，北京：中國書店影印本，一九八五。 2〔元〕忽思慧著，劉正書點校：飲膳正要，北京：人民衛生出版社，一九八六。
69	劉河間原病式	1〔金〕刘完素著：素問玄機原病式，北京：人民衛生出版社影印本，一九五六。 2〔金〕刘完素著：素問玄機原病式，見河間醫集，北京：人民衛生出版社，一九九八。
70	劉河間宣明方	〔金〕刘完素著：黃帝素問宣明論方，見河間醫集，北京：人民衛生出版社，一九九八。

71	戴起宗脉訣刊誤	1〔元〕戴起宗撰：脉訣刊誤，。見海外中醫珍善本古籍叢刊影印醫學集覽明萬曆三十一年（一六〇三）序刊本。北京：中華書局，二〇一六。 2〔元〕戴起宗撰：脉訣刊誤，北京：中國書店影印，一九八六。
72	許洪本草指南	1〔宋〕陳師文等撰，許洪注：增注太平惠民和劑局方，附：指南總論，見海外中醫珍善本古籍叢刊影印朝鮮活字覆刊元大德八年（1304）余志安勤有堂本。北京：中華書局，二〇一六。 2〔宋〕太平惠民和劑局編，劉景源點校：太平惠民和劑局方，附指南總論。北京：人民衛生出版社，一九八五。
73	黄氏本草權度	〔明〕黄濟之著：本草權度，北京：中醫古籍出版社影印本，一九九七。
74	陸氏證治本草	〔明〕陸之杙撰：證治本草，明隆慶五年（一五七一）阮白嵩校刻本。
75	名醫録	〔宋〕黨永年撰：神秘名醫録，明嘉靖三十二年（一五五三）西川成都府黄魯曾刻本。
76	張子和儒門事親	1〔金〕張子和著，儒門事親，明新安吳勉學校刊本。 2〔金〕張子和撰，鄧鐵濤、賴疇整理：儒門事親，北京：人民衛生出版社，二〇〇六。
77	張潔古醫學啓源	〔金〕張元素原著，任應秋點校：醫學啓源，北京：人民衛生出版社，一九七八。
78	菖蒲傳	全名神仙服食靈草菖蒲丸方傳，見道藏要籍選刊（九），上海：上海古籍出版社，一九八九。
79	醫鑑龔氏	1〔明〕龔信編，〔明〕龔廷賢續編：新刊古今醫鑑，見海外中醫珍善本古籍叢刊影印明萬曆間周氏萬卷樓刊本。北京：中華書局，二〇一六。 2〔明〕龔信纂辑，〔明〕龔廷賢續編，〔明〕王肯堂訂補：古今醫鑑，北京：商務印書館，一九五八。
80	活法機要	〔金〕李杲著：活法機要，見濟生拔萃，上海涵芬樓影印，一九三八。
81	楊天惠附子傳	1〔宋〕楊天惠撰：彰明附子記，節本見賓退録，叢書集成初編，據學海類編本排印，上海：商務印書館，一九三九。 2〔宋〕楊天惠撰：彰明附子記，見説郛宛委山堂本第一〇六卷。

82	潔古家珍	題〔金〕張元素撰：潔古家珍，見上海涵芬樓影印濟生拔萃本，一九三八。（按：中華再造善本亦爲此濟生拔萃本。）
83	李東垣醫學發明	〔金〕李杲著：醫學發明，見上海涵芬樓影印濟生拔萃本，一九三八。
84	東垣辨惑論	〔金〕李杲著：内外傷辨惑論，北京：人民衛生出版社，一九五九。
85	東垣脾胃論	1〔金〕李東垣撰，文魁、丁國華整理：脾胃論，北京：人民衛生出版社，二〇〇五。 2〔金〕李杲著：脾胃論，見上海涵芬樓影印濟生拔萃本，一九三八。
86	東垣蘭室秘藏	〔金〕李杲著：蘭室秘藏，見上海涵芬樓影印濟生拔萃本，一九三八。 〔金〕李東垣撰，文魁、丁國華整理：蘭室秘藏，北京：人民衛生出版社，二〇〇五。
87	東垣試效方	1〔金〕李杲著：東垣試效方，上海：上海科學技術出版社影印本，一九八四。 2〔金〕東垣先生：東垣試效方，日本江戶抄本（文政丁亥丹波元昕據醫方類聚輯校）
88	王海藏醫家大法	〔元〕王好古纂：伊尹湯液仲景廣爲大法，見海外中醫珍善本古籍叢刊影印明嘉靖十三年（一五三四）跋刊本。北京：中華書局，二〇一六。
89	海藏醫壘元戎	1〔元〕王好古著：醫壘元戎，上海：上海古籍出版社，一九八九。 2〔元〕王好古：海藏編類醫壘元戎，見中華再造善本影印濟生拔萃本。
90	海藏此事難知	〔元〕王好古編：此事難知，北京：人民衛生出版社影印本，一九五六。
91	海藏陰證發明	〔元〕王好古著：陰證略例，北京：商務印書館，一九五六。
92	羅天益衛生寶鑑	1〔元〕羅天益著：衛生寶鑒，北京：人民衛生出版社，一九八七。 2〔元〕羅謙甫類集：衛生寶鑑，見中華再造善本影印濟生拔萃本。

續表

93	丹溪格致餘論	1〔元〕朱震亨撰，格致餘論，見叢書集成初編據古今醫統正脉排印，上海：商務印書館，一九三六。 2〔元〕朱震亨撰，施仁潮整理：格致餘論，北京：人民衛生出版社，二〇〇五。
94	丹溪局方發揮	1〔元〕朱震亨撰，局方發揮，見叢書集成初編據古今醫統正脉排印，上海：商務印書館，一九三七。 2〔元〕朱震亨著：局方發揮，北京：人民衛生出版社影印本，一九五六。
95	盧和丹溪纂要	〔元〕朱丹溪著，〔明〕盧和纂注：新鋟丹溪先生醫書纂要心法，見海外中醫珍善本古籍叢刊，影印明萬曆二十九年（一六〇一）劉龍田喬山堂刊本。北京：中華書局，二〇一六。
96	楊珣丹溪心法	〔明〕楊珣集纂：丹溪心法，明正德三年（一五〇八）盧翊刻本。
97	方廣丹溪心法附餘	1〔元〕朱震亨著，〔明〕方廣編：丹溪心法附餘，明嘉靖十五年（一五三六）姚文清刻本。 2〔明〕方廣編，王英、曹釩、林紅校注：丹溪心法附餘，北京：中國中醫藥出版社，二〇一五。
98	程充丹溪心法	1〔元〕朱震亨著：丹溪心法，上海：上海科學技術出版社，一九五九。 2〔元〕朱震亨著：丹溪心法，見丹溪醫集，北京：人民衛生出版社，一九九三。
99	滑伯仁攖寧心要	〔元〕滑壽撰：攖寧生五臟補瀉心要。一名五臟方。見海外中醫珍善本古籍叢刊影印日本寶曆七年（一七五七）皇都書鋪刻本。北京：中華書局，二〇一六。
100	惠民和劑局方［局方］	1〔宋〕陳師文等撰：增廣太平惠民和劑局方、和劑局方圖經本草、諸品藥石炮製總論、指南總論，元盧陵古林書堂刻本 2〔宋〕陳師文等撰，許洪注：增注太平惠民和劑局方，附：指南總論，朝鮮活字覆刊元大德八年（一三〇四）余志安勤有堂本。（以上二種均見海外中醫珍善本古籍叢刊影印。北京：中華書局，二〇一六。） 3〔宋〕太平惠民和劑局編，劉景源點校：太平惠民和劑局方，附：許洪指南總論，北京：人民衛生出版社，一九八五。
101	陳言三因方	1〔宋〕陳言編：三因極一病証方論，見中華再造善本據宋刻本影印。 2〔宋〕陳言著：三因極一病証方論，北京：人民衛生出版社，一九五七。

102	嚴用和濟生方	1 〔宋〕嚴用和撰：嚴氏濟生方、嚴氏濟生續方，見海外中醫珍善本古籍叢刊影印日本室町初期抄本。北京：中華書局，二〇一六。 2 〔宋〕嚴用和著，浙江省中醫研究所文獻組、湖州中醫院整理：重訂嚴氏濟生方，北京：人民衛生出版社，一九八〇。
103	王氏易簡方王碩	〔宋〕王碩撰，巢因慈點校：易簡方，北京：人民衛生出版社，一九九五。
104	繼洪澹寮方	〔元〕釋繼洪編：澹寮集驗秘方，日本文化九年（一八一二）藍川慎抄本。
105	指迷方王貺	〔宋〕王貺撰：全生指迷方（與洪氏集驗方合刊），北京：人民衛生出版社，一九八六。（按：本草綱目原誤作是齋指迷方。）
106	楊士瀛仁齋直指方	1 〔宋〕楊士瀛編撰：新刊仁齋直指方論，見海外中醫珍善本古籍叢刊影印朝鮮古活字本（翻印環溪書院本）。北京：中華書局，二〇一六。 2 〔宋〕楊士瀛編撰：新刊仁齋直指方論新刊仁齋直指小兒方論，見中華再造善本據宋景定元年至五年環溪書院本影印
107	余居士選奇方	1 見婦人大全良方、普濟方引其佚文。 2 〔宋〕余綱撰：芝田余居士證論選奇方後集，見海外中醫珍善本古籍叢刊影印日本江戶時期抄本。北京：中華書局，二〇一六。
108	黎居士簡易方	1 〔宋〕黎民壽撰：黎居士簡易方論，見海外中醫珍善本古籍叢刊影印日本江戶時期抄本。北京：中華書局，二〇一六。 2 〔宋〕黎民壽撰，張志斌點校：黎居士簡易方論，見海外回歸中醫善本古籍叢書【續】第二冊，北京：人民衛生出版社，二〇一〇。
109	楊氏家藏方楊倓	〔宋〕楊倓編次：楊氏家藏方，見海外中醫珍善本古籍叢刊影印南宋淳熙十二年（一一八五）閩中憲司刻本。北京：中華書局，二〇一六。
110	濟生拔萃方杜思敬	〔元〕杜思敬編：濟生拔萃，元延祐二年（一三一五）刻本，上海涵芬樓影印本，一九三八。
111	胡濙衛生易簡方	〔明〕胡濙撰：衛生易簡方，北京：人民衛生出版社，一九八四。
112	朱端章衛生家寶方	〔宋〕朱端章原輯，〔宋〕徐安國編類：衛生家寶方、衛生家寶湯方，見海外中醫珍善本古籍叢刊影印日本江戶初期影宋抄本。北京：中華書局，二〇一六。

113	許學士本事方	1 〔宋〕許叔微述：類證普濟本事方，見海外中醫珍善本古籍叢刊影印南宋寶祐元年（一二五三）余氏明經堂刊本。北京：中華書局，二〇一六。 2 〔宋〕許叔微述：類證普濟本事方後集，見海外中醫珍善本古籍叢刊影印南宋寶祐間建安余唐卿宅刻本。北京：中華書局，二〇一六。
114	雞峰備急方張鋭	1 〔宋〕張鋭著：雞峰普濟方，上海：上海科學技術出版社，一九八七。 2 〔宋〕張鋭著：雞峰普濟方，北京：中醫古籍出版社影印本，一九八八。
115	孫用和傳家秘寶方	1 證類本草墨蓋子 ▬ 下引"孫用和"、"孫尚藥"、"孫兆口訣"、"孫兆方"等二十餘條。 2 〔宋〕孫用和撰：傳家秘寶脈證口訣并方，日本影宋抄本（有殘缺）。
116	王隱君養生主論	1 〔元〕王珪著：泰定養生主論，見四庫全書存目叢書，濟南：齊魯出版社影印，一九九五。 2 〔元〕王珪著：泰定養生主論，北京：學苑出版社，二〇〇三。
117	嶺南衛生方	〔宋〕李璆撰，〔宋〕張致遠輯，〔元〕釋繼洪纂修：嶺南衛生方，北京：中醫古籍出版社影印日本天保十二年刻本，一九八三。
118	周定王普濟方	〔明〕朱橚等編：普濟方，北京：人民衛生出版社，一九五九。
119	虞搏醫學正傳	1 〔明〕虞搏編集：醫學正傳，見海外中醫珍善本古籍叢刊影印朝鮮古活字甲辰印本。北京：中華書局，二〇一六。 2 〔明〕虞搏編：醫學正傳，北京：人民衛生出版社，一九八一。
120	李仲南永類鈐方	1 〔元〕李仲南集成：永類鈐方，見海外中醫珍善本古籍叢刊影印朝鮮正統三年（一四三八）刻本。北京：中華書局，二〇一六。 2 〔元〕李仲南撰，王均寧等整理：永類鈐方，北京：人民衛生出版社，二〇〇六。
121	周定王袖珍方	1 〔明〕李恒等撰：魁本袖珍方大全，見海外中醫珍善本古籍叢刊影印明弘治十七年（一五〇四）羅氏集賢書堂刻本。北京：中華書局，二〇一六。 2 〔明〕李恒撰，楊金萍等校注：袖珍方，北京：中國中醫藥出版社，二〇一五。

122	傅滋醫學集成	〔明〕傅滋撰：（新刊）醫學集成，見中醫古籍孤本大全據明正德十一年刻本影印本，北京：中醫古籍出版社，一九九五。
123	薩謙齋瑞竹堂經驗方〔瑞竹堂方〕	1 〔元〕沙圖穆蘇撰：瑞竹堂經驗方，見海外中醫珍善本古籍叢刊影印明高濂校刻本。北京：中華書局，二〇一六。 2 〔元〕薩謙齋著，浙江省中醫研究所文獻組、湖州中醫院重訂：瑞竹堂經驗方，北京：人民衛生出版社，一九八二。
124	王履溯洄集	1 〔元〕王履著：醫經溯洄集，見叢書集成初編，據古今醫統正脈全書排印，上海：商務印書館，一九三七。 2 〔元〕王履編著：醫經溯洄集，北京：人民衛生出版社影印本，一九五六。 3 〔元〕王履編著，章升懋點校：醫經溯洄集，北京：人民衛生出版社，一九九三。
125	葉氏醫學統旨	〔明〕葉文齡編集：醫學統旨，見海外中醫珍善本古籍叢刊，影印明隆慶六年（一五七二）序、玉夏齋藏板。北京：中華書局，二〇一六。
126	萬表積善堂經驗方	1 〔明〕鹿園居士編：萬氏積善堂集驗方，明余氏正慎堂刻本。 2 〔明〕程銳校：萬氏積善堂秘驗滋補諸方，日本江戶時期抄本。 3 〔明〕萬表集：萬氏家抄方，明萬曆三十年（一六〇二）刻本。見北京：中醫古籍出版社，一九九五。 4 〔明〕萬表集，齊馨、永清點校：萬氏濟世良方，北京：中醫古籍出版社，二〇〇〇。
127	戴原禮證治要訣	1 〔明〕戴原禮撰：秘傳證治要訣，見叢書集成初編據古今醫統正脈全書排印，上海：商務印書館，一九三七。 2 〔明〕戴元禮撰：證治要訣類方，見叢書集成初編據古今醫統正脈全書排印，上海：商務印書館，一九三九。 3 〔明〕戴原禮撰，沈鳳閣點校：秘傳證治要訣及類方，北京：人民衛生出版社，一九九五。
128	醫學綱目	〔明〕樓英著，高登瀛、魯兆麟點校：醫學綱目，北京：人民衛生出版社，一九八七。
129	戴原禮金匱鉤玄	〔元〕朱震亨著：金匱鉤玄，見丹溪醫集，北京：人民衛生出版社，一九九三。
130	醫學指南	〔明〕薛己撰：醫學指南，據明刻本復制本。

131	劉純玉機微義	1 〔明〕徐用誠撰，劉純補：玉機微義，見海外中醫珍善本古籍叢刊影印明嘉靖十八年（一五三九）葉秀校作德堂刊本。北京：中華書局，二〇一六。 2 〔明〕劉純著：玉機微義，見劉純醫學全集，北京：人民衛生出版社，一九八六。
132	劉純醫經小學	1 〔明〕劉純著：醫經小學，明正統三年（一四三八）姑蘇陳有戒序刻本。 2 〔明〕劉純著：醫經小學，上海：上海科學技術出版社，一九八六。
133	王璽醫林集要	1 〔明〕王璽集：醫林類證集要，見海外中醫珍善本古籍叢刊影印朝鮮古活字印本（覆明成化十八年春德堂十卷本）。北京：中華書局，二〇一六。 2 〔明〕王璽集：醫林類證集要，見海外中醫珍善本古籍叢刊影印明嘉靖八年（一五二九）書林日新劉氏刻二十卷本。北京：中華書局，二〇一六。
134	臞僊乾坤秘韞	〔明〕朱權編：乾坤生意、乾坤生意密韞，明成化十四年（一四七八）序刊本。見海外中醫珍善本古籍叢刊，北京：中華書局，二〇一六。
135	饒氏醫林正宗	〔明〕饒鵬撰：新刊東溪節略醫林正宗，明嘉靖七年（一五二八）序刊本。見海外中醫珍善本古籍叢刊，北京：中華書局，二〇一六。
136	法生堂經驗方	書佚無可考。僅本草綱目引"法生堂方"一條。
137	臞僊乾坤生意	〔明〕朱權編：乾坤生意、乾坤生意密韞，見海外中醫珍善本古籍叢刊影印明成化十四年（一四七八）序刊本。北京：中華書局，二〇一六。
138	周文采醫方選要	〔明〕周文采輯：醫方選要，見四庫全書存目叢書影印明刊本。濟南：齊魯書社，一九九五。
139	劉松篁保壽堂經驗方	〔明〕劉松石撰：松篁崗劉氏保壽堂活人經驗方，明萬曆三十七年（一六〇九）刻本。
140	楊拱醫方摘要	〔明〕楊拱纂輯：新刊精選醫方摘要，見海外中醫珍善本古籍叢刊影印明萬曆十四年（一五八六）生春堂刻本。北京：中華書局，二〇一六。

141	醫方大成	〔元〕孫允賢類編，熊彦明增補：新編南北經驗醫方大成，元刻本。見海外中醫珍善本古籍叢刊，北京：中華書局，二〇一六。
142	吳球活人心統	1 〔明〕吳球撰：活人心統，見海外中醫珍善本古籍叢刊影印日本江户初期抄本。北京：中華書局，二〇一六。 2 〔明〕吳球撰，王咪咪校點：活人心統，見海外回歸中醫善本古籍叢書第五册，北京：人民衛生出版社，二〇〇三。
143	方賢奇效良方	1 〔明〕方賢輯：太醫院經驗奇效良方大全，見續修四庫全書一〇〇一·子部·醫家類，上海：上海古籍出版社，二〇〇二。 2 〔明〕董宿輯録，〔明〕方賢續補，田代華等點校：奇效良方，天津：天津科學技術出版社，二〇〇三。
144	吳球諸證辨疑	1 〔明〕吳球著撰：新鍥太醫院鰲頭諸症辨疑，明書林余秀峰刻本。見海外中醫珍善本古籍叢刊，北京：中華書局，二〇一六。 2 〔明〕吳球撰，萬芳、鍾贛生校點：諸症辨疑，見海外回歸中醫善本古籍叢書【續】第九册，北京：人民衛生出版社，二〇一〇。
145	閻孝忠集效方	1 附於〔宋〕錢乙小兒藥證直訣之末。 2 〔宋〕閻孝忠撰：閻氏小兒方論，見清周學海周氏醫學叢書，清光緒、宣統間池陽周氏福慧雙修館刻本。
146	禹講師經驗方	〔明〕胡文焕：華陀内照圖，附：新添長葛禹講師益之晉陽郭教授之才三先生經驗婦人產育名方并小兒名方。見海外中醫珍善本古籍叢刊，影印明刊本。北京：中華書局，二〇一六。
147	趙氏儒醫精要	1 〔明〕趙繼宗著：儒醫精要，日本慶安元年（一六四八）刻本。見海外中醫珍善本古籍叢刊，北京：中華書局，二〇一六。 2 〔明〕趙繼宗著，鄭金生、楊梅香點校：儒醫精要，見海外回歸中醫善本古籍叢書（第十二册），北京：人民衛生出版社，二〇〇三。
148	孫天仁集效方	〔明〕孫天仁集：新刊三丰張真人神速萬應方［萬應方］，見海外中醫珍善本古籍叢刊，影印日本江户時期抄本。北京：中華書局，二〇一六。
149	經驗濟世方	〔明〕陳仕賢輯：經驗濟世良方，見海外中醫珍善本古籍叢刊，影印明嘉靖三十九年（一五六〇）序刊本。北京：中華書局，二〇一六。

續表

150	楊起簡便方	〔明〕楊起集：經驗奇效單方，見海外中醫珍善本古籍叢刊影印日本江户時期抄本。北京：中華書局，二〇一六。
151	坦僊皆效方	〔元〕王好古：伊尹湯液仲景廣爲大法，附：皆效方。見海外中醫珍善本古籍叢刊影印明嘉靖十三年（一五三四）跋刊本。北京：中華書局，二〇一六。
152	危亦林危氏得效方	1〔元〕危亦林撰：世醫得效方，見海外中醫珍善本古籍叢刊影印明正德元年（一五〇六）魏氏仁實書堂重刊本。北京：中華書局，二〇一六。 2〔元〕危亦林撰：世醫得效方，見海外中醫珍善本古籍叢刊影印朝鮮洪熙元年（一四二五）春川府覆元刊本。北京：中華書局，二〇一六。 3〔元〕危亦林編著：世醫得效方，上海：上海科學技術出版社，一九六四。
153	朱佐集驗方	1〔宋〕朱佐集：類編朱氏集驗醫方，見海外中醫珍善本古籍叢刊影印宋咸淳元年（一二六五）序刊本。北京：中華書局，二〇一六。 2〔宋〕朱佐编集：類編朱氏集驗醫方，北京：人民衛生出版社，一九八三。
154	救急易方	〔明〕趙季敷（叔文）撰，熊佑編：新增救急易方，見海外中醫珍善本古籍叢刊影印明成化二十一年（一四八五）序刊本。北京：中華書局，二〇一六。（按：即趙叔文醫方。）
155	急救良方	1〔明〕張時徹撰：急救良方，明嘉靖二十九年（一五五〇）著者自刻本。 2〔明〕張時徹辑，康维點校：急救良方，北京：中醫古籍出版社，一九八七。
156	白飛霞韓氏醫通	1〔明〕韓忞撰：韓氏醫通，見海外中醫珍善本古籍叢刊，影印明嘉靖元年（一五二二）序刊本。北京：中華書局，二〇一六。 2〔明〕韓忞撰，丁光迪點校：韓氏醫通，北京：人民衛生出版社，一九八九。
157	徐氏家傳方	〔明〕徐守貞：急救仙方（卷一至五），見道藏要籍選刊（九），上海：上海古籍出版社，一九八九。（按：該書即青囊雜纂之徐氏胎産方。綱目正文亦引徐氏胎産方之名。）
158	張三丰仙傳方	〔明〕孫天仁集：新刊三丰張真人神速萬應方［萬應方］，見海外中醫珍善本古籍叢刊影印日本江户時期抄本。北京：中華書局，二〇一六。

159	温隱居海上方	〔宋〕温大明撰集：温氏隱居助道方服藥須知，見海外中醫珍善本古籍叢刊，影印朝鮮覆刻杭州德夫本。北京：中華書局，二〇一六。
160	海上仙方	1 〔宋〕温大明撰：新刻温隱居海上仙方前集，見中國醫學科學院圖書館館藏善本醫書，北京：中醫古籍出版社，一九九一。 2 題〔唐〕孫真人撰：新刻孫真人海上仙方後集，見中國醫學科學院圖書館館藏善本醫書，北京：中醫古籍出版社，一九九一。
161	丘玉峰群書日抄	〔明〕丘濬撰：群書抄方，明刻本（附群方續抄）
162	何子元群書續抄	〔明〕何孟春（子元）輯：群方續抄。附刊於明·丘濬群書抄方明刻本之後。
163	十便良方	1 〔宋〕郭坦集編：備全古今十便良方（存三十一卷），日本江戶初期影宋抄本。見海外中醫珍善本古籍叢刊，北京：中華書局，二〇一六。 2 〔宋〕郭坦集編：新編近時十便良方（存十卷），宋代萬卷樓刻本。 3 〔宋〕郭坦編輯，張志斌、農漢才校點：十便良方，見海外回歸中醫善本古籍叢書【續】第六冊，北京：人民衛生出版社，二〇一〇。
164	李樓怪證奇方	〔明〕李樓纂集：新刻怪證奇方，見海外中醫珍善本古籍叢刊影印日本江戶初期抄本（底本爲明萬曆間胡文煥校本）。北京：中華書局，二〇一六。
165	邵真人青囊雜纂	〔明〕邵以正編：青囊雜纂，明弘治崇德堂刻本。（按：本草綱目在此書名下所引之方，多出該叢書之子書。）
166	趙宜真濟急仙方	題〔元〕趙宜真撰：濟急仙方，即青囊雜纂子書之一。
167	王永輔惠濟方	〔明〕王永輔編：（簡選）袖珍方書，明洪武二十四年（一三九一）刻本。（又名惠濟方、簡選袖珍良方）
168	史堪指南方	1 〔宋〕史堪撰：史載之方，見叢書集成初編據十萬卷樓叢書本排印，上海：商務印書館，一九三九。 2 〔宋〕史堪著：史載之方指南方，見歷代中醫珍本集成本，上海：上海三聯書店，一九九〇。

169	王璆百一選方	1〔宋〕王璆撰：是齋百一選方，日本：寬政十一年（一七九九）濯纓堂刻本。 2〔宋〕王璆原輯，劉耀、張世亮、劉磊點校：是齋百一選方，上海：上海科學技術出版社，二〇〇三。
170	臞仙壽域神方	明〔明〕朱權編：延壽神方，見海外中醫珍善本古籍叢刊影印明崇禎元年（一六二八）青陽閣本。北京：中華書局，二〇一六。
171	陳直奉親養老書	〔元〕鄒鉉編次：壽親養老新書。見海外中醫珍善本古籍叢刊影印朝鮮李朝中期刊本。北京：中華書局，二〇一六。（按：該書卷一爲宋·陳直原撰奉親養老書。）
172	世醫通變要法	〔明〕葉廷器撰：世醫通變要法，見中醫孤本大全，據明嘉靖十八年（一五三九）刻本影印。北京：中醫古籍出版社，一九九三。
173	吳旻扶壽精方	1〔明〕吳旻編：扶壽精方，見海外中醫珍善本古籍叢刊影印日本文政四年（一八二一）抄本。北京：中華書局，二〇一六。 2〔明〕吳旻輯，〔明〕王來賢續編：扶壽精方，北京：中醫古籍出版社，一九八六。
174	李鵬飛三元延壽書〔延壽書〕	本草綱目誤作者爲李廷飛。〔元〕李鵬飛編：三元參贊延壽書，明建文元年（一三九九）劉淵然重刊本。見海外中醫珍善本古籍叢刊，北京：中華書局，二〇一六。
175	王氏醫方捷徑	〔明〕王宗顯輯：醫方捷徑，見海外中醫珍善本古籍叢刊影印必用醫學須知第四集，北京：中華書局，二〇一六。
176	保生餘錄	〔明〕張介庵集刻：保生餘錄，見海外中醫珍善本古籍叢刊影印明嘉靖十五年（一五三六）跋刊本。北京：中華書局，二〇一六。
177	彭用光體仁彙編	〔明〕彭用光撰：體仁彙編，明嘉靖二十八年（一五四九）南昌傅氏體仁堂刻本。
178	傳信適用方	1〔宋〕吳彥夔撰：傳信適用方，北京：人民衛生出版社，一九五六。 2〔宋〕吳彥夔撰，臧守虎校注：傳信適用方，上海：上海科學技術出版社，二〇〇三。
179	王節齋明醫雜著	〔明〕王綸著，沈鳳閣點校：明醫雜著，北京：人民衛生出版社，一九九五。

180	攝 生 妙 用 方	1〔明〕張時徹撰：攝生眾妙方，見海外中醫珍善本古籍叢刊，影印明嘉靖四十一年（一五六二）江西布政司刻本。北京：中華書局，二〇一六。 2〔明〕張時徹輯，張樹生點校：攝生眾妙方，北京：中醫古籍出版社，二〇〇四。
181	艾元英如 宜 方	1〔元〕艾元英著：如宜方，濟南：齊魯出版社影印明初刻本，一九九五。 2〔元〕艾元英原撰，〔明〕陳嘉猷增補：鼎雕陳氏家傳如宜妙濟回生捷録，明萬曆三十八年（一六一〇）黃廉齋刻本。見海外中醫珍善本古籍叢刊，北京：中華書局，二〇一六。 3 見普濟方引録。
182	通 妙 真 人 方	即〔明〕邵以正：秘傳經驗方（青囊雜纂子書之一），清抄本。
183	葛可久十 藥神書	〔元〕葛可久著：十藥神書，北京：人民衛生出版社，一九五六。
184	上清紫庭 追勞方	1〔宋〕著者佚名：上清紫庭追癆仙方，即青囊雜纂（叢書）子書之一。 2〔宋〕著者佚名：上清紫庭追癆仙方論法，見急救仙方卷十，道藏要籍選刊（九），上海：上海古籍出版社，一九八九。
185	朱肱南陽 活人書	1〔宋〕朱肱著：類證活人書，北京：商務印書館，一九五五。 2〔宋〕朱肱撰，萬友生等點校：活人書，北京：人民衛生出版社，一九九三。
186	韓祗和傷 寒書	〔宋〕韓祗和著：傷寒微旨論，上海：上海三聯書店，一九九〇。
187	龐安時傷 寒總病論	1〔宋〕龐安時撰，傷寒總病論，清道光三年（一八二三）黃氏士禮居覆宋刻本。 2〔宋〕龐安時撰，傷寒總病論，見海外中醫珍善本古籍叢刊影印日本江戶時期多紀氏校勘抄本。北京：中華書局，二〇一六。
188	吳綬傷寒 蘊要	〔明〕吳綬編輯：傷寒蘊要全書，見海外中醫珍善本古籍叢刊影印日本江戶初期抄本。北京：中華書局，二〇一六。
189	成無己傷 寒明理論	1〔金〕成無己撰：傷寒明理論，見中華再造善本據宋刻本影印。北京：北京圖書館出版社，二〇〇三。 2〔金〕成無己撰：傷寒明理論，見海外中醫珍善本古籍叢刊影印元刊本，有抄補。北京：中華書局，二〇一六。

190	劉河間傷寒直格	〔金〕劉完素撰：傷寒直格，見河間醫集，北京：人民衛生出版社，一九九八。
191	陶華傷寒十書	1〔明〕陶華撰：新刊陶節庵傷寒十書，明嘉靖十年（一五三一），明德書屋刻本 2〔明〕陶華撰，黃瑾明、傅錫欽點校：傷寒六書，北京：人民卫生出版社，一九九〇。（本草綱目引文不取叢書名，多取子書或作者名。）
192	陳自明婦人良方	1〔宋〕陳自明編注：新編婦人大全良方，見海外中醫珍善本古籍叢刊影印朝鮮古活字本，北京：中華書局，二〇一六。 2〔宋〕陳自明著，余瀛鰲等點点校：婦人大全良方，北京：人民衛生出版社，一九八五。 3〔宋〕陳自明原著，余瀛鰲等點校：婦人良方校注補遺，上海：上海科學技術出版社，一九九一。
193	郭稽中婦人方	1〔宋〕郭稽中撰：産育寶慶集，叢書集成初編據函海本排印，上海：商務印書館，一九三九。 2〔宋〕郭稽中纂：産育寶慶集，見歷代中醫珍本集成，上海：上海三聯書店，一九九〇。
194	熊氏婦人良方補遺	1〔宋〕陳自明撰：〔明〕熊宗立補遺：新刊婦人良方補遺大全，明正德四年（一五〇九）陳氏存德書堂刻本。 2〔宋〕陳自明著，〔明〕熊宗立補遺，〔明〕薛己校注，余瀛鰲等點校：婦人良方校注補遺，上海：上海科學技術出版社，一九九一。
195	便産須知	〔明〕佚名氏撰：便産須知，見海外中醫珍善本古籍叢刊，影印明嘉靖十七年（一五三八）跋刊本。北京：中華書局，二〇一六。
196	二難寶鑑	〔明〕李榮撰：二難寶鑑（閨門寶鑑、博愛心鑑撮要），明福建邵武刻本。
197	錢乙小兒直訣	1〔宋〕錢乙傳、閻孝忠集：錢氏小兒藥證直訣，宋刊本，配補雙芙閣影抄及仿宋刊本。 2〔宋〕錢乙著、閻孝忠編集，郭君雙整理，小兒藥證直訣，北京：人民衛生出版社，二〇〇六。
198	劉昉幼幼新書	1〔宋〕劉昉編録：幼幼新書，見海外中醫珍善本古籍叢刊影印宋刊本。北京：中華書局，二〇一六。 2〔宋〕劉昉編録：幼幼新書，日本寬政三年（一七九一）抄本。

198	劉昉幼幼新書	3〔宋〕劉昉著，幼幼新書點校組點校：幼幼新書，北京：人民衛生出版社，一九八七。
199	幼科類萃	其書即〔明〕王鑾撰；幼科小兒方，日本文政六年（一八二三）抄本。見海外中醫珍善本古籍叢刊，北京：中華書局，二〇一六。
200	陳文中小兒方	1〔宋〕陳文中撰：陳氏小兒病源方論，明刻本。 2〔宋〕陳文中撰：陳氏小兒痘疹方論，明萬曆刻本。 3〔宋〕陳文中著：陳氏小兒病源·痘疹方論，北京：商務印書館，一九五八。
201	曾世榮活幼心書	〔元〕曾世榮撰：活幼心書，北京：中國書店，一九八五。
202	徐用宣袖珍小兒方	1〔明〕徐用宣編集：袖珍小兒方，見海外中醫珍善本古籍叢刊影印明嘉靖十一年（一五三二）贛州府刻本（配補抄本）。北京：中華書局，二〇一六。 2〔明〕徐用宣撰：袖珍小兒方，見四庫全書存目叢書，濟南：齊魯書社，一九九五。
203	寇衡美全幼心鑑	〔明〕寇平撰：全幼心鑑，上海：上海古籍出版社影印。一九九五。（按：本草綱目誤題其名爲"寇衡"。）
204	演山活幼口議	〔元〕曾世榮著：活幼口議，北京：中醫古籍出版社影印本，一九八五。
205	魯伯嗣嬰童百問	〔明〕魯伯嗣撰：嬰童百問，北京：人民衛生出版社，一九六一。
206	活幼全書	〔明〕錢大用撰，〔明〕吳良翰校正：秘傳活幼全書，明弘治八年（一四九五）中和堂刻本。
207	鄭氏小兒方	1〔宋〕鄭端友著：全嬰方論，見海外中醫珍善本古籍叢刊影印日本文政二年（一八一九）抄本。北京：中華書局，二〇一六。 2〔南宋〕鄭端友撰，萬芳、鍾贛生校點：全嬰方論，見海外回歸中醫善本古籍叢書【續】第十冊，北京：人民衛生出版社，二〇一〇。
208	衛生總微論即保幼大全	1〔宋〕佚名：小兒衛生總微論方，見中國醫學大成重刊訂正本，上海：上海科學技術出版社，一九九〇。（按：即保幼大全。） 2〔宋〕著者佚名，吳康健點校：小兒衛生總微論方，北京：人民衛生出版社，一九九〇。

209	魏直博愛心鑒	1〔明〕魏直撰：痘疹全書博愛心鑒，日本正德六年（一七一六）松葉軒貞躬刻本。 2〔明〕魏直著：補要小兒痘疹方論別集博愛心鑒，明刻本。
210	高武痘疹管見	〔明〕高武輯著：痘疹正宗，見海外中醫珍善本古籍叢刊影印日本江户時期抄嘉靖間四明墨川子王臨刻本。北京：中華書局，二〇一六。
211	聞人規痘疹	〔宋〕聞人規撰：痘疹論，上海：上海古籍出版社影印本，一九九五。
212	陳自明外科精要	1〔宋〕陳自明編：外科精要，見海外中醫珍善本古籍叢刊影印朝鮮古活字本。北京：中華書局，二〇一六。 2〔宋〕陳自明編：（真本）外科精要，日本刻本津輕氏藏板。 3〔宋〕陳自明編，〔明〕薛己校注：外科精要，北京：人民衛生出版社，一九八二。
213	薛己外科心法	〔明〕薛己撰：外科心法，見海外中醫珍善本古籍叢刊影印醫學集覽明萬曆三十一年（一六〇三）序刊本。北京：中華書局，二〇一六。
214	齊德之外科精義	1〔元〕齊德之纂集：外科精義，見叢書集成初編，據古今醫統正脉全書影印，上海：商務印書館，一九三六。 2〔元〕齊德之著，裴欽豪點校：外科精義，北京：人民衛生出版社，一九九〇。
215	薛己外科發揮	〔明〕薛己撰：外科發揮，見海外中醫珍善本古籍叢刊影印醫學集覽明萬曆三十一年（一六〇三）序刊本。北京：中華書局，二〇一六。
216	薛己外科經驗方	〔明〕薛己撰：外科經驗方，見海外中醫珍善本古籍叢刊影印醫學集覽明萬曆三十一年（一六〇三）序刊本。北京：中華書局，二〇一六。
217	楊清叟外科秘傳	〔元〕楊清叟撰：仙傳外科集驗方，見道藏要籍選刊（九），上海：上海古籍出版社，一九八九。
218	李迅癰疽方論	〔宋〕李迅著，趙正山點校：集驗背疽方（與衛濟寶書合刊），北京：人民衛生出版社，一九八九。
219	周文采外科集驗方	1〔明〕周文采撰：外科集驗方，明弘治十一年（一四九八）刻本，上海：上海古籍書店據前弘治本影印，一九八〇。 2〔明〕周文采撰：外科集驗方，明嘉靖二十四年（一五四五）南京禮部刻本，北京：中醫古籍出版社據嘉靖本影印，一九八五。

220	眼科龍木論	〔宋元間〕佚名氏編：秘傳眼科龍木總論，明萬曆三年（一五七五）廣東刊本。
221	飛鴻集	〔明〕胡廷用編集：新編鴻飛集論眼科，明嘉靖三十五年（一五五六）劉氏日新堂刻本。見海外中醫珍善本古籍叢刊，北京：中華書局，二〇一六。（按：該書原由明胡大成家藏，故或提胡大成鴻飛集論。書中有田日華序，然無綱目所引飛鴻集、鴻飛集諸方。）
222	倪維德原機啓微集	〔明〕倪維德撰：原機啓微，見海外中醫珍善本古籍叢刊影印醫學集覽明萬曆三十一年（一六〇三）序刊本。北京：中華書局，二〇一六。
223	明目經驗方	〔明〕撰者佚名：新刊明目神驗方，見海外中醫珍善本古籍叢刊影印明弘治十三年（一五〇〇）重刊本。北京：中華書局，二〇一六。
224	易經注疏王弼	〔魏〕王弼注，〔晉〕韓康伯注，〔唐〕孔穎達疏：周易正義，見十三經註疏，中華書局影印本，一九八〇。
225	孔穎達、毛萇詩經注疏	1 〔漢〕毛亨傳，〔漢〕鄭玄箋，〔唐〕孔穎達疏：毛詩正義，見十三經註疏，北京：中華書局影印本，一九八〇。 2 向熹：詩經詞典，成都：四川人民出版社，一九八六。 3 〔宋〕朱熹著：詩經集傳，四庫全書本。（按：綱目·薇引詩疏實出此書。）
226	李巡、邢昺、郭璞爾雅注疏	1 〔晉〕郭璞注：爾雅，叢書集成初編影五雅全書本，上海：商務印書館，一九三七。 2 〔宋〕邢昺校定，爾雅注疏，見十三經註疏，北京：中華書局影印本，一九八〇。
227	孔安國尚書注疏	〔漢〕孔安國傳：尚書，見清阮元校刻十三經注疏，北京：中華書局影印，一九八〇。
228	杜預春秋左傳注疏	〔周〕左丘明傳，〔晉〕杜預注，〔唐〕孔穎達疏：春秋左傳正義，見十三經註疏，北京：中華書局影印本，一九八〇。
229	孔子家語	1 〔魏〕王肅撰，〔清〕陳士珂疏證：孔子家語疏證，叢書集成初編據湖北叢書本排印，上海：商務印書館，一九三九。 2 〔魏〕王肅注，孔子家語，見四部叢刊初編·子部，上海：上海涵芬樓影印翻宋本。一九二二。
230	鄭玄禮記注疏	〔東漢〕鄭玄注，〔唐〕孔穎達撰：禮記正義，見清阮元校刻十三經注疏，北京：中華書局影印，一九八〇。

231	周禮注疏	〔東漢〕鄭玄注，〔唐〕賈公彥義疏：周禮註疏，見清阮元校刻十三經注疏，北京：中華書局影印，一九八〇。
232	張湛注列子	〔晉〕張湛注：列子，叢書集成初編據鐵華館叢書本排印，上海：商務印書館，一九三五~一九三七。
233	郭象注莊子	〔戰國〕莊周撰：莊子，見諸子集成，上海：上海書店影印，一九八六。
234	楊倞注荀子	〔周〕荀況撰〔唐〕楊倞注〔清〕盧文弨、謝墉同校：荀子，叢書集成新編影抱經堂叢書本，臺北：新文豐出版公司，一九八六。
235	淮南子鴻烈解〔淮南子〕	1〔漢〕劉安著：淮南鴻烈解，見叢書集成初編，據漢魏叢書本影印，上海：商務印書館，一九三七。 2〔漢〕劉安撰：淮南子，見諸子集成，上海：上海書店，一九八六。
236	呂氏春秋	〔戰國〕呂不韋撰：呂氏春秋，見諸子集成，上海：上海書店影印，一九八六。
237	葛洪抱朴子	1〔晉〕葛洪撰：抱朴子內篇，外篇，叢書集成初編影平津館叢書本，上海：商務印書館，一九三六。 2〔晉〕葛洪著，顧久譯註：抱朴子內篇全譯，貴陽：貴州人民出版社，一九九五。
238	戰國策	〔西漢〕劉向集錄：戰國策，上海：上海古籍出版社，一九九八。
239	司馬遷史記	〔漢〕司馬遷撰：史記，北京：中華書局，一九五九。
240	班固漢書	〔漢〕班固撰：漢書，北京：中華書局點校本，一九六二。
241	范曄後漢書	〔南朝宋〕范曄撰：後漢書，北京：中華書局點校本，一九六五。
242	陳壽三國志	〔晉〕陳壽撰：三國志，北京：中華書局點校本，一九八二。
243	王隱晉書	書佚。太平御覽等多種書中存其佚文。
244	沈約宋書	〔南朝梁〕沈約撰：宋書，北京：中華書局點校本，一九七四。
245	李延壽北史	〔唐〕李延壽撰：北史，北京：中華書局點校本，一九七五。
246	魏徵隋書	〔唐〕魏徵等撰：隋書，北京：中華書局點校本，一九七三。

247	歐陽修唐書	〔宋〕歐陽修、宋祁撰：新唐書，北京：中華書局點校本，一九七五。
248	穆天子傳	〔晉〕郭璞注，〔清〕洪頤煊校：穆天子傳，叢書集成初編據平津館叢書本排印，上海：商務印書館，一九三七。
249	漢武故事	1 題〔漢〕班固撰：漢武故事，叢書集成新編影古今逸史本，臺北：新文豐出版公司，一九八六。 2 見藝文類聚、太平御覽、本草拾遺等書引漢武帝故事。
250	漢武内傳	1 題〔漢〕班固撰：漢武帝内傳，叢書集成初編據守山閣叢書本排印，上海：商務印書館，一九三五～一九三七。 2 證類本草墨蓋子 ⌐ 下引漢武帝内傳數條。
251	南岳魏夫人傳	1 著者佚名：南嶽魏夫人傳，叢書集成新編影顧氏文房小説本，臺北：新文豐出版公司，一九八六。 2 見證類本草引"紫靈元君南嶽夫人内傳"之藥方二首。
252	葛洪神仙傳	〔晉〕葛洪撰：神仙傳，見四庫全書。
253	干寶搜神記	〔晉〕干寶撰：搜神記，叢書集成初編據秘册匯函本排印，上海：商務印書館，一九三七。
254	劉向列仙傳	〔漢〕劉向撰：列仙傳，潮陽鄭國勳刻龍谿精舍叢書本。一九一七。
255	徐鉉稽神録	〔宋〕徐鉉撰：稽神録，叢書集成初編影津逮秘書本，上海：商務印書館，一九三九。
256	玄中記	1 書佚。見藝文類聚、太平御覽、千金要方、證類本草、説郛等書存佚文或殘卷。 2 〔晉〕郭璞撰，〔清〕茆泮林輯：玄中記，叢書集成初編據十種古逸書本排印，上海：商務印書館，一九三六。
257	郭憲洞冥記	題〔漢〕郭憲撰：漢武帝別國洞冥記，叢書集成新編影古今逸史本，臺北：新文豐出版公司，一九八六。
258	樂史廣異記	1 唐·戴君孚撰。書佚。文苑英華、太平廣記、説郛、證類本草等書存其斷簡殘篇。（按：作者當爲唐·戴君孚，樂史乃誤。） 2 〔唐〕戴君孚撰：廣異記，叢書集成初編據龍威秘書本排印，上海：商務印書館，一九三九。
259	劉敬叔異苑	〔南朝宋〕劉敬叔撰：異苑，叢書集成新編影學津討原本，臺北：新文豐出版公司，一九八六。

260	王子年拾遺記	〔前秦〕王嘉撰，〔梁〕蕭綺錄：拾遺記，叢書集成新編影古今逸史本，臺北：新文豐出版公司，一九八六。（本草綱目有一處誤稱"王子年拾遺錄"，易與"大業拾遺錄"簡稱相混。）
261	太平廣記	〔宋〕李昉等撰：太平廣記，北京：中華書局點校本，一九六一。
262	吳均續齊諧記	1 本草拾遺、宋本草圖經等書均引其佚文。 2〔梁〕吳均撰：續齊諧記，叢書集成新編影古今逸史本，臺北：新文豐出版公司，一九八六。（按：書佚。今本非全帙。）
263	段成式酉陽雜俎	1〔唐〕段成式撰：酉陽雜俎，附續集，叢書集成初編據學津討原本排印，上海：商務印書館，一九三七。 2〔唐〕段成式撰：酉陽雜俎，北京：中華書局校點本，一九八一。
264	杜佑通典	〔唐〕杜佑撰：通典，見四庫全書本。
265	張華博物志	〔漢〕張華撰：博物志，見叢書集成初編影漢魏叢書本，上海：商務印書館，一九三九。
266	東方朔神異經	題〔漢〕東方朔撰：神異經，叢書集成新編影漢魏本，臺北：新文豐出版公司，一九八六。
267	郭璞注山海經	〔晉〕郭璞傳：山海經，叢書集成初編據經訓堂叢書本排印，上海：商務印書館，一九三九。
268	宗懍荊楚歲時記	〔梁〕宗懍撰：荊楚歲時記，叢書集成新編影寶顏堂秘笈本，臺北：新文豐出版公司，一九八六。
269	楊孚異物志	1 一名交州異物志、南裔異物志、楊氏異物志、南裔志等。原書全帙不存。部分佚文見水經注、北戶錄等書。 2〔東漢〕楊孚撰：異物志，廣州：廣東科技出版社影印道光三十年（一八五〇）本，二〇〇九。
270	劉恂嶺表錄異	〔唐〕劉恂撰：嶺表錄異，叢書集成初編據聚珍版叢書本排印，上海：商務印書館，一九三六。
271	獨孤滔丹房鑑源	〔唐〕獨孤滔撰：丹房鑑源，明正統道藏洞神部衆術類（十九集）。
272	太清石壁記	題〔唐〕楚澤先生編：太清石壁記，見道藏洞神部衆術類興字號。
273	賈思勰齊民要術	〔後魏〕賈思勰撰：齊民要術，叢書集成初編據漸西村舍叢刊本排印，上海：商務印書館，一九三九。

274	崔豹古今注	〔晉〕崔豹撰：古今注，叢書集成初編據顧氏文房小説本排印，上海：商務印書館，一九三七。
275	陸羽茶經	〔唐〕陸羽撰：茶經，叢書集成新編影百川學海本，臺北：新文豐出版公司，一九八六。
276	張鷟朝野僉載	〔唐〕張鷟撰：朝野僉載，叢書集成初編據寶顏堂秘笈本排印，上海：商務印書館，一九三六。
277	楊億談苑	1 書佚。證類本草墨蓋子▬下引其佚文六條。 2〔宋〕楊億口述，黃鑑筆錄，宋庠整理：楊文公談苑，上海：上海古籍出版社，一九九三。
278	開元天寶遺事	1〔後周〕王仁裕撰：開元天寶遺事，叢書集成新編影顧氏文房小説本，臺北：新文豐出版公司，一九八六。 2 見四庫全書本。
279	宣政録	1〔宋〕闕名撰：宣政雜録，叢書集成新編第八十七冊據説海本排印，臺北：新文豐出版公司，一九八六。 2〔宋〕江萬里撰：宣政雜録，見説郛、四庫全書本。
280	鄭氏明皇雜録	〔唐〕鄭處誨撰：明皇雜録，北京：中華書局點校本，一九九四。
281	孫光憲北夢瑣言	〔五代末〕孫光憲撰：北夢瑣言，北京：中華書局點校本，二〇〇二。
282	歐陽公歸田録	〔宋〕歐陽修撰：歸田録，叢書集成新編影學津討原本，臺北：新文豐出版公司，一九八六。
283	陶隱居登真隱訣	1〔梁〕陶弘景撰，王家葵輯校：登真隱訣輯校，北京：中華書局，二〇一一。 2〔梁〕陶弘景撰，登真隱訣，見道藏·洞玄部·玉訣類。
284	沈括夢溪筆談	〔宋〕沈括述：元刊夢溪筆談，北京：文物出版社影印元茶陵東山書院刻本，一九七五。
285	景焕野人閑話	1 證類本草墨蓋子▬下引此書三條。 2〔宋〕景焕：野人閑話。見説郛三種宛委山堂本卷二十八、商務本卷十七。
286	王充論衡	〔漢〕王充撰：論衡，叢書集成初編影漢魏叢書本，上海：商務印書館，一九三九。
287	黃休復茆亭客話	〔宋〕黃休復撰：茆亭客話，叢書集成新編影學津討原本，臺北：新文豐出版公司，一九八六。

288	金光明經	1 全名金光明最勝王經，見乾隆大藏經大乘五大部外重譯經第○一二二部。 2 劉鹿鳴譯註：金光明經，北京：中華書局，二○一○。
289	顏氏家訓	〔北齊〕顏之推撰：顏氏家訓，叢書集成初編據抱經堂叢書本排印，上海：商務印書館，一九三七。
290	宋齊丘化書	〔南唐〕譚峭撰：譚子化書，叢書集成新編影寶顏堂秘笈本，臺北：新文豐出版公司，一九八六。
291	楚辭	〔漢〕劉向編集，王逸章句：楚辭，見叢書集成新編影印湖北叢書本，臺北：新文豐出版公司，一九八六。
292	李善注文選	1 〔梁〕蕭統編，〔唐〕李善注：文選，見四庫全書本。 2 〔梁〕蕭統編，〔唐〕李善注：文選，北京：中華書局影印胡克家重校本，一九七七。
293	本事詩	〔唐〕孟棨撰：本事詩，叢書集成初編據顧氏文房小説本排印，上海：商務印書館，一九三九。
294	江淹集	〔梁〕江淹撰：江文通集，見四庫全書本。（江淹黃連頌、石蝴蝶賦均見于此文集）
295	庾肩吾集	〔梁〕庾肩吾撰：庾肩吾集，見明張溥輯漢魏六朝百三家集（四庫全書本）。
296	陳子昂集	〔唐〕陳子昂撰：陳拾遺集，見四庫全書本。
297	陸龜蒙詩	本草綱目引陸龜蒙詩一聯，溯其源出唐·陸龜蒙松陵集卷六偶掇野蔬寄襲美有作（見四庫全書本）。
298	許慎説文解字	1 〔漢〕許慎撰：説文解字，北京：中華書局，一九六三。 2 〔漢〕許慎撰：説文解字，上海：上海教育出版社，二○○三。
299	呂忱字林	〔晉〕呂忱撰：字林，見叢書集成續編第六十七冊影青照堂叢書本，臺北：新文豐出版公司，一九八八。
300	周伯琦六書正譌	〔元〕周伯琦撰：六書正譌，見四庫全書。
301	周伯琦説文字原	〔元〕周伯琦撰：説文字原，見中華再造善本據元至正十五年高德基等刻公文紙印本影印。北京：北京圖書館出版社，二○○四。
302	趙古則六書本義	〔元〕趙撝謙撰：六書本義，見四庫全書。

303	顧野王玉篇	〔梁〕顧野王撰：玉篇，宋澤存堂本，北京：中國書店影印本，一九八二。
304	魏子才六書精蘊	〔明〕魏校撰：六書精蘊，見四庫全書存目叢書（一八九册），濟南：齊魯書社，一九九七。
305	丁度集韻	1〔宋〕丁度等修：集韻，見四庫全書。 2〔宋〕丁度等編：宋刻集韻，北京：中華書局影印宋本，二〇一五。
306	黄公紹古今韻會	〔元〕黄公紹、熊忠撰：古今韻會舉要，北京：中華書局，二〇〇〇。
307	洪武正韻	〔明〕樂韶鳳等奉勅撰：洪武正韻，見四庫全書。
308	陰氏韻府群玉	〔元〕陰時夫編，陰中夫注：韻府群玉，見四庫全書。
309	急就章	一名急就篇。〔漢〕史遊撰：急就篇，叢書集成初編影天壤閣叢書本，上海：商務印書館，一九三六。
310	張揖廣雅	〔魏〕張揖撰：廣雅，叢書集成初編影小學匯函本，上海：商務印書館，一九三六。
311	孔鮒小爾雅	〔漢〕孔鮒撰，〔宋〕宋咸注：小爾雅，叢書集成初編據顧氏文房小説本排印，上海：商務印書館，一九三九。
312	曹憲博雅	〔魏〕張揖撰，〔隋〕曹憲音：廣雅（一名博雅），叢書集成初編影小學匯函本，上海：商務印書館，一九三六。
313	羅願爾雅翼	〔宋〕羅願撰，〔元〕洪焱祖釋：爾雅翼，叢書集成初編據學津討原本排印，上海：商務印書館，一九三九。
314	楊雄方言	〔漢〕揚雄撰，〔晉〕郭璞注，〔清〕盧文弨校：輶軒使者絕代語釋別國方言，叢書集成初編影聚珍版叢書本，上海：商務印書館，一九三六。
315	陸佃埤雅	〔宋〕陸佃撰：埤雅，叢書集成初編影五雅全書本，上海：商務印書館，一九三六。
316	劉熙釋名	〔漢〕劉熙撰：釋名，叢書集成初編影小學匯函本，上海：商務印書館，一九三九。
317	陸機鳥獸草木蟲魚疏	〔晉〕陸機撰：毛詩草木鳥獸蟲魚疏，叢書集成初編影古經解匯函本，上海：商務印書館，一九三六。

318	師曠禽經	題〔周〕師曠，〔晉〕張華註：禽經，見明刻夷門廣牘本。 題〔周〕師曠撰，〔晉〕張華註：禽經，見叢書集成新編第44册影百川學海本，臺北：新文豐出版公司，一九八六。
319	淮南八公相鶴經	1 見太平御覽，卷九百十六引淮南八公相鶴經，北京：中華書局（縮印宋本），一九六○。 2 題〔周〕浮丘公，相鶴經，見說郛清順治三年（一六四六）宛委山堂刻本。
320	黃省曾獸經	〔明〕黃省曾撰：獸經，見明刻夷門廣牘本。
321	朱仲相貝經	題〔漢〕朱仲撰：相貝經，見說郛三種商務印書館本卷十五、宛委山堂本卷九十七。
322	龜經	無名氏撰：龜經，叢書集成新編影藝海珠塵本，臺北：新文豐出版公司，一九八六。
323	張世南質龜論	〔北宋〕陳師道：質龜論，見說郛，宛委山堂刻本。
324	傅肱蟹譜	〔宋〕傅肱撰：蟹譜，叢書集成初編據百川學海本排印，上海：商務印書館，一九三九。
325	李石續博物志	〔宋〕李石撰：續博物志，叢書集成初編影古今逸史本，上海：商務印書館，一九三六。
326	韓彥直橘錄	〔宋〕韓彥直撰：橘錄，叢書集成初編據百川學海本排印，上海：商務印書館，一九三六。
327	唐蒙博物志	〔漢〕唐蒙撰：博物記，見清馬國翰輯玉函山房輯佚本。（本草綱目所引此書，乃糅合後漢書郡國志劉昭注引、太平御覽、丹鉛餘錄等書，略加改動。）
328	蔡襄荔枝譜	〔宋〕蔡襄撰：荔枝譜，叢書集成初編據百川學海本排印，上海：商務印書館，一九三六。
329	張華感應類從志	〔宋〕僧贊寧撰：感應類從志，見說郛，四庫全書本。（本草綱目所引感應志、張華物類志，皆與贊寧之書相符。）
330	歐陽修牡丹譜	〔宋〕歐陽修撰：洛陽牡丹記，叢書集成初編據百川學海本排印，上海：商務印書館，一九三七。

331	贊寧物類相感志	1〔宋〕蘇軾撰：物類相感志，叢書集成初編據寶顏堂秘笈本排印，上海：商務印書館，一九三七。 2〔宋〕僧贊寧撰：感應類從志，見説郛三種，上海：上海古籍出版社，一九八八。
332	范成大梅譜	〔宋〕范成大撰：梅譜，叢書集成初編據百川學海本排印，上海：商務印書館，一九三九。
333	范成大菊譜	〔宋〕范成大撰：菊譜，叢書集成初編據百川學海本排印，上海：商務印書館，一九三九。
334	楊泉物理論	1 書佚。齊民要術、初學記、藝文類聚、太平御覽等書存其佚文。 2〔晉〕楊泉撰，〔清〕孫星衍校輯：物理論，叢書集成新編影平津本，臺北：新文豐出版公司，一九八六。
335	劉蒙菊譜	〔宋〕劉蒙撰：菊譜，叢書集成初編據百川學海本排印，上海：商務印書館，一九三九。
336	史正志菊譜	〔宋〕史正志撰：菊譜，叢書集成初編據百川學海本排印，上海：商務印書館，一九三九。
337	王佐格古論	〔明〕曹昭撰，〔明〕舒敏編，〔明〕王佐增：新增格古要論，叢書集成新編影惜陰軒叢書本，臺北：新文豐出版公司，一九八六。
338	陳翥桐譜	〔宋〕陳翥撰：桐譜，叢書集成初編據唐宋叢書本排印，上海：商務印書館，一九三九。
339	沈立海棠記	〔宋〕陳思撰：海棠譜，叢書集成初編據百川學海本排印，上海：商務印書館，一九三九。（按：該書收録北宋·沈立海棠記序及部分内容。）
340	陳仁玉菌譜	〔宋〕陳仁玉撰：菌譜，叢書集成新編影百川學海本，臺北：新文豐出版公司，一九八六。
341	王西樓野菜譜	〔明〕王磐撰：王西樓先生野菜譜，萬曆丙戌（一五八六）跋刊本。 〔明〕王磐（西樓）撰：野菜譜，見明·姚可成食物本草（二十二卷本）書前。
342	戴凱之竹譜	〔晉〕戴凱之撰：竹譜，叢書集成初編據百川學海本排印，上海：商務印書館，一九三五～一九三七。
343	葉庭珪香譜	書佚。南宋陳敬香譜、明周嘉胄香乘等引其佚文。

344	李德裕平泉草木記	〔宋〕李德裕：平泉山居草木記，見説郛三種宛委山堂本卷六十八。
345	僧贊寧竹譜	1 〔宋〕吳僧贊寧著：筍譜，明萬曆間新安汪士賢校本。 2 〔宋〕釋贊寧撰：筍譜，叢書集成新編影百川學海本，臺北：新文豐出版公司，一九八六。（按：綱目誤題此書名爲竹譜。）
346	洪駒父香譜	〔宋〕洪芻撰：香譜，叢書集成初編據學津討原本排印，上海：商務印書館，一九三七。
347	周敘洛陽花木記	〔宋〕周氏撰：洛陽花木記，見説郛三種商務印書館本卷三十六、宛委山堂本卷一〇四，上海：上海古籍出版社，一九八八。
348	蘇易簡紙譜	〔宋〕蘇易簡撰：文房四譜，叢書集成新編影學海類編本，臺北：新文豐出版公司，一九八六。
349	蘇氏筆譜	〔宋〕蘇易簡撰：文房四譜，叢書集成新編影學海類編本，臺北：新文豐出版公司，一九八六。
350	洛陽名園記	〔宋〕李廌（一題李格非）撰：洛陽名園記，叢書集成初編影古今逸史本，上海：商務印書館，一九三六。
351	蘇氏硯譜	〔宋〕蘇易簡撰：文房四譜，叢書集成新編影學海類編本，臺北：新文豐出版公司，一九八六。
352	蘇氏墨譜	〔宋〕蘇易簡撰：文房四譜，叢書集成新編影學海類編本，臺北：新文豐出版公司，一九八六。
353	張果丹砂秘訣	〔唐〕張果撰：玉洞大神丹砂真要訣，見道藏洞神部衆術類清七。
354	杜季陽雲林石譜	〔宋〕杜綰撰：雲林石譜，叢書集成初編據知不足齋叢書本排印，上海：商務印書館，一九三六。
355	九鼎神丹秘訣	題狐剛子述：黃帝九鼎神丹經訣，見道藏洞神部衆術類。
356	張果玉洞要訣	即前丹砂秘訣條之玉洞大神丹砂真要訣。
357	李德裕黃冶論	見文苑英華卷七百三十九引黃冶論全文。
358	桓寬鹽鐵論	〔漢〕桓寬撰：鹽鐵論，叢書集成新編影岱南閣叢書本，臺北：新文豐出版公司，一九八六。

359	大明一統志	〔明〕李賢等撰：明一統志，見四庫全書本。
360	寶貨辨疑	題〔宋〕掌公瓞者撰：寶貨辨疑，見居家必用事類全書戊集。又見格致叢書。
361	太平寰宇記	1 〔宋〕樂史撰：太平寰宇記（殘），叢書集成初編影古逸叢書本，上海：商務印書館，一九三六。 2 〔宋〕樂史撰：太平寰宇記，見四庫全書本。
362	祝穆方輿勝覽	〔宋〕祝穆撰：宋本方輿勝覽，宋咸淳刻本，上海：上海古籍出版社影印，一九九一。
363	嵇含南方草木狀	1 〔晉〕嵇含撰：南方草木狀，廣州：廣東省出版集團、廣東科技出版社，影印本明 萬曆二十年（一五九二）刻本，二〇〇九。 2 〔晉〕嵇含撰：南方草木狀，見叢書集成初編，據百川學海宋本排印，上海：商務印書館，一九三九。 3 中國科學院昆明植物研究所：南方草木狀考補，昆明：雲南民族出版社，一九九一。
364	逸周書	〔周〕孔晁注：逸周書（一名汲塚周書），叢書集成初編影抱經堂叢書本，上海：商務印書館，一九三七。
365	酈道元注水經	〔後魏〕酈道元撰：水經注，叢書集成新編影聚珍版叢書本，臺北：新文豐出版公司，一九八六。 〔後魏〕酈道元撰：水經注，見四庫全書本。
366	沈瑩臨海水土記	著者佚名：臨海異物志（殘本），叢書集成新編影唐宋叢書本，臺北：新文豐出版公司，一九八六。
367	汲塚竹書	〔清〕洪頤煊校：竹書紀年，叢書集成初編據平津館叢書本排印，上海：商務印書館，一九三七。
368	左氏國語	〔吳〕韋昭注：國語，叢書集成初編據士禮居叢書本排印，上海：商務印書館，一九三六。
369	三輔黃圖	〔漢〕佚名撰，〔清〕畢沅校：三輔黃圖·補遺，叢書集成初編據經訓堂叢書本排印，上海：商務印書館，一九三六。 〔漢〕佚名撰，〔清〕孫星衍、莊逵吉校：三輔黃圖，叢書集成初編影平津館叢書本，上海：商務印書館，一九三六。
370	三輔故事	〔清〕張澍輯：三輔故事，叢書集成初編影二西堂叢書本，上海：商務印書館，一九三六。

371	法盛晉中興書	〔南朝宋〕何法盛撰：晉中興書，見説郛等宛委山堂本卷五十九。（按：書佚。佚文亦見太平御覽。）
372	後魏書	1〔北齊〕魏收撰：魏書，北京：中華書局點校本，一九七四。 2 見太平御覽卷九百十四引後魏書。
373	南齊書	〔梁〕蕭子顯撰：南齊書，北京：中華書局點校本，一九七四。
374	劉欣期交州記	〔晉〕劉欣期撰，〔清〕曾釗輯：交州記，叢書集成初編據嶺南遺書本排印，上海：商務印書館，一九三五~一九三七。
375	唐會要	〔宋〕王溥撰：唐會要，北京：中華書局點校本，一九五五。
376	劉義慶世説	〔南朝宋〕劉義慶撰，〔梁〕劉孝標注：世説新語，叢書集成新編影惜陰軒叢書本，臺北：新文豐出版公司，一九八六。
377	范成大桂海虞衡志	〔宋〕范成大撰：桂海虞衡志，叢書集成新編第九十一冊影古今逸史本，臺北：新文豐出版公司，一九八六。
378	五代史	〔宋〕薛居正等撰：舊五代史，北京：中華書局點校本，一九七六。
379	世本	〔漢〕宋衷注，〔清〕孫馮翼輯：世本，叢書集成初編據十種古逸書本排印，上海：商務印書館，一九三七。
380	東方朔林邑記	題〔漢〕東方朔撰：林邑記，見説郛宛委山堂本卷六十一。
381	南唐書	〔宋〕陸遊撰：南唐書，叢書集成初編影秘冊彙函本，上海：商務印書館，一九三七。
382	東方朔十洲記	題〔漢〕東方朔撰：海内十洲記，叢書集成新編影古今逸史本，臺北：新文豐出版公司，一九八六。
383	宋史	〔元〕脱脱等撰：宋史，北京：中華書局點校本，一九七四。
384	任豫益州記	〔晉〕任豫撰：益州記，見説郛宛委山堂本卷六十一。
385	遼史	〔元〕脱脱等撰：遼史，北京：中華書局點校本，一九七四。
386	宋祁劍南方物贊	〔宋〕宋祁撰：益部方物略記，叢書集成初編影秘冊匯函本，上海：商務印書館，一九三六。
387	元史	〔明〕宋濂等撰：宋史，北京：中華書局點校本，一九七四。
388	費信星槎勝覽	〔明〕費信撰：星槎勝覽，叢書集成新編影紀錄彙編本，臺北：新文豐出版公司，一九八六。

389	周達觀真臘記	〔元〕周達觀撰：真風土臘記，叢書集成新編影古今逸史本，臺北：新文豐出版公司，一九八六。
390	吾學編	〔明〕鄭曉撰：吾學編，明隆慶元年（一五六七）鄭履淳刻本。
391	顧岕海槎錄	〔明〕顧岕撰：海槎餘錄，見叢書集成新編影知不足齋本，臺北：新文豐出版公司，一九八六。
392	劉郁出使西域記	〔元〕劉郁撰：西使記，叢書集成初編據學海類編本排印，上海：商務印書館，一九三六。
393	大明會典	〔明〕徐溥等纂修：大明會典，明正德四年（一五〇九）司禮監刻本。（按：四庫全書本作明會典。）
394	朱輔溪蠻叢笑	〔宋〕朱輔撰：溪蠻叢笑，叢書集成新編影説海本，臺北：新文豐出版公司，一九八六。
395	太平御覽〔御覽〕	〔宋〕李昉等撰：太平御覽，北京：中華書局（縮印宋本），一九六〇。
396	陳彭年江南別錄	〔宋〕陳彭年撰：江南別錄，叢書集成新編影學海類編本，臺北：新文豐出版公司，一九八六。
397	册府元龜	〔北宋〕王欽若等編：册府元龜，北京：中華書局（縮印宋本），一九六〇。
398	集事淵海	〔明〕佚名氏編：群書集事淵海，明弘治刻本，長沙：岳麓書社影印，一九九一。
399	李肇國史補	1〔唐〕李肇撰：唐國史補，見叢書集成新編第八十三册影學津討原本，臺北：新文豐出版公司，一九八六。 2〔唐〕李肇撰：唐國史補，上海：上海古籍出版社，一九五七。
400	華陽國志	〔晉〕常璩撰：華陽國志，叢書集成初編據函海本排印，上海：商務印書館，一九三九。
401	馬端臨文獻通考	〔唐〕馬端臨撰：文獻通考，北京：中華書局影印本，一九六〇。
402	白孔六帖	〔唐〕白居易撰，〔南宋〕孔傳續撰：白孔六帖，四庫全書本。
403	葛洪西京雜記	題〔漢〕劉歆撰，〔晉〕葛洪錄，〔清〕盧文弨校：西京雜記，叢書集成新編影抱經堂叢書本，臺北：新文豐出版公司，一九八六。
404	太和山志	〔明〕任自垣撰：太嶽太和山志，明宣德六年（一四三一）刻本。

405	古今事類合璧	〔宋〕謝維新撰：古今合璧事類備要，四庫全書本。（按：本草綱目所引格物論三條，即出此書各事類前之格物總論。）
406	周密齊東野語	〔宋〕周密撰：齊東野語，叢書集成初編據學津討原本排印，上海：商務印書館，一九三九。
407	西涼記	〔後涼〕段龜龍撰：涼州記。説郛宛委山堂本卷六十一。（按：綱目引作西涼記，文出太平御覽引涼州記，文與説郛同。）
408	祝穆事文類聚	〔宋〕祝穆撰：古今事文類聚，見四庫全書本。
409	周密癸辛雜識	〔宋〕周密撰：癸辛雜識，叢書集成新編影學津討原本，臺北：新文豐出版公司，一九八六。
410	歐陽詢藝文類聚	1〔唐〕歐陽詢輯：藝文類聚，宋刻本。 2〔唐〕歐陽詢輯：藝文類聚，上海：上海古籍出版社影印四庫全書本。
411	周密浩然齋日鈔	〔宋〕周密撰：浩然齋視聽鈔、浩然齋意抄。見説郛三種，上海：上海古籍出版社，一九八八。（按：綱目引作浩然齋抄、浩然齋日抄。）
412	鄭樵通志	〔宋〕鄭樵撰，王樹民點校：通志二十略，北京：中華書局點校本，一九九五。
413	周密志雅堂雜鈔	〔宋〕周密撰：志雅堂雜鈔，叢書集成新編影粵雅堂叢書本，臺北：新文豐出版公司，一九八六。
414	陶九成説郛	1〔明〕陶宗儀等編：説郛，上海：商務印書馆排印涵芬楼本，一九二七。 2〔明〕陶宗儀等編，〔清〕陶珽重編：説郛，宛委山堂刻本。 3〔明〕陶宗儀等編，説郛三種，上海：上海古籍出版社，一九八八。
415	羅大經鶴林玉露	〔宋〕羅大經撰：鶴林玉露，叢書集成初編據稗海本排印，上海：商務印書館，一九三九。
416	虞世南北堂書鈔	1〔唐〕虞世南編著：北堂書鈔，見四庫全書本。 2〔唐〕虞世南編著：北堂書鈔，北京：學苑出版社影印本，一九九八。
417	陶九成輟耕録	1〔元〕陶宗儀撰：南村輟耕録，北京：中華書局，一九五九。 2〔元〕陶宗儀撰：輟耕録，見叢書集成初編據津逮秘書本排印，上海：商務印書館，一九三六。

418	田汝成西湖志	〔明〕田汝成撰：西湖遊覽志、西湖遊覽志餘，見四庫全書本。
419	賈似道悅生隨鈔	〔宋〕賈似道撰：悅生隨抄，見說郛三種商務印書館本卷十二，宛委山堂本卷二十。上海：上海古籍出版社，一九八八。
420	葉盛水東日記	〔明〕葉盛撰：水東日記，叢書集成新編影紀錄彙編本，臺北：新文豐出版公司，一九八六。
421	徐堅初學記	〔唐〕徐堅等著：初學記，北京：中華書局，一九六二。
422	文苑英華	〔唐〕李昉等編：文苑英華，北京：中華書局，一九六六。
423	邵桂子甕天語	〔宋末元初〕邵桂子撰：雪舟脞語（一名甕天脞語）。見說郛三種商務印書館本卷五十七，宛委山堂本卷二十九。上海：上海古籍出版社，一九八八。
424	錦繡萬花谷	1〔宋〕佚名氏撰：錦繡萬花谷，明弘治七年會通館翻印序刊本。 2〔宋〕佚名氏撰：錦繡萬花谷，見四庫全書本。
425	毛直方詩學大成	〔宋〕毛直方撰，〔元〕林楨增輯：聯新事備詩學大成，北京：北京圖書館出版社，二○○六。
426	洪邁夷堅志	〔宋〕洪邁撰，何卓點校：夷堅志，北京：中華書局，一九八一。
427	蘇子仇池筆記	〔宋〕蘇軾撰：東坡志林，北京：中華書局，一九八一。（按：仇池筆記部分內容見於該書。）
428	淮南萬畢術	〔漢〕劉安撰，〔清〕孫馮翼輯：淮南萬畢術，叢書集成初編據問經堂叢書本排印，上海：商務印書館，一九三九。
429	高氏事物紀原	〔宋〕高承撰：事物紀原，北京：中華書局點校本，一九八九。
430	松窗雜錄	〔唐〕李濬撰：松窗雜錄，叢書集成新編影奇晉齋叢書本，臺北：新文豐出版公司，一九八六。（按：本草綱目原誤作"松窗雜記"）
431	伏侯中華古今注	〔後唐〕馬縞撰：中華古今注，叢書集成初編據百川學海本排印，上海：商務印書館，一九三九。（按：本草綱目誤題作者為"伏侯"。）
432	杜寶大業拾遺錄	〔唐〕杜寶撰：大業雜記，叢書集成新編影指海本，臺北：新文豐出版公司，一九八六。

433	應劭風俗通	1〔漢〕應劭撰：風俗通義，叢書集成初編影兩京遺編本，<u>上海</u>：<u>商務印書館</u>，一九三七。 2〔漢〕應劭撰：風俗通義，見中華再造善本據元大德九年無錫州學刻本影印。北京：北京圖書館出版社，二〇〇五。
434	蘇鶚杜陽編	〔唐〕蘇鶚撰：杜陽雜編，叢書集成初編據學津討原本排印，<u>上海</u>：<u>商務印書館</u>，一九三九。
435	班固白虎通	〔漢〕班固撰：白虎通，叢書集成初編影抱經堂叢書本，<u>上海</u>：<u>商務印書館</u>，一九三六。
436	方勺泊宅編	〔宋〕方勺撰：泊宅編（附：提要、補辨），叢書集成新編影讀畫齋叢書本，<u>臺北</u>：<u>新文豐出版公司</u>，一九八六。
437	鄧德明南康記	1〔晉〕鄧德明：南康記。見説郛三種宛委山堂本卷六十一。 2 書佚。水經注、初學記、藝文類聚、太平御覽等引其佚文。 （按：本草綱目誤題作者爲"鄧顯明"）
438	顏師古刊謬正俗	〔唐〕顏師古撰：匡謬正俗，叢書集成初編影小學彙函本，<u>上海</u>：<u>商務印書館</u>，一九三六。
439	楊慎丹鉛録	1〔明〕楊慎撰：鉛丹雜録鉛丹續録俗言，叢書集成初編據函海本排印，<u>上海</u>：<u>商務印書館</u>，一九三六。 2〔明〕楊慎撰，王大淳箋證：鉛丹總録箋證，<u>杭州</u>：<u>浙江古籍出版社</u>，二〇一三。
440	杜臺卿玉燭寶典	〔隋〕杜臺卿撰：玉燭寶典，叢書集成初編影古逸叢書本，<u>上海</u>：<u>商務印書館</u>，一九三九。
441	劉績霏雪録	〔明〕劉績撰：霏雪録，叢書集成初編據古今説海本排印，<u>上海</u>：<u>商務印書館</u>，一九三九。
442	洪皓松漠紀聞	〔宋〕洪皓撰：松漠紀聞，叢書集成新編影學津討原本，<u>臺北</u>：新文豐出版公司，一九八六。
443	河圖括地象	1 書佚。後漢書、水經注、太平御覽等書引其佚文。 2〔漢?〕不著撰人：河圖括地象，見説郛宛委山堂本卷五。
444	江湖紀聞	〔元〕郭霄鳳撰：新刊分類江湖紀聞，北京：北京圖書館出版社，二〇〇五。
445	夏小正	〔宋〕傅崧卿注：夏小正戴氏傳，叢書集成初編據士禮居叢書本排印，<u>上海</u>：<u>商務印書館</u>，一九三七。

446	趙葵行營雜録	1 〔宋〕趙葵撰：行營雜録，見說郛宛委山堂本卷四十七。 2 〔宋〕趙葵撰：行營雜録，叢書集成新編影說海本，臺北：新文豐出版公司，一九八六。
447	月令通纂	〔明〕黃諫撰：月令通纂，四庫全書本。
448	金幼孜北征録	〔明〕金幼孜撰：金文靖公北征録，叢書集成新編影紀録彙編本，臺北：新文豐出版公司，一九八六。
449	禮斗威儀	1 書佚。藝文類聚、太平御覽等書引其佚文。 2 〔明〕孫瑴輯：古微書，叢書集成初編影墨海金壺本，上海：商務印書館，一九三九。
450	王禎農書	〔元〕王禎撰：農書，叢書集成新編影聚珍版叢書本，臺北：新文豐出版公司，一九八六。
451	張師正倦游録	1 〔宋〕張師正撰：倦游雜録，見說郛商務印書館本卷十四、卷三十七，宛委山堂本卷三十三。 2 〔宋〕張師正撰，李裕民輯校：倦遊雜録，上海：上海古籍出版社，一九九三。
452	孝經援神契	1 書佚。初學記、藝文類聚、太平御覽、孫瑴輯古微書等書引其佚文。 2 〔漢〕著者佚名注：孝經援神契，說郛宛委山堂本卷五存其殘卷。亦存其佚文。
453	王旻山居録	一名山居要術。見元代居家必用事類全集戊集。
454	段公路北戶録	〔唐〕段公路撰，〔唐〕崔龜圖注：北戶録，叢書集成初編據十萬卷樓叢書本排印，上海：商務印書館，一九三五～一九三七。
455	周易通卦驗	1 書佚。太平御覽、說郛等書引其佚文。 2 〔漢〕鄭康成注：易緯通卦驗，四庫全書輯佚本。
456	山居四要	〔明〕汪汝懋編輯：山居四要，見壽養叢書全集，北京：中國中醫藥出版社，一九九七。
457	胡嶠陷虜記	〔宋〕歐陽修：新五代史，北京：中華書局，一九七四。（按：該書卷七十三轉述陷虜記的部分内容。該書一名陷北記。）
458	居家必用	〔元〕佚名氏撰：居家必用事類全集，明刻本。
459	隋煬帝開河記	題〔唐〕韓偓撰：煬帝開河記，叢書集成新編影古今逸史本，臺北：新文豐出版公司，一九八六。
460	便民圖纂	〔明〕鄺璠刻：便民圖纂，北京：農業出版社，一九八二。

461	劉伯温多能鄙事	題〔明〕劉基撰：多能鄙事。明嘉靖癸亥范惟一校刻本。
462	南宮從岣嶁神書	題〔明〕九霞子撰：岣嶁神書，見清藝海彙編本。
463	臞仙神隱書	〔明〕朱權製：神隱，見海外中醫珍善本古籍叢刊影印明刊本（卷下後半部抄補）。北京：中華書局，二〇一六。
464	任昉述異記	〔梁〕任昉撰：述異記，叢書集成新編影龍威秘書本，臺北：新文豐出版公司，一九八六。
465	皇極經世書	〔宋〕邵雍撰：皇極經世書。見道藏太玄部。
466	性理大全	〔明〕胡廣等奉敕撰：性理大全，四庫全書本。
467	俞宗本種樹書	〔元〕俞宗本撰：種樹書，叢書集成初編據漸西村舍叢刊本排印，上海：商務印書館，一九三七。
468	薛用弱集異記	〔唐〕薛用弱撰：集異記，叢書集成初編據顧氏文房本排印，上海：商務印書館，一九三九。
469	陳翰卓異記	題〔唐〕李翱述：卓異記，叢書集成初編據顧氏文房本排印，上海：商務印書館，一九三六。（按：該書作者有陳翱、李翱、陳翰多種記載。）
470	通鑑綱目	〔宋〕司馬光著：資治通鑒，北京：中華書局點校本，一九五六。
471	程氏遺書	1〔宋〕程顥、程頤語録：二程全書，明萬曆三十四年（一六〇六）徐必達刻河南程氏祠堂印本。 2〔宋〕朱熹編：河南程氏遺書，見國學基本叢書本，上海：商務印書館，一九三五。
472	林洪山家清供	〔宋〕林洪著：山家清供，叢書集成初編影夷門廣牘本，上海：商務印書館，一九三六。
473	李元獨異志	1 原書佚，殘存三卷。醫説、錦繡萬花谷等書引其佚文。（作者有李元、李亢、李冗多種記載。） 2〔唐〕李冗撰：獨異志，叢書集成初編據稗海本排印，上海：商務印書館，一九三六。
474	朱子大全	〔宋〕朱熹著：朱子全書，見四部備要子部，北京：中華書局據明胡氏刻本校刊，一九一二。（一名晦庵先生朱文公文集、朱文公文集。）

475	閨閣事宜	1 見前居家必用事類全集庚集。 2〔明〕胡文煥：新刻香奩潤色。見海外中醫珍善本古籍叢刊影印日本江户時期抄本。北京：中華書局，二〇一六。（按：該本内容與閨閣事宜相似。）
476	録異記	〔唐〕杜光庭撰：録異記，叢書集成新編影秘册本，臺北：新文豐出版公司，一九八六。
477	老子	1〔魏〕王弼注：老子道德經，叢書集成初編據聚珍版叢書本排印，上海：商務印書館，一九三九。 2 老子道德經，見四部叢刊初編·子部，上海：商務印書館縮印常熟瞿氏藏宋本。一九二二。
478	陳元靚事林廣記	1〔宋〕陈元靓撰：事林廣記，北京：中華書局，一九九九。 2〔宋〕陈元靓撰：新編纂圖增類群書類要事林廣記，見和刻本類書集成第一輯，上海：上海古籍出版社，一九九〇。 3〔宋〕陈元靓輯：纂圖增新群書類要事林廣記，見中華再造善本影印至元六年鄭氏積誠堂刻本）。北京：北京圖書館出版社，二〇〇五。
479	戴祚甄異傳	1 一名甄異記、甄異録。書佚。齊民要術、北堂書鈔、太平御覽、册府元龜等書引其佚文。説郛宛委山堂本卷一一八存其殘卷。 2〔南北朝〕戴祚撰：甄異記，叢書集成新編影龍威秘書本，臺北：新文豐出版公司，一九八六。
480	鶡冠子	〔宋〕陸佃解：鶡冠子，叢書集成初編影子彙本，上海：商務印書館，一九三九。
481	管子	1〔漢〕劉向注，戴望校正：管子，見諸子集成，上海：上海書店出版社，一九八六。 2〔唐〕房玄齡注：管子，見四部叢刊初編·子部，上海：商務印書館影印鐵琴銅劍樓藏宋刊本。一九二二。
482	萬寶事山	〔明〕錢緝撰：新刊增補萬寶事山，明萬曆十五年（一五八七）金陵昆岡周氏刻本残卷。
483	墨子	〔戰國〕墨翟撰，〔清〕畢沅校注：墨子，附：篇目考，叢書集成初編據經訓堂叢書本排印，上海：商務印書館，一九三九。
484	陶氏續搜神記	題〔晉〕陶潛撰：搜神後記，叢書集成初編影秘册匯函本，上海：商務印書館，一九三六。
485	晏子春秋	〔春秋齊〕晏嬰撰，〔清〕孫星衍校：晏子春秋，叢書集成初編據經訓堂叢書本排印，上海：商務印書館，一九三七。

486	三洞珠囊	〔唐〕王懸河編：三洞珠囊，見道藏太平部。
487	楊氏洛陽伽藍記	〔北魏〕楊衒之撰：洛陽伽藍記，叢書集成新編影學津討原本，臺北：新文豐出版公司，一九八六。
488	董子	〔漢〕董仲舒撰：董子文集，叢書集成初編據畿輔叢書本排印，上海：商務印書館，一九三七。
489	賈誼新書	〔漢〕賈誼撰，〔清〕盧文弨校：新書，叢書集成初編據抱經堂叢書本排印，上海：商務印書館，一九三七。
490	西樵野記	〔明〕侯甸撰：西樵野記，（存卷一至卷五），見四庫全書存目叢書子部，濟南：齊魯書社。一九九五。
491	韓詩外傳	〔漢〕韓嬰著〔清〕周廷寀校注：韓詩外傳校注，叢書集成新編影畿輔叢書本，臺北：新文豐出版公司，一九八六。
492	琅琊漫鈔	〔明〕文林撰：琅琊漫鈔，叢書集成初編據學海類編本排印，上海：商務印書館，一九三九。
493	魯至剛俊靈機要	〔明〕魯至剛撰：神仙秘旨俊靈機要，明刻本。
494	劉向説苑	〔漢〕劉向撰：説苑，叢書集成初編據漢魏叢書本排印，上海：商務印書館，一九三五～一九三七。
495	姚福庚己編	〔明〕陸粲撰：庚己編，叢書集成新編影紀錄彙編本，臺北：新文豐出版公司，一九八六。（按：本草綱目誤作者爲姚福。）
496	王明清揮塵餘話	〔宋〕王明清撰：揮塵錄前錄・後錄・三錄・餘話，叢書集成初編影津逮秘書本，上海：商務印書館，一九三六。
497	景煥牧豎閑談	〔宋〕景煥撰：牧豎閑談，殘卷見説郛商務印書館本第十九卷。
498	王叡炙轂子	〔唐〕王叡纂。炙轂子雜錄，見説郛商務印書館本卷四十三。（按：一名炙轂子雜錄注解。全帙不存。説郛宛委本卷二十三有炙轂子錄。除説郛存其殘卷外，古今事文類聚、埤雅亦有其佚文。）
499	陳霆兩山墨談	〔明〕陳霆撰：兩山墨談，叢書集成初編據惜陰軒叢書本排印，上海：商務印書館，一九三六。
500	葉世傑草木子	〔明〕葉子奇：草木子，北京：中華書局，一九五九。

501	葦航紀談	〔南宋〕蔣津（或作趙葵）撰：葦航紀談，説郛商務印書館本第七卷、宛委本第二十卷均存其殘本。（按：本草綱目誤此書名爲葦航細談。）
502	梁元帝金樓子	〔梁〕蕭繹撰：金樓子，叢書集成新編影知不足齋本，臺北：新文豐出版公司，一九八六。
503	孫升談圃	〔宋〕孫升述、劉延世録：孫公談圃，叢書集成新編影百川學海本，臺北：新文豐出版公司，一九八六。
504	蔡邕獨斷	〔漢〕蔡邕撰：獨斷，叢書集成新編影抱經堂叢書本，臺北：新文豐出版公司，一九八六。
505	龐元英談藪	〔宋〕龐元英撰：談藪，叢書集成新編影説海本，臺北：新文豐出版公司，一九八六。
506	王浚川雅述	〔明〕王廷相撰，王孝魚點校：雅述，見王廷相集（三），北京：中華書局，一九八九。
507	愛竹談藪	（按：本草綱目所引此書内容與前龐元英談藪同。）
508	章俊卿山堂考索	〔宋〕章如愚輯：山堂考索，四庫全書本。（按：該書一名群書考索。）
509	彭乘墨客揮犀	〔宋〕彭乘撰：墨客揮犀，叢書集成新編影守山閣叢書本，臺北：新文豐出版公司，一九八六。
510	魏伯陽參同契	〔漢〕魏伯陽撰：周易參同契註，見道藏太玄部。
511	洪邁容齋隨筆	〔宋〕洪邁撰：容齋筆記，光緒元年新豐洪氏十三公祠印行（含隨筆續筆三筆四筆五筆）。 〔宋〕洪邁撰：容齋筆記，上海：上海古籍出版社，一九七八。
512	蔡絛鐵圍山叢談	〔宋〕蔡絛撰：鐵圍山叢談，叢書集成新編影知不足齋叢書本，臺北：新文豐出版公司，一九八六。
513	蕭了真金丹大成	1〔元〕蕭廷芝撰：修真十書金丹大成，見道藏洞真部方法類。 2〔元〕蕭廷之撰：金丹大成集，見諸眞元奧集成（四庫全書本）第七卷。
514	百川學海	〔宋〕左圭輯：百川學海，武進陶氏據咸淳本影印，一九二七。
515	侯延慶退齋閑覽	〔宋〕侯延慶撰：退齋雅聞録，見説郛商務印書館本第四十八卷，宛委山堂本卷十七。（按：金陵本本草綱目誤著録爲"侯延賞退齊閑覽"。）

516	許真君書	題〔東晉〕施岑編：西山許真君八十五化録，見正統道藏"洞玄部·譜録類"。
517	翰墨全書	〔宋〕劉應李撰：新編事文類聚翰墨大全，明初刻本，見四庫全書存目叢書子部，濟南：齊魯書社。一九九五。
518	遯齋閑覽	〔宋〕陳正敏撰：遯齋閑覽，見説郛商務印書館本卷三十二、宛委本卷二十五。
519	陶弘景真誥	〔梁〕陶弘景撰：真誥。見道藏·洞玄部。（按：另類説存節本。）
520	顧文薦負喧録	〔宋〕顧文薦撰：負喧雜録，見説郛商務印書館本卷十八、宛委山堂本卷二十四。
521	朱子離騷辨證	〔宋〕朱熹集注：楚辭集注辨證後語，清光緒間古逸叢書本。（按：一名楚辭集注辨證。）
522	陸文量菽園雜記	〔明〕陸容撰：菽園雜記，叢書集成初編據墨海金壺本排印，上海：商務印書館，一九三五~一九三七。
523	何孟春餘冬録	〔明〕何孟春撰：餘冬序録，四庫全書存目叢書影印明嘉靖七年（一五二八）郴州家塾刻本。
524	李筌太白經注	〔唐〕李筌撰：神機制敵太白陰經，叢書集成初編影守山閣叢書本，上海：商務印書館，一九三七。
525	黄震慈溪日鈔	〔宋〕黄震撰：黄氏日鈔古今紀要逸編，叢書集成初編據知不足齋叢書本排印，上海：商務印書館，一九三九。（按：一名黄氏日鈔。）
526	趙與時賓退録	〔宋〕趙與旹撰：賓退録，叢書集成初編據學海類編本排印，上海：商務印書館，一九三九。
527	類説	〔宋〕曾慥撰：類説，四庫全書本。 〔宋〕曾慥輯：類説，見北京圖書館古籍珍本叢刊據明天啓六年岳鍾秀刻本影印，北京：書目文獻出版社，二〇〇〇。
528	葉石林避暑録	〔宋〕葉夢得撰：避暑録話，叢書集成初編據津逮秘書本排印，上海：商務印書館，一九三九。
529	吴淑事類賦	1〔宋〕吴淑撰：事類賦，四庫全書本。 2〔宋〕吴淑撰并注：事類賦，見中華再造善本據宋紹興十六年兩浙東路茶鹽司刻本影印。北京：北京圖書館出版社，二〇〇六。

530	劉禹錫嘉話錄	〔唐〕韋絢述：劉賓客嘉話錄，叢書集成初編據顧氏文房本排印，上海：商務印書館，一九三六。
531	姚寬西溪叢話	〔宋〕姚寬輯：西溪叢語，叢書集成初編據學津討原本排印，上海：商務印書館，一九三九。
532	俞琰席上腐談	〔宋〕俞琰撰：席上腐談，叢書集成初編據寶顏堂秘笈本排印，上海：商務印書館，一九三六。
533	周顛仙碑	1〔明〕明太祖製：御製周顛仙人傳，見江西通志卷一百四十二，四庫全書本。 2〔明〕明太祖撰：御製周顛仙人傳，見叢書集成初編，據紀錄彙編影印，上海：商務印書館，一九三九。（按：一作周顛仙傳。）
534	胡仔漁隱叢話	〔宋〕胡仔撰：苕溪漁隱叢話前後集，叢書集成初編據海山仙館叢書本排印，上海：商務印書館，一九三五～一九三七。
535	熊太古冀越集	〔元〕熊太古撰：冀越集記，見四庫全書存目叢書影印清乾隆四十七年（一七八二）吳翌鳳鈔本。
536	法華經	〔姚秦〕釋鳩摩羅什譯：妙法華蓮經，見半畝園叢書新刊釋氏十三經。
537	嵇康養生論	1〔晉〕嵇康撰：養生論，見嵇中散集，四庫全書本。 2〔晉〕嵇康撰：嵇中散集，見四部叢刊初編·集部，上海：上海涵芬樓借江安傅氏雙鑑樓藏明嘉靖刊本影印。一九二二。
538	王濟日詢手記	〔明〕王濟撰：君子堂日詢手鏡，叢書集成初編影紀錄彙編本，上海：商務印書館，一九三六。
539	圓覺經	〔唐〕罽賓沙門佛陀多羅譯：大方廣圓覺修多羅了義經，見大正藏第十七冊。
540	儲泳祛疑說	〔宋〕儲泳撰：祛疑說，叢書集成初編據百川學海本排印，上海：商務印書館，一九三九七。（按：本草綱目誤作者名爲儲詠。）
541	楞嚴經	〔唐〕般剌密帝譯：大佛頂如來密因修證了義諸菩薩萬行首楞嚴經，http://bbs.tianya.cn/post-free-5442173-1.shtml
542	文字指歸	〔隋〕曹憲撰：文字指歸，見小學鉤沉本，清嘉慶二十二年（一八一七）山陽汪廷珍據高郵王氏刊本續刊。

543	潘塤楮記室	〔明〕潘塤撰：楮記室，見四庫全書存目叢書本影印明潘蔓刻本。濟南：齊魯書社，一九九五。
544	趙溍養疴漫筆	〔宋〕趙溍撰：養疴漫筆，叢書集成新編影稗海本，臺北：新文豐出版公司，一九八六。
545	劉義慶幽明録	〔南朝宋〕劉義慶撰：幽明録，叢書集成新編影琳琅秘室叢書本，臺北：新文豐出版公司，一九八六。
546	仇遠稗史	〔元〕仇遠撰：稗史，見武林往哲遺箸本，清光緒中錢塘丁氏嘉惠堂刊本。
547	江鄰幾雜志	1 〔宋〕江休復（鄰幾）撰：江鄰幾雜志，見說郛（宛委山堂本） 2 〔宋〕江休復撰：嘉祐雜志，見四庫全書本。
548	魏武帝集	1 〔明〕張溥輯：魏武帝集，見漢魏六朝百三家集中。 2 丁福保原輯：曹操集，北京：中華書局，一九五九。
549	張耒明道雜志	〔宋〕張耒撰：明道雜誌，叢書集成初編據顧氏文房本排印，上海：商務印書館，一九三九。
550	海録碎事	〔宋〕葉廷珪撰：海録碎事，見四庫全書本。
551	魏文帝集	1 〔明〕張溥輯：魏文帝集，見漢魏六朝百三家集中。 2 〔明〕曹丕撰，魏宏燦校注：曹丕集校注，合肥：安徽大學出版社，二〇〇九。
552	瑣碎録	1 〔宋〕溫革撰：分門瑣碎録，明末清初抄本，見續四庫全書影印。 2 〔宋〕溫革撰：化振紅校注：分門瑣碎録校注，成都：巴蜀書社，二〇〇九。
553	曹子建集	〔漢〕曹植撰：曹子建集，見四庫全書本。 〔漢〕曹植撰：曹子建集，見四部叢刊初編·集部影印江安傅氏雙鑑樓藏明活字本，上海：商務印書館。一九二二。
554	韓文公集	1 〔唐〕韓愈撰，〔宋〕廖瑩中輯注：昌黎先生集，見四部備要本。 2 〔唐〕韓愈撰，〔宋〕廖瑩中校正：昌黎先生集，見中華再造善本據宋咸淳廖氏世綵堂刻本影印。北京：北京圖書館出版社，二〇〇五。
555	晁以道客語	〔宋〕晁說之撰：晁氏客語，叢書集成初編據百川學海本排印，上海：商務印書館，一九三六。

556	柳子厚文集	1〔唐〕柳宗元撰，〔宋〕韓醇撰：訓詁柳先生文集外集新編外集，見四庫全書本。 2〔唐〕柳宗元著：柳河東集，見萬有文庫本，上海：商務印書館，一九二九。
557	劉跂暇日記	〔宋〕劉跂撰：暇日記，見說郛商務印書館本卷四，宛委山堂本卷二十七。
558	靈仙録	題〔唐〕馮贄撰：雲仙雜記，見叢書集成初編排印，上海：商務印書館，一九三九。
559	歐陽公文集	〔宋〕歐陽修撰：文忠集，見四庫全書本。
560	康譽之昨夢録	〔宋〕康譽之撰：昨夢録，見說郛商務印書館本卷二十一，宛委山堂本卷三十四。
561	白獺髓	〔宋〕張仲文撰：白獺髓，叢書集成新編影歷代小説本，臺北：新文豐出版公司，一九八六。
562	三蘇文集	〔清〕謝璡箋注：三蘇文集，清宣統元年（一九〇九）上海會文堂石印本。
563	坦齋筆衡	〔宋〕葉寘撰：坦齋筆衡，見說郛商務印書館本卷十八。
564	宛委録	〔明〕王世貞撰：弇州山人四部稿・續稿，見四庫全書本。（按：其附録有宛委餘編）
565	張世南游宦紀聞	〔宋〕張世南撰：游宦紀聞，叢書集成初編據知不足齋叢書本排印，上海：商務印書館，一九三六。
566	高氏蓼花洲閑録	〔宋〕高文虎撰：蓼花洲閑録，叢書集成初編據古今説海本排印，上海：商務印書館，一九三六。
567	山谷刀筆	〔宋〕黄庭堅撰：山谷老人刀筆，見紛欣閣叢書本。
568	何薳春渚紀聞	〔宋〕何薳撰：春渚紀聞，叢書集成新編影學津討原本，臺北：新文豐出版公司，一九八六。
569	畢氏幕府燕閑録	〔宋〕畢仲荀撰：幕府燕閑録，見說郛宛委山堂本卷四十一，商務印書館本卷三、卷十四。
570	李太白集	1〔唐〕李白撰，〔宋〕楊齊賢集註，〔元〕蕭士贇補註：李太白集分類補註，見四庫全書本。 2〔唐〕李白著，李太白集，見國學基本叢書簡編，上海：商務印書館，一九三六年起。

571	東坡詩集	1〔宋〕蘇軾原撰，〔宋〕王十朋輯：蘇東坡詩集，見四庫全書本。 2〔宋〕蘇軾撰：東坡全集，見四庫全書本。
572	吳澄草廬集	〔元〕吳澄撰：吳文正集，見四庫全書本。
573	杜子美集	1〔唐〕杜甫撰：杜工部集，見四部備要本。 2〔唐〕杜甫原撰，〔宋〕郭知達集註：九家集注杜詩，見四庫全書本。
574	黃山谷集	〔宋〕黃庭堅撰：山谷集，見四庫全書本。
575	吳萊淵穎集	〔元〕吳萊撰：淵穎集，叢書集成新編影金華叢書本，臺北：新文豐出版公司，一九八六。
576	王維詩集	〔唐〕王維撰，〔清〕趙殿成注：王右丞集箋注，見四庫全書本。 〔唐〕王維：須溪先生校本唐王右丞集，見中華再造善本據元刻本影印。北京：北京圖書館出版社，二〇〇五。
577	楊維楨鐵崖集	〔元〕楊維楨撰：鐵崖古樂府·樂府補，見四庫全書本。
578	岑參詩集	〔唐〕岑參撰：岑嘉州詩，見四部叢刊初編。
579	王元之集	〔宋〕王禹偁（元之）小畜集，見四庫全書本。
580	宋景濂潛溪集	1〔明〕宋濂撰：文憲集，見四庫全書本。 2〔明〕宋濂撰：文憲集，吉林出版集團有限責任公司，二〇〇五。
581	錢起詩集	1〔唐〕錢起撰：錢考功集，見四部叢刊本。 2〔唐〕錢起撰：錢仲文集，見四庫全書本。
582	梅堯臣集	1〔宋〕梅堯臣撰：宛陵集，附錄，見四庫全書本。 2〔宋〕梅堯臣撰：宛陵先生文集，見四部備要本
583	方孝孺遜志齋集	〔明〕方孝孺撰：遜志齋集，見四庫全書本。
584	白樂天長慶集	1〔唐〕白居易撰：白氏長慶集，見四庫全書本。 2〔唐〕白居易撰：白氏長慶集，見四部叢刊初編·集部，上海：商務印書館影印翻宋本。一九二二。
585	王荆公臨川集	〔宋〕王安石撰：臨川集，見四庫全書本。

586	元稹長慶集	〔唐〕元稹撰：元氏長慶集，見四庫全書本。
587	邵堯夫集	〔宋〕邵雍撰：擊壤集，見道藏太玄部。
588	陳白沙集	〔明〕陳獻章撰：陳白沙集，見四庫全書本。
589	劉禹錫集	〔唐〕劉禹錫撰：劉賓客文集，見四庫全書本。
590	周必大集	〔宋〕周必大撰：文忠集，見四庫全書本。
591	何仲默集	〔明〕何景明撰：大復集，見四庫全書本。
592	張籍詩集	〔唐〕張籍撰：張司業集，見四庫全書本。
593	楊萬里誠齋集	〔唐〕楊萬里撰：誠齋集，見四庫全書本。
594	張東海集	〔明〕張弼撰：張東海集，見盛明百家詩後編本。（本草綱目雖出此目，未引其文。）
595	李紳文集	〔唐〕李紳撰：追昔遊集，見四庫全書本。
596	范成大石湖集	〔宋〕范成大撰：石湖詩集，見四庫全書本。
597	楊升菴集	〔明〕楊慎撰：升庵集，見四庫全書本。
598	李義山集	〔唐〕李商隱撰：李義山詩集，見四庫全書本。
599	陸放翁集	1〔宋〕陸游撰：劍南詩稿，見四庫全書本。 2〔宋〕陸游撰：陸放翁全集，見四部備要本。
600	唐荆川集	〔明〕唐順之撰：荆川集，見四庫全書本。
601	陳止齋集	〔宋〕陳傅良撰：止齋文集（一名止齋集），見四庫全書本。
602	王梅溪集	〔宋〕王十朋撰：梅溪集，見四庫全書本。（本草綱目又引作王龜齡集。）
603	張宛丘集	1〔宋〕張耒撰：宛邱集，見四庫全書本（有提要未見書）。 2〔宋〕張耒撰：宛丘文粹，見四庫全書蘇門六君子文粹。 3〔宋〕張耒撰：柯山集，見四庫全書本。
604	方虛谷集	1〔元〕方回撰：桐江集，見宛委別藏本。 2〔元〕方回撰：桐江續集，見四庫全書本。

605	葛氏韻語陽秋	〔宋〕葛立方（常之）撰：韻語陽秋，見四庫全書本。 〔宋〕葛立方撰：韻語陽秋，叢書集成初編據學海類編本排印，上海：商務印書館，一九三九。
606	紹興本草	1〔宋〕王繼先等校定：紹興校定經史證類備急本草，日本神谷克禎抄本（殘）。 2 鄭金生整理：南宋珍稀本草三種，北京：人民衛生出版社，二〇〇七。
607	履巉巖本草	1〔元〕王介撰繪：履巉巖本草，明抄彩繪本。 2 鄭金生整理：南宋珍稀本草三種，北京：人民衛生出版社，二〇〇七。
608	寶慶本草折衷	1〔宋〕陳衍撰：寶慶本草折衷，元刻本（殘）。 2 鄭金生整理：南宋珍稀本草三種，北京：人民衛生出版社，二〇〇七。
609	三十六水法	不著撰人：服雲母諸石藥消化三十六水法，見道藏·洞神部·衆術類。
610	李東垣先生藥性賦	題〔元〕李東垣撰：新刻校正大字李東垣先生藥性賦，明萬曆二年（一五七四）書林葉清庵重刊本，見海外中醫珍善本古籍叢刊，北京：中華書局，二〇一六。
611	東垣珍珠囊	題〔元〕李東垣撰，〔明〕吳文炳考證：新刻東垣李先生精著珍珠囊藥性賦，明萬曆、天啓間閩三建書林劉欽恩刻本。見海外中醫珍善本古籍叢刊，北京：中華書局，二〇一六。
612	勿聽子藥性賦	〔明〕熊宗立補撰：新刊訂訛大字勿聽子藥性賦，見海外中醫珍善本古籍叢刊影印明萬曆二年（一五七四）書林葉清庵重刊本，北京：中華書局，二〇一六。
613	汪機辨明醫雜著忌用參耆論	〔明〕汪機：石山醫案·附錄，明嘉靖十年（一五三一）陳桷校刻本。
614	讀素問鈔	〔元〕滑壽撰，佚名氏續注。讀素問鈔，明正德刻本。
615	脉訣	題〔晉〕王叔和撰著，〔明〕周一朋編錄：新刊校正王叔和脉訣，明萬曆六年（一五七八）富春堂刊本。
616	雲岐子保命集	〔明〕張璧撰：雲岐子保命集論類要，見濟生拔萃（中華再造善本）
617	醫宗三法	〔明〕馮愈纂，醫宗三法，日本江戶時期抄本。

618	病機氣宜保命集	〔金〕劉完素述：病機氣宜保命集，見叢書集成初編，據古今醫統正脉全書排印，上海：商務印書館，一九三七。（按：此書與活法機要潔古家珍常混爲一談。）
619	雜病治例	1 〔明〕劉純著：雜病治例，見四庫全書存目叢書，濟南：齊魯書社影印明成化刻本，一九九五。 2 〔明〕劉純著：雜病治例，見劉純醫學全集，北京：人民衛生出版社，一九八六。
620	丹溪摘玄	〔明〕佚名氏撰：丹溪摘玄，北京：中醫古籍出版社據明萬曆抄本影印，二〇〇五。
621	丹溪治法心要	〔元〕朱丹溪撰，〔明〕佚名氏傳：丹溪治法心要，日本江户初期抄本。
622	脉因證治	題〔元〕朱丹溪撰，湯望久校輯：脉因證治，見田思勝朱丹溪醫學全書，北京：中國中醫藥出版社，二〇〇六。
623	丹溪手镜	題〔元〕朱丹溪撰：丹溪手镜，見田思勝朱丹溪醫學全書，北京：中國中醫藥出版社，二〇〇六。
624	集要方	〔宋〕方導編類：方氏編類家藏集要方，日本天保間小島學古影抄南宋慶元三年（一一九七）自序本。
625	葉氏方	〔宋〕葉大廉類編：葉氏録驗方，日本江户初期據南宋嘉泰本抄本。
626	應急良方	〔明〕胡文焕撰：應急良方，見壽養叢書，北京：中國中醫藥出版社，一九九七。
627	癍論萃英	〔明〕王好古撰：癍論萃英，見濟生拔萃，上海涵芬樓影印，一九三八。（按：中華再造善本亦爲濟生拔萃本。）
628	外科理例	1 〔明〕汪機撰：外科理例，見四庫全書本。 2 〔明〕汪機撰：外科理例，見高爾鑫汪石山醫學全書，北京：中國中醫藥出版社，二〇〇六。
629	尚書正義	〔漢〕孔安國傳，〔唐〕孔穎達疏：尚書正義，見十三經註疏，北京：中華書局影印本，一九八〇。
630	逸書	〔清〕馬國翰輯撰：古文尚書，見玉函山房輯佚書楚南書局本。
631	孟子	〔清〕焦循著：孟子正義，見諸子集成，上海：上海書店，一九八六。
632	關尹子	〔春秋〕尹喜撰：關尹子，見叢書集成初編，據子彙影印，上海：商務印書館，一九三六。

633	尸子	〔春秋〕尸佼撰：尸子，見叢書集成新編第二十冊影湖海本，臺北：新文豐出版公司，一九八六。
634	鬼谷子	〔周〕著者佚名：鬼谷子，叢書集成新編第二十冊影子彙本，臺北：新文豐出版公司，一九八六。
635	周易集解	〔唐〕李鼎祚撰：周易集解，見叢書集成初編，據學津討原本排印，上海：商務印書館，一九三六。
636	東觀漢記	〔漢〕班固等撰：東觀漢記，見叢書集成新編影印聚珍版叢書排印本，上海：商務印書館，一九八六。（按：本草綱目或引作東觀記）
637	梁書	〔唐〕姚思廉撰：梁書，北京：中華書局點校本，一九七三。
638	吳越春秋	〔東漢〕趙曄撰：吳越春秋，見叢書集成初編據逸史影印，上海：商務印書館，一九三七。
639	路史	〔南宋〕羅泌撰：路史，見中華再造善本據宋刻本影印。北京：北京圖書館出版社，二〇〇五。
640	廣韻	〔宋〕陳彭年等重修：覆宋本重修廣韻，叢書集成新編影古逸叢書本，臺北：新文豐出版公司，一九八六。
641	翻译名義集	〔宋〕法雲編。翻译名義集。見四部叢刊初編·子部，上海：商務印書館影印南海潘氏藏宋刊本。一九二二。
642	茶譜	〔后蜀〕毛文錫：茶譜，見〔宋〕吳淑事類賦。四庫全書亦收此書。
643	糖霜譜	〔宋〕王灼撰：糖霜譜。見叢書集成初編，據學津討原本排印，上海：商務印書館，一九三六。
644	洞天清祿集	〔宋〕趙希鵠撰：洞天清祿集，見叢書集成新編影讀畫本，臺北：新文豐出版公司，一九八六。（按：綱目誤作洞天錄。）
645	樊綽蠻書	〔唐〕樊綽撰：蠻書，叢書集成新編影琳琅秘室叢書排印本，北京：商務印書館，一九八六。（一名雲南記。）
646	地理志	〔唐〕杜佑撰：通典。見四庫全書本。（按：即通典卷一百八十八"南蠻·林邑"。）
647	嶺外代答	〔宋〕周去非撰：嶺外代答。見叢書集成初編據學津討原本排印，上海：商務印書館，一九三六。
648	江南野史	〔宋〕龍袞撰：江南野史，叢書集成新編影四庫本，臺北：新文豐出版公司，一九八六。

649	使琉球録	〔明〕陳侃撰：使琉球録，見叢書集成初編據紀録彙編本影印，上海：商務印書館，一九三七。
650	記纂淵海	〔宋〕潘自牧撰：記纂淵海，見中華再造善本據宋刻本影印。北京：北京圖書館出版社，二〇〇四。
651	琴操	題〔漢〕蔡邕：琴操，見叢書集成新編影平津館叢書本，北京：商務印書館，一九八六。
652	格物粗談	〔宋〕蘇軾著：格物粗談，見叢書集成新編影學海類編本，北京：商務印書館，一九八六。
653	邵氏聞見録	〔宋〕邵伯温著：河南邵氏聞見前録，叢書集成初編據學津討原本排印，上海：商務印書館，一九三九。
654	聞見後録	〔宋〕邵博著：河南邵氏聞見後録，叢書集成初編據津逮秘書本排印，上海：商務印書館，一九三六。
655	續墨客揮犀	題〔宋〕彭乘撰：續墨客揮犀，叢書集成新編影印說海本，臺北：新文豐出版公司，一九八六。
656	沈周雜記	〔明〕沈周撰：石田雜記，叢書集成初編影印學海類編本，上海：商務印書館，一九三六。
657	簷曝偶談	〔明〕顧元慶撰：簷曝偶談。見叢書集成三編影印說庫本，臺北：新文豐出版公司，一九九七。
658	陰符經	1 黄帝陰符經，見道藏・洞真部・本文類 2 題〔唐〕李筌疏：黄帝陰符經疏，見道藏・洞真部・玉訣類。
659	續仙傳	〔南唐〕沈汾（或作"玢""份"）撰：續神仙傳，叢書集成初編據夷門廣牘本排印，上海：商務印書館，一九三六。
660	海客論	〔五代〕李光玄：海客論，出道藏・太玄部・別上。
661	悟真篇	〔宋〕張伯端撰，翁淵明注：紫阳真人悟真篇注疏金液還丹悟真篇。見道藏・洞真部・玉訣类
662	金丹大成集	〔宋〕蕭廷芝（了真子）撰：修真十書金丹大成集，見道藏・洞真部・方法類
663	雲笈七籤	〔宋〕張君房輯：雲笈七籤，見道藏・太玄部・学上
664	寒蟬賦	〔西晉〕陸雲撰：陸士龍集，見四部備要・集部，北京：中華書局，一九三六。（按：該賦小序見於此書。）

665	詩話總龜	〔宋〕阮閱編撰：增修詩話總龜。見四部叢刊初編·集部明嘉靖刊本縮印。
666	全芳備祖	1〔宋〕陳景沂編輯：全芳備祖集，四庫全書本。 2〔宋〕陳景沂編輯：全芳備祖，北京：農業出版社（影宋本），一九八二。

（R-0024.01）

ISBN 978-7-5088-5547-9

科学出版社 中医药出版分社

定　價：266.00圓

联系电话：010-64019031 010-64037449
E-mail:med-prof@mail.sciencep.com